KERSTIN LINNARTZ

my Yoga Essentials

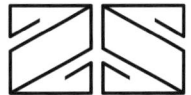

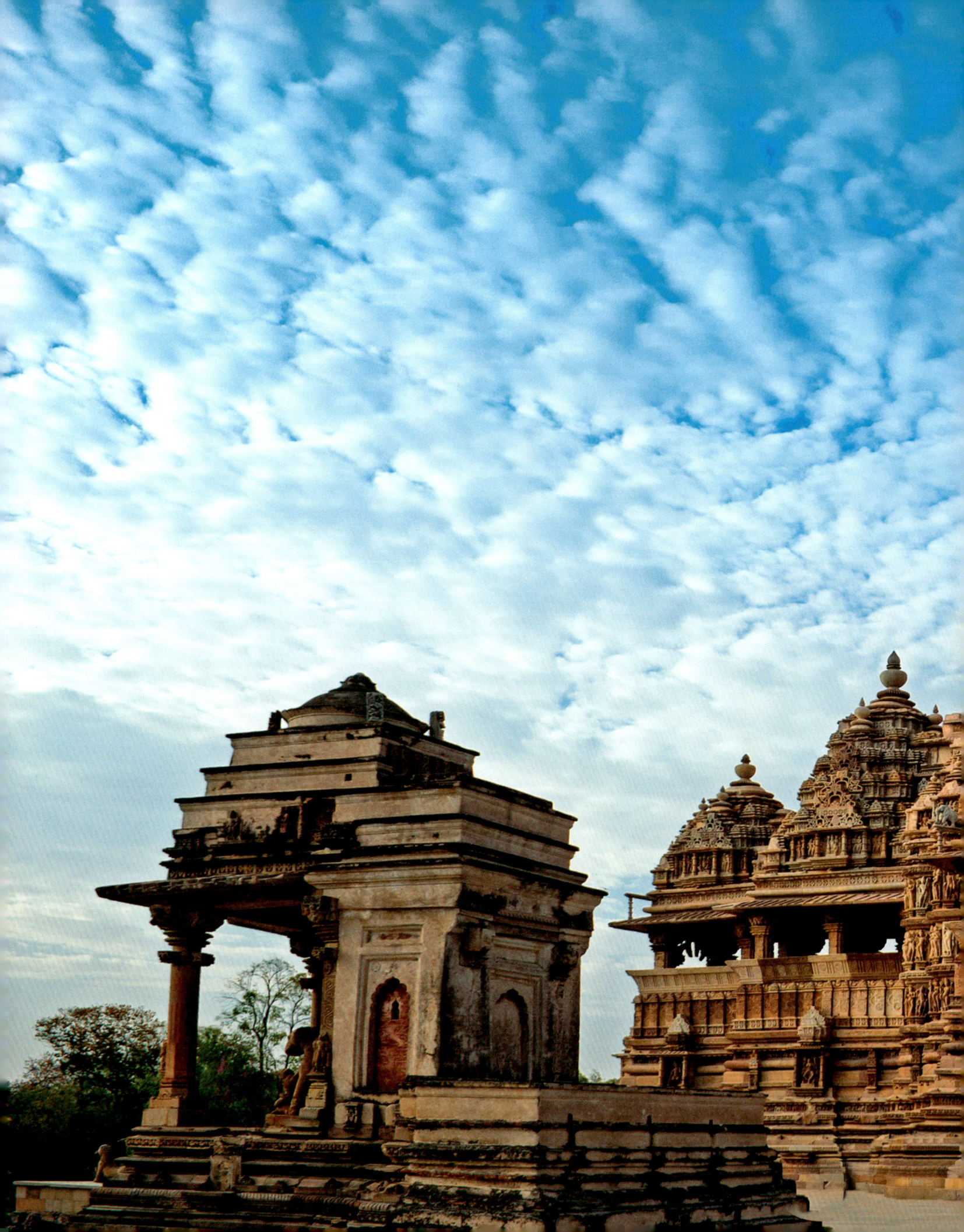

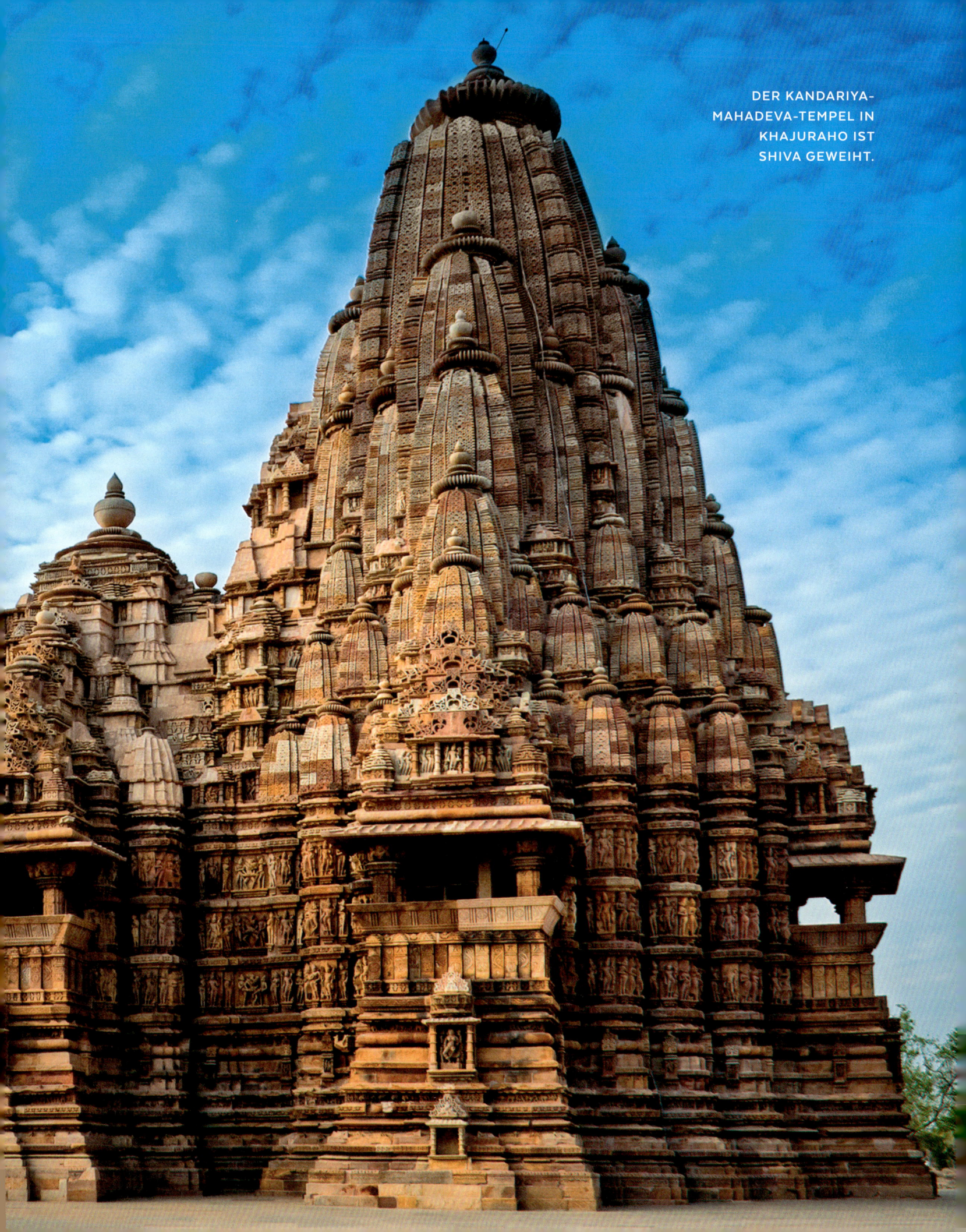

DER KANDARIYA-
MAHADEVA-TEMPEL IN
KHAJURAHO IST
SHIVA GEWEIHT.

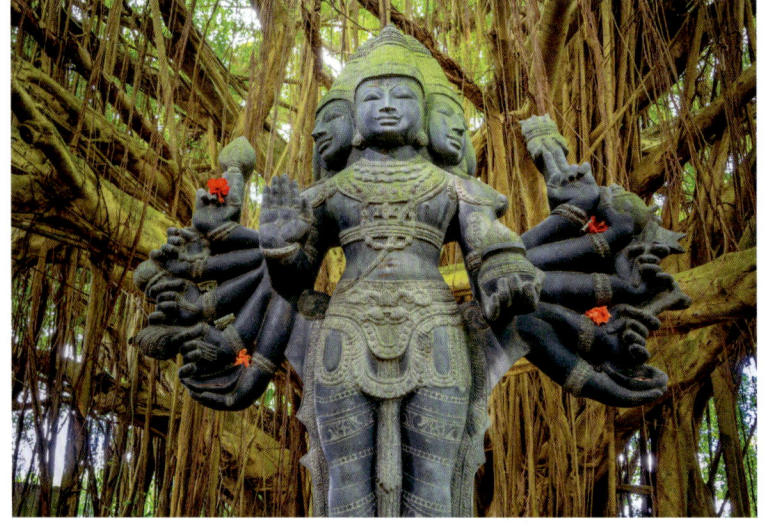

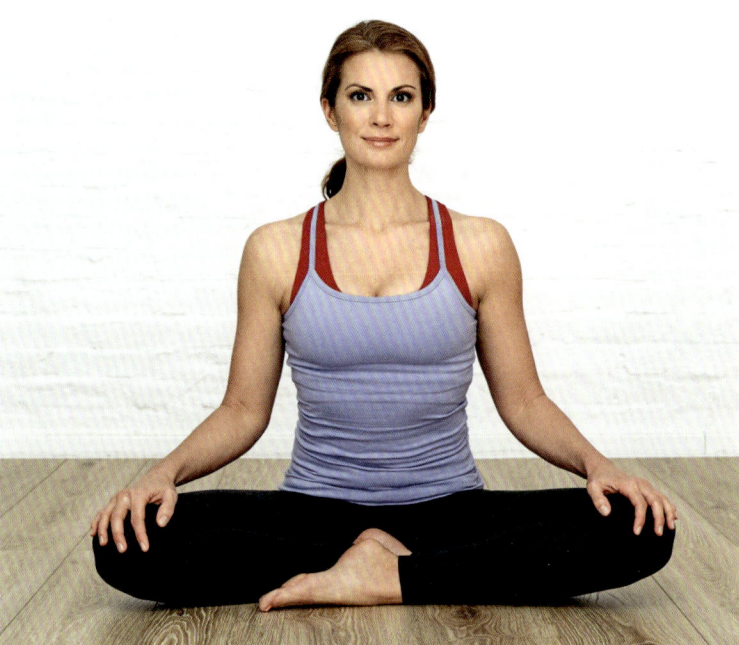

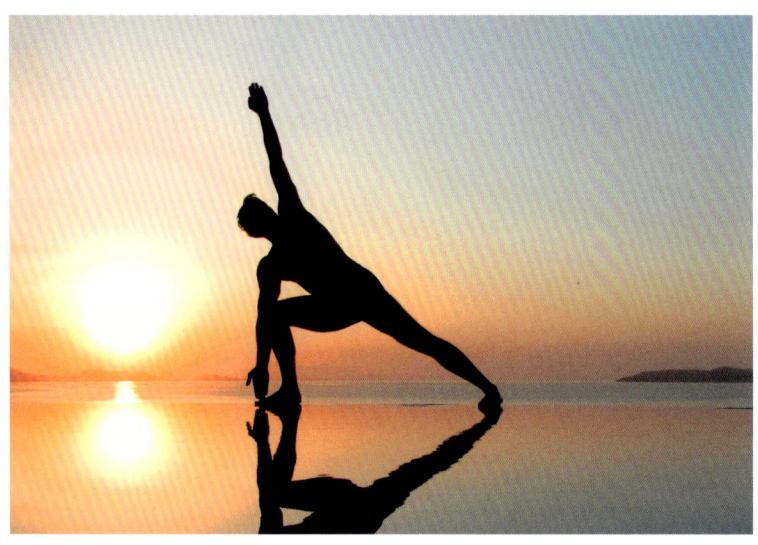

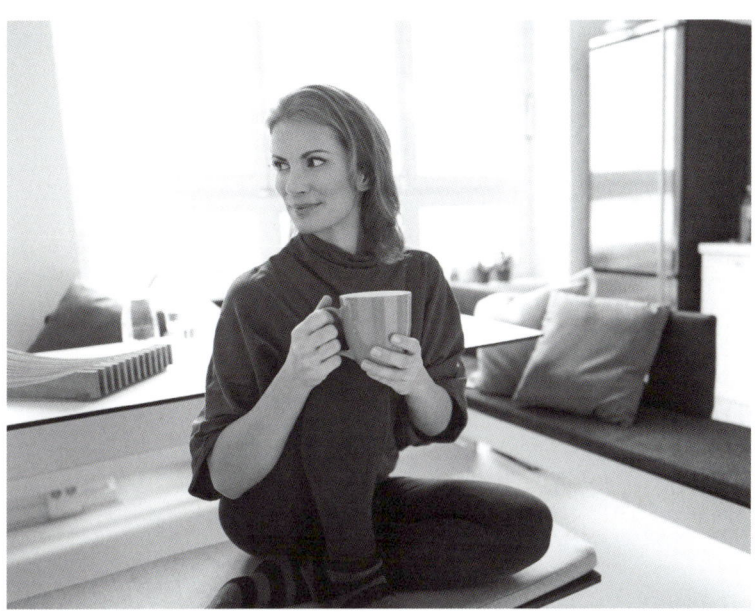

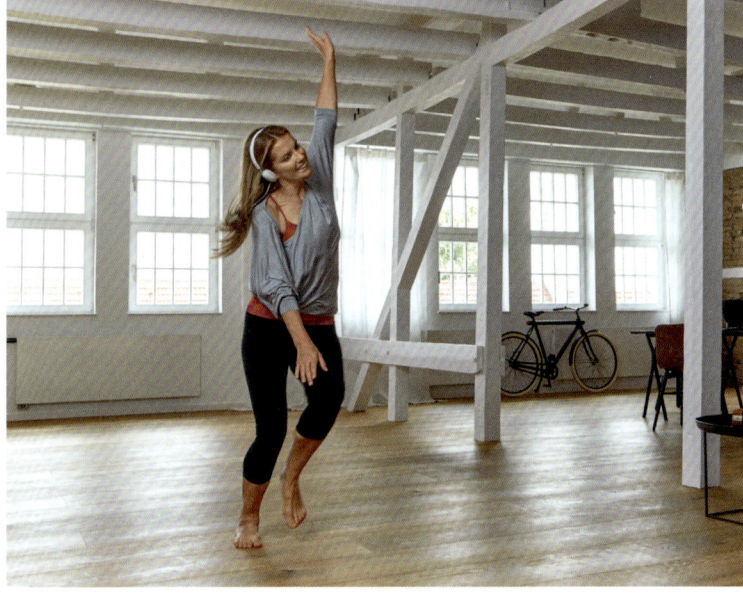

SADHUS MACHEN SICH VOLLKOMMEN FREI VON IRDISCHEN LASTEN.

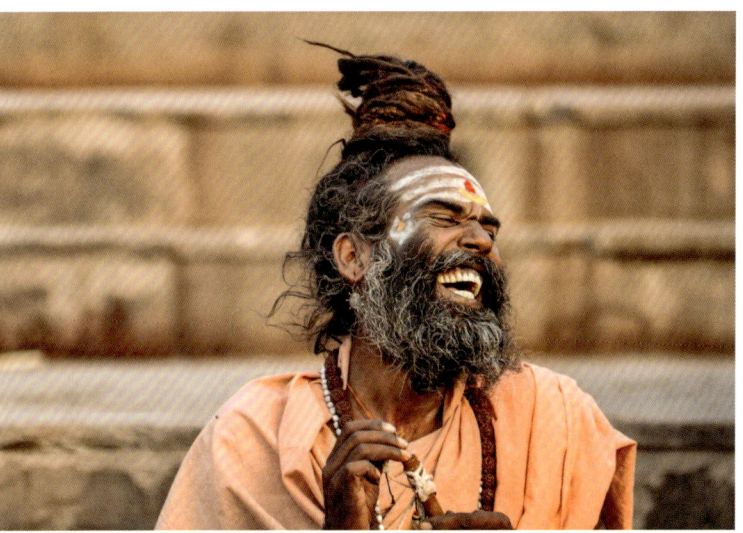

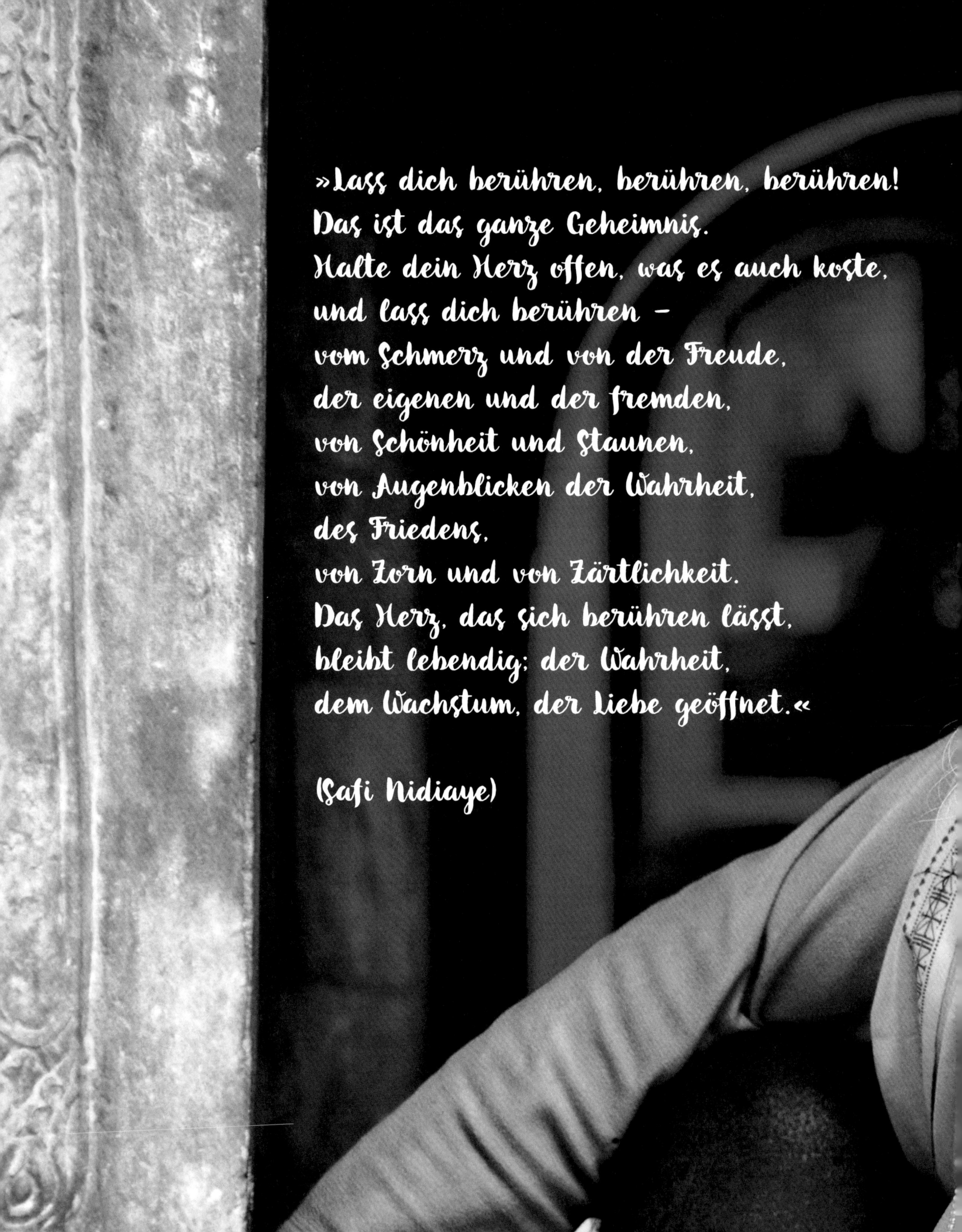

»Lass dich berühren, berühren, berühren!
Das ist das ganze Geheimnis.
Halte dein Herz offen, was es auch koste,
und lass dich berühren –
vom Schmerz und von der Freude,
der eigenen und der fremden,
von Schönheit und Staunen,
von Augenblicken der Wahrheit,
des Friedens,
von Zorn und von Zärtlichkeit.
Das Herz, das sich berühren lässt,
bleibt lebendig; der Wahrheit,
dem Wachstum, der Liebe geöffnet.«

(Safi Nidiaye)

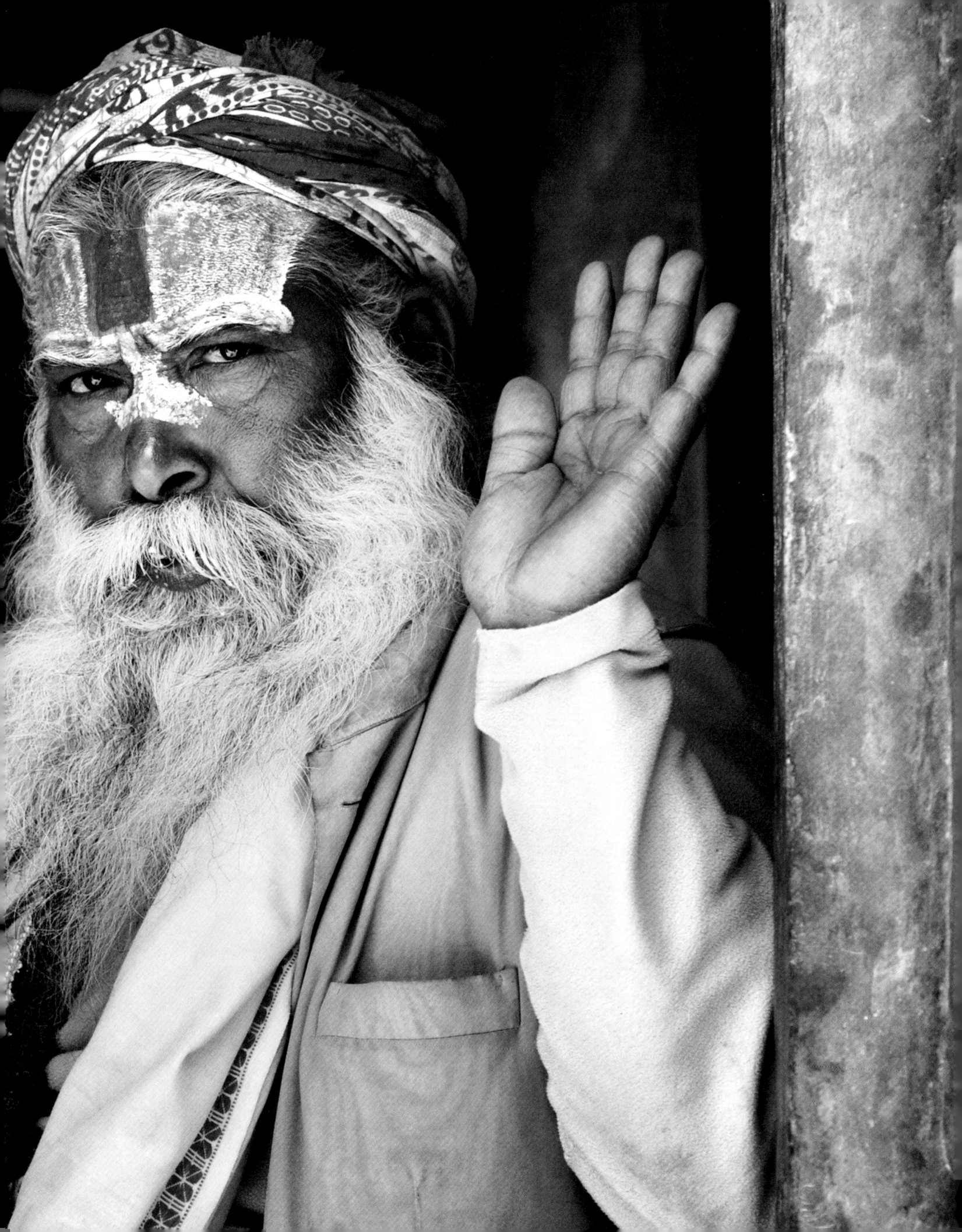

»Niemand wird abstreiten, dass genau dies in unserer hochbeschleunigten und reizüberfluteten Welt immer wichtiger wird: Erdung und eine gesunde Verbindung zu sich selbst.«

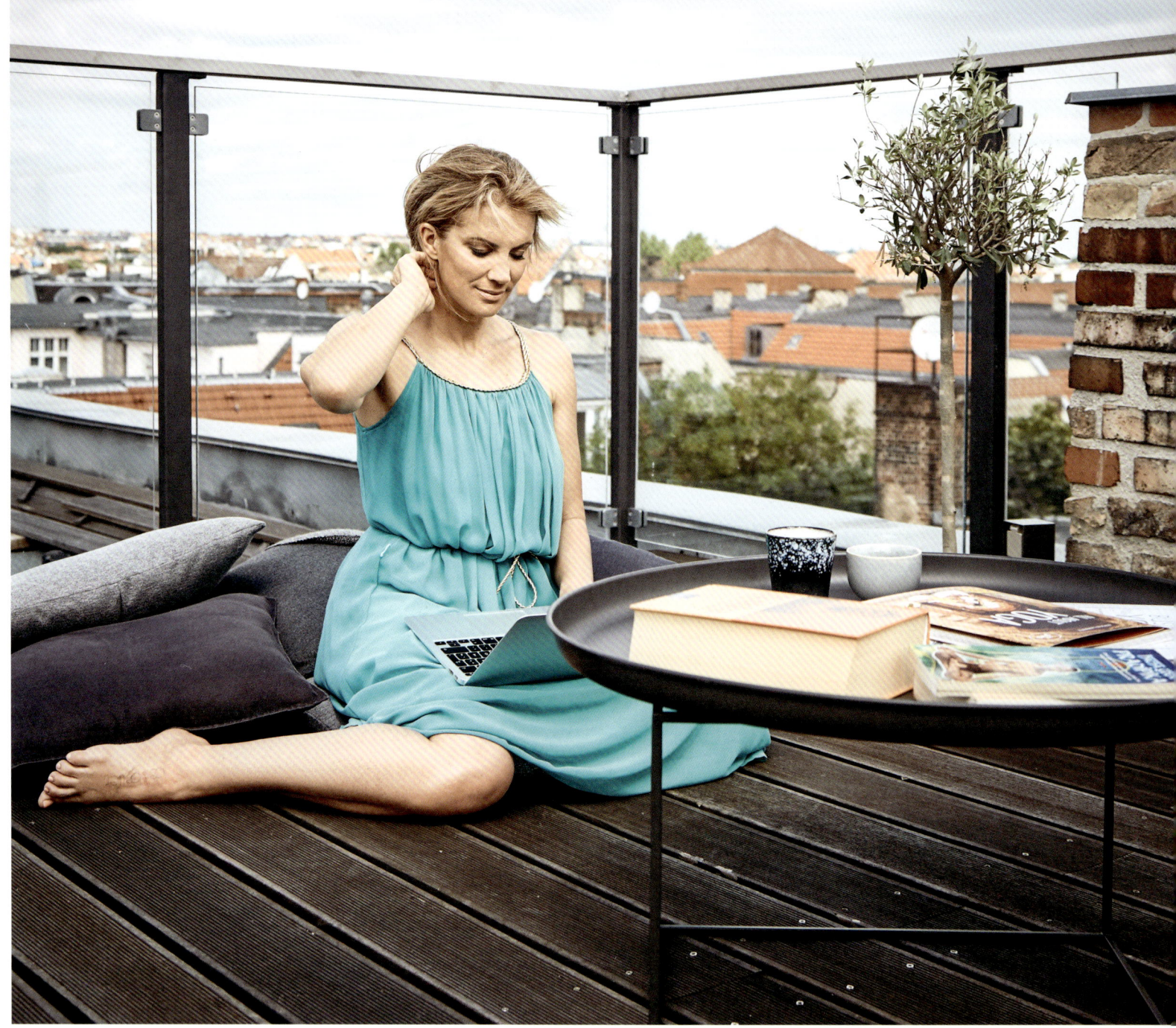

Ein Wort zuvor

Jetzt sitze ich also hier und blicke auf ein Panorama wie aus einem Rosamunde-Pilcher-Film: Im Hintergrund eine Bergkulisse, die an den Himalaja erinnert – schneebedeckte Riesen, die in der Sonne hell glänzen und so mächtig sind, dass sie mich demütig machen und daran erinnern, wie klein ich doch bin im Vergleich zu diesen Wundern der Natur. Vor allem aber sagen sie mir, wie geringfügig meine Alltagsprobleme sind (vorher waren sie noch ein Stückchen größer und kreisten in meinem Kopf herum).

»Natur ist die beste Instant-Entspannung für den Geist!«

Doch wieder zurück ins Hier: Vor den Bergen erstreckt sich das Tal des Nationalparks der Kalkalpen in Österreich – ein herrliches, riesiges Naturschutzgebiet ... Das sieht, hört und riecht man an jeder Ecke: Die jetzt im Frühling frisch ergrünten Bäume scheinen regelrecht miteinander zu wetteifern, welcher von ihnen die schönsten Farbnuancen hervorbringt. Es klingt, als hätten sich Hunderte von Vogelarten zur Probe getroffen und eine Symphonie einstudiert, die aus allen Richtungen erschallt. Die Blüten der Wildblumen und Apfelbäume ringsum verströmen einen Duft, der ständig Appetit auf leckeren Kuchen macht. Um das Idyll abzurunden, hat sich Mutter Natur überlegt, in diese Zeit des keimenden Lebens auch noch die Geburt von Tierbabys zu legen. Und so tollt vor mir auf einer der Pferdewiesen eine österreichisch-ungarische weiße Eselsdame mit ihrem fluffigen Fohlen herum. Das grenzt an Kitsch, Leute!

Du kennst das vielleicht. Wenn man sich einen dieser Filme anschaut, mag man sagen: „So was gibt's doch gar nicht!" Das könnte man auch hier denken. Da ich jedoch mittendrin sitze in diesem Paradies, weiß ich: „Doch, so was gibt's!" Kaum zu glauben, dass ich noch vor zwei Tagen im lauten, hektischen Berlin von einem Termin zum nächsten gehetzt bin und es mir schwierig bis unmöglich schien, nur einen Moment lang zur Ruhe zu kommen!

Welch eine Reise!

Ich kann es wieder mal nicht fassen: Diese Traumwelten, in die ich immer wieder eintauchen darf, sind fester Bestandteil meines Lebens! Hier, im österreichischen Bilderbuch-Panorama, befindet sich für die nächsten Wochen mein „Arbeitsplatz", denn hier leite ich eine Yogalehrerausbildung. Und ja: Es ist wieder Yoga, dem ich es zu verdanken habe, an solch einem wunderbaren Platz sein zu dürfen. Wie ich Yoga so vieles andere auch zu verdanken habe.

Wenn ich zurückblicke auf mein bisheriges Leben, dann ist in diesen 40 Jahren so viel passiert, von dem man eigentlich auch (wieder) sagen möchte: „So was gibt's doch gar nicht!" Da es aber tatsächlich geschehen ist und ich mittendrin bin, weiß ich auch hier: „Doch, so was gibt's!" Und zumindest bei sehr vielen – nein: den meisten – der wirklich unglaublichen Dinge, die mir in den letzten zwei Jahrzehnten auf dieser surrealen Reise, die sich „Leben" nennt, widerfahren sind, hat Yoga einen großen Einfluss gehabt, wenn nicht sogar die entscheidende Rolle gespielt. Ohne Yoga wäre mein Leben sicher anders verlaufen. Und da das jetzt ganz schön cool ist, möchte ich einiges davon mit dir teilen.

Yoga als Wegbereiter ...

Über die Dinge, die Yoga angeblich mit einem anstellen kann – all diese geheimnisvollen, großen und kleinen Veränderungen im Alltag, die teils an Superkräfte grenzenden Verbesserungen im Leben und dieser Schutz, den einem Yoga in so vielen Situationen schenkt – mögen Zweifler wieder sagen: „So was gibt's doch gar nicht!"

Doch ich stehe hier, in meinem echten Leben, das so passiert ist und immer noch passiert, mit all seinen Überraschungen, irren Wendungen und schmerzhaften Erfahrungen, die am Ende immer zu etwas Besserem geführt haben, und sage ehrlich, aus tiefstem Herzen und mit einer Überzeugung, die auf Erfahrung beruht und daher echtes WISSEN ist: „Doch, so was gibt's!" Und wenn du willst, möchte ich dich hiermit einladen, ein paar dieser Geheimnisse kennenzulernen. Sie können auch dich in jeder Lebenslage unterstützen, wenn du das möchtest.

... und als Lebensweg

Vielleicht erkennst du dich in einigen „meiner" Lebenssituationen wieder – eine weniger behütete Kindheit, eine Jugend mit fehlender Orientierung und mancher Fehlentscheidung, aufwachsen in der Suche nach Halt und Geborgenheit – eine Suche, die dann vielleicht zum Finden eines Weges führt. Irgendwann auch materielle Erfolge und das Feiern derer. Gefolgt vom Verlangen nach mehr Sinn im Leben und vielleicht ein mutiger Schritt in diese Richtung. Das bedeutet manchmal Trennung, Scheitern und Ängste, aber auch Freude, Neubeginn und so weiter ... Jeder kennt dies, es ist das Auf und Ab des Lebens.

Und dann, irgendwann, eine Art Happy End mit all dem, was sich die meisten wünschen: das Gründen einer Familie, das Finden von Liebe und ein wirklich gutes Leben, immer wissend, dass es so etwas wie ein Happy End nicht gibt. Denn es gibt keinen Anfang und kein Ende. Niemals. Es gibt nur Stationen auf einem Weg. Und die Chance, immer mehr zu verstehen und immer bessere Werkzeuge kennenzulernen, um mit all den Irrungen und Wirrungen umzugehen, die uns das Leben mit diesem unserem wundervollen Weg schenkt: Liebesrausch und -kummer, Erfolg, Verlust, Geburt, Tod, Reisen, Langeweile, Mut, Angst, Gesundheit, Krankheit, Glück, Traurigkeit, Kraft, Zuversicht, Hoffnung ... Leben eben!

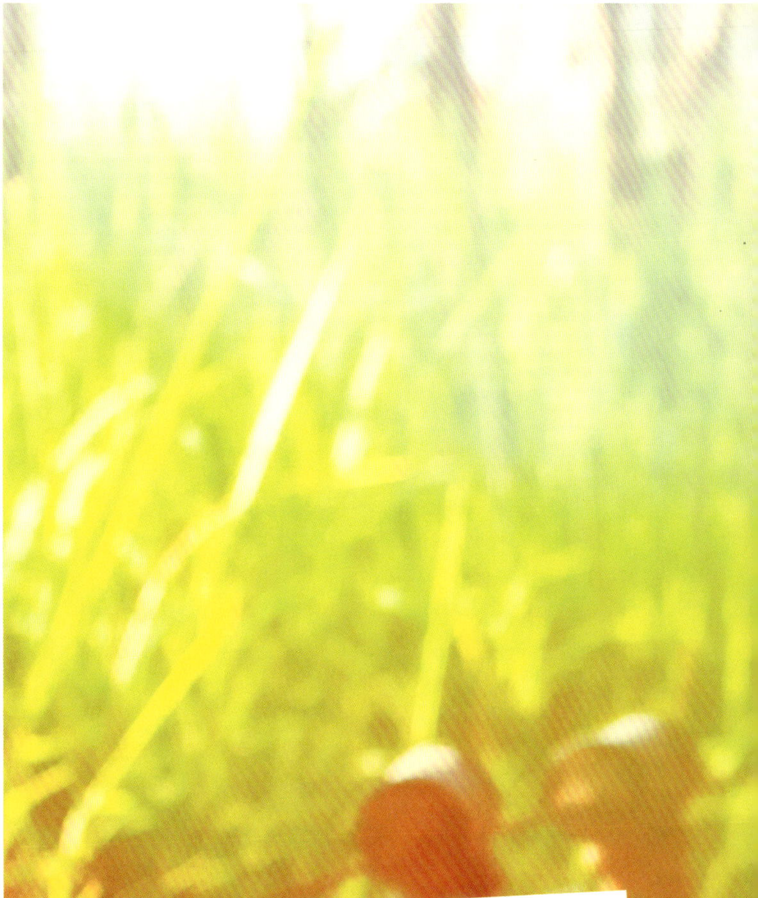

Yoga ist nun seit über 20 Jahren mein fester Begleiter. Und die Tatsache, dass es trotz einiger Stationen wie den oben genannten und diverser Umwege stetig bergaufgeht, dass alles immer schöner und besser wird und ich immer gesünder und glücklicher werde, hat ganz sicher mit Yoga zu zu tun. Immerhin sitze ich schon wieder in einem Paradies ...

Komm mit mir auf die Reise – ich verspreche, es lohnt sich!

Alles Liebe, Gute und Schöne für dein Leben wünscht dir

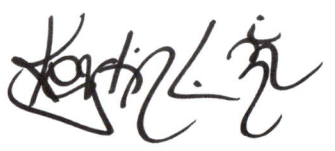

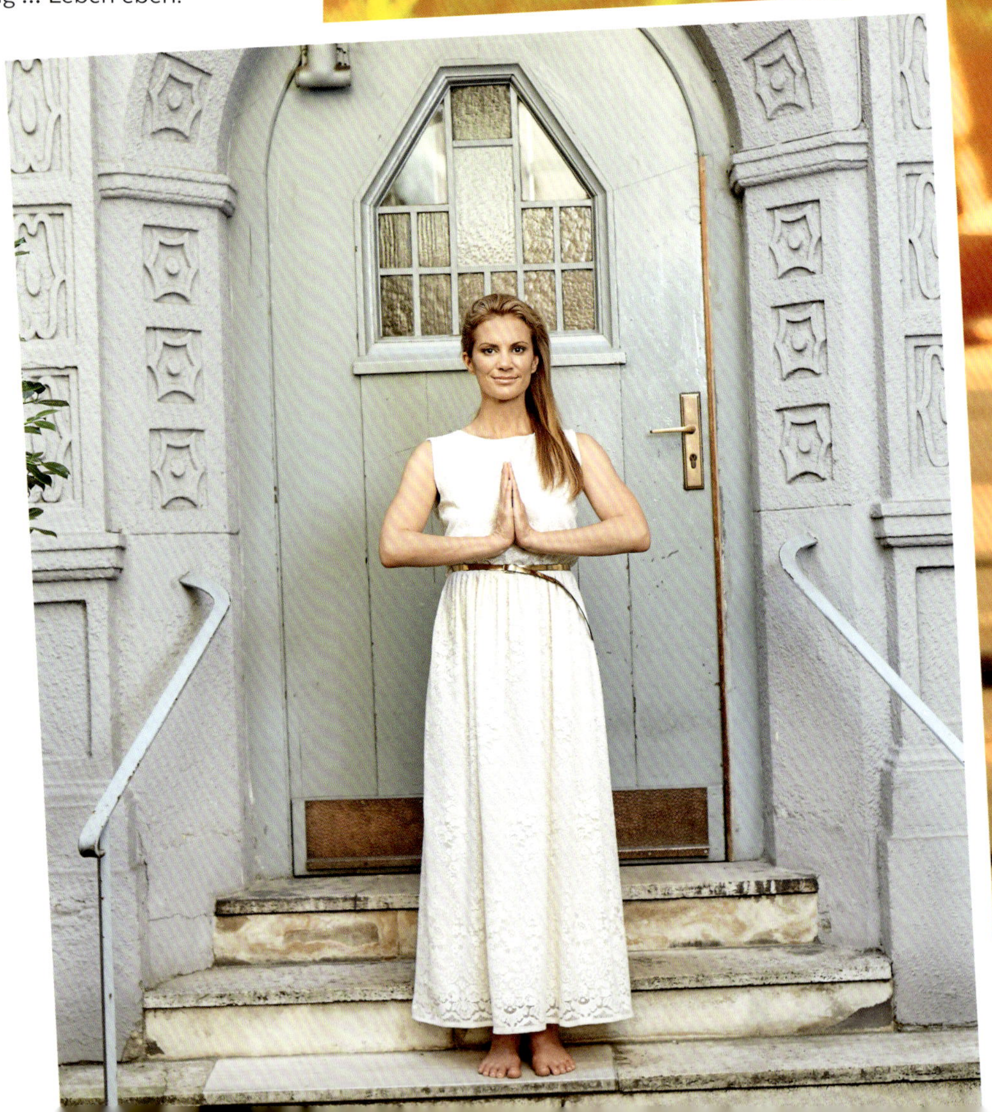

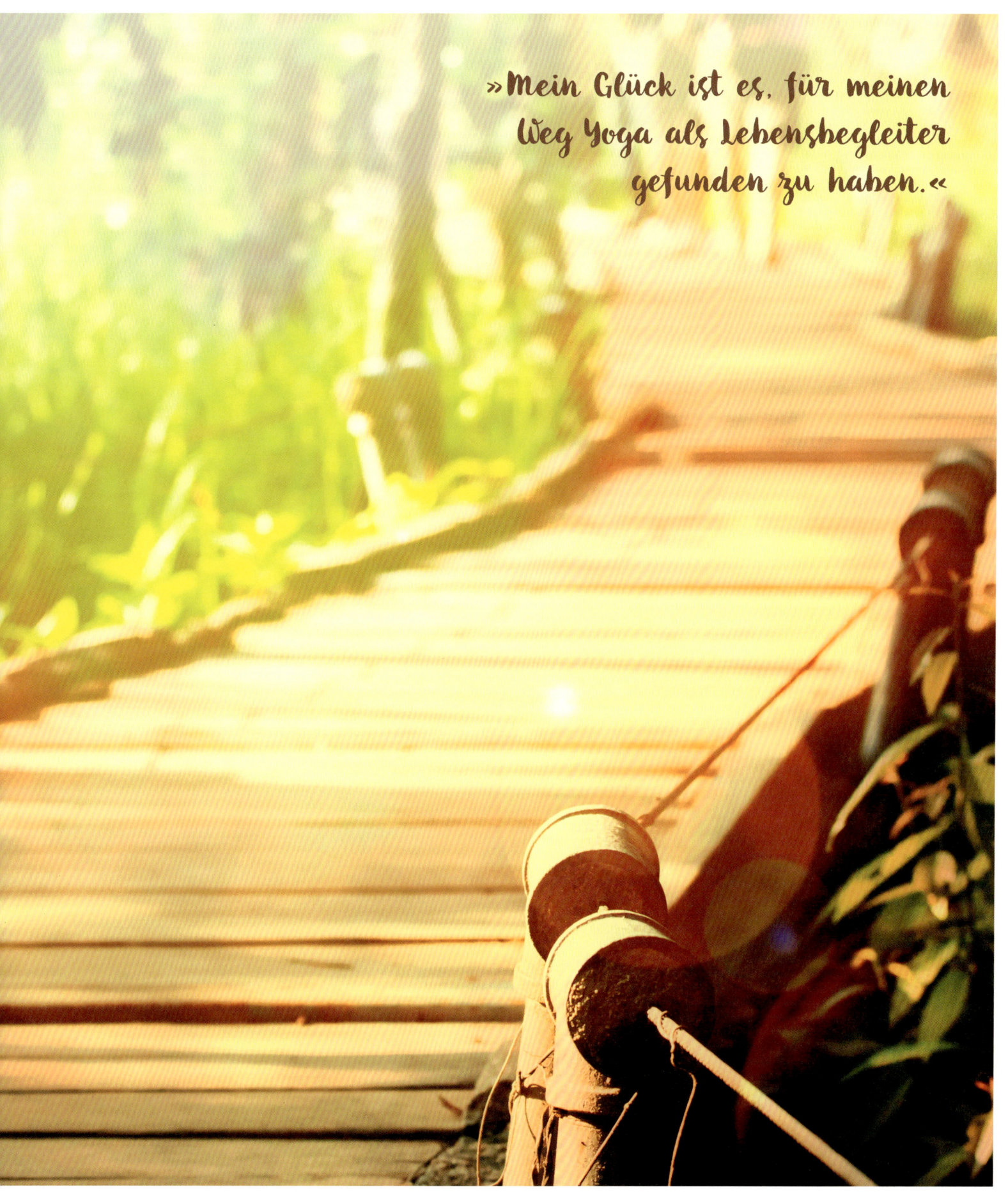

»Mein Glück ist es, für meinen Weg Yoga als Lebensbegleiter gefunden zu haben.«

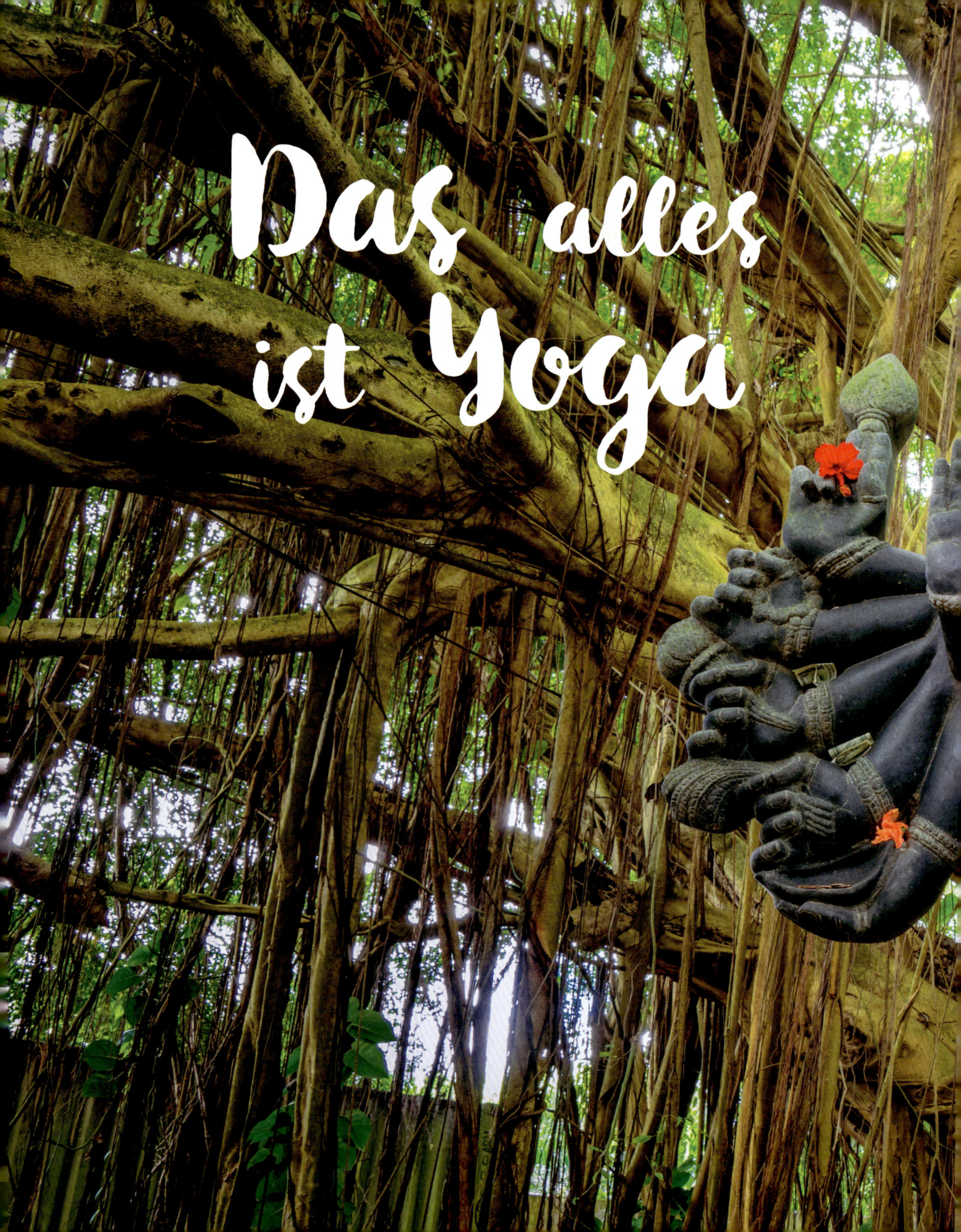

Das alles ist Yoga

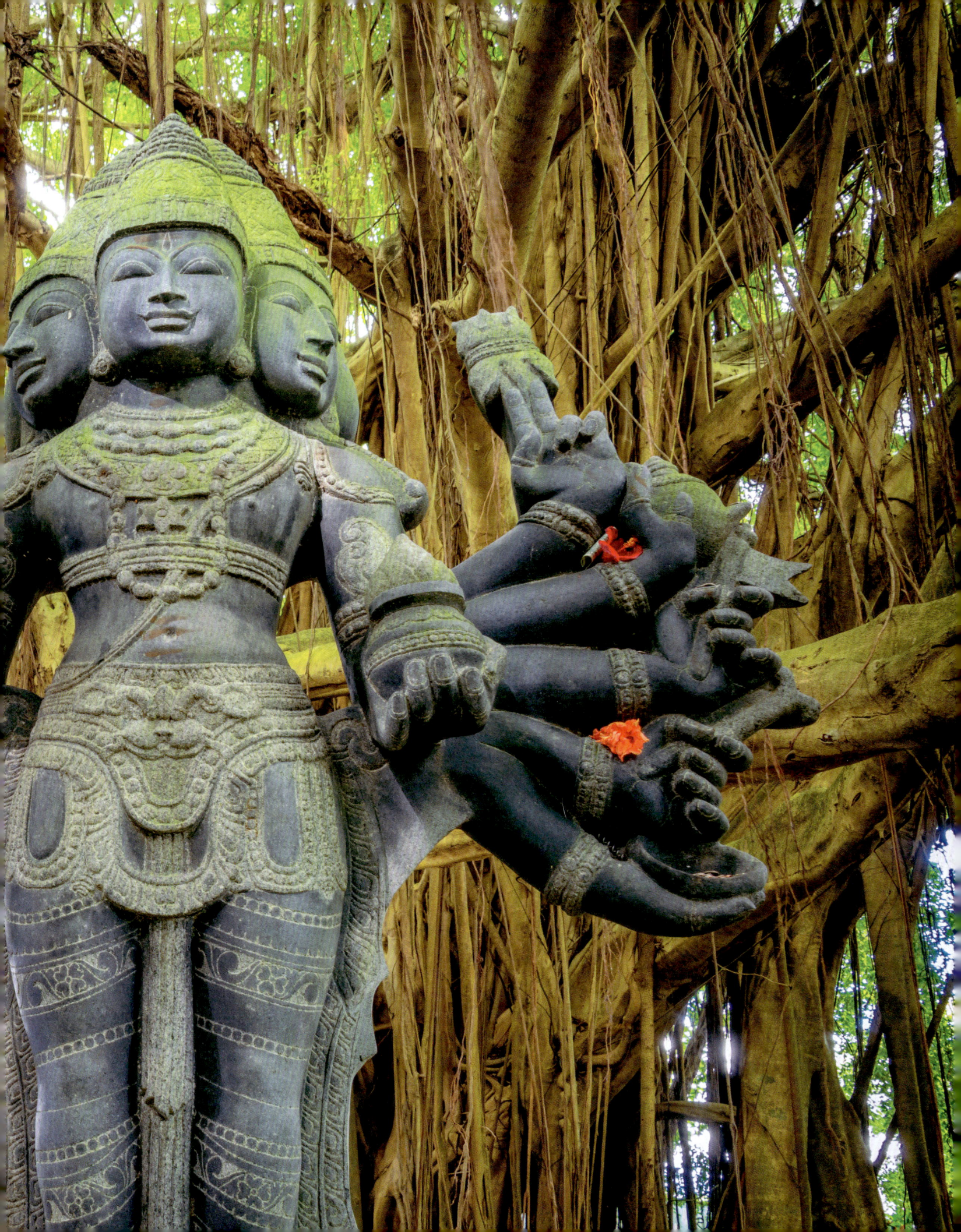

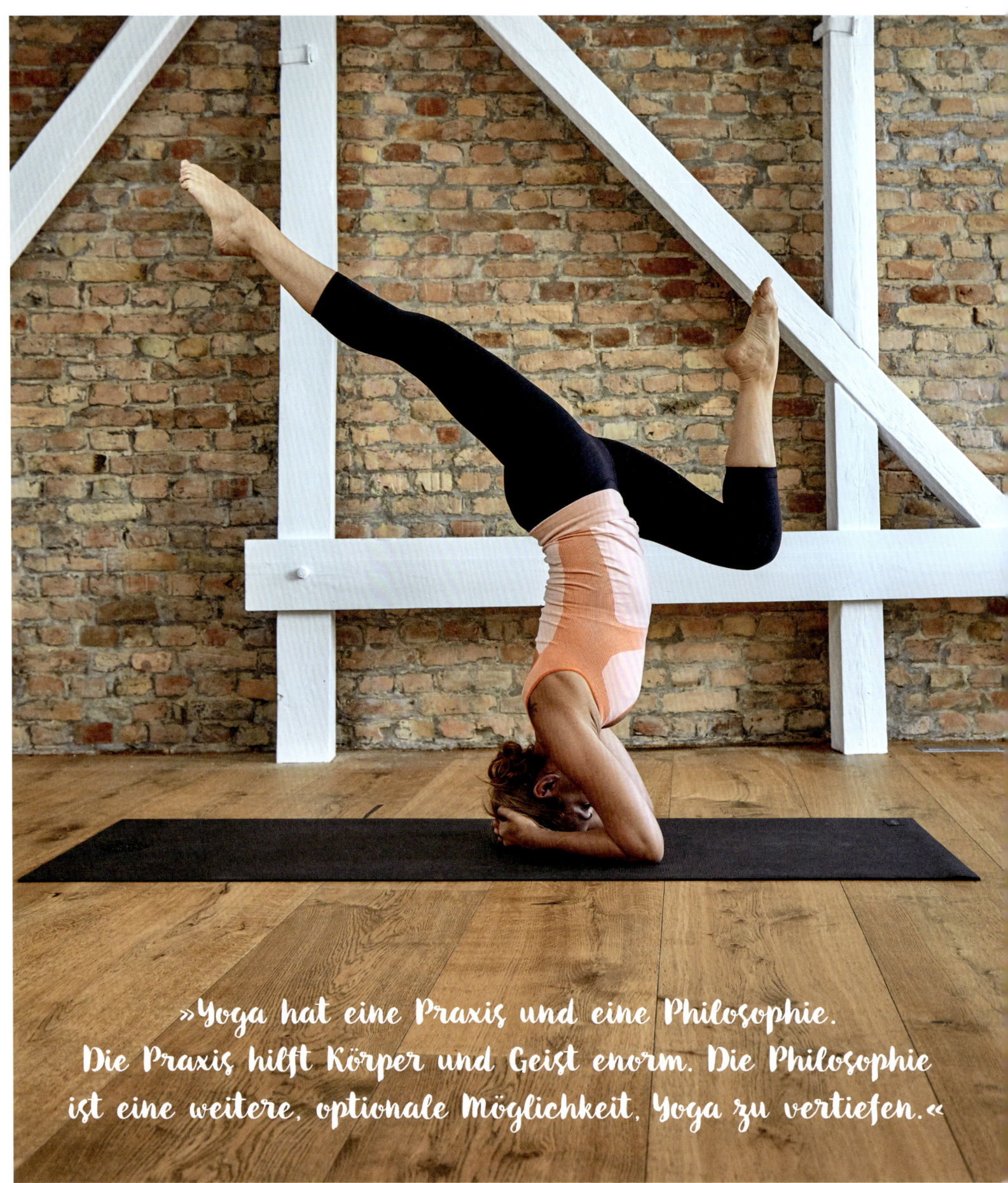

»Yoga hat eine Praxis und eine Philosophie.
Die Praxis hilft Körper und Geist enorm. Die Philosophie
ist eine weitere, optionale Möglichkeit, Yoga zu vertiefen.«

Finde dein Yoga!

So unterschiedlich jeder von uns in Typ und Charakter, Veranlagungen und Vorlieben ist, so facettenreich sind auch die verschiedenen Yogastile und -schulen. Doch diese „Welt des Yoga" fängt lange vor den einzelnen Schulen an. Während in der westlichen Welt Yoga meist als das wahrgenommen wird, was auf der Matte passiert, gibt es tatsächlich noch viel mehr. Was wir nämlich unter Yoga verstehen, ist nur einer von insgesamt acht Yogawegen, die man beschreiten kann. Der Weise Patañjali hat diesen achtstufigen Weg in seinem berühmten Werk, dem „Yoga-Sutra", entwickelt. Er besteht aus *Yama* (Umgang mit der Welt), *Niyama* (Umgang mit sich selbst), *Asanas* (Körperübungen), *Pranayama* (Atemübungen), *Pratyahara* (Disziplinierung der Sinne), *Dharana* (Konzentration), *Dhyana* (Meditation) und *Samadhi* (völliges Verschmelzen). Obwohl diese acht Glieder als Stufen beschrieben werden, sind sie doch eigentlich Aspekte, die ineinandergreifen. Sie bauen nicht aufeinander auf, sondern stellen einen ganzheitlichen Yogaweg dar, an dessen Ende *Samadhi* (siehe auch Seite 054) steht.

Die körperliche Praxis von Yoga (also die Asanas), ist vermutlich das, was dir bei dem Wort sofort in den Sinn kommt. Sie wird unter dem Hauptbegriff Hatha-Yoga zusammengefasst. Dieses unterteilt sich in verschiedene Stile, von denen ich dir gleich einige vorstelle (siehe ab Seite 020). Weniger bekannt als Hatha-Yoga sind die anderen Yogapfade. Man bezeichnet diese auch als Äste am Baum des Yoga. Da sie die Basis bilden und die vielen Facetten des Yoga ganz wunderbar verdeutlichen, sehen wir uns diese zunächst einmal genauer an.

Yogapfade für die mentale Praxis

Während die meisten von uns mit „Yoga" anfangen, um körperlich fitter zu werden oder Rückenbeschwerden in den Griff zu bekommen, zielen die Pfade hauptsächlich darauf ab, das Bewusstsein zu trainieren (siehe ab Seite 016). Dabei wird jeder eher zu dem einen oder anderen Weg tendieren – das hängt ganz von der jeweiligen Persönlichkeit, dem Lebensstil oder persönlichen Zielen ab. Das Schöne daran: Alle Stile und Pfade lassen sich untereinander kombinieren, denn sie ergänzen sich wunderbar und unterstützen dich auf ihre besondere Art beim Erreichen deiner Wünsche und (Yoga-)Ziele.

Viele Wege führen zum Ziel

Wenn du einen bestimmten Pfad einschlägst, schließt das übrigens keinesfalls einen anderen aus oder bedeutet, dass du für den Rest deines Lebens nur diesem folgen kannst. Denn so wie sich deine Lebensumstände ändern können, kannst du auch deine Yogapraxis entsprechend anpassen. Bediene dich also ruhig aus dem breiten Angebot und ergänze damit deine Praxis. So wirst du immer genau die Aspekte in dir fördern können, die du noch erlernen, stärken oder ausbauen möchtest. Auch um schlechte Angewohnheiten wie Stressfuttern oder Rauchen loszuwerden. Wichtig ist aber bei jedem Yogaweg, dass du ihn aus vollem Willen beschreitest und nichts halbherzig tust. Und auch bei der nicht physischen Praxis ist es wichtig, dass du regelmäßig übst, damit sie ihre Wirkung entfalten kann. Das Tolle daran: Viele der hier vorgestellten Wege werden mit der Zeit zum Teil deines Lebens werden. Es wird dir besser gehen, du wirst mit deinen Mitmenschen besser zurechtkommen, und alle Dinge werden dir besser gelingen. Aus diesem Grund habe ich übrigens meine Firma „be better" genannt: weil Yoga in seiner herrlichen Vielfältigkeit einfach ALLES besser macht!

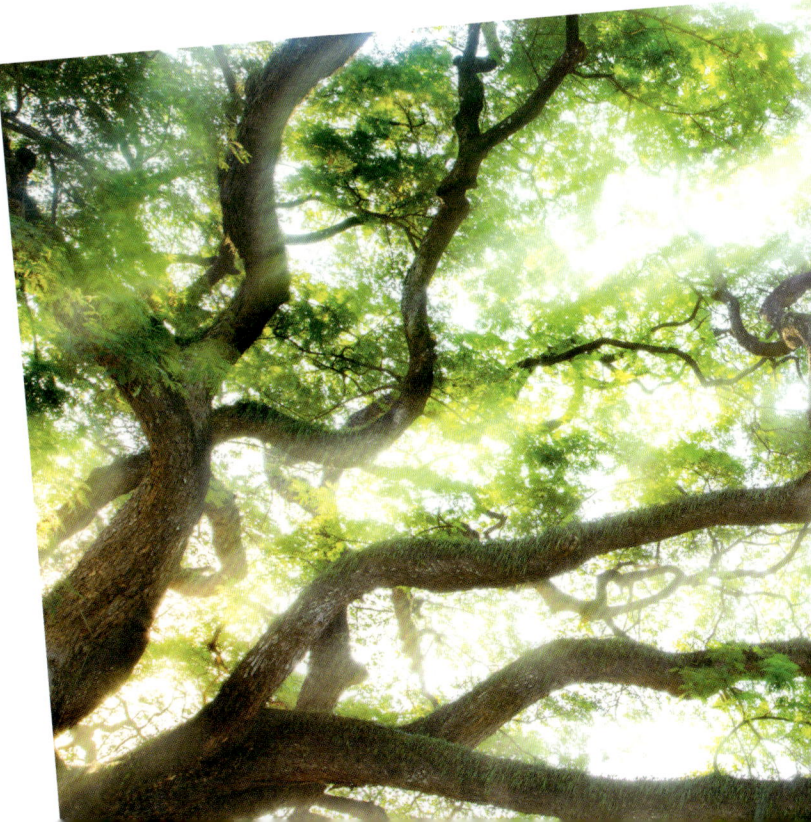

Die acht Yogawege und ihre Benefits

Hatha-Yoga

Dieser sehr bekannte Yogastil nutzt den Körper als Werkzeug. Sei es für das Lösen von physischen Verspannungen, dem das von inneren Blockaden folgt, oder die Reinigung des Geistes, die durch Übungen auf der Körperebene stattfindet. Dies wird durch *Asanas* (Körperstellungen), *Pranayama* (Atemübungen), *Kriyas* (Reinigungstechniken) und *Mudras* (Handhaltungen) erreicht.

Der Begriff „Hatha" setzt sich aus den Wörtern ha = Sonne und tha = Mond zusammen. Das erklärt den Fokus auf balancierende und sich ergänzende Kräfte, die bei diesem Stil eine wichtige Rolle spielen. Wegen der Anstrengung, die für diese Asanas erforderlich ist, spricht man auch vom „Yoga der Kraft". Die Harmonie wird hier durch direkte Mühe erreicht, weshalb dieser Yogastil hervorragend für dich geeignet ist, wenn du dir mehr körperliche Gesundheit und Fitness wünschst.

Bhakti-Yoga

Das sogenannte „Yoga des Herzens" ist eine wunderbare Ergänzung zum Hatha-Yoga. Es ist für dich geeignet, wenn du ein sehr liebevolles Naturell besitzt oder aus verschiedenen Gründen Probleme damit hast, dein Herz zu öffnen. Hier

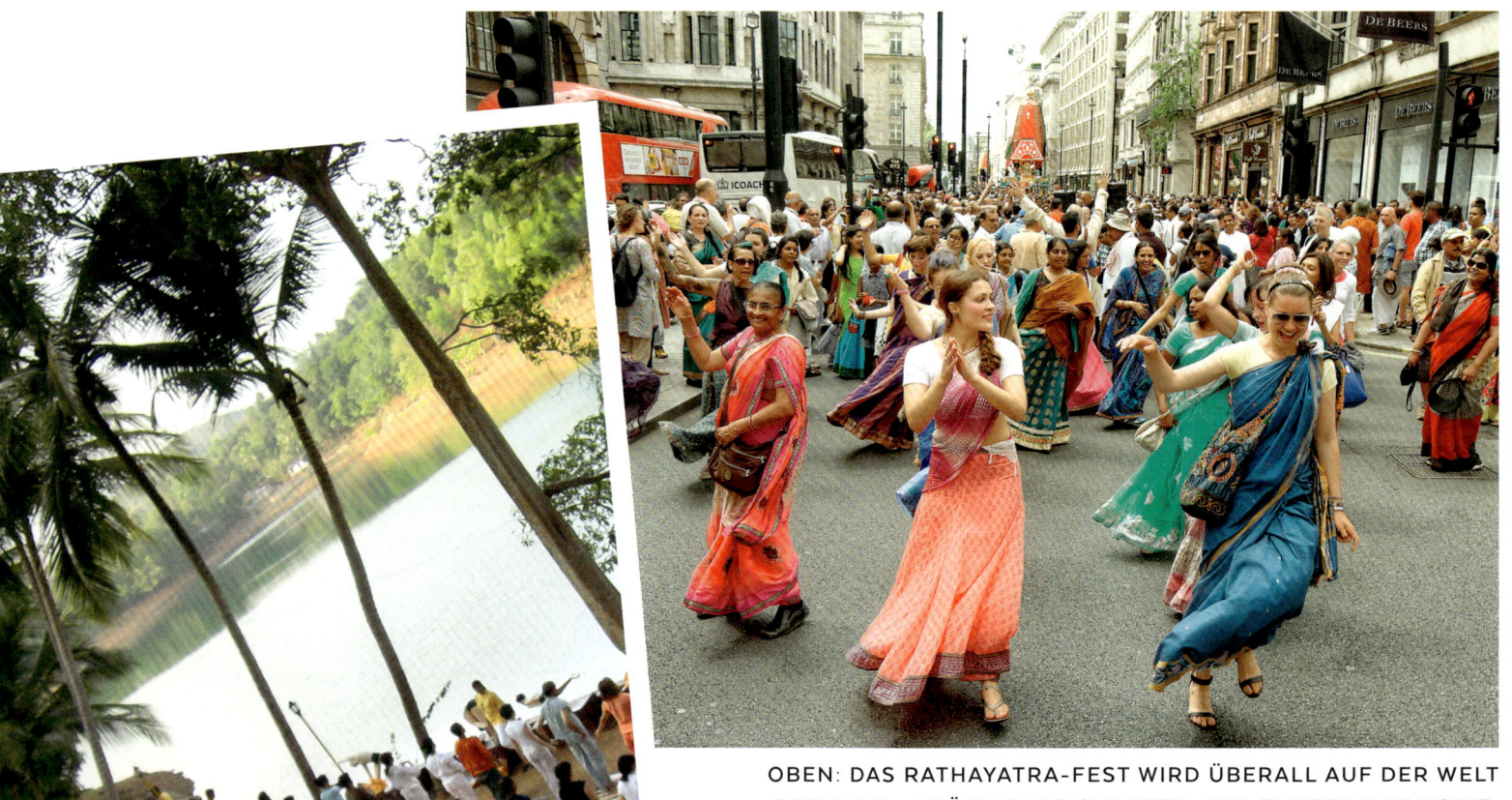

OBEN: DAS RATHAYATRA-FEST WIRD ÜBERALL AUF DER WELT GEFEIERT – FRÖHLICHES CHANTEN UND TANZEN INKLUSIVE; LINKS: EIN FOTO AUS MEINER YOGASTUNDE IM SIVANANDA-ASHRAM AUS DEM JAHR 2007

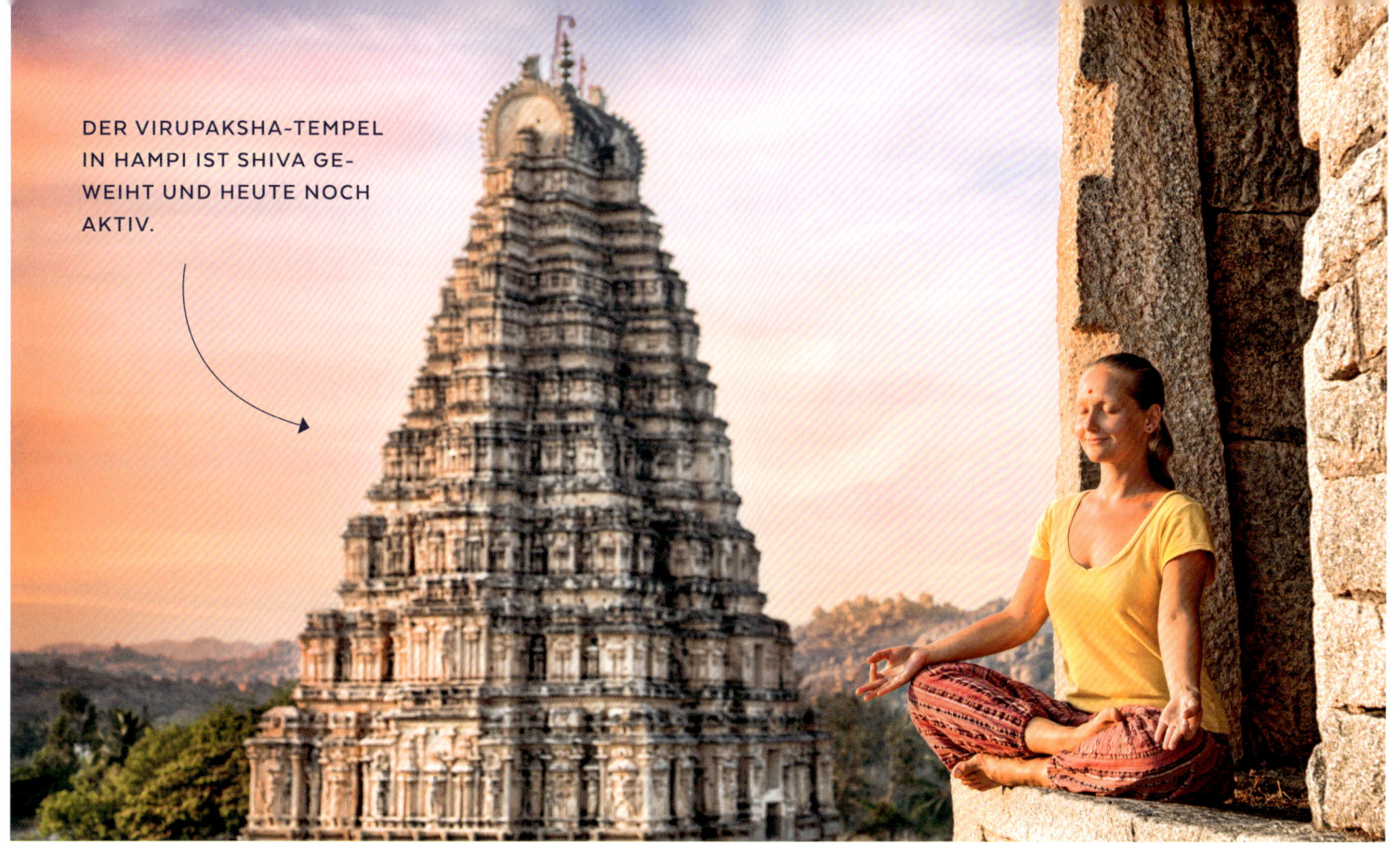

DER VIRUPAKSHA-TEMPEL IN HAMPI IST SHIVA GE-WEIHT UND HEUTE NOCH AKTIV.

> »Dankbarkeit empfinde ich für die Meister der vergangenen Jahrtausende, die mit ihrer zeit-losen Weisheit ein Instrument für Klarheit und Gesundheit in unser aller Leben hinterließen.«

wird neben Kirtan (sogenannten Chanting-Sessions) übrigens auch das Verehren eines Lehrers oder einer Gottheit geübt, wobei das nicht zwingend nötig ist. Es gibt Schulen, die das Chanten in ihre Klassen einbauen, oder solche, die zum Beispiel komplette Chanting-Abende anbieten. Mancher mag das zu Beginn befremdlich finden, aber ein solcher Event bietet eine Gute-Laune-Garantie!

Raja-Yoga

Dieser Stil wird als der „königliche Weg" bezeichnet und hat die Kontrolle über den Geist zum Ziel. Es beinhaltet acht Glieder, bei denen unter anderem Meditation oder Übungen zur Stärkung der Willenskraft im Fokus stehen. So wird die Konzentration gefördert, der flatterhafte Geist gezähmt und harmonisiert. Manche nennen diesen Pfad das „klassische Yoga", da es sich in den alten Traditionen viel mehr um diese geistigen als um die körperliche Übungen drehte.

Japa-Yoga

Oder auch „Mantra-Yoga". Bei einem Mantra handelt es sich um eine Silbe, ein Wort oder einen Satz, den du entweder innerlich im Stillen oder laut wiederholst oder singst. Das Arbeiten mit einem Mantra hilft dabei, deinen Geist zu fokussieren, ein bestimmtes Ziel zu errei-chen oder den Körper von Beschwerden zu heilen. Auch be-stimmte Eigenschaften wie Stärke oder Mut kannst du über die Rezitation eines Mantras in dir entwickeln oder festigen. Schon die Wiederholung von „OM" kann dir helfen, dich zu zentrieren. Daher wird damit in vielen Yogaklassen gearbeitet. Differenzierter und tiefer wird die Arbeit mit komplexeren Mantren, die solche Schulen lehren, die sich auch mit der Philosophie des Yoga befassen. Japa-Yoga eignet sich für dich, wenn du dich dem Trubel des Alltags manchmal entzie-hen oder bestimmte Ziele fest in dir verankern möchtest.

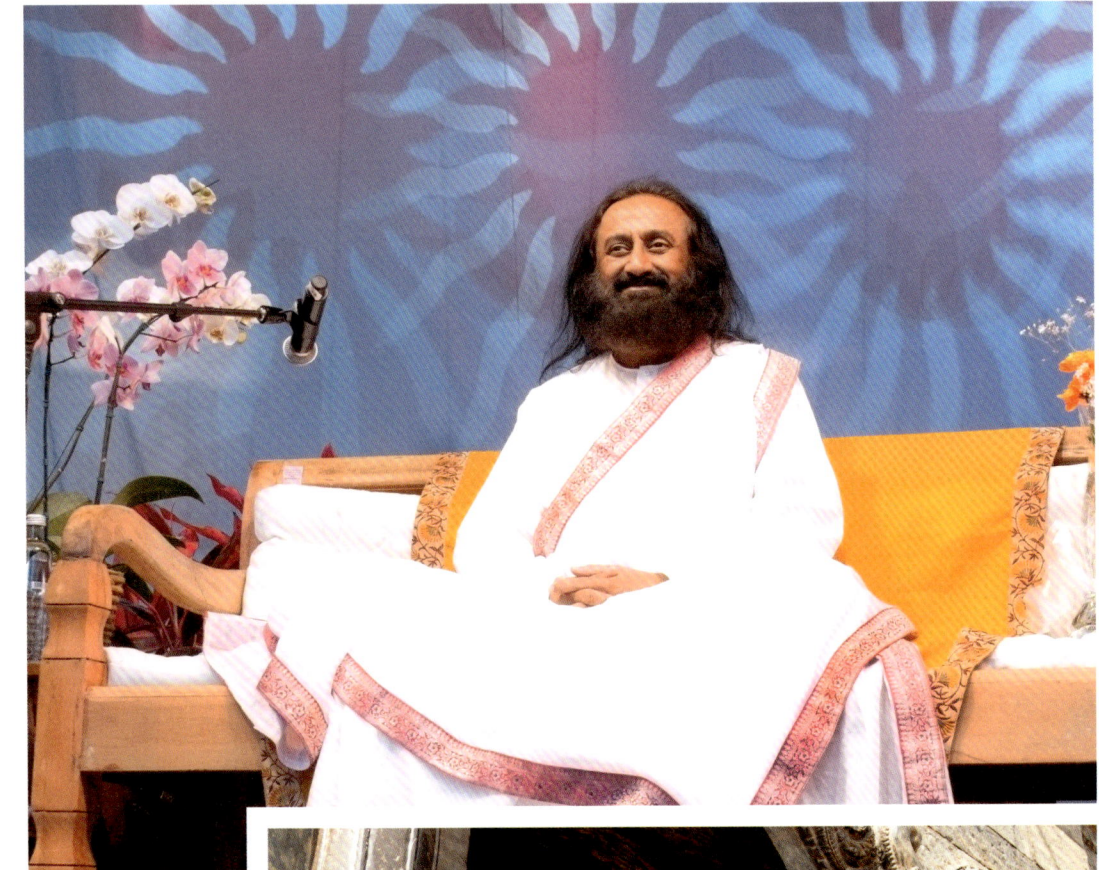

SRI SRI RAVI SHANKAR BERÜHRT MIT SEINER „ART OF LIVING"-FOUNDATION MILLIONEN VON MENSCHEN WELTWEIT UND IST EIN LEBENDES BEISPIEL FÜR DIE KOMBINATION VERSCHIEDENER YOGAWEGE.

DER TAG MEINER EINWEIHUNG – NACH 17 JAHREN (!) YOGA LIESS ICH MIR MEINEN SPIRITUELLEN NAMEN VON DER MEISTERIN GEBEN, BEI DER ICH EINEN MONAT LANG STUDIERT HATTE.

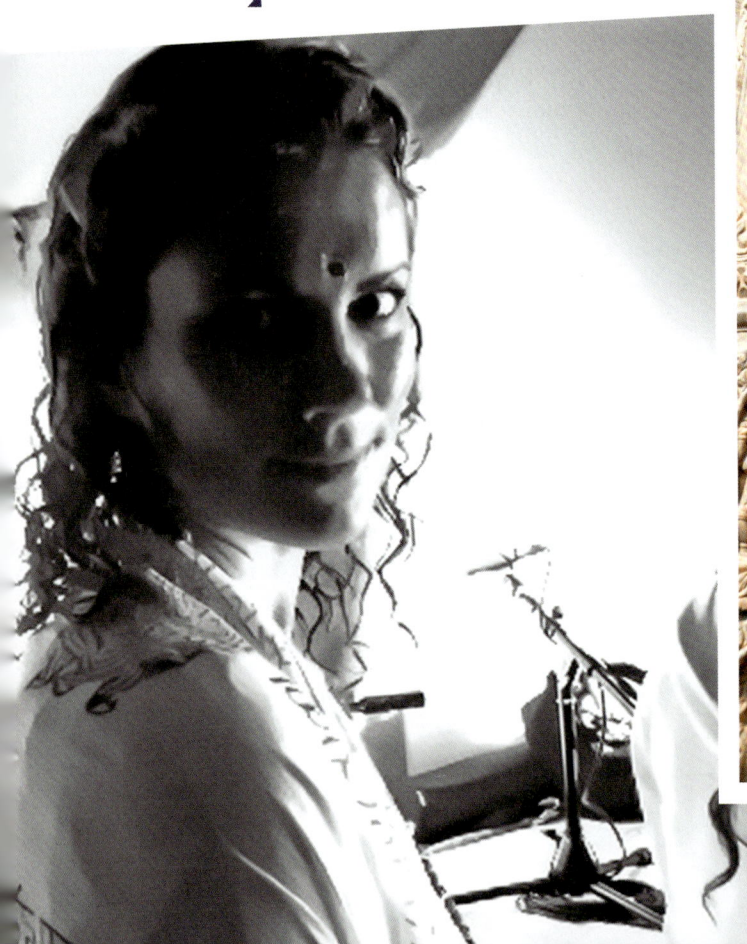

> »Ist das Licht des Yoga einmal angezündet, erlischt es nie mehr. Je intensiver Sie üben, desto heller wird es leuchten.« (B. K. S. Iyengar)

Jnana-Yoga

Das „Yoga des wahren Wissens" nutzt Selbstreflektion, Logik und Diskussion auf dem Weg zur Erkenntnis. Faszinierend ist zum Beispiel das Studium der Vadanta-Philosophie oder die Teilnahme an sogenannten Satsang-Treffen. Bei diesen wird zu einem bestimmten Thema referiert und in Frage-und-Antwort-Sessions auch persönlichen Anliegen, an denen du arbeiten möchtest, auf den Grund gegangen. Solche Treffen bieten Schule an, die sich der originalen Lehre verschrieben haben, wie zum Beispiel die Sivananda-Yoga-Zentren oder spirituelle Schulen wie die „Art of Living Foundation" von **Sri Sri Ravi Shankar** (siehe Foto links oben). Es ist für dich geeignet, wenn du tiefer unter die Oberfläche des Lebens schauen möchtest, über einen rationalen, analytischen Geist verfügst oder von Natur aus eher introvertiert bist.

Karma-Yoga

Hierbei handelt es sich um den Pfad des selbstlosen Handelns. Du weißt wahrscheinlich, was sich hinter dem Begriff „Karma" verbirgt. Stark vereinfacht: Gute Taten ziehen Gutes nach sich und schlechte Taten Schlechtes. Nun bedeutet „Karma-Yoga" aber nicht, einmal halbherzig eine gute Tat zu vollbringen – indem du einer alten Dame den Sitzplatz im Bus überlässt, weil du sowieso gleich aussteigst, damit du eine Woche später im Lotto gewinnst. Damit die Tat gutes Karma trägt, muss sie immer aus vollster Überzeugung und auch ohne die Erwartung geschehen, etwas zurückzubekommen. Am besten sind Taten, die deinen Mitmenschen in irgendeiner Form helfen. Dabei darf übrigens auch Geld verdient werden, es muss nicht immer der ehrenamtliche oder soziale Dienst sein. Es geht vielmehr um die Erfahrung, die du vom Sprichwort kennst: „Geben ist seliger denn Nehmen."

Laya-Yoga

Auch als Kundalini-Yoga bekannt, beinhaltet dieser Pfad unter anderem die Arbeit mit den Chakren (Energiezentren im Körper, die uns helfen, an allen Aspekten in uns sehr genau zu arbeiten). Diese Arbeit ist sehr machtvoll. Daher ist es wichtig, hierin von einem erfahrenen Lehrer unterrichtet und begleitet zu werden.

Tantra-Yoga

Im Westen wird dieser Stil leider oft missverstanden, da viele ihn mit bestimmten Sexpraktiken gleichsetzen. In Wahrheit ist Sex aber nur ein winziger Teil von Tantra. Hier geht es vielmehr um Enthaltsamkeit, Rituale, Meditationen, Mystizismus, Zeremonien und Verbindung. Tatsächlich ist Hatha-Yoga ein Ast des Tantra.

Eine Anekdote: Yoga sei Dank

Ich selbst erlebte bisher meine größten persönlichen Entwicklungsschritte und hatte die besten Ideen in Phasen intensiver, ganzheitlicher Praxis, wenn ich zum Beispiel Hatha- mit Raja-, Jnana- und Bhakti-Yoga kombiniert habe: zuerst bei einer ausgiebigen 90-minütigen Yogasession schön geschwitzt und gestretcht, dann mit wunderbar vorbereitetem Körper, an dem nichts mehr zwickte, tief meditiert. Beim anschließenden Satsang aus vollstem Herzen gesungen, um schlussendlich faszinierende Inspirationen zu erhalten. Oft war das Thema bei der Session „zufällig" eines, das mich gerade selbst beschäftigte.

Natürlich hat man für solch ein mehrstündiges Programm nicht jeden Tag Zeit. Doch als ich dies über Jahre hinweg konsequent jeweils einmal pro Woche genossen habe, überschlugen sich die positiven Ereignisse in meinem Leben nur so – bis hin zur Gründung meiner Firma, die quasi aus göttlicher Eingebung geschah und wofür ich bis heute unendlich dankbar bin! Deshalb kann ich dir nur ans Herz legen, es selbst einmal auszuprobieren.

Für den Einstieg: die häufigsten Hatha-Yoga-Stile

Eine **Hatha-Yoga-Klasse** ist ein super Einstieg, um einfache Posen zu lernen und darauf aufzubauen. Hatha-Yoga umfasst Yogastile, die den Körper als Werkzeug nutzen, um die „Ziele" des Yoga zu erreichen. Obwohl jede Form des körperlichen Übens als Hatha-Yoga eingeordnet wird, wirst du beim Besuch einer dieser Klassen eine eher sanfte Form des Yoga antreffen. Während diese Klassen im Tempo von ruhig bis mittel variieren, hängt der jeweilige Schwierigkeitsgrad sehr vom Lehrer ab. Viele von ihnen haben in diversen Yogatraditionen studiert und kombinieren diese in ihren Sessions zu einem eigenen Stil. Grundsätzlich wird eine Klasse aus Asanas mit Fokus auf den Atem und einer Schlussentspannung bestehen, dazu gibt es meist noch eine kurze Meditation, eventuell ein Chanting. Im Folgenden möchte ich dir einige der Hatha-Yoga-Stile vorstellen, denen du oft begegnest.

Ashtanga-Vinyasa-Yoga

Wenn du Lust auf Schwitzen und ein aerobisches Workout hast und dir einen straffen, wohlgeformten Körper wünschst, dann könnte dies dein Yoga sein. Ashtanga-Vinyasa ist eine fordernde, dynamische Form und passt zu dir, wenn du nach Kraft, Flexibilität, einem klaren Geist und einem Energiebooster sucht. Fließend ineinander übergehende Bewegungen werden in schneller Abfolge mit einer speziellen Atemtechnik kombiniert, die das Ganze noch intensiviert. Teilweise wird auch mit sogenannten Bandhas gearbeitet (siehe Kasten rechts).

Diesen Stil aus Mysore in Indien machte **K. Pattabhi Jois** (1915–2009) bekannt. Im klassischen Mysore-Stil wird eine feste Abfolge von Asanas erlernt und dann selbstständig

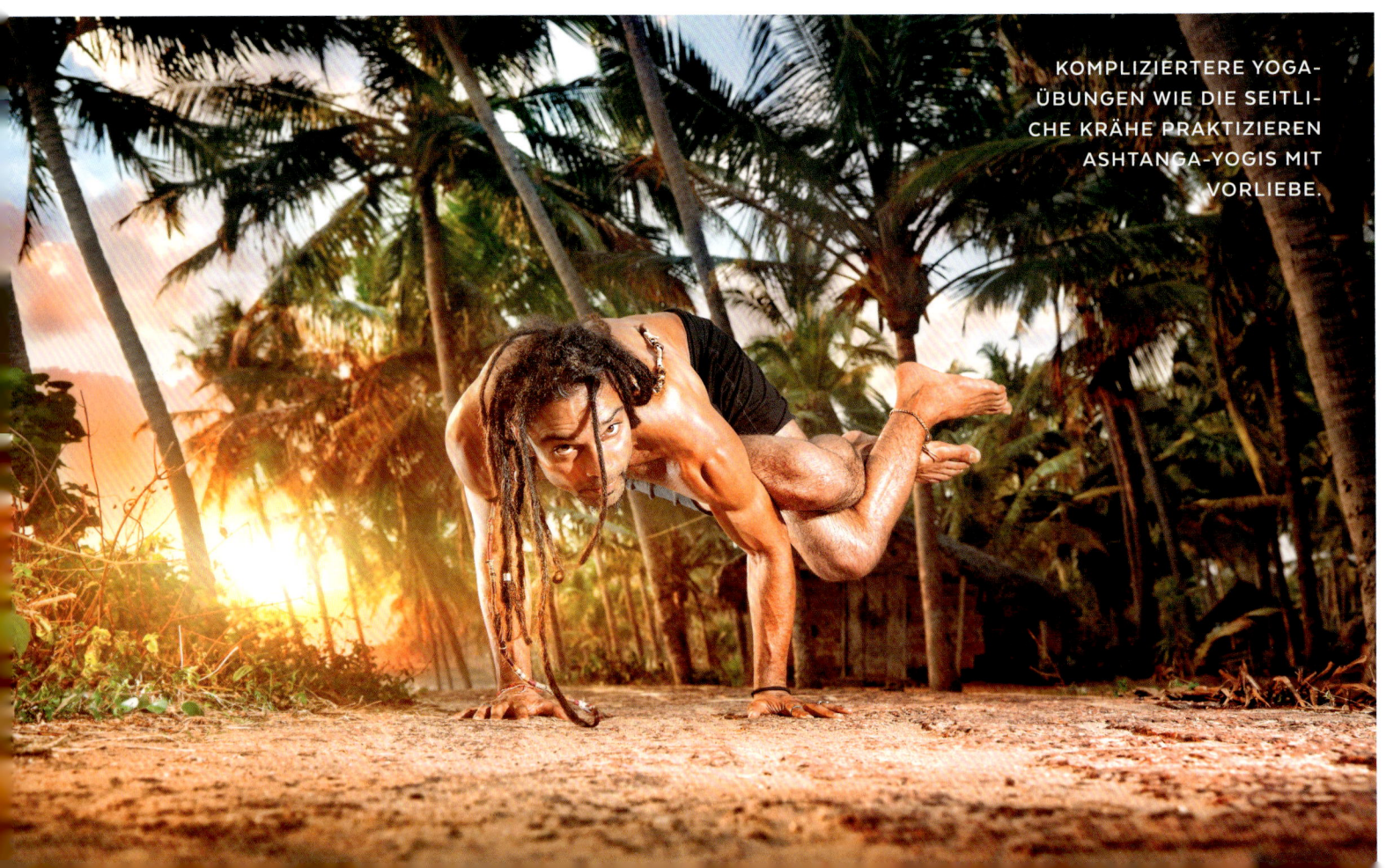

KOMPLIZIERTERE YOGA-ÜBUNGEN WIE DIE SEITLICHE KRÄHE PRAKTIZIEREN ASHTANGA-YOGIS MIT VORLIEBE.

AUF IHN GEHT DIE BERÜHMTE RISHIKESH-REIHE ZURÜCK: SWAMI SIVANANDA (LINKS), HIER MIT SEINEM LIEBLINGSSCHÜLER SWAMI VISHNUDEVANANDA

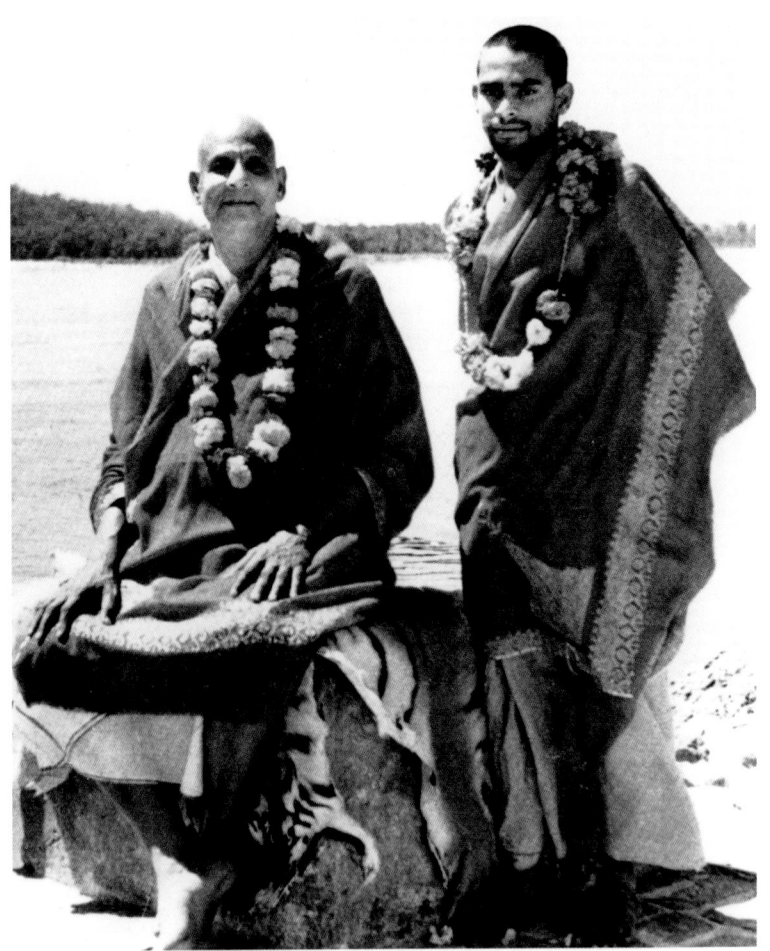

praktiziert. Der Lehrer überwacht die Klasse und greift nur für Korrekturen ein. Daher ist es wichtig, hier mit einem guten Anfängerkurs zu beginnen. Aufpassen sollte man bei Knieproblemen oder akuten Rückenschmerzen, da es herausfordernde Übungen gibt. Alles in allem geht es bei Ashtanga-Yoga deutlich mehr um körperliche Praxis als um Yogaphilosophie.

Sivananda-Yoga

Mit und in dieser Tradition habe ich sehr viel Zeit verbracht. Dieser Stil ist ideal für dich, wenn du einen guten Mix aus körperlicher und spiritueller Praxis suchst. Jede Klasse beinhaltet neben Asanas Atemübungen, Meditation und etwas Chanting. Die Basis der Asanas bilden zwölf Posen, auf denen dann in Fortgeschrittenenkursen aufgebaut wird. Das

Bandhas – die Kraftzentren

Bandha bedeutet auf Sanskrit „Verschluss" oder „Siegel". Darunter versteht man subtile Muskelkontraktionen, mit denen Energien an bestimmten Stellen festgehalten oder in gewollte Richtungen gelenkt werden können. In traditionellen Hatha-Yoga-Klassen werden Bandhas meistens nur im Zusammenhang mit Pranayama (siehe Seite 046) praktiziert. In dynamischen Yogastunden werden Bandhas auch in Asanas eingesetzt, um diese genauer auszuführen. Es ist sehr wichtig, Bandhas erst anzuwenden, wenn man in seiner Praxis sicher genug ist, da es sich hier um fortgeschrittene und mächtige Techniken handelt! Daher solltest du sie auch unbedingt bei einem erfahrenen Lehrer erlernen. Es gibt drei Haupt-Bandhas:

Mula Bandha (sanskr.: mula = Wurzel): Mit diesem Bandha sorgt man dafür, dass Energie nicht nach unten aus dem Körper weichen kann. Die Praxis von Mula Bandha stabilisiert viele Asanas und ist nebenbei noch ein hervorragendes Beckenbodentraining!

Uddiyana Bandha (sanskr.: uddiyana = nach oben): Dieses Bandha wird in der Körpermitte gesetzt und hilft dabei, Energie, die durch bestimmte Übungen generiert wurde, nach oben zu leiten.

Jalandhara Bandha (sanskr.: jala = Netz; dhara = tragen): Hier wird durch Pressen des Kinns auf das Brustbein die Energie zunächst in ihrer Aufwärtsbewegung gestoppt und dann kontrolliert freigelassen. Das maximiert ihre Kraft.

Übt man alle drei Bandhas in Kombination, wird dies *maha bandha* oder „großes Siegel" genannt.

>>Es geht nicht um Anti-Aging. Im Yoga lernen wir Werkzeuge kennen, die unseren Körper bis ins hohe Alter fit halten, unseren Geist weich und somit schön. Vor allem bleibt unsere Seele gesund – auch über das Ende hinaus.<<

Gute hieran: Als Anfänger kann man erst mal diese Posen meistern und wird nicht verwirrt durch immer neue Abfolgen. Am Ende einer jeden Klasse gibt es eine Tiefenentspannung, die erlaubt, das Erlernte noch besser abzuspeichern.

Der Begründer **Swami Sivananda** lebte von 1887 bis 1963 und war lange Arzt in Malaysia, bevor er sich dem Yoga widmete. Im Laufe der Jahre hat er rund 200 Bücher verfasst (siehe Buchtipps Seite 214). Aufgrund seines medizinischen Hintergrunds ist die von ihm entwickelte „Rishikesh-Reihe" eine clevere Kombination aus Asanas, die den gesamten Körper anregen, und wird gern als Grundlage vieler Yogaklassen genutzt.

Sivanandas Lieblingsschüler war **Swami Vishnudevananda,** der wegen seiner verrückten Aktionen, wie zum Beispiel mit einem Flugzeug über die Berliner Mauer zu fliegen, um für

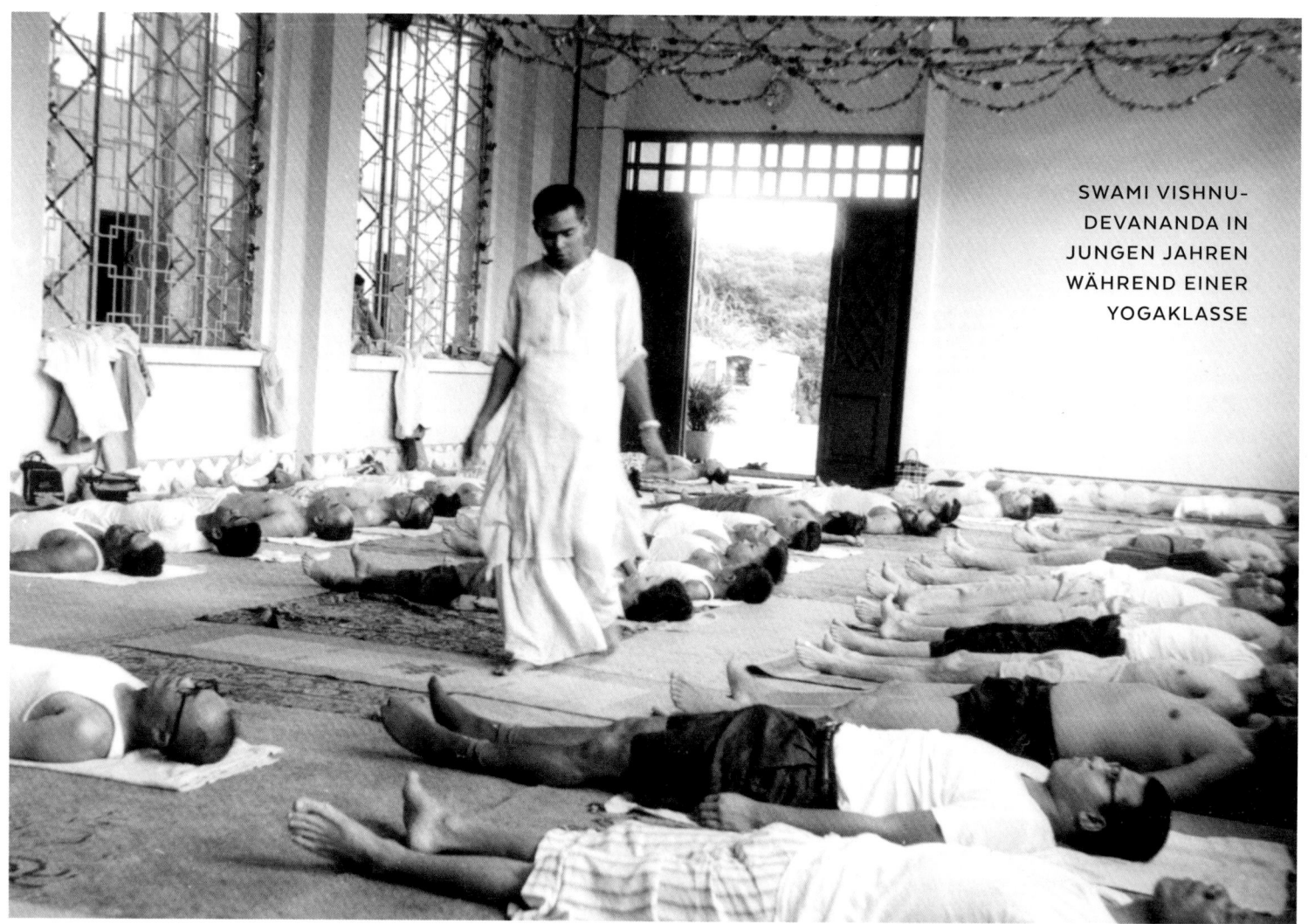

SWAMI VISHNU-
DEVANANDA IN
JUNGEN JAHREN
WÄHREND EINER
YOGAKLASSE

mehr Freiheit zu protestieren, auch „The Flying Yogi" genannt wurde. Er gründete im Namen seines Meisters die ersten Yogazentren und Ashrams in der westlichen Welt. Heute gibt es weltweit in fast allen großen Städten Zentren und Ashrams an herrlichen Plätzen. Dabei spielt auch immer Satsang eine wichtige Rolle (siehe Seite 019). Ich habe in fast allen der Sivananda-Ashrams wunderbare Yogazeiten verbracht – nur der Ashram auf den Bahamas fehlt mir noch!

Iyengar-Yoga

Dieser Stil ist ein Muss für alle Detailliebhaber und Anatomiefanatiker! **B. K. S. Iyengar** (1918–2014) glaubte an die ganz eigene Intelligenz des Körpers und war besessen von Einzelheiten, um die volle Konzentration auf Körper und Geist sowie ihre Balance zu erlangen. Er selbst hat bis ins hohe Alter unterrichtet, und seine Bücher gelten als Klassiker (siehe Buchtipps Seite 214). Heutzutage führen seine Kinder sein Erbe weiter fort.

Die strenge Ausbildung sorgt bei einem guten Iyengar-Lehrer für ein sehr genaues Auge in Sachen Ausrichtung, und so kann es schon mal sein, dass man sich minutenlang mit dem Heraufziehen der Haut vor den Achselhöhlen oder dem Positionieren des kleinen Zehs befasst. Zudem werden Hilfsmittel wie Blöcke und Gurte genutzt und die einzelnen Posen sehr lange gehalten. Nichts also für Ungeduldige – oder vielleicht auch gerade für diese, sofern sie ihren Geist zügeln möchten! Meditation und Chanting spielen keine große Rolle in diesem Stil. Es geht hier hauptsächlich um Körpermechanik und weniger um Aspekte des Herzens. Pranayama wird erst im fortgeschrittenen Stadium unterrichtet, da Iyengar davon überzeugt war, dass man erst bestimmte körperliche Hürden gemeistert haben sollte, bevor man in die Arbeit mit dem Atem geht. Auch wenn eine Iyengar-Klasse manchem zu trocken oder technisch sein mag, halte ich sie für eine gute Ergänzung, um wirklich die Details der Posen zu verstehen, und finde, ein guter Yogalehrer sollte immer auch Erfahrung in diesem Stil vorweisen können.

Bikram-Yoga

Hier wird richtig geschwitzt: In einem auf 36 bis 42 °C erhitzten Raum übt man eine feste Abfolge von 26 Asanas sowie zwei Atemübungen. Hilfsmittel oder Umkehrhaltungen gibt es keine. Die Lehrer sind leider oft recht militant, und spirituelle Aspekte kann man bei reinen Bikram-Klassen vergebens suchen. Der Begründer **Bikram Choudury** (*1946) selbst steht aus persönlichen Gründen immer wieder in der Kritik. Da für sein System hohe Lizenzgebühren für die von ihm geschützten Übungskombinationen anfallen, gibt es neben „Bikram-Yoga" auch viele Kassen mit Namen wie „Hot-Yoga"

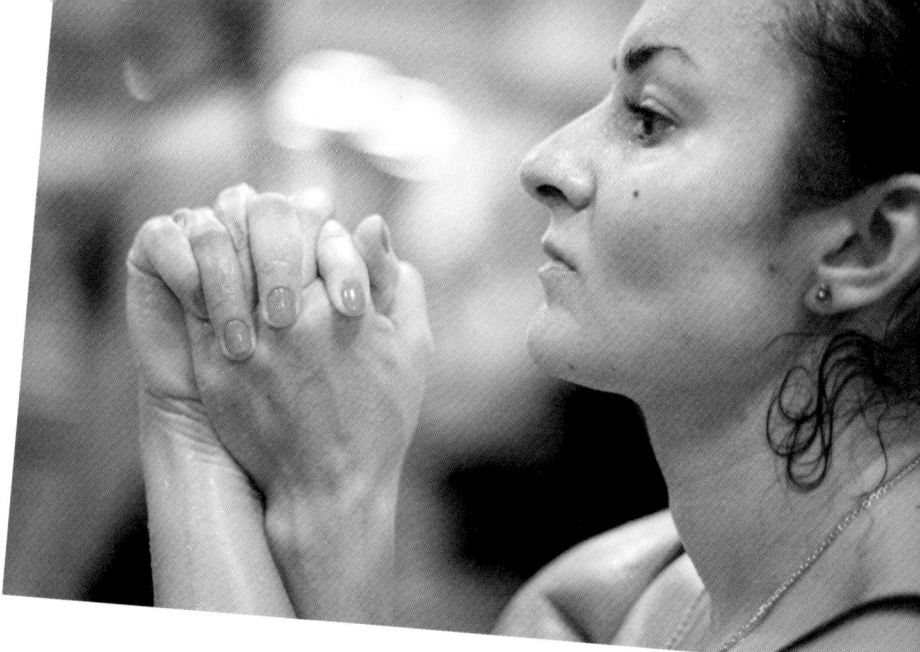

IM BIKRAM-YOGA GEHT ES SEHR SCHWEISSTREIBEND ZU.

oder „Sun-Yoga". Mitunter hat man dort auch das Glück, auf weniger militärisch anmutende Drillinstrukteure als Lehrer zu treffen, die aus anderen Traditionen kommen und einfach nur das Schwitzen in der Hitze mögen. Der klare Vorteil hier kann sein, dass durch die Wärme Dehnungen besser gelingen oder Entgiftungsprozesse schneller vonstattengehen. Ab und zu zieht es mich zu einem befreundeten Lehrer in die Hot-Yoga-Klassen, und zwar immer dann, wenn ich schnell ein paar Pfunde loswerden will oder mich im Winter saunamäßig aufwärmen möchte. In den Klassen dort hat dann auch der spirituelle Aspekt seinen Platz, der für mich beim Üben einfach dazugehört.

Bis heute ist mir jedoch ein Rätsel, warum beim Bikram-Yoga zum Beispiel eine reinigende Atemübung zum Schluss der Yogastunde bei geschlossenem Fenster geübt wird und man sich dort die sauerstoffarme Luft in die Lungen pumpen soll, die vom Schweiß der Übenden schwer trieft. Da setze ich persönlich immer aus, weil es tatsächlich allem, was ich in meinen Aus- und Fortbildungen in Bezug auf Atmung gelernt habe, widerspricht. Ansonsten kann dieser Stil aber eine ganz nette Abwechslung darstellen, wenn man seine Praxis ergänzen möchte.

Für Anfänger halte ich Bikram-Yoga nicht geeignet, da er körperlich sehr herausfordernd ist und so manch einer schon wegen der Hitze umgekippt sein soll. Daher ist es auch ganz wichtig, vor und nach einer dieser heißen Yogaklasse richtig viel Wasser zu trinken!

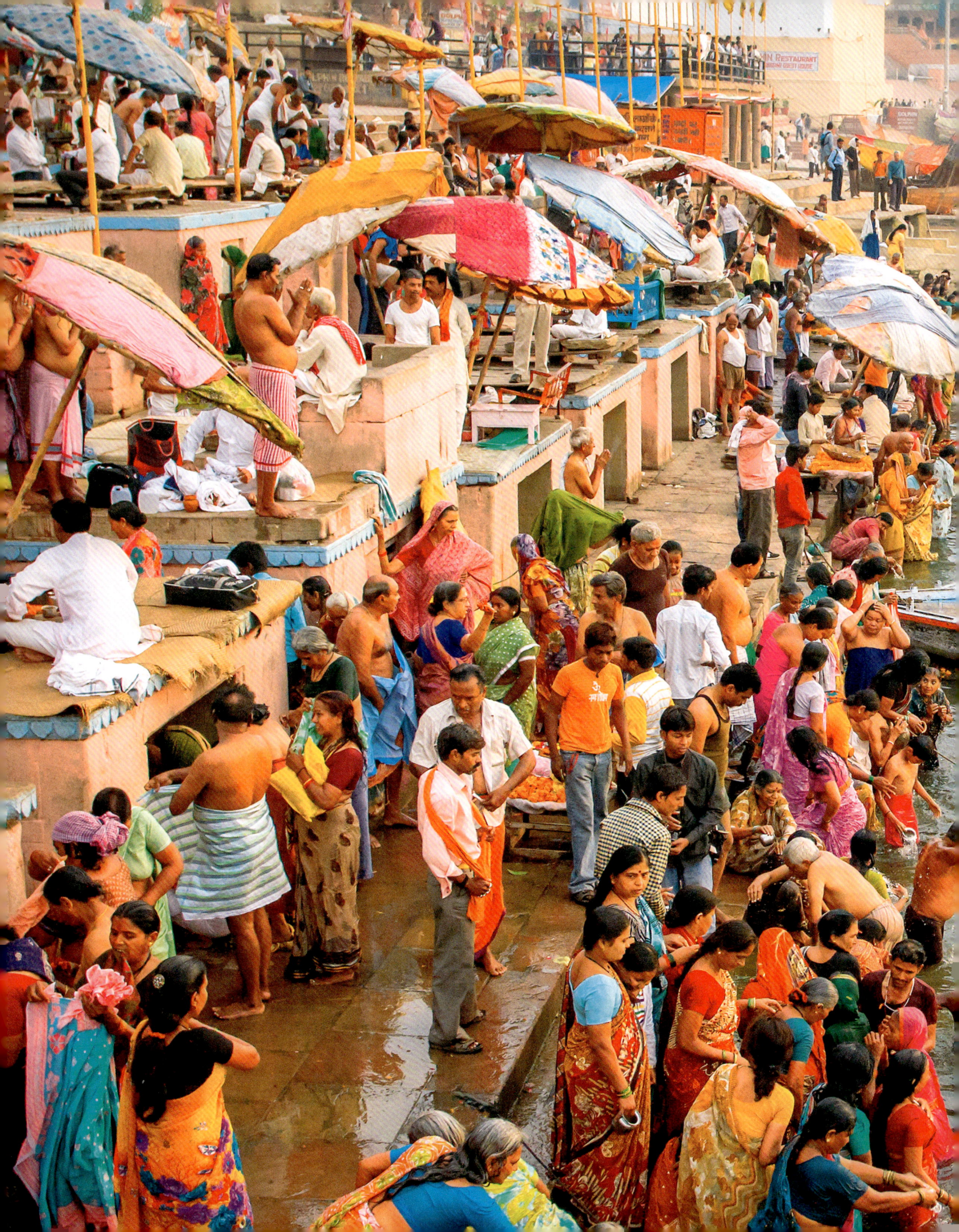

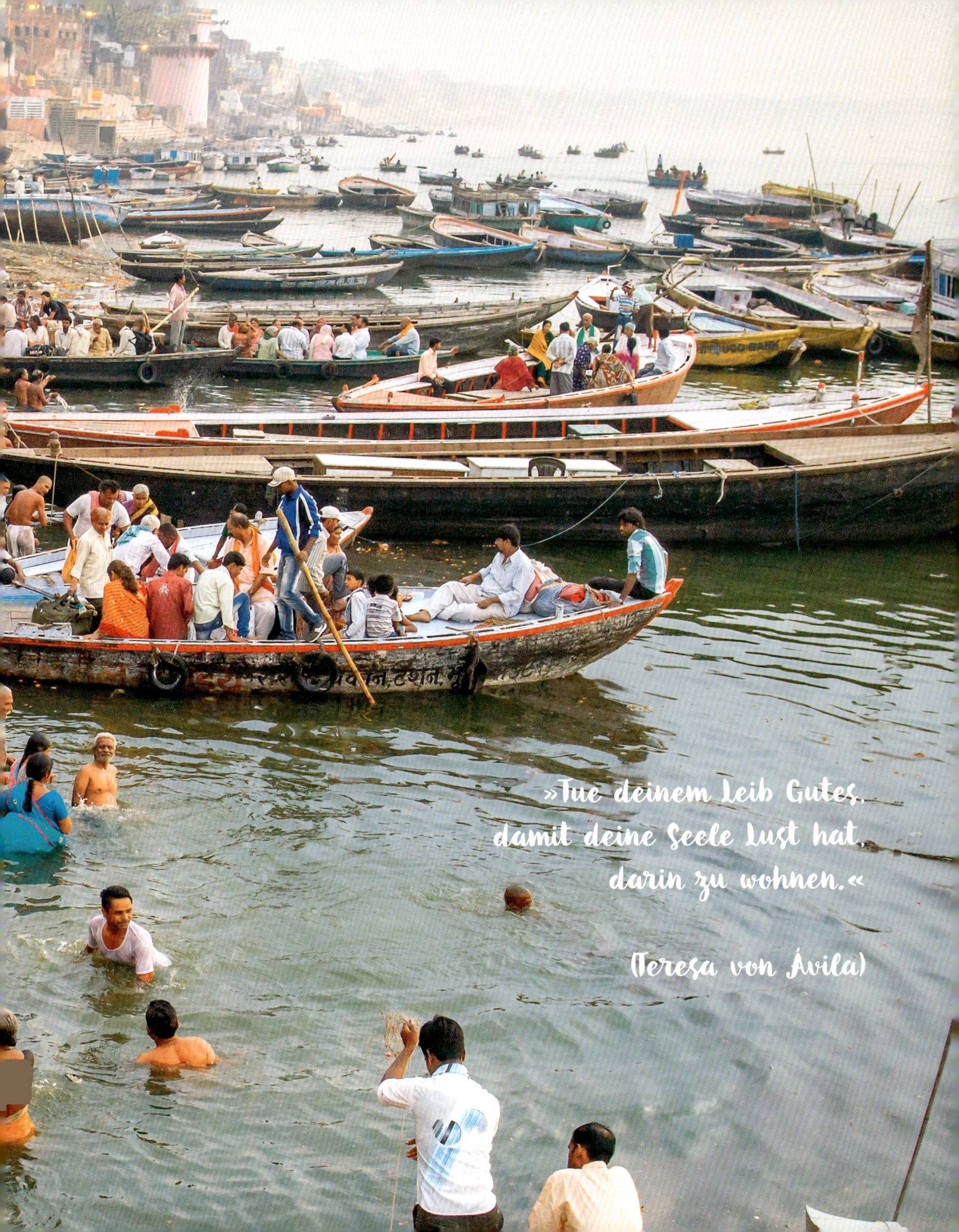

»Tue deinem Leib Gutes,
damit deine Seele Lust hat,
darin zu wohnen.«

(Teresa von Ávila)

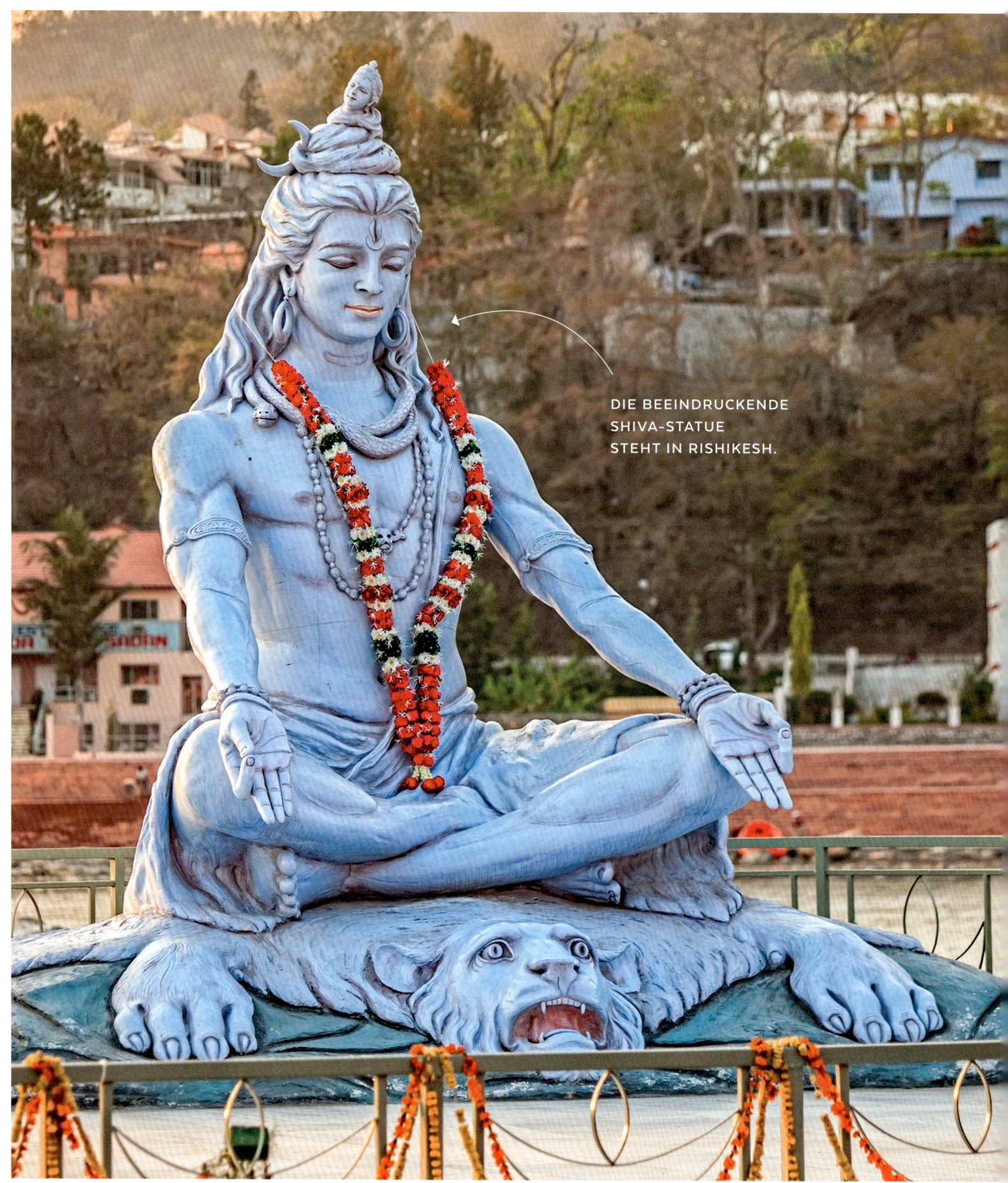

DIE BEEINDRUCKENDE
SHIVA-STATUE
STEHT IN RISHIKESH.

Mein Yogaweg

So vielfältig die verschiedenen Yogawege auch sind – heute ist es meist der Einstieg über die Asanas, der einen zum Yogi werden lässt. Mir ging es ähnlich.

Im jungen Alter von 19 Jahren war ich auf der Suche nach einem Ausgleich für den vielen Leistungssport, den ich damals betrieb. Jahrelanges Training und Wettkämpfe – im Kindesalter als Gymnastin und später als Schwimmerin – hatten meinen Körper extrem stark und fest gemacht. Ich suchte etwas, um wieder „weicher" zu werden, im wahrsten Sinne des Wortes: Bewegung ohne den Druck eines Wettkampfs. Zudem litt ich unter Menstruationsbeschwerden – mir wurde zur Linderung Yoga empfohlen.

„Yoga für den Menschen von heute"

Vor 20 Jahren war das noch ein ziemlich exotisch anmutender Rat, weil Yoga bei Weitem nicht so verbreitet war. Zunächst kaufte ich mir dazu ein Buch. Damals war zwar auch die Literatur über Yoga eher überschaubar, aber ich landete immerhin bei dem Klassiker „Yoga für den Menschen von heute" von André van Lysbeth. Übrigens ein Buch, das ich trotz des etwas hölzernen Titels immer noch gerne empfehle (siehe Buchtipps Seite 214)! Ich verschlang es regelrecht, inklusive all seiner detaillierten Informationen über die Wirkung der vielen Asanas sowie der Tipps zur Ernährung und gesunder Lebensweise, und setzte fortan alles um.

Selbst ist die Yoga-Frau

Nach einer Weile autodidaktischen Übens verschwanden meine Monatsbeschwerden, und jetzt wurde ich richtig neugierig auf das „echte" Yoga, auch wenn bei mir die „Einstiegsdroge" hauptsächlich aus den tollen Verrenkungen bestand, die mich zu immer mehr anspornten. Steckte doch nach wie vor der Ehrgeiz einer Leistungssportlerin in meinem extrem leistungsfähigen Körper. Ich fand es faszinierend, mir auf einmal die Beine hinter den Kopf wickeln zu können oder sogar auf dem Kopf zu stehen! Dass ich schon zu jenem Zeitpunkt begann, auch meinen Lebensstil abseits der Matte zu ändern, geschah noch nicht wirklich bewusst. Es passierte einfach. Aber eines war klar: Ich wollte irgendwann einfach mehr wissen und von richtigen Lehrern unterrichtet werden. In Köln, wo ich damals lebte, gab es allerdings nur ein „richtiges" Yogastudio. Dass ich dort landete, sollte jedoch mein Schicksal werden …

Mit Sieben-Meilen-Schritten

An einem Wochenende besuchte ich also eine Mittelstufenklasse im Yoga-Vidya-Zentrum. Dort unterrichtete man neben der klassischen Hatha-Yoga-Rishikesh-Reihe zudem Meditations- und Atemtechniken: Das war für mich völlig neu und ein regelrechter Sieben-Meilen-Schritt. Von dem Moment an, in dem ich yogische Atemtechniken anzuwenden begann, schien mein Energielevel regelrecht zu explodieren.

Wer oder was ist Rishikesh?

Rishikesh ist ein Ort mit inzwischen ca. 75000 Einwohnern im hohen Norden von Indien. Auch als das „Tor zum Himalaja" bezeichnet, findet sich an diesem Pilgerort eine hohe Dichte an Ashrams und Geistlichen. Schon vor Hunderten von Jahren haben dort sehr viele Rishis (die großen Weisen) gelebt und sich zum Meditieren in die Höhlen der Berge zurückgezogen. Die Konzentration von Energie hat Rishikesh zu einem sehr speziellen Platz gemacht – nämlich einem der machtvollsten spirituellen Kraftorte der Welt. **Swami Sivananda** (siehe ab Seite 021) gründete dort seinen Ashram, und auch mein indischer Lehrer hat dort seinen Hauptsitz.

Auch die Körperübungen wirkten auf einmal noch intensiver. Gleichzeitig begann ich, durch die regelmäßige Meditationspraxis innehalten zu lernen und zum ersten Mal in meinem Leben Kontrolle über meinen aktiven Geist zu erlangen.

Neben den direkten Auswirkungen auf meinen Körper und Geist fesselte mich fortan auch die Yogaphilosophie immer mehr. Ich legte mir innerhalb kürzester Zeit eine kleine Einsteigerbibliothek zu und wurde fortan zum Bücherwurm. Diesem Startschuss verdanke ich meine heutige, viele Hundert Bücher umfassende Bibliothek, die weit über das Thema Yoga hinausgeht. So habe ich den letzten 20 Jahren alles, was mir in die Finger kam, über den menschlichen Körper, Philosophie, das Universum, Alchemie, Chakren, Feng-Shui, Ayurveda, Religionen, den Tod und das Leben verschlungen. Heute befinden dort auch Werke über Stressforschung, moderne Hirnwissenschaften und Burn-out. Ich genieße es, in verschiedenen Situationen oder bei bestimmten Fragestellungen in meinen Büchern nachzuschlagen und mir dort einen Rat oder etwas Inspiration zu holen. Außerdem schenkt mir meine Bibliothek Ruhe und verleiht meinem Leben ein Fundament, das ich nicht mehr missen möchte.

... zum Kern des Lebens

15 Jahre später verbrachte ich einen Monat in einem Ashram in Frankreich und absolvierte dort einen „ATTC-Kurs" (Advanced Teacher Training Course, eine fortgeschrittene Yogalehrerausbildung, die eine langjährige Praxis voraussetzt), zu der neben fortgeschrittenen Praktiken auch das intensive Studium der alten philosophischen Vedanta-Schriften gehörte. Ich saugte hellwach all das auf, was viele meiner Mitschüler an ihre Grenzen brachte. Auf einmal machte alles Sinn, was ich in den vergangenen Jahren „gesammelt" hatte – so als würde ich einen Schritt von einem frisch fertiggestellten Mosaik zurücktreten und auf einmal „the big picture" – das große Ganze – erkennen.

Das alles ist mit Worten schwer zu beschreiben und macht mich selbst heute manchmal noch sprachlos. Denn es beginnt jedes Mal damit, dass ich mir der Größe, Schönheit und Grenzenlosigkeit des Universums, in dem ich lebe, bewusst werde. In diesen Momenten löst sich jede Angst auf, die ja die Basis jeden negativen Gefühls ist. Dann WEISS ich, dass alles eins ist und es keinen Grund gibt, nicht glücklich zu leben oder irgendetwas hinterherzujagen. Das ist wohl das „Ziel" des Yoga. Nach diesem unveränderlichen Frieden sehnt sich letztlich jeder, ob bewusst oder unbewusst. In diesen Momenten geschieht das, was der Weise Patañjali in dem bekanntesten Vers beschreibt, der allen Schulen des Yoga als Leitfaden dient:

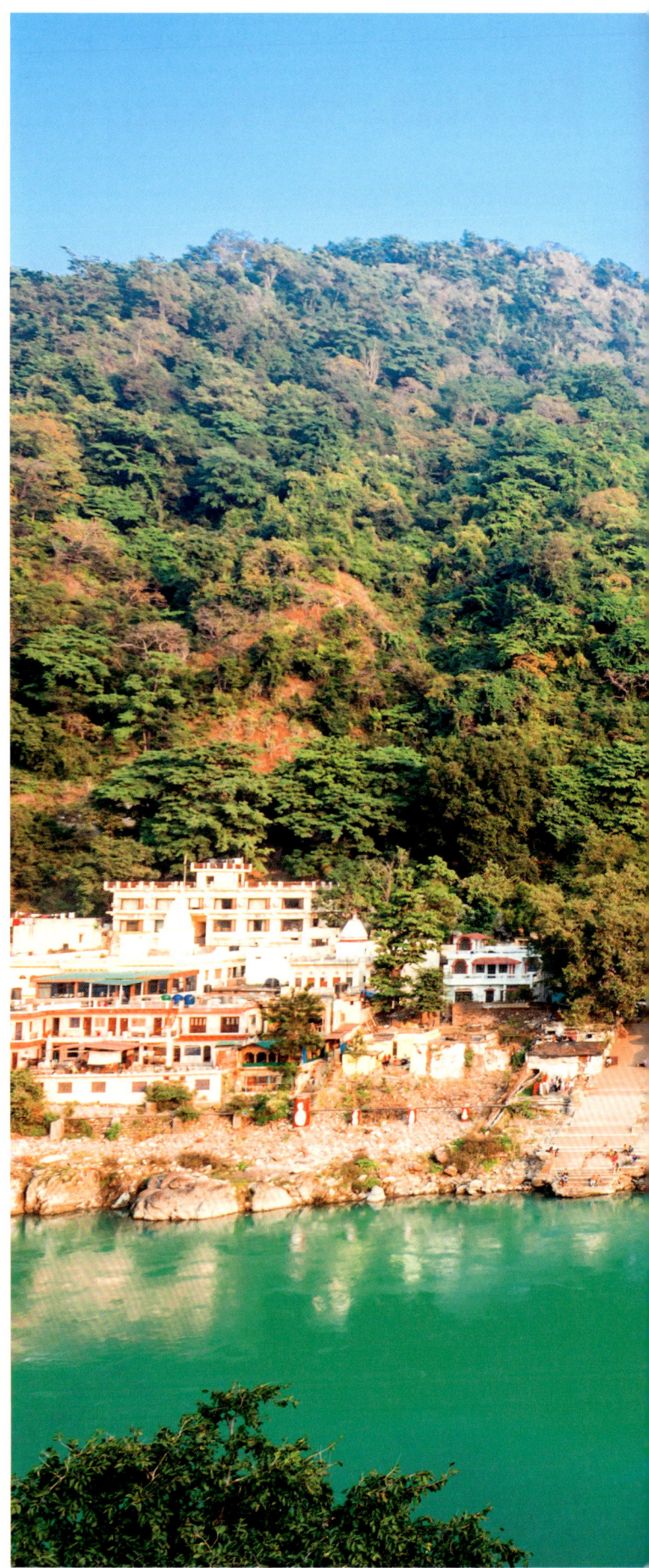

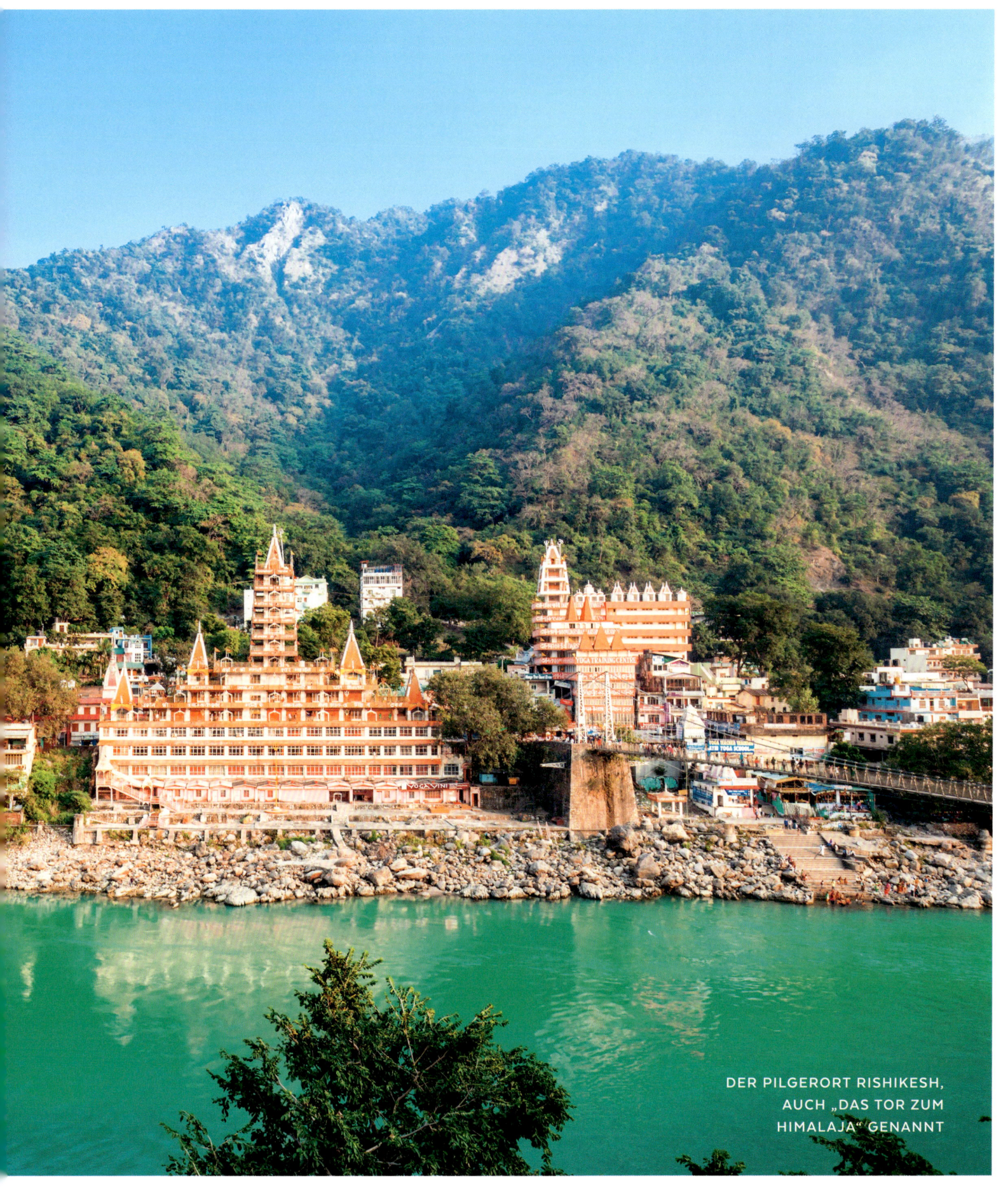

DER PILGERORT RISHIKESH,
AUCH „DAS TOR ZUM
HIMALAJA" GENANNT

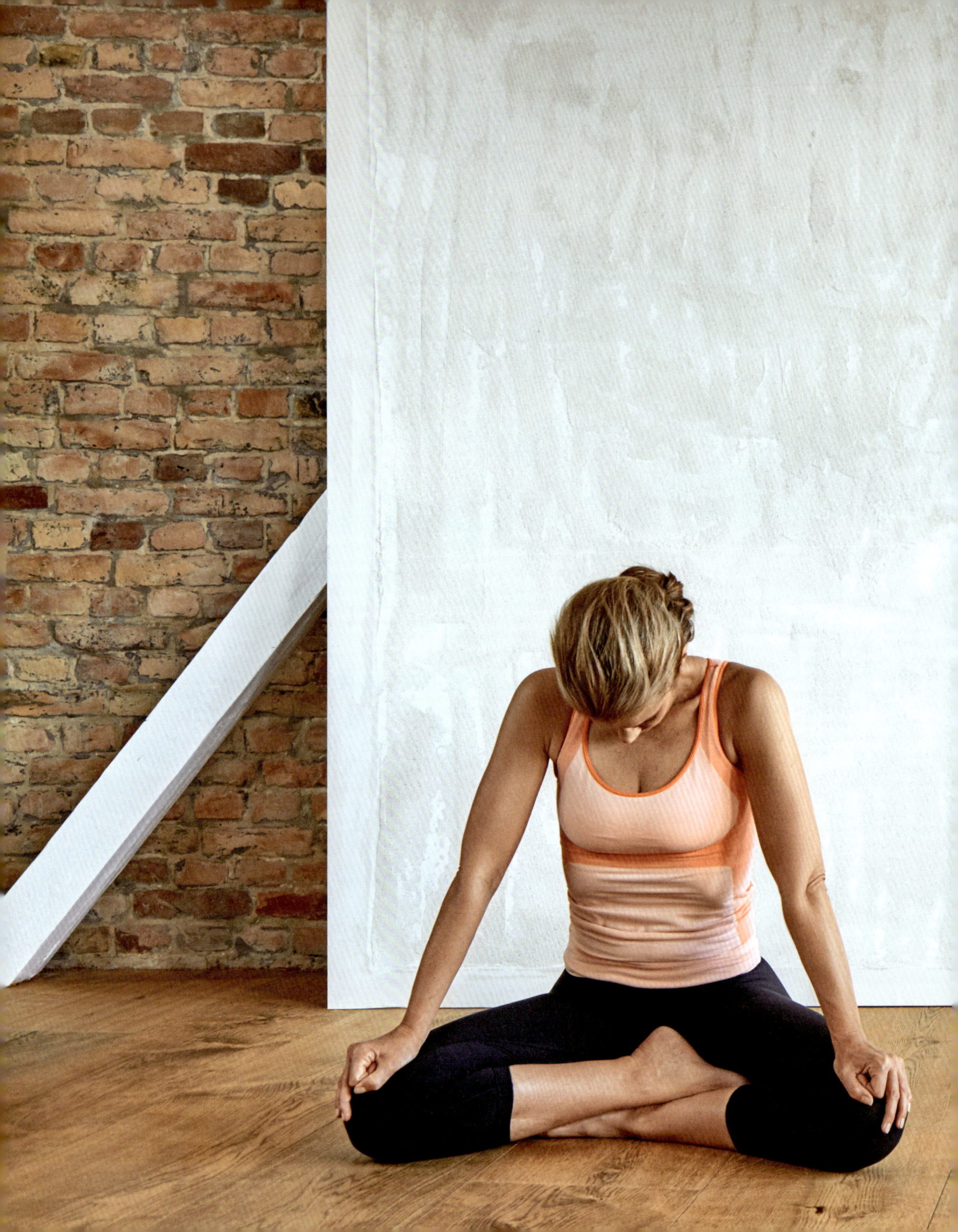

»Der Zustand des Yoga (das Einheitsgefühl)
ist das Zur-Ruhe-Kommen der Bewegung
des Geistes.«

(Yoga-Sutra nach Patañjali, 1.2)

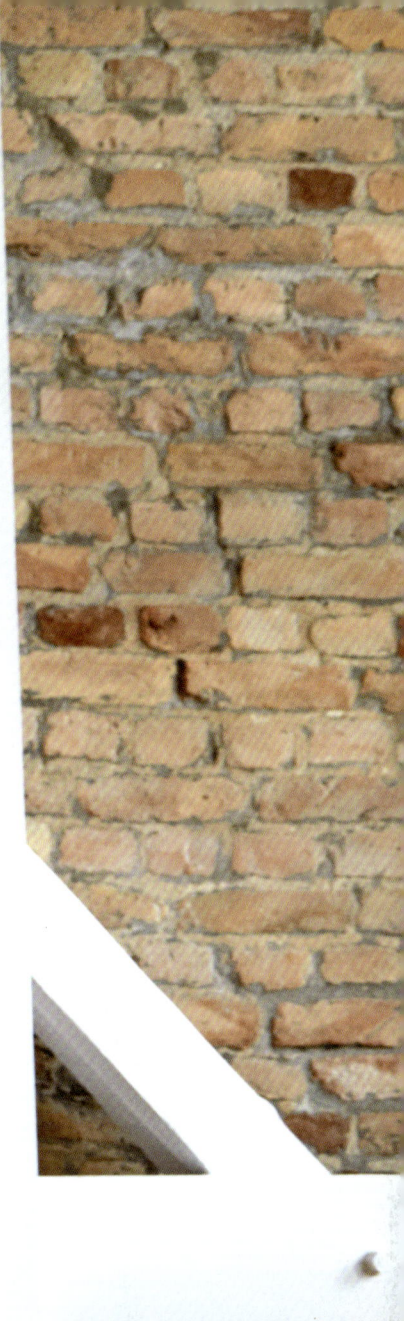

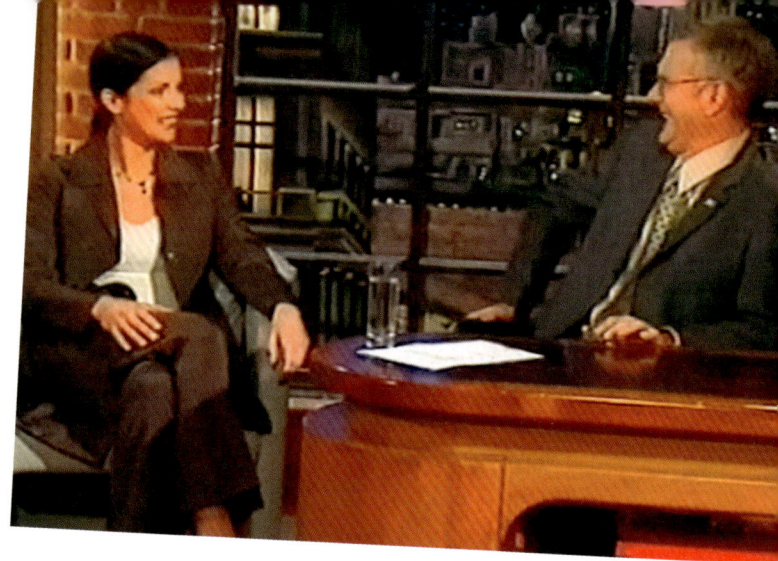

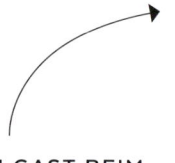

ZU GAST BEIM
LEGENDÄREN TALKMASTER
HARALD SCHMIDT – MIT
GERADE 20 JAHREN!

Transformationsprozesse

Als 20-Jährige konnte ich es nur vage erahnen … Doch jetzt fanden Veränderungen statt, die mich schier überwältigten. Rasend schnell verschwand meine Lust auf Dinge, die mir vorher Spaß gemacht hatten und zu meinem Alltag als Model und TV-Moderatorin gehörten, wie beispielsweise Partys und lange Nächte …

Ich spürte durch meine immer intensiver werdende Yoga-praxis, wie weh solche Gifte wie Alkohol meinem Körper taten. Hatte ich an einem Party-Wochenende auch noch dazu geraucht, war mir später bei einer Atemübung allein der Gedanke daran zuwider. Nach einem Vortrag über yogische Ernährung konnte ich kein Fleisch mehr essen. Ich habe aber nie aufgrund irgendwelcher Erwägungen beschlossen, Vege-tarierin zu werden. Es passierte einfach und machte für mich schlicht aus gesundheitlichen und moralischen Gründen keinen Sinn mehr, fleischliche Produkte zu mir zu nehmen. Meine Freunde konnten es nicht glauben, hatte ich doch zuvor regelmäßig zu opulentem Burger-Essen geladen. Doch jetzt wurden mir ethische Grundsätze und ein neu erwachtes Gesundheitsbewusstsein zunehmend wichtig …

Einen regelrechten Durchbruch durfte ich dann erleben, als ich von einem Intensivwochenende in einem „Ashram" erfuhr. Dort wurde ein Wochenende zur Erweckung der Kundalini-Energie angeboten. Ich wusste damals weder was ein Ashram ist, noch was mit Kundalini gemeint war. Aber die Beschreibung „Asanas für Fortgeschrittene" klang für mich richtig. Die Kampfsportlerin und Draufgängerin in mir sehnte sich noch nach Extremen. Und ein extremes Erlebnis sollte ich an diesem Wochenende in der Tat haben …

Sprung in die Stille

Ich fuhr mit dem Auto in den Ashram im Westerwald. Dort, wo sich heute ein perfekt organisierter Betrieb befindet, lag damals ein kleines Haus so tief im Wald, dass es weit und breit keinen Handyempfang gab. Welch herrliche Erholung! Vor dem Gebäude parkten Autos vom Porsche bis zum Öko-mobil, ein Spiegel ihrer Besitzer – eine bunte Gästemischung also. Betrat man das Gebäude, bekam man von „Standesun-terschieden" allerdings nichts mit. Alle trugen Yogaklamotten, und es herrschte eine lockere Atmosphäre. Ich fühlte mich gleich wie zu Hause und genoss die Anonymität, schließlich ging meine damalige TV-Sendung „NBC-Giga" zu der Zeit durch alle Medien. Ich war eine Woche zuvor in der „Harald Schmidt Show" bei SAT.1 zu Gast gewesen und wurde beim Essen im Restaurant von Fremden angesprochen. In einer Zeit vor Facebook, Dauerpräsenz und Smartphones war das für mich noch sehr gewöhnungsbedürftig. Hier jedoch sahen die meisten Leute aus, als hätten sie gar keinen Fernseher, und während der Mahlzeiten wurde geschwiegen oder über Yoga geredet. Ich konnte den Gesprächen über Erleuchtung & Co. damals nicht im Geringsten etwas beisteuern und nahm einfach alles nur in mich auf. Dass ich mit Abstand zu den Jüngsten gehörte, störte mich dabei überhaupt nicht.

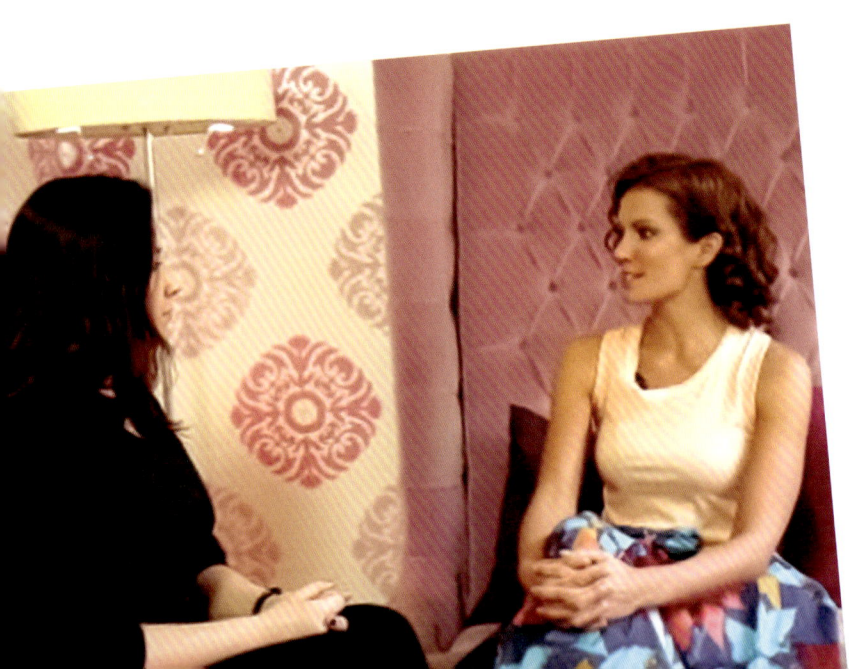

IN DER VON MIR MITENTWICKELTEN SENDUNG
„LIFE & HARMONY" GING ES UM ALL DIE THEMEN,
DIE DAS LEBEN SCHÖNER UND REICHER MACHEN.

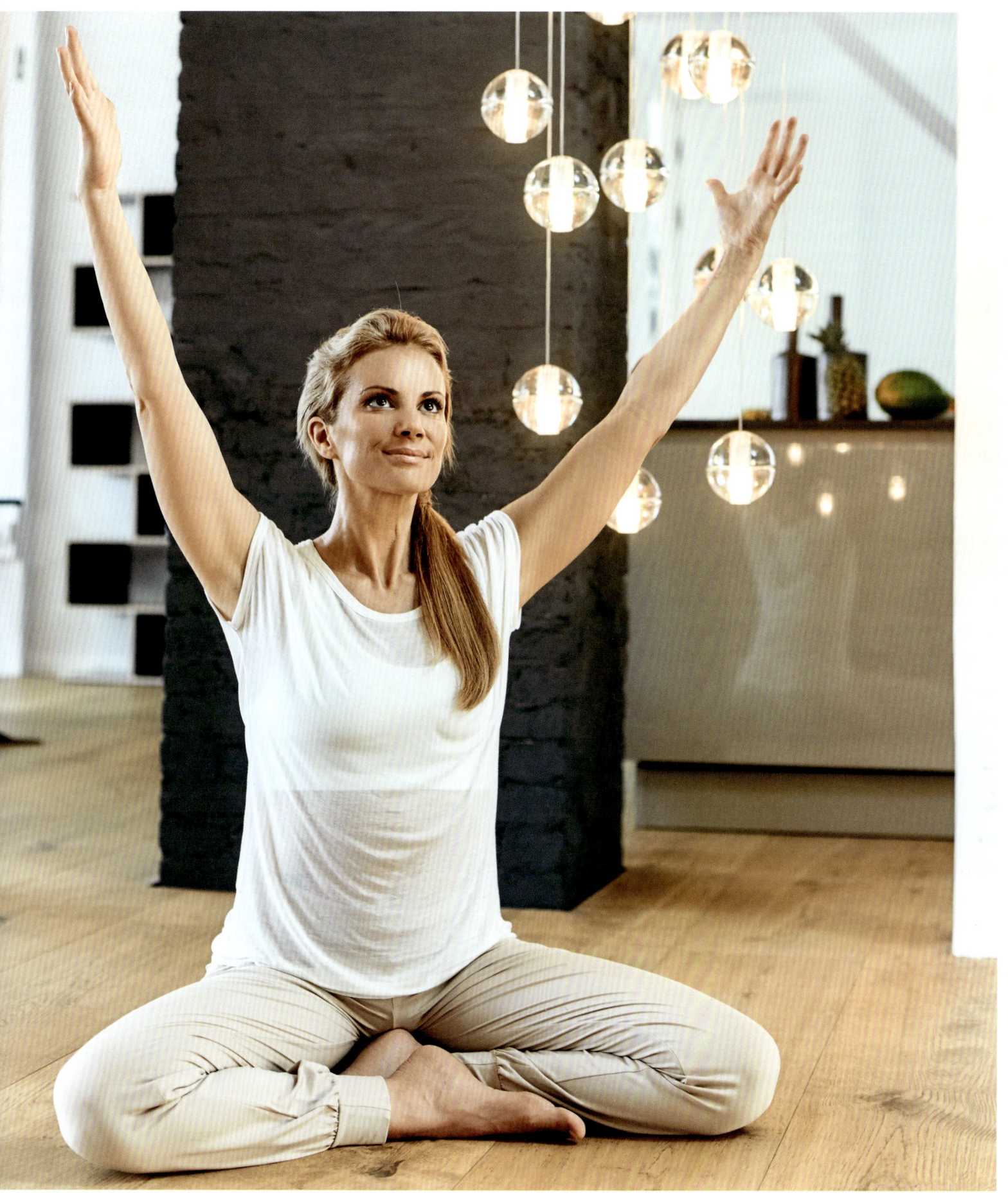

Schlüsselerlebnisse

Zwei Geschehnisse aus jener Zeit werden mich mein Leben lang begleiten: An einem Tag saß ich in der Bibliothek und verschlang ein Buch nach dem anderen. Da sprach mich ein älterer Herr an und fragte, ob ich schon einmal etwas von sogenannten Indigo-Kindern gehört hätte. Als ich verneinte, legte er ein Buch in meine Hand und sagte, ich sei solch ein Kind. Er erklärte mir in zahlreichen darauffolgenden langen Gesprächen, dass Indigo-Kinder sogenannte „alte Seelen" seien, die „mit mehr" auf diese Welt kommen als andere. Das macht ihr Leben oft schwerer als das anderer Menschen, obwohl sie so begabt sind. Vieles aus seinen Erzählungen beschrieb erstaunlich genau mein bisheriges Leben … Als er nach einigen Tagen abreiste, schenkte er mir das Buch. Darin lag eine Karte mit einem zu Herzen gehenden Text. Bis heute lese ich beides immer wieder gern.

Begegnung mit Kundalini

An einem anderen Tag besuchte ich eine Intensiv-Kundalini-Yoga-Klasse. Aufgrund meiner körperlichen Fitness und dem intensiven Üben der Atemtechniken in den letzten Monaten, die wir auch dort praktizierten, konnte ich mich extrem gut auf den Kurs einlassen. Auch mir unbekannte Übungen fielen mir leicht, und ich warf mich zu 150 Prozent in die Praxis, ohne genau zu wissen, was ich da tat.

Urplötzlich, in der Meditation nach der schweißtreibenden Asana-Klasse, wurde mir schwindelig, und ich spürte ein starkes Kribbeln in meinem Rücken aufsteigen. Dann fing ich an, fast hysterisch zu kichern. Ich konnte nicht aufhören und fühlte mich, als hätte ich irgendwelche Lachdrogen genommen. Trotzdem ließ ich alles einfach zu, so wie der Lehrer es sagte. Das Kribbeln wurde immer stärker, und ich hatte das Gefühl zu platzen. Es war, als würde mich jemand gnadenlos auskitzeln. Ich konnte zwar nicht genau zuordnen, was da geschah, fand es aber sehr angenehm. Mit einem lauten Lachen platzte ich auf einmal aus der Meditation heraus und „hüpfte" im Sitzen kurz auf. Jetzt war ich doch etwas erschrocken, da ich wieder zu mir gekommen war und bemerkte, dass alle anderen in der Klasse ganz ruhig dasaßen. Die ältere Dame neben mir schaute mich liebevoll an und sagte mit fast bewunderndem Unterton: „Wow, toll – deine Kundalini ist gerade hochgeschossen!"

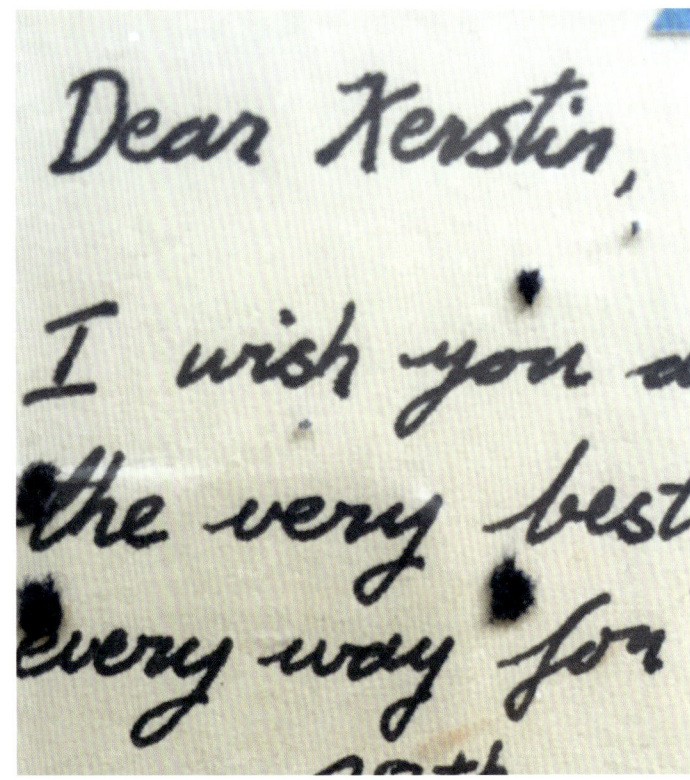

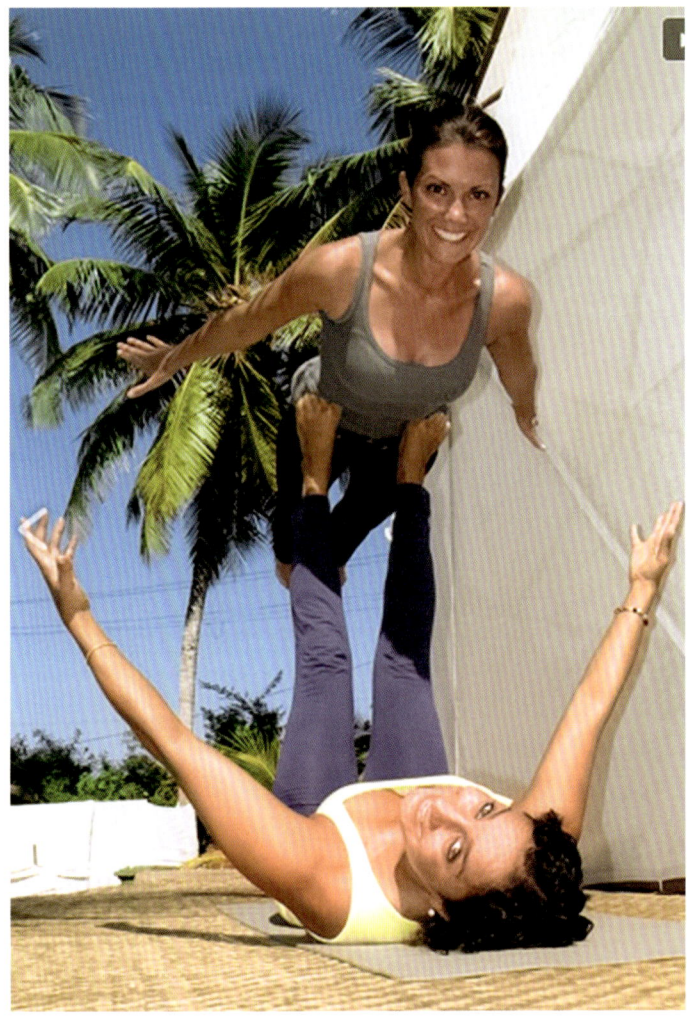

OBEN: EINE DER VIELEN SCHÖNEN ERINNERUNGEN: AUSSERGEWÖHNLICHE BEGEGNUNGEN MIT AUSSERGEWÖHNLICHEN MENSCHEN; UNTEN: MIT EINER MEINER BESTEN FREUNDINNEN AUS INDIEN BEIM „ACRO-YOGA"

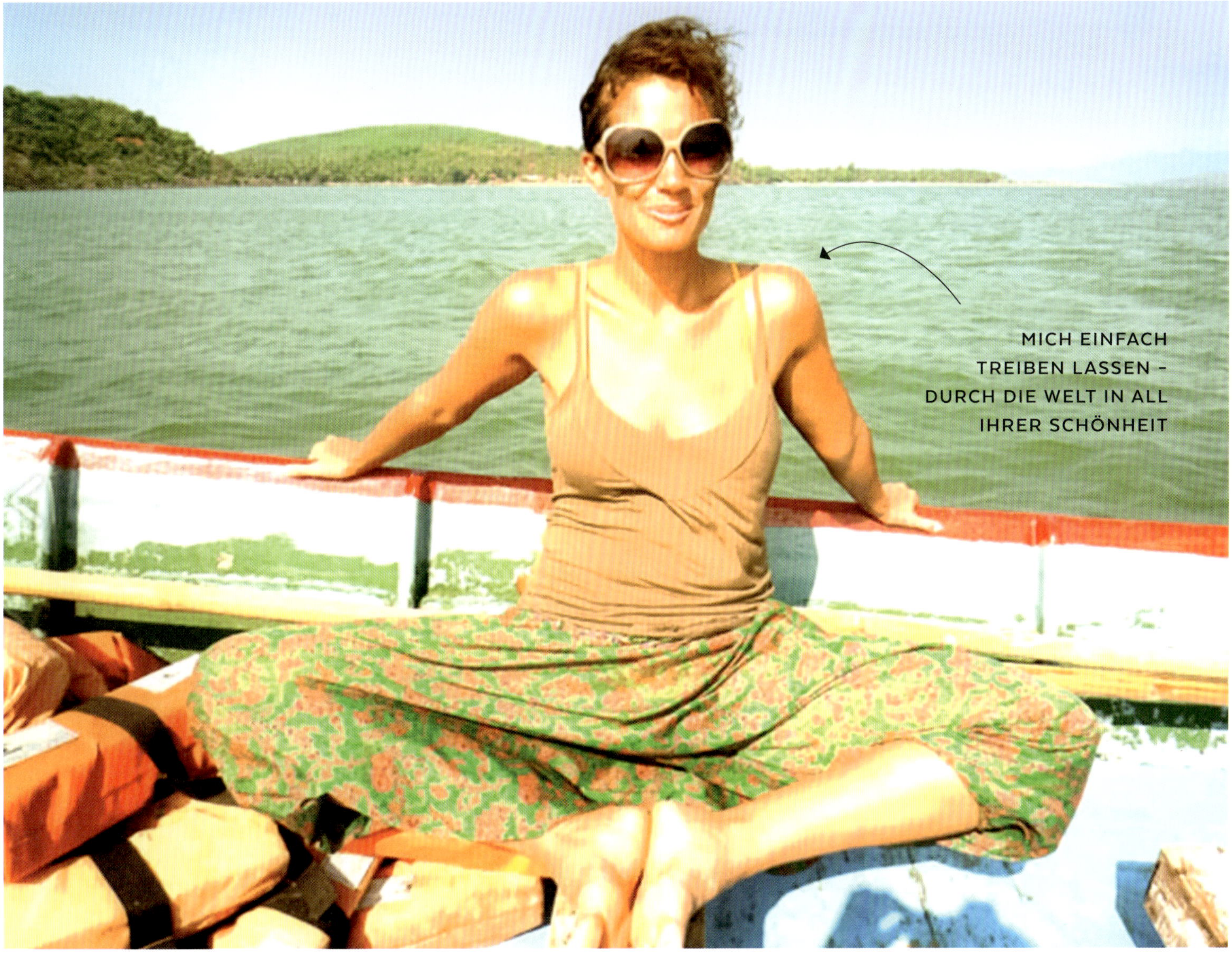

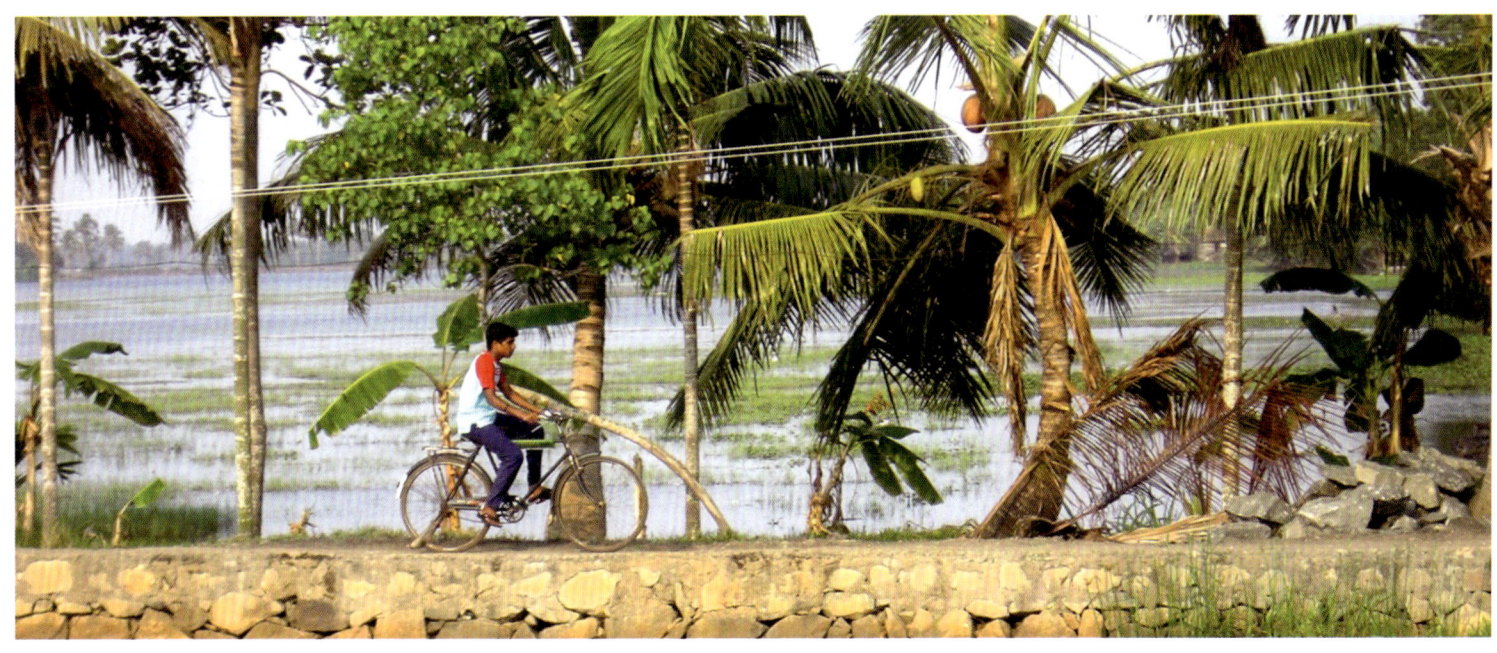

MICH EINFACH
TREIBEN LASSEN –
DURCH DIE WELT IN ALL
IHRER SCHÖNHEIT

Ashram

Ashram bedeutet wörtlich übersetzt „Ort ohne Sorge" (sanskr. shrama = Sorge, a = ohne), wird aber auch mit „Ort der Anstrengung" übersetzt, was sich auf die Praxis bezieht, die dort betrieben wird. Vergleichbar sind diese Yogagemeinschaften mit westlichen Klöstern, in denen man von Swamis unterrichtet wird (Menschen, die dem Weltlichen entsagt haben, ähnlich einem Mönch).

Meine was? Ich hatte keine Ahnung, wovon sie da sprach! Das muss sie bemerkt haben, und so nahm sie mich am Ende der Klasse beiseite und fragte: „Weißt du nicht, was da eben passiert ist?" Nein, wusste ich nicht, wollte es aber unbedingt erfahren. Und so bekam ich während dieses Aufenthalts einen Intensivkurs vom Feinsten in Sachen Kundalini-Kraft und Lenken der Energien, und das von einem Menschen, der sich schon zu einer Zeit intensiv damit befasst hatte, als ich noch nicht einmal geboren war. Natürlich beschäftigte ich mich im Anschluss ausgiebig mit dem Thema und verstand dann auch, welch großes Geschenk mir da zuteilgeworden war. Mir wurde klar, dass ich großes Glück gehabt hatte, da solche Erlebnisse auch anders ausgehen können – nämlich dann, wenn diese fortgeschrittenen Techniken von jemandem geübt werden, der körperlich nicht ausreichend vorbereitet ist oder sie mental nicht verkraften kann. Auch eine mangelhafte Anleitung in einem ungeschützten Raum ist risikoreich bei derartig intensiven Praktiken. Daher rate ich auch von leichtfertig angebotenen Kursen ab, die man heute immer häufiger findet. Wenn du die Kundalini-Energie spüren möchtest, solltest du dich unbedingt mit dem Thema befassen und vorab in einer längeren, intensiven Yogapraxis verankert sein.

Entwicklungsturbo dank Yogakraft

Dinge wie diese sind mir in den Jahren meiner Praxis, bei Aufenthalten in Ashrams in Europa, den USA und Indien haufenweise passiert. Aufgrund meiner Offenheit, Neugierde und dem jungen Alter, in dem ich Menschen mit jahrzehntelanger Erfahrung kennenlernte, die ihr Wissen mit mir teilten, habe ich in den entscheidenden Jahren zwischen 20 und 35 eine rasante Entwicklung durchlaufen. Für die bin ich unendlich dankbar. Haben all diese Begegnungen mir doch ein Universum eröffnet und mir Werkzeuge an die Hand gegeben, die man leider auf keiner regulären Schule lernt. Wäre dem so, sähe die Menschheit heute wohl anders aus. Es gäbe mit Sicherheit weniger Burn-out-Geplagte oder solche, die ihre innere Leere mit ungesunden Dingen oder einer „Karriere" füllen, die sie am Ende verstehen lassen, dass sie ihr Leben an der Oberfläche verschwendet haben.

Denn dies durfte ich in vielen Jahren lernen, in denen ich auch Menschen beim Sterben begleitet habe: Mit einem Lächeln zu „gehen" ist so viel mehr wert und der einzig wahre Beleg für ein reiches Leben. Dieses Lächeln wird nicht durch Geld, goldene Uhren und Sportwagen hervorgerufen. Es ist der Blick nach innen, der uns verstehen lässt, worum es wirklich geht. Das „echte" Glück gibt es nicht zu kaufen, kann uns aber auch nicht genommen werden. Es begleitet uns bis zum Schluss, der jedem von uns bevorsteht. Diese Einsichten lassen mich glücklich und angstfrei durchs Leben gehen. Wie oft werde ich darauf angesprochen, auf dieses besondere Strahlen. Wenn man einmal gesehen hat, wohin die Reise wirklich geht, dann ist es da. Unauslöschlich angeknipst!

Nun sollst du hier keineswegs „ans Ende" denken (auch wenn das Meditieren darauf eine durchaus lohnende Praxis ist, doch das würde hier zu weit führen!). Yoga gibt dir Werkzeuge, mit denen du HIER und JETZT arbeiten kannst! Du wirst mit ihnen Fülle und Reichtum kennenlernen, für die du kein Geld brauchst und die du immer und überall mitnehmen kannst. Wie groß dieser Schatz für dich ist, entscheidest du ganz allein! Denn: Je mehr du bereit bist einzutauchen, desto mehr wirst du finden! Je eher du verstehst, dass die Yogapraxis dich für das reale Leben stärkt und nicht etwa davon wegbringt, desto eher wirst du dich vielleicht an die Dinge herantrauen, die abseits der Matte stattfinden. Ich kann dir nur versprechen: Es lohnt sich!

Bei all den Schätzen, die ich heute in mir trage, sind sicher ein paar der schönsten und intensivsten auf meinen Reisen entstanden. Ich weiß, dass ich irgendwann meine Tochter (und hoffentlich auch meine Enkelkinder) in Gegenden der Welt begleiten kann, die es dann wahrscheinlich so nicht mehr geben wird. Doch diese Orte und Begegnungen werden für immer so, wie sie waren, in meinem Gedächtnis und Herzen weiterleben, und ich kann schon jetzt sagen, dass ich nichts verpasst habe!

VON LINKS OBEN IM UHRZEIGERSINN:
VÖLLIG VERSUNKEN BEIM SATSANG;
WEISHEITEN TANKEN BEIM MEISTER IM ASHRAM;
MEIN TAGESPLAN IM ASHRAM –
ALLES GENAU DURCHGETAKTET;
MEINE ANFÄNGE IM UNTERRICHTEN IN INDIEN

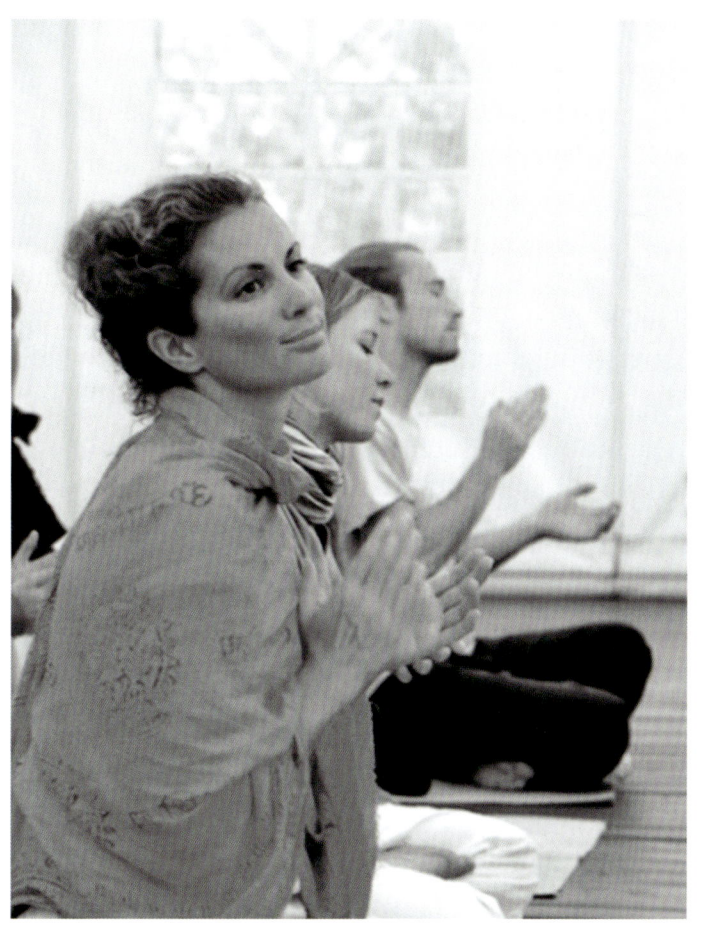

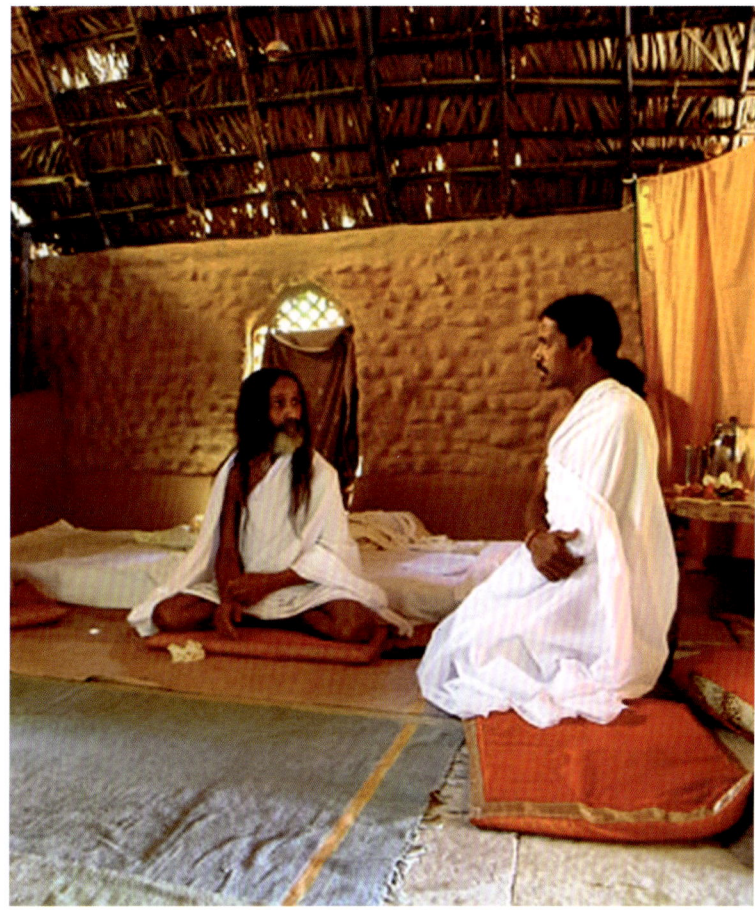

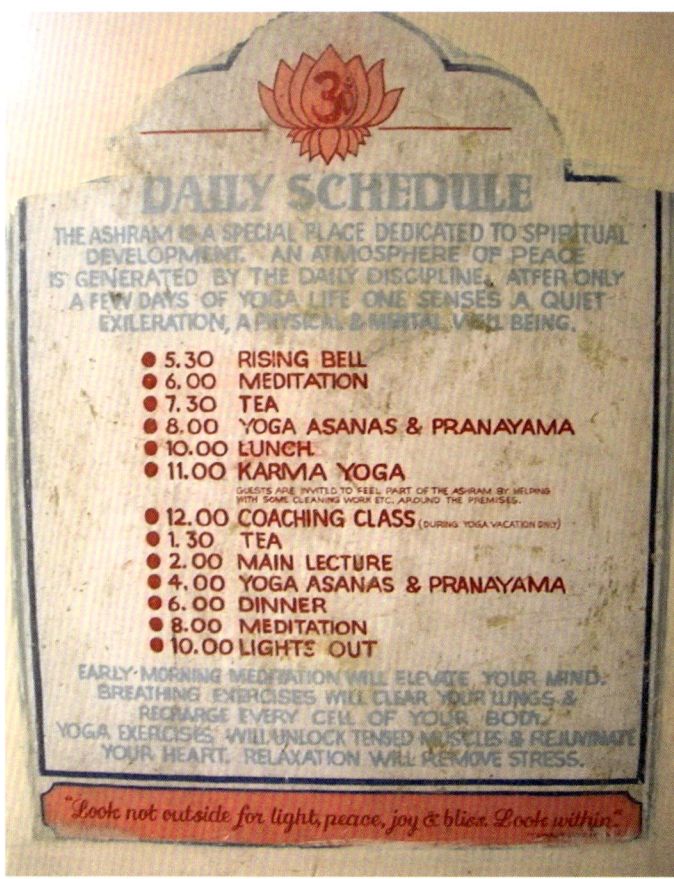

DAILY SCHEDULE

THE ASHRAM IS A SPECIAL PLACE DEDICATED TO SPIRITUAL DEVELOPMENT. AN ATMOSPHERE OF PEACE IS GENERATED BY THE DAILY DISCIPLINE. ATFER ONLY A FEW DAYS OF YOGA LIFE ONE SENSES A QUIET EXILERATION, A PHYSICAL & MENTAL WELL BEING.

- 5.30 RISING BELL
- 6.00 MEDITATION
- 7.30 TEA
- 8.00 YOGA ASANAS & PRANAYAMA
- 10.00 LUNCH
- 11.00 KARMA YOGA
  GUESTS ARE INVITED TO FEEL PART OF THE ASHRAM BY HELPING WITH SOME CLEANING WORK ETC. AROUND THE PREMISES.
- 12.00 COACHING CLASS (DURING YOGA VACATION ONLY)
- 1.30 TEA
- 2.00 MAIN LECTURE
- 4.00 YOGA ASANAS & PRANAYAMA
- 6.00 DINNER
- 8.00 MEDITATION
- 10.00 LIGHTS OUT

EARLY MORNING MEDITATION WILL ELEVATE YOUR MIND. BREATHING EXERCISES WILL CLEAR YOUR LUNGS & RECHARGE EVERY CELL OF YOUR BODY. YOGA EXERCISES WILL UNLOCK TENSED MUSCLES & REJUVINATE YOUR HEART. RELAXATION WILL REMOVE STRESS.

"Look not outside for light, peace, joy & bliss. Look within."

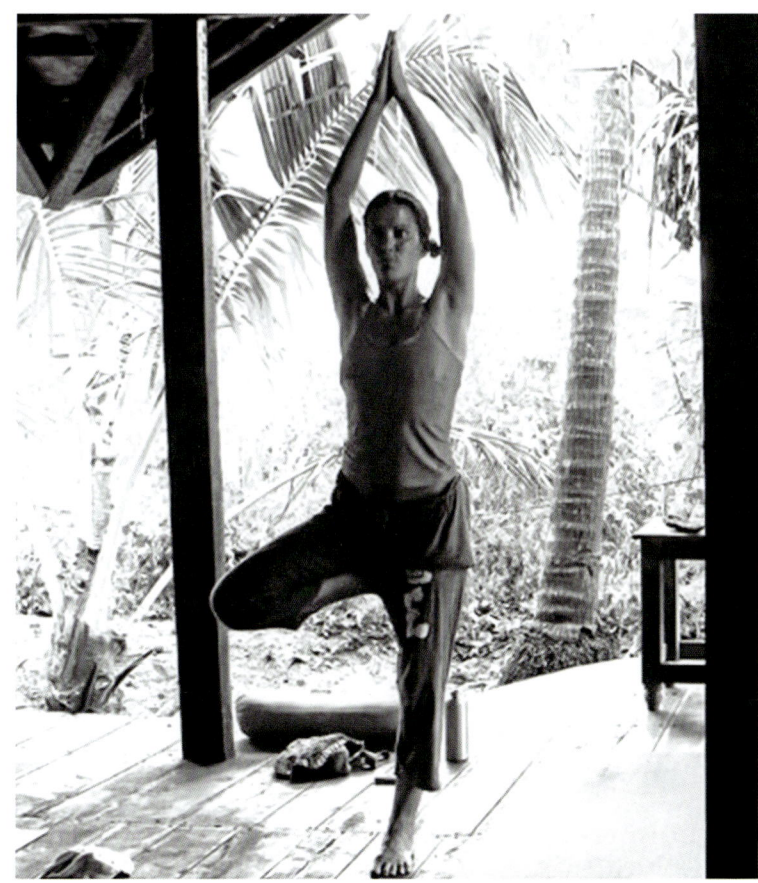

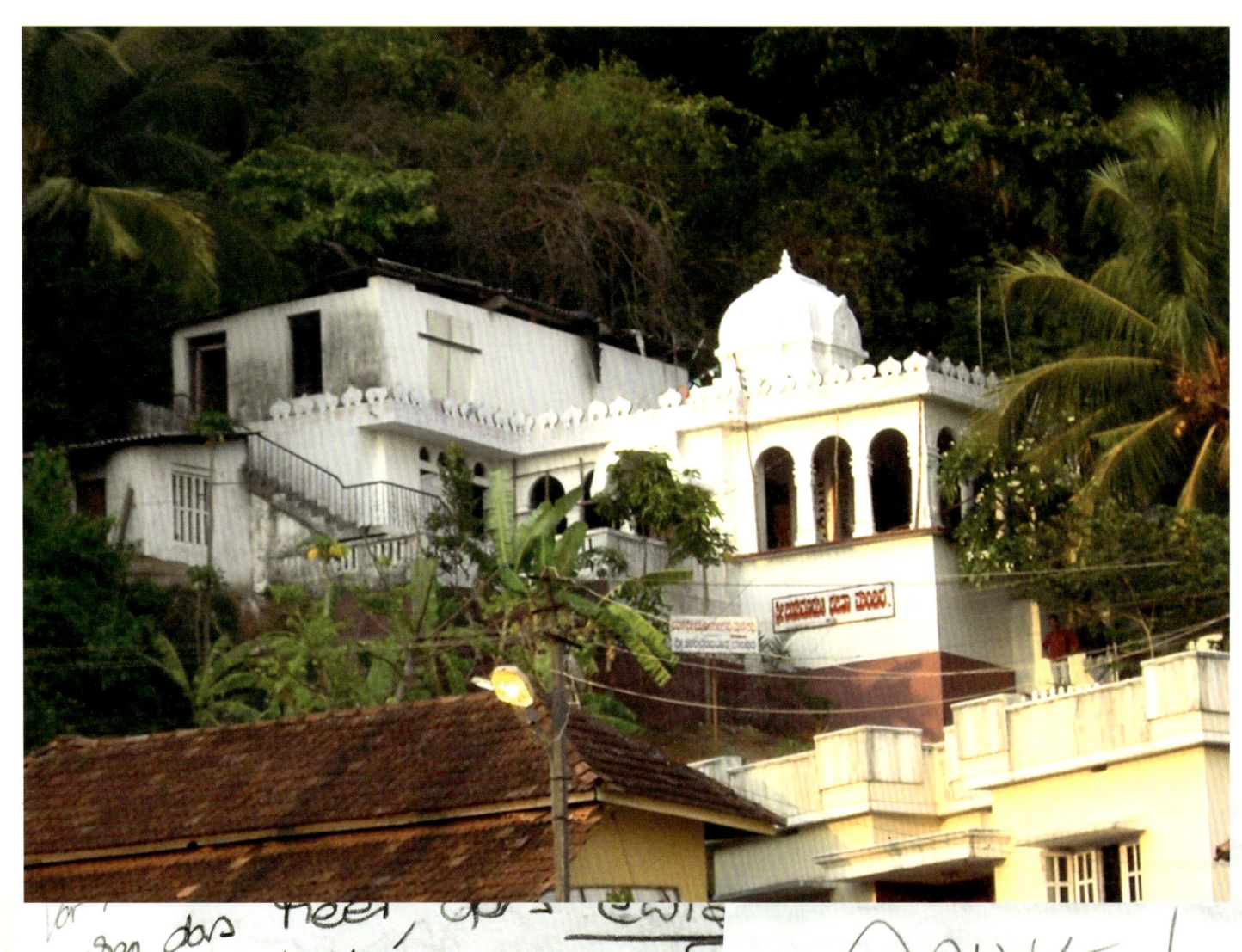

vor ... Meer, das ewige
rauschen, das
Wellen schlägt, die seichte
Bewegung, die wie werende
Seite mein ... bleicht

die
...
...
... der
...
...
...
...
Endlich ...
diese ...

DANKE!

Halleluja!

Ich war bis heute ...
WE im Ashram und ...
ist wieder alles gut!
richtig ... doch ist: es
ALLES eine Frage ...
Sinfftunnoisl

Abenteuer in Indien

Dass Yoga einen Menschen auf einen guten Weg bringt, ist wohl unumstritten. Und diese Wege sind teils sehr ungewöhnlich, wie sich mir seit nunmehr 20 Jahren immer wieder zeigt. Die Zeit, die ich von Ende 20 bis Ende 30 in Indien verbracht habe, war absolut außergewöhnlich und gefüllt mit unfassbaren Ereignissen – überraschenden, lehrreichen, heilsamen, freudigen, aufregenden, unglaublichen … Und immer waren sie eines: neu und spannend (oder ent-spannend)!

Ich kann diese Erlebnisse bei Weitem nicht alle auflisten – das würde noch mal ein ganzes Buch füllen (und wird es sicher irgendwann mal: Freunde, die mich seit Jahren begleiten und einige der Indien-Episoden kennen oder gar dabei waren, sagen immer, ich MÜSSE ein Buch über meine „Sieben Jahre in Indien" schreiben). Für dich schlage ich jetzt einen Teil meiner Tagebücher auf und freue mich, dich auf eine kleine Reise zu meinen Erinnerungen einzuladen!

Into the wild

Nach Monaten voller Schönheit, wundervoller Begegnungen und Wochen intensiver Yogapraxis im Ashram in Trivandrum in Südindien, war ich bereit, mich auf auf weitere Reisen zu begeben. Das Ziel war ein hinduistisches Ritualtheater, die heilige Zeremonie eines Stammes im Norden von Kerala – das Teyyam. Die Worte einer BBC-Reporterin, mit der ich mich im Ashram in den Pausen zwischen unseren Lectures oft rege über unsere Reiseerfahrungen ausgetauscht hatte, während wir am Ufer des Sees saßen (wir durften nicht in ihm baden, da darin Krokodile lebten), gingen mir nicht mehr aus dem Kopf und hatten mich neugierig gemacht: „… einzigartiges Feuerritual … Stamm tief im Dschungel … nur zu dieser Zeit des Jahres … tief verborgene Kräfte wecken und Segnung der Götter erlangen …" Das wollte ich unbedingt mit eigenen Augen sehen! Es fühlte sich an, als passte diese Zeremonie genau zu dem, was ich in den letzten Monaten, in denen ich mich durch Indien hatte treiben lassen, in all seiner Urtümlichkeit und Heiligkeit erlebt hatte.

ALS ICH DEN ASHRAM IN TRIVANDRUM IN SÜDINDIEN VERLIESS, UM DAS TEYYAM-RITUAL ZU SUCHEN, AHNTE ICH NICHT, WAS MICH IM DSCHUNGEL ERWARTETE.

Und so machte ich mich auf, die behütete Ruhe des Ashrams und selbstsichere Erdung des Yoga in mir. Keine Ahnung, wo genau ich hinmusste. Die Beschreibung lautete: „Fahre so weit, bis keine Rikscha mehr fährt, dann versuche, von einem Fahrrad mitgenommen zu werden, und wenn es keine Wege mehr gibt, folge dem Klang der Trommeln." Das war nicht gerade besonders konkret. Also vertraute ich darauf, dass mir genau widerfahren würde, was richtig ist.

Nach einer weiteren langen Zugfahrt (es war für mich inzwischen längst normal, in der 2. Klasse mit den Einheimischen zu fahren, denn hier fror ich nicht wie in der ersten mit Klimaanlage und traf zudem die interessanteren Menschen) und einer abenteuerlichen Strecke mit einer holprigen Rikscha (damals das Hauptverkehrsmittel in Indien), die mich durch ihr Ruckeln in eine Art Dämmerzustand versetzt hatte, hörte ich den Fahrer plötzlich sagen:

»Madam, I cannot get you any furrrrtherr than this. Please walk.«

Aus dem Halbschlaf gerissen, zahlte ich ihm 150 Rupien, packte meine kleine Tasche und setzte mich erst mal unter eine Palme, um die Umgebung zu bestaunen. Dschungel. Tiefer, grüner und lauter als der, aus dem ich gerade kam. Ja, laut. Man macht sich keine Vorstellung, wie laut ein Wald sein kann. Nicht vergleichbar mit dem Lärm, den wir aus der Stadt kennen. Nein, hier im Dschungel hörte ich eine Symphonie von Vogelstimmen, gelegentliches Affenschreien, vielleicht auch das Rauschen eines Wasserfalls … Ich war begeistert und hätte diesem „Lärm" stundenlang zuhören können! Das geht mir an solchen Orten übrigens bis heute so … Irgendwann konnte ich in dem Wirrwarr tatsächlich Trommeln orten und folgte ihnen. Da es schon dunkel wurde, lief ich, so schnell ich konnte, durch das immer dichter werdende Grün. Irgendwann gesellte sich zu dem Klang ein mir sehr vertrauter Geruch: *Agarbathi Dooph* – ein Räucherwerk mit einem alles durchdringenden Duft, wie es bei zeremoniellen Anlässen in Indien überall verwendet wird. Mit jedem Schritt, den ich den

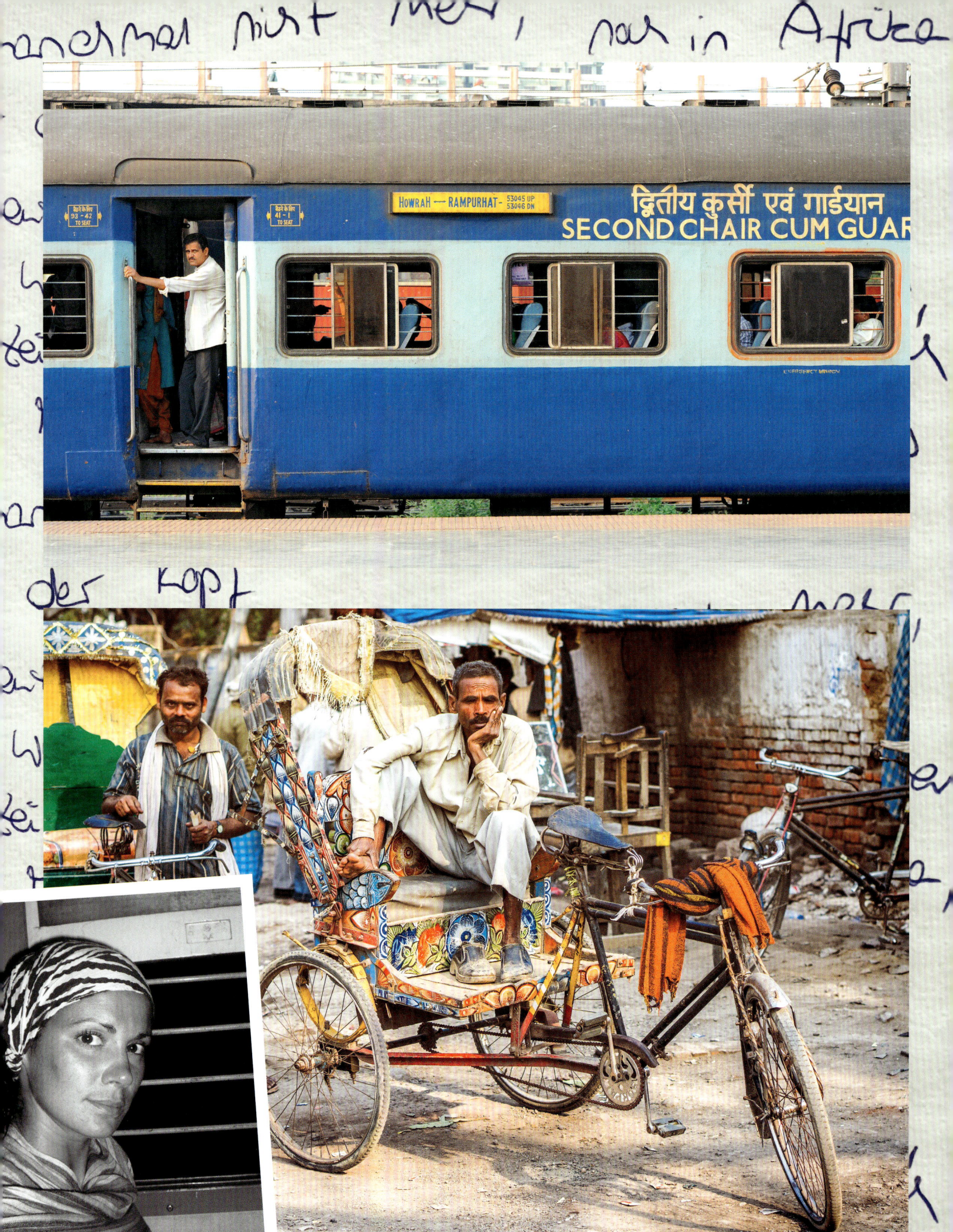

inzwischen ohrenbetäubenden Trommeln und dem Duft näher kam, schlug mein Herz schneller. Würde ich in eine heilige Zeremonie platzen? Wie würde ich mich mit den Angehörigen dieses Dorfes, wo keiner Englisch sprach und so gut wie nie eine weiße Frau zu sehen war, verständigen? Ich wiederholte mein Mantra und wendete die Übungen an, die ich gelernt hatte. Mein Kopf war klar, ruhig und voller Vertrauen.

Wo die Göttin wohnt

Dann stand ich plötzlich am Rande des Geschehens: Durch die Bäume konnte ich vier trommelnde Priester erkennen. Dem Klang nach mussten da aber viel mehr Trommler sein. Menschen mit weißen Lendenschurzen standen ringsum. Und dann sah ich es: das Teyyam!

Offensichtlich war dieses Ritual, bei dem ein Mensch sich in Trance begibt und sich mit einer Gottheit verbindet, bereits länger im Gange. Das Medium war schon tief versunken, und die Dorfbewohner ringsum waren so vertieft in des Ritual, dass mich zunächst niemand bemerkte. Ich traute mich nicht näher heran und beobachtete die Szene aus meinem Versteck heraus: Mit einem fast irren Blick, der einem Furcht einflößen könnte, tanzte das Teyyam – ein Mann, dessen Kostüm aus Naturmaterialien von Helferpriestern um ihn herum während des Tanzes immer weiter ergänzt wurde – zum Rhythmus der Trommeln. In seinem Rock aus Palmblattstreifen steckten brennende Stöcke, seine Hände reckten sich wie zuckende Dolche in die Luft. Mir war sofort klar, welche Gottheit er da channelte: Kali, eine der am häufigsten verehrten Göttinnen Indiens.

Ich war kurz davor, von der Wirkung des Rituals förmlich aufgesogen zu werden, als mich plötzlich jemand am Arm ergriff. Ich zuckte zusammen, doch die freundliche Stimme des jungen Mädchens neben mir beruhigte mich sofort: „Komm, du bist herzlich willkommen", sagte sie in gebrochenem Englisch. Ich traute meinen Augen und Ohren nicht, und sie erklärte mir rasch, dass sie die Nichte des Dorfchefs sei, in Trivandrum (die Hauptstadt Keralas) studierte, und für das Ritual nach Hause gekommen war. Ich solle mich beeilen und sie könne nicht viel reden, aber wenn ich es schon bis hierhergeschafft habe, sei ich herzlich zum Essen eingeladen. Als ich Stunden danach um 4:30 Uhr morgens mit sanftem Druck am Arm geweckt wurde, wusste ich erst nicht, ob ich

alles geträumt hatte. Ich wurde jedoch jäh eines Besseren belehrt, als ich einer riesigen Kröte ins Gesicht schaute, die es sich direkt vor meinem Gesicht auf der Bambusmatte auf dem harten Lehmboden bequem gemacht hatte. Und eine Sekunde später nahm ich wieder das Trommeln wahr, das sich inzwischen zu einem unfassbar schnellen Dröhnen ohne Pause entwickelt hatte.

> »We arrre rrreaching the peak soon, you should not miss this ...«

flüsterte das Mädchen. Ich stand sofort aufrecht, kein Gedanke an Zähneputzen oder Frischmachen – was für mich sehr ungewöhnlich ist.

Doch als ich die wenigen Meter zum Ritualplatz gegangen war, stockte mir fast der Atem: Das Medium hatte offensichtlich die ganze Nacht durchgetanzt, von einem Gebräu getrunken und wurde mit Opfergaben wie Reis und Blut beworfen. Er sah aus wie die Hauptfigur aus einem Horrorfilm mit sehr guter Maske. Das hier jedoch war echt. Jetzt wusste ich, was die Reporterin gemeint hatte, als sie sagte, die Rituale in diesem Gebiet hätten mit den großen öffentlich stattfindenden nicht viel gemeinsam. Vor mir stand die personifizierte Kali!

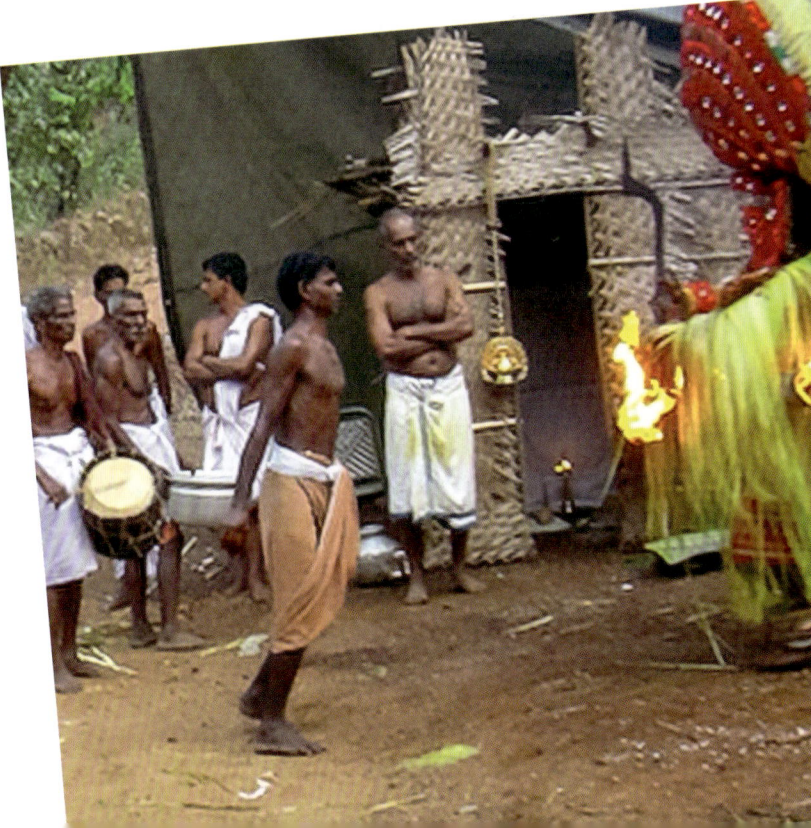

LINKS: AUF DEM WEG VON EINEM ABENTEUER ZUM ANDEREN VERBRACHTE ICH IN INDIEN VIEL ZEIT IN ZÜGEN UND AUF RIKSCHAS. RECHTS: VIELE DER PRIESTER WAREN BEREITS IN EINEM TRANCEÄHNLICHEN ZUSTAND.

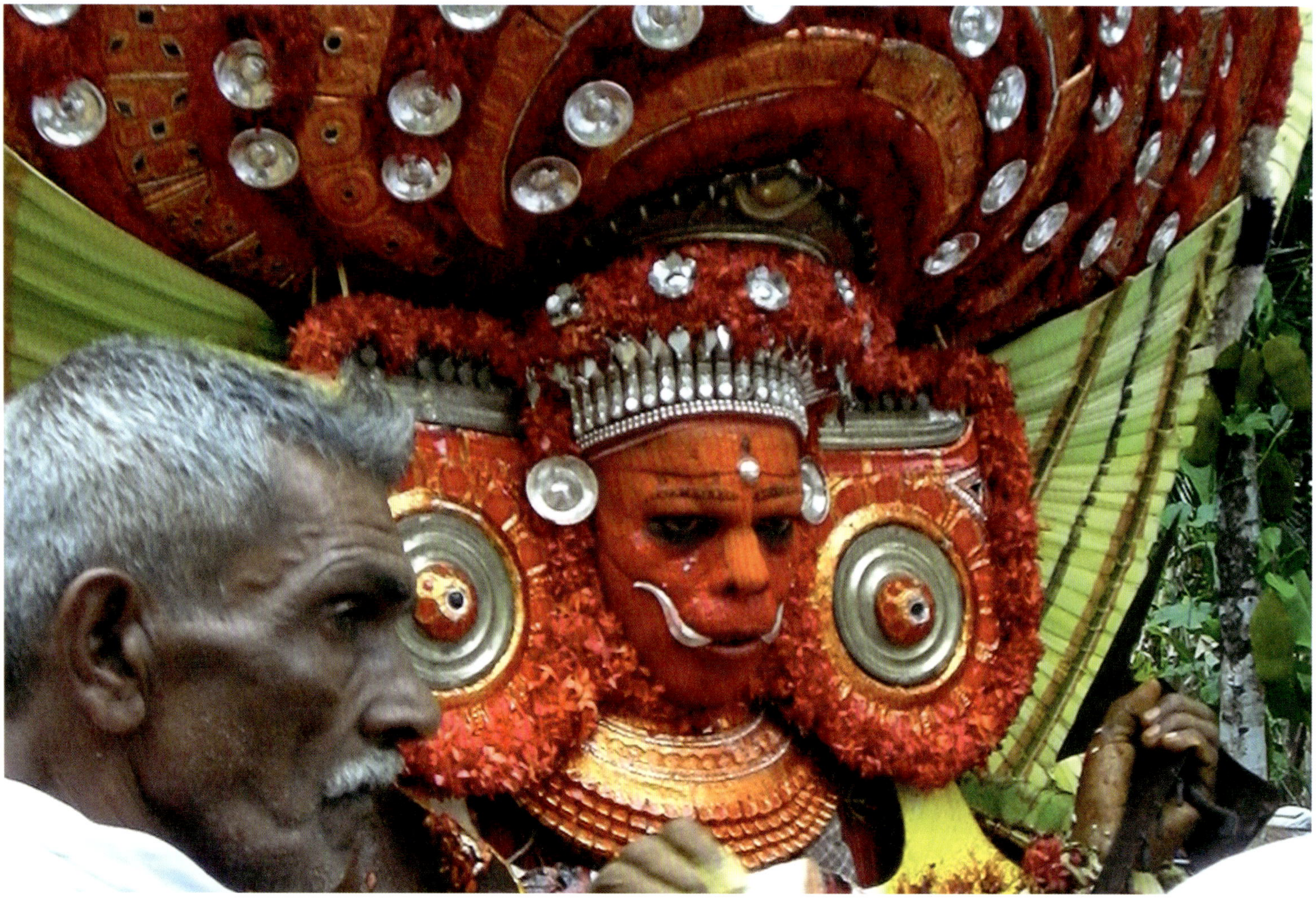

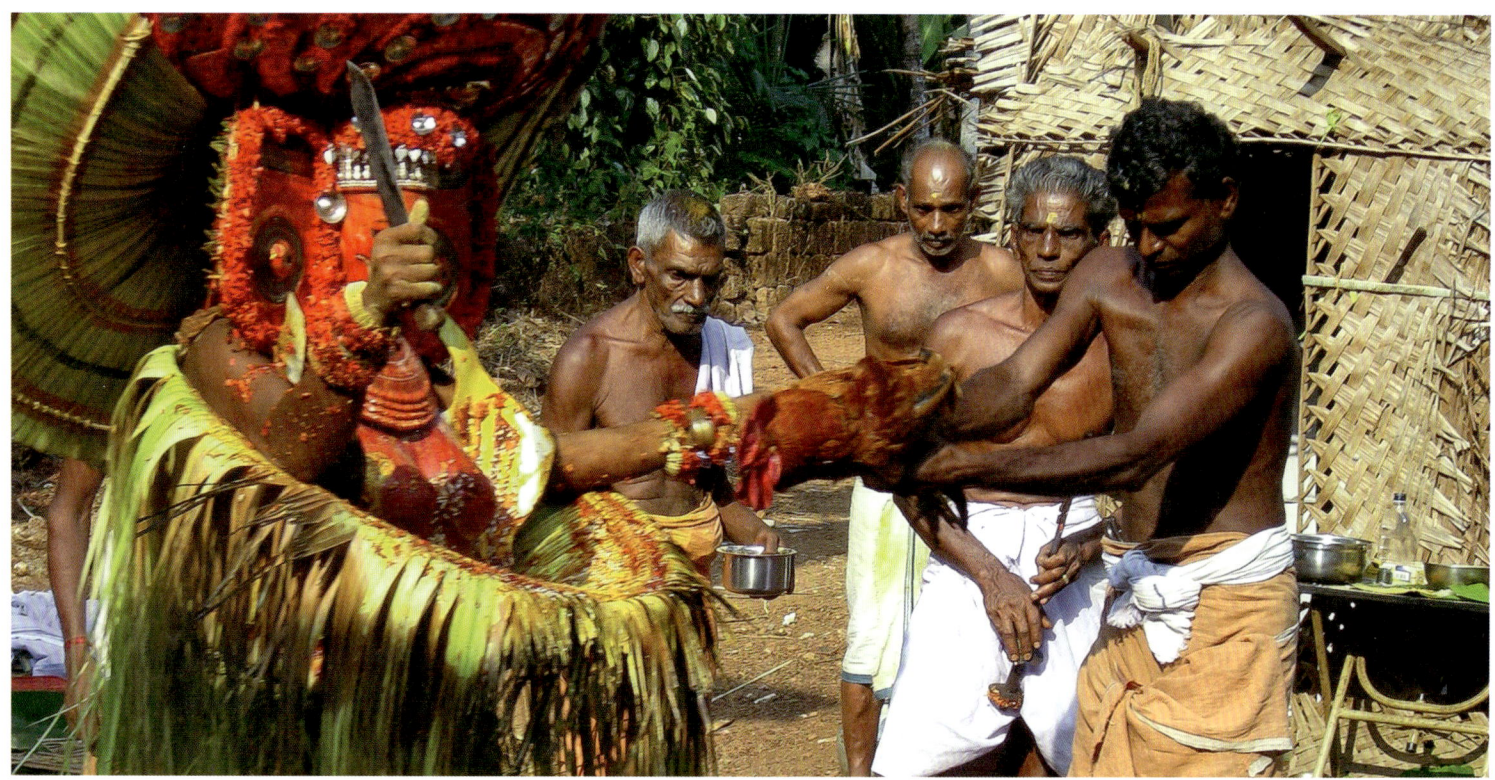

Das Opferritual

Ich traute mich nicht, mich irgendwie zu bewegen. Doch die Kleine kam zu mir, zog mich am Ärmel und flüsterte: „Bring deine Kamera, sie holen gleich das Huhn." Wie bitte? Ich sollte von einem Opferritual Fotos machen? Sie bestand darauf. Nur kurz zitterte meine Hand, dann begann ich wie automatisch, meine Übungen anzuwenden. Ich verlangsamte meine Atmung mit einem inneren Ujayyi-Atem, richtete meinen Fokus auf mein Ajna-Chakra (den Konzentrationspunkt zwischen den Augenbrauen) und wiederholte innerlich mein Mantra. Ich wurde völlig ruhig und verschmolz mit dem Geschehen. Das Gefühl erinnerte mich an die tiefen Meditationserfahrungen, die ich absolviert hatte. Jegliche Zweifel verschwanden vollständig, und ich wurde ganz offen: Wie in Zeitlupe sah ich jede Bewegung des Teyyams. Die dröhnenden Trommeln verschwammen zu einer Art Hintergrundmusik, das Wuseln der Priester verblasste. Das Gackern des Huhns vernahm ich wie durch einen Tunnel. Wie ferngesteuert hielt ich meine Kamera auf das, was da vor mir passierte. Niemand störte sich daran, denn alle waren vom Teyyam so gefangen wie ich. Der Moment, in dem das Trommeln seinen Höhepunkt erreichten und das Medium seine inzwischen völlig verkohlten Hände (in denen immer noch die Dolche zuckten) hob, schien in endlos langsamer Zeitlupe und gleichzeitig sekundenschnell zu passieren: Die Priester hielten das Huhn vor es, und das Teyyam schlug dem Tier den Kopf ab. Der Körper fiel zu Boden und rannte kopflos im Zickzack herum. Das Teyyam spritzte Blut aus dem abgetrennten Kopf über die Opfergaben.

Ich machte bis zu dem Moment Bilder, als das Teyyam zu den Stammesmitgliedern kam. Zu heilig fühlte es sich an, als es von den Priestern vor jeden Einzelnen von ihnen geschoben wurde und in unverständlicher Sprache zu ihnen brabbelte. Ich war fassungslos, als es vor mir stand – damit hatte ich nicht gerechnet! Nie im Leben werde ich den Moment vergessen, als mir das Kali-Teyyam durch seine blutroten Augen so tief in die Seele blickte, dass es mich durchfuhr. Doch anstatt in Panik auszubrechen, schaute ich tief zurück und spürte auf einmal: Alles ist gut, ich habe nichts zu befürchten und brauche nie wieder Angst zu haben.

NOCH HEUTE SPÜRE ICH DIE EXTREME ENERGIE DIESES UNGLAUBLICHEN EREIGNISSES IM DSCHUNGEL, WENN ICH DIESE BILDER BETRACHTE. NIE ZUVOR HATTE JEMAND DORT VOR ORT FOTOGRAFIERT.

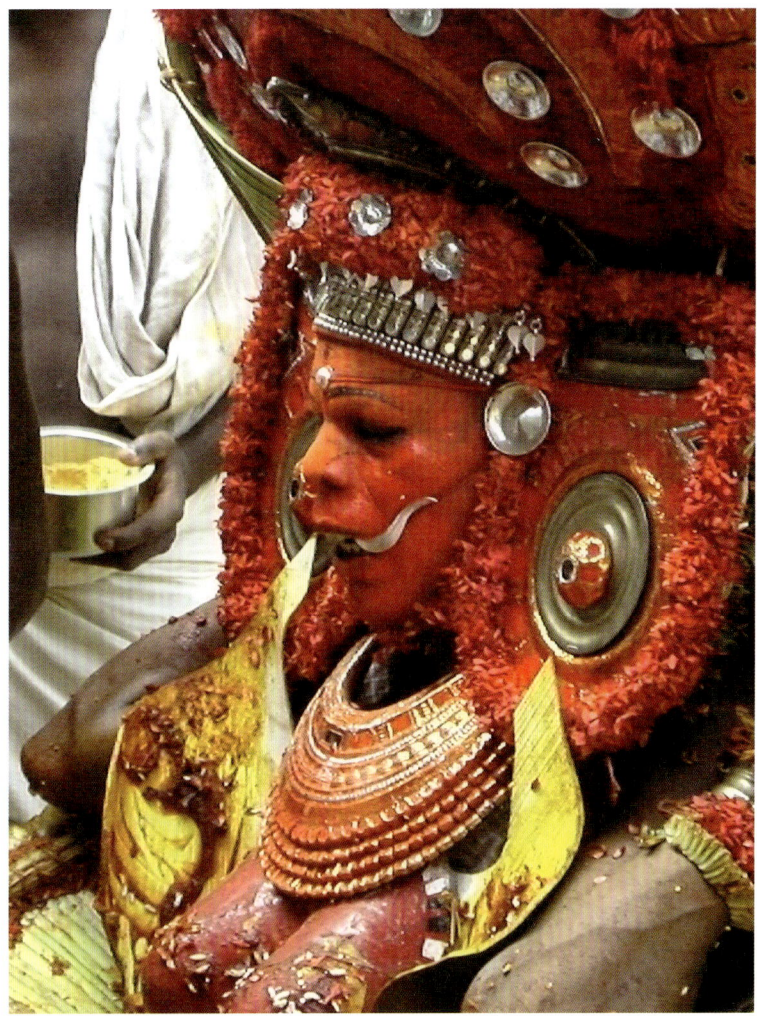

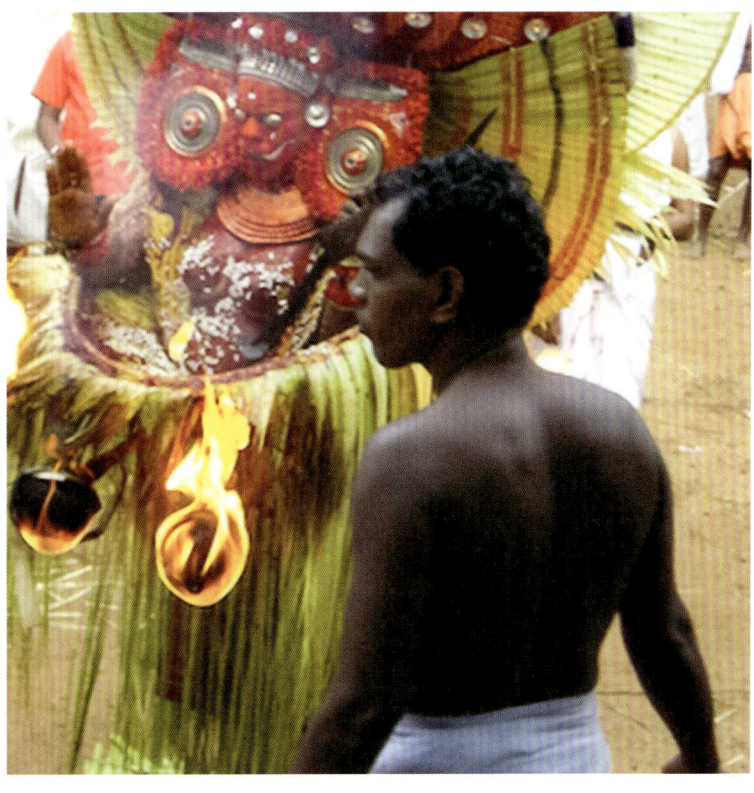

Die
Essentials:
atmen,
sitzen,
üben,
sein

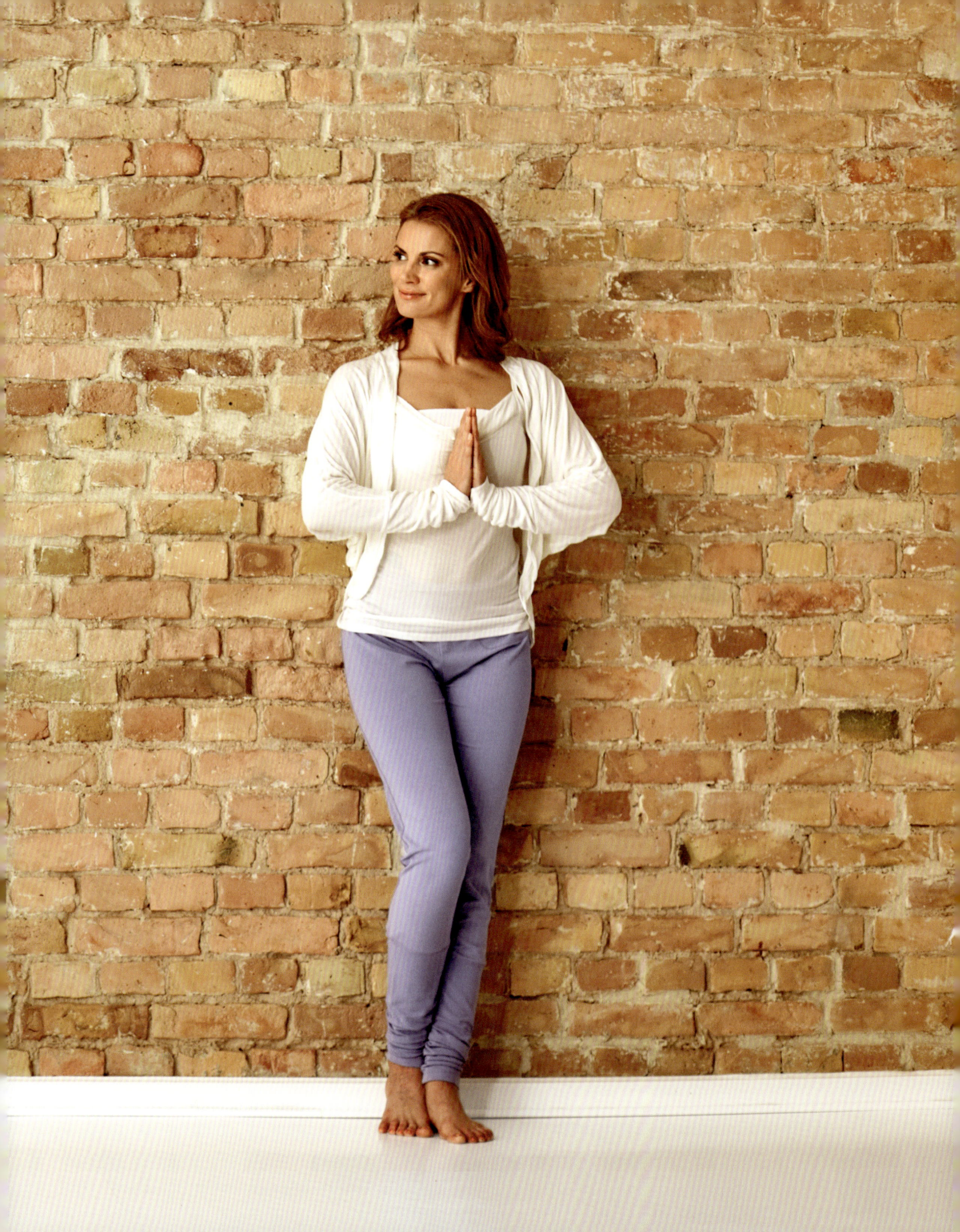

Einfach atmen

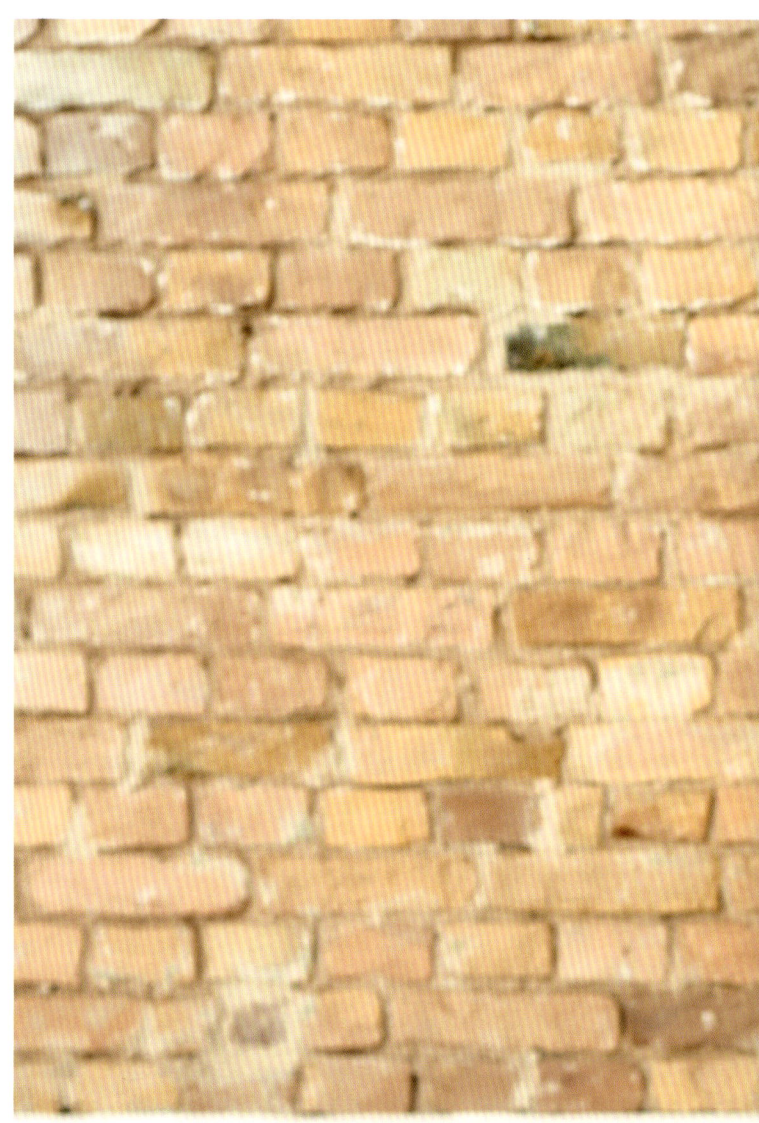

Das mit dem Atem ist so eine Sache. Dieses Wunderwerk des menschlichen Körpers, das unser Leben möglich macht und in gewisser Weise unseren Rhythmus bestimmt, wird leider allzu oft unterschätzt oder gar ignoriert. Ich höre immer wieder Kommentare wie: „Yoga ist ja ganz interessant, aber die Sache mit dem Atmen verstehe ich nicht …" Und genau eine solche Äußerung erklärt auch schon das große Missverständnis. Denn wer die geheimnisvolle Macht des bewussten Atmens nicht versteht, wird denken, es reiche doch aus, beim Yoga und überhaupt „einfach so" zu atmen. Das tut es – wenn man nicht vorhat, gesünder und fitter, frischer und leistungsfähiger zu werden oder sich nach Belieben bewusst entspannen zu können.

Wer allerdings einmal die unfassbare Wirkung einer tiefen Atemübung erfahren hat, möchte dieses Gefühl nicht mehr missen! Und wenn dann nach längerer Praxis die verjüngende Wirkung des bewussten Atmens eintritt, ist auch der letzte Zweifler überzeugt. Je mehr du dich mit den physiologischen Hintergründen auseinandersetzt, desto mehr wird es auch dich in den Bann ziehen – das faszinierende „Ein" und „Aus".

Yoga ohne Atmen ist kein Yoga

Der Atem ist untrennbar mit einer ganzheitlichen Yogapraxis verbunden. Transportiert er doch Prana, die Lebensenergie, wie sie im Sanskrit genannt wird, in alle – auch in die entlegensten – Stellen unseres Körpers. Daher sind alle Atemübungen im Yoga unter dem Oberbegriff *Pranayama* (sanskr. Prana = Energie, yama = lenken, steuern) zusammengefasst. Von diesen gibt es unzählige. In meiner Bibliothek ist ein ganzes Regal nur Büchern zur Atmung gewidmet!

Doch was passiert nun eigentlich bei diesem „magischen" Vorgang des Atmens? Mit jedem Einatmen nehmen wir Sauerstoff in uns auf, ohne welchen kein einziger Stoffwechselvorgang möglich wäre. Je mehr Sauerstoff durch unser Blut fließt, desto mehr Kraft haben wir, desto schneller verdauen wir unsere Nahrung, desto mehr Zellen werden erneuert. Kurzum: Je besser der Atem, desto besser geht es uns. Wie du gleich sehen wirst, geht der Einfluss des Atems aber weit über das rein Körperliche hinaus.

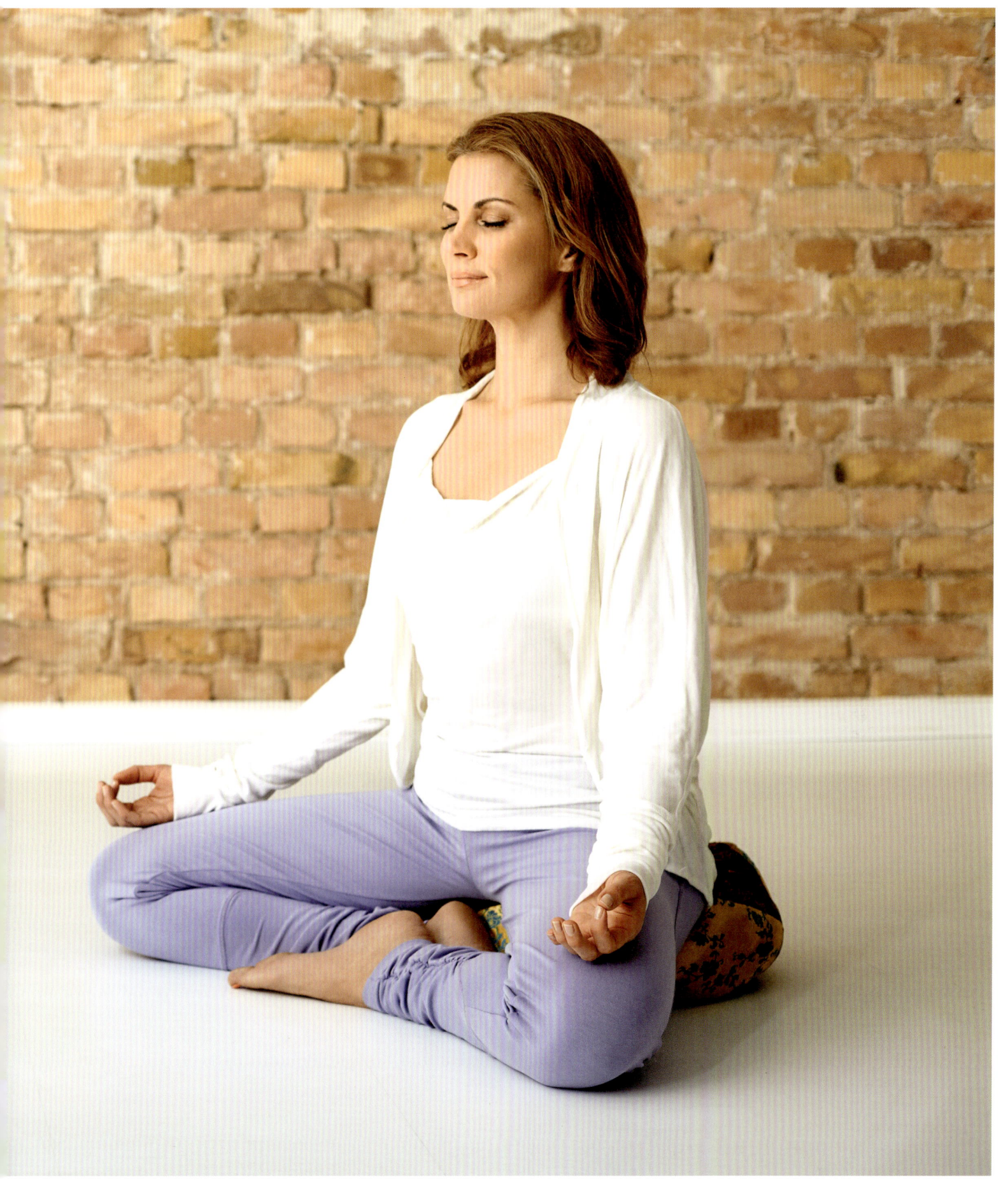

Viel mehr als Ein und Aus – Atemübungen

Über unseren Atem können wir auch unsere geistigen Fähigkeiten sowie unsere emotionalen Zustände steuern. Sind wir zum Beispiel gestresst, so kann uns ein ruhiger, kontrollierter Atem entspannen. Du kennst das sicher: Wenn dich etwas aufregt, wird dein Atem flacher und schneller. Das hat mit Vorgängen im Gehirn und der Ausschüttung von bestimmten Botenstoffen zu tun, die dafür sorgen, dass bei Aufregung mehr Sauerstoff zur Verfügung gestellt wird. Dieser automatische Reflex in uns stammt noch aus der Zeit der Mammuts, als es jederzeit passieren konnte, dass man vor einem Säbelzahntiger flüchten oder sich im Zweifelsfall im Kampf stellen musste. Solche in der Stressforschung „Fight-or-Flight" genannten Situationen gibt es heute nicht mehr – nur kann unser Gehirn nicht zwischen Stress im Büro oder Überlebensstress unterscheiden. So wie der Atem aber automatisch schneller wird, wenn wir uns aufregen, so wird er auch wieder ruhiger, wenn wir uns entspannen.

Jetzt kommt das Geheimnis: Im Yoga lernen wir, den Atem rasch zu beruhigen beziehungsweise ihn gar nicht erst schnell und flach werden zu lassen. Auf diese Weise regen wir uns, auch wenn es einmal brennt, erst gar nicht erst groß auf. Der Effekt funktioniert nämlich glücklicherweise in beide Richtungen: schneller Geist <=> schneller Atem, ruhiger Atem <=> ruhiger Geist.

Kleiner Notfall-Tipp

Gerade in anstrengenden (körperlichen oder geistigen) Situationen neigen wir dazu, schnell und flach zu atmen. Ujjayi hilf dir dabei, genau dann trotz allem tief und ruhig zu atmen und dir so den Sauerstoff zu geben, den du brauchst. Fange zunächst bei einigen Asanas an, ganz bewusst mit dieser Technik zu atmen. Irgendwann ist es vielleicht deine ständige Art zu atmen, und du hast immer eine Extraportion Sauerstoff (= Energie) zur Verfügung.

Heilkraft des Atems

Auch bei Müdigkeit oder Erschöpfung kann ein bewusst eingesetzter Atem Wunder wirken. Über bestimmte Techniken im Yoga lernst du, den Sauerstoffgehalt in deinem Blut so zu erhöhen, dass sich jegliches Schlappheitsgefühl sofort verflüchtigt – eine Instant-Vitalkur sozusagen. Damit machst du (ungesunde) Traubenzucker-Bonbons, Kaffee oder andere Wachmacher überflüssig. Spezielle Übungen wiederum sorgen für einen dauerhaft höheren Sauerstoffgehalt im Blut. Das hat einen stärkeren Zellstoffwechsel zur Folge. Vereinfacht gesagt, tauschst du so mehr abgestorbene gegen frische Zellen aus als ein Mensch, der unbewusst und ungeübt atmet.

Kurzum: Du bist nicht nur fitter, sondern siehst auch jünger aus. Denn deine Haut wird frischer, dein Gewebe straffer, vor allem aber funktionieren alle deine Organe besser – bis hin zum Verdauungstrakt, über den wir alle Nährstoffe aus unserer Nahrung aufnehmen. Was passiert dadurch? Du hast mehr Energie zur Verfügung und wirst, falls nötig, schneller überflüssige Pfunde los.

Einfach bereichernd

Ich könnte dir hier seitenlang über die Faszination des Atems, seine Funktion und Wirkung berichten. Als ich damit anfing, Yogalehrer auszubilden, und dafür noch tiefer in die Materie eintauchte, als ich es vorher bei meiner eigenen Praxis bereits getan hatte, eröffnete sich mir ein ganzes Universum an Wundern. Ich liebe es heute, bei meinen Intensivkursen und Ausbildungen diesen Enthusiasmus zu teilen – und die Begeisterung springt mit garantierter Regelmäßigkeit auf meine Schüler über.

Ich möchte dir hier ein paar einfache Atemübungen für verschiedene Situationen zeigen und hoffe, dass ich so auch deine Begeisterung für den Atem wecken kann!

Ujjayi-Atem

So wirkt er: beruhigend, reduziert Stress, regenerierend, fördert die Konzentration

1 Sitze aufrecht mit geradem Rücken in einem bequemen Sitz mit gekreuzten Beinen (siehe Seite 056). Die Hände liegen auf den Knien.

2 Atme die ganze Zeit durch die Nase. Verschließe die Stimmritze im Hals, also die untere Muskulatur in der Kehle. Du kannst diese erfühlen, indem du zunächst mit offenem Mund ein deutliches „Haaah" aushauchst. Wenn du dann spürst, welcher Teil des Halses involviert ist, atme weiter mit geschlossenem Mund durch die Nase.

3 Es entsteht ein leichtes Kitzeln in der Kehle und ein Geräusch wie das Rauschen des Meeres. Das ist zunächst gewöhnungsbedürftig, aber gewollt: Konzentriere dich ganz auf den Laut deines Atems.

4 Lasse den Atem nun immer länger, regelmäßiger und tiefer werden. Spüre, wie du immer ruhiger wirst.

Kapalabathi-Atem

So wirkt er: energetisierend, verjüngend, kräftigend, regt den Stoffwechsel an

1 Sitze aufrecht mit geradem Rücken in einem bequemen Sitz mit gekreuzten Beinen (siehe Seite 056). Die Hände liegen auf den Knien.

2 Atme nun durch die Nase stoßartig aus, indem du die Bauchmuskeln kontrahierst. Der Einatem passiert von allein, die Konzentration liegt nur auf dem Ausatem.

3 Zähle zunächst rund 20 Ausatemstöße in mittlerem Tempo. Mit der Zeit erhöhe Geschwindigkeit und Anzahl auf erst 40, dann 60 usw. Atemstöße.

» *Das stille Wasser eines Teiches spiegelt die Schönheit seiner Umgebung. Wenn der Geist ganz ruhig ist, spiegelt er die Schönheit des Selbst.*«
(B. K. S. Iyengar)

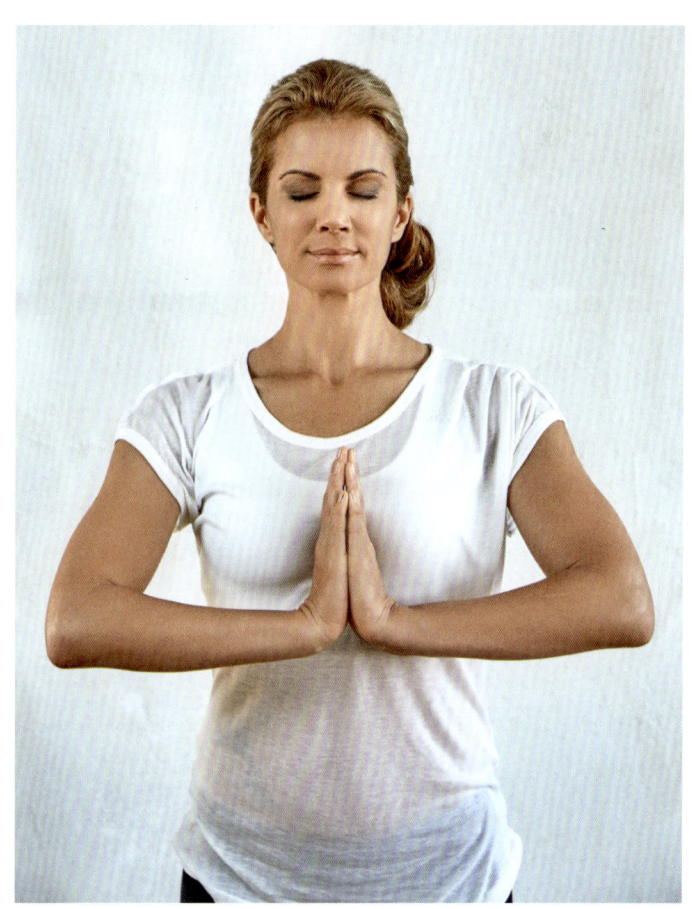

Übungstipp

Durch die erhöhte Menge Sauerstoff, die du hier in dein System pumpst, kann es sein, dass dir etwas schwindelig wird, wenn dein Körper diese Mengen nicht gewöhnt ist. Das ist normal und nicht schlimm. Übe dann zunächst langsamer und atme weniger intensiv. Steigere dich langsam.

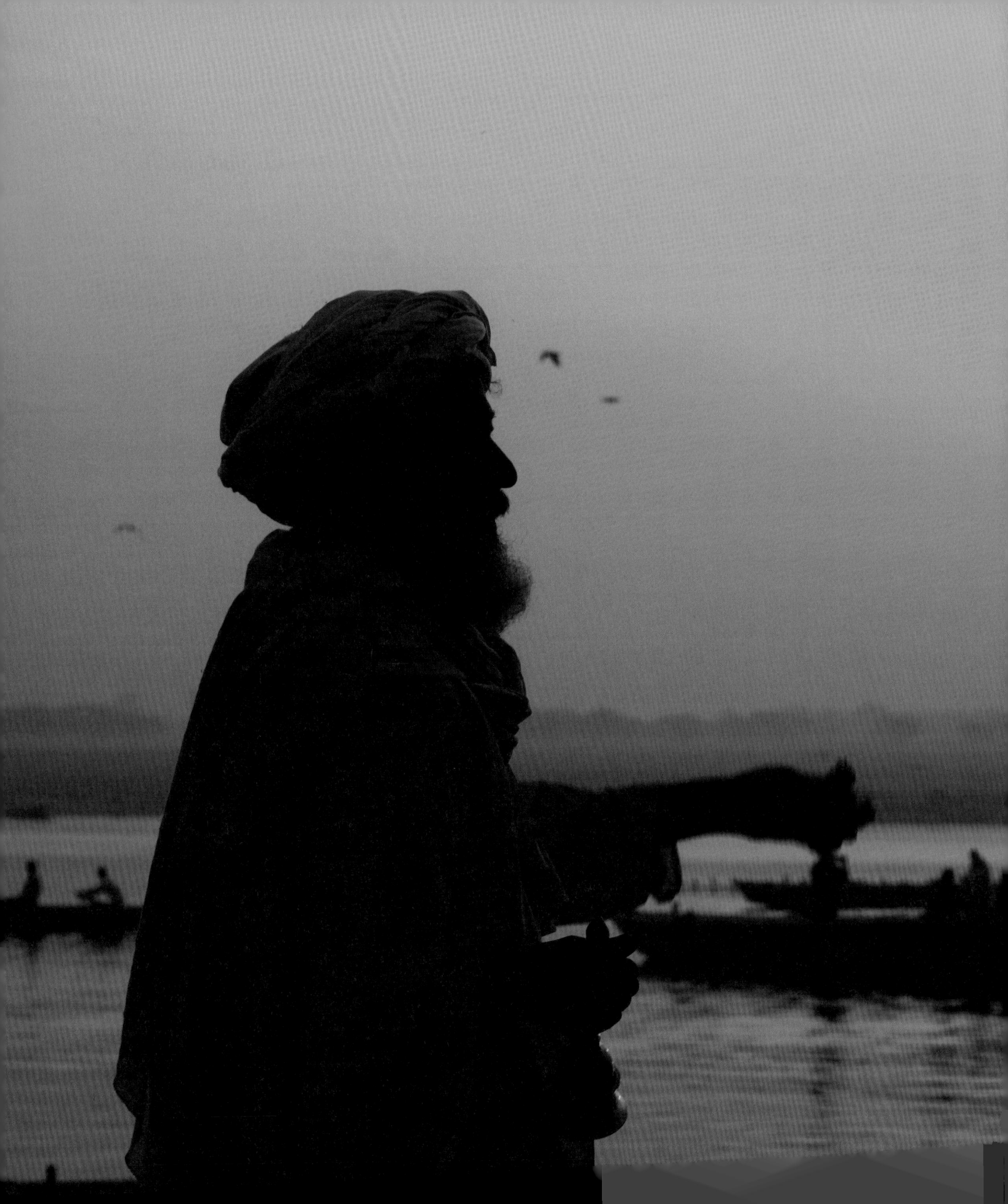

»Nicht außerhalb, nur in sich selbst
soll man den Frieden suchen.
Wer die innere Stille gefunden hat,
der greift nach nichts,
und er verwirft auch nichts.«

(Siddhartha Gautama Buddha)

Einfach sitzen

Meditation ist mittlerweile für die meisten von uns ein Begriff. So alt diese Praxis ist, die den Geist zur Ruhe bringt, so aktuell und wichtig scheint sie heute in unserer hochbeschleunigten, stressreichen Welt zu sein. Es ist kein Wunder, dass sich zahlreiche Wissenschaftler mit ihrer Erforschung und der Frage „Was passiert im Gehirn, wenn wir meditieren?" befassen. Psychologen schätzen die hervorragende Wirkung der Meditation auf Geist und Seele, Lebensstil und Verhalten. Kurse, die die tiefe Versenkung lehren, kann man mittlerweile an jeder Volkshochschule besuchen.

Ein kurzer Weg in die Ruhe

Dabei ist das Ganze eigentlich doch einfach: Ich setze mich jeden Tag einmal auf ein Kissen, höre auf zu denken, finde für ein paar Minuten zu tiefem Frieden, fühle mich danach in jeder Alltagssituation wohler und bekomme alles besser hin.

Das war's schon?
Ja.
Das war's schon.

Warum dann aber Studien, Kurse und all der Aufwand? Nun, viele Menschen haben im Lauf der Zeit die Fähigkeit verloren, zur Ruhe zu kommen, und die hektische Zeit, in der wir leben, macht das Ganze eben nicht leichter. Aber: Dein Geist ist wie ein Muskel, der schlaff wird, wenn er nicht benutzt wird. Und sich verspannt, wenn du ihn überstrapazierst. Die gute Nachricht: Du kannst auch diesen „Muskel" trainieren, und die „Technik" der Meditation lässt sich erlernen. Um genau zu sein: Die Stufen VOR der Meditation kannst du praktizieren – die Versenkung selbst ist ein Zustand, den du erreichst, wenn du diese Stufen gemeistert hast.

Weniger ist oft mehr

Hier möchte ich dir ein paar einfache Übungen zeigen, die dir auf dem Weg zur Ruhe helfen können. Denn ohne Meditation ist Yoga nur Gymnastik ... Und nur in der Versenkung finden wir den Frieden, nach dem wir uns alle sehnen. Alle körperlichen Übungen zielen im Grunde darauf hin, den Körper so weit vorzubereiten, dass er ohne Störungen lange genug still sein (oder sitzen) kann, um den Geist zur Ruhe zu bringen.

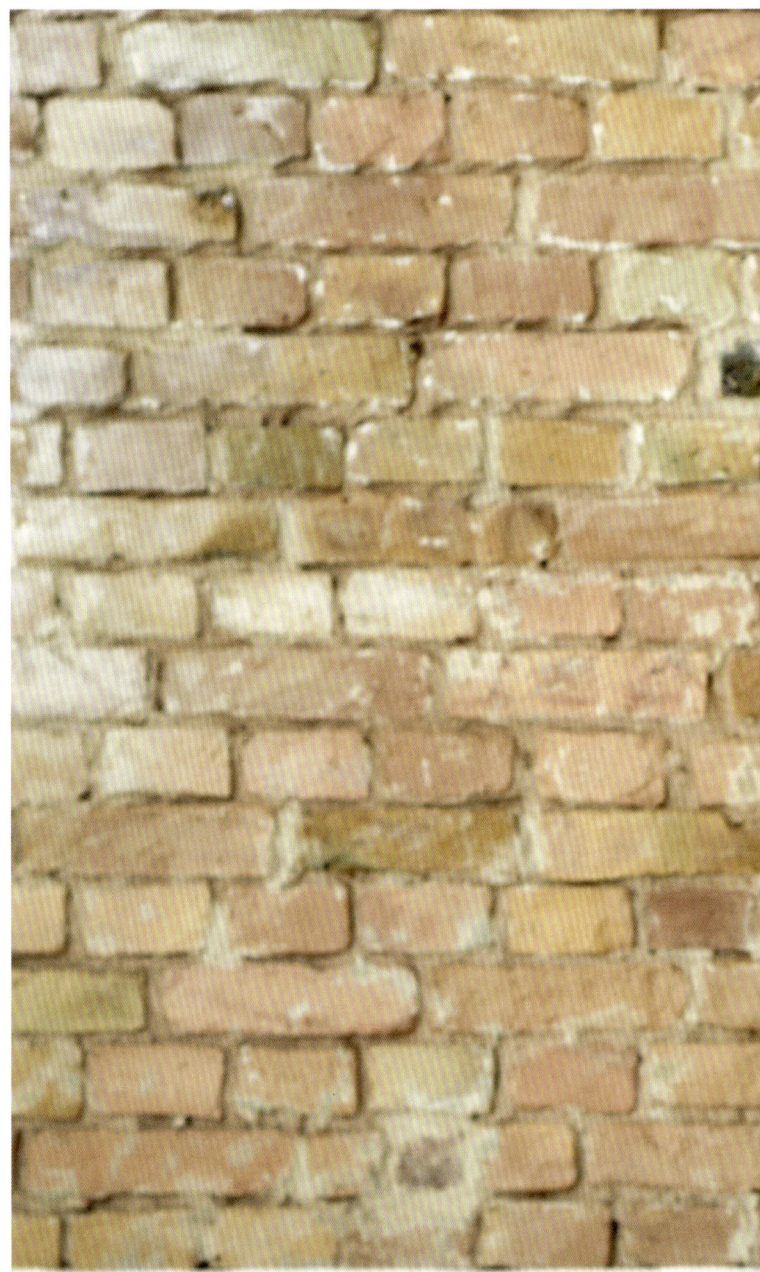

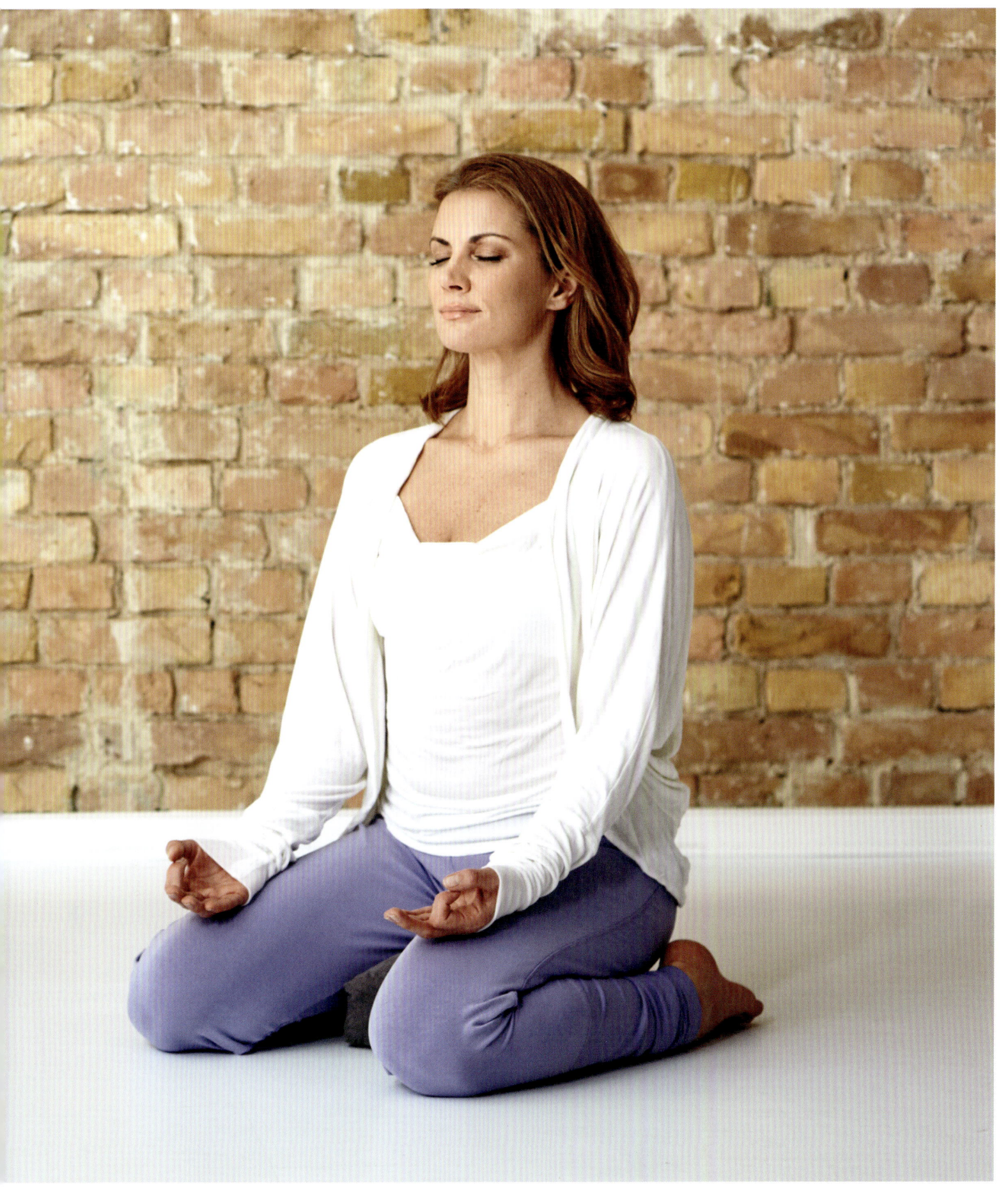

Tipps & Tricks

Da dies zu Beginn für die meisten von uns sehr schwer ist, gebe ich dir zunächst Schritte zur Vorbereitung an die Hand (siehe Seite 056) und eine Übungsanleitung für deinen „Weg ins Nichts" (siehe Seite 058). Denn man mag es kaum glauben, aber es scheint für manche Menschen eine schier unmögliche Herausforderung zu sein, einfach nur still zu sitzen. Sind wir doch ständig busy und auf dem Sprung, um irgendetwas zu tun, und sei es nur, um auf dem Smartphone zu surfen. Dabei sorgen schon zehn Minuten stilles Sitzen täglich dafür, dass du dich besser konzentrieren kannst und wieder kreativer und besser gelaunt wirst.

Diese kleinen Auszeiten sind sozusagen der „Reboot" für die Festplatte in deinem Gehirn. Denn jedes Gerät überhitzt bei ununterbrochenem Betrieb – wie viel schlimmer wirkt sich das auf unsere Steuerzentrale im Kopf, unser Gehirn, aus. Schließlich ist dieses wesentlich komplexer als der leistungsfähigste Computer der Welt!

> »Wenn Körper und Atem ruhig und entspannt sind, zieht das geistigen Frieden an.«
> (Paramahansa Yogananda)

Take your time!

Denke daran: Es gibt keine Abkürzung – so etwas wie eine Crash-Meditation existiert nicht. Es bedarf einer regelmäßigen Praxis, um den Wust unserer durchschnittlich 70000 Gedanken pro Tag (das macht rund einen Gedanken pro Sekunde!) zu bändigen und den „springenden Affen", wie die Inder den rastlosen Geist nennen, zu zähmen. Und die Mühe ist es wert. Zur Belohnung wirst du tieferes Glück empfinden als je zuvor und beständigeren Frieden als durch irgendein anderes Erlebnis.

Doch nicht nur das: Nachweislich führt ständiges In-Action-Sein sowie unaufhörliches Senden und Empfangen der Nervenzellen im Gehirn auf Dauer zu Stress, Konzentrations- und Schlafstörungen. Und irgendwann langfristig auch zu Depressionen oder Burn-out. Diesen unerwünschten Folgen kannst du mit einer kurzen Entspannung täglich sehr effektiv vorbeugen. Denn gegen diesen Dauerbeschuss wirkt am besten eines: RUHE.

Regelmäßige Meditationsübungen wirken, das ist wissenschaftlich erwiesen, gegen Stress, regulieren den Zellstoffwechsel, senken den Blutdruck und regen die Gehirnfunktionen an. Das sind jede Menge Gründe, um sofort damit anzufangen, findest du nicht?

Let's „do" simply nothing – just be

Du musst bei Meditation nicht an Erleuchtung und stundenlanges Sitzen denken. Fange mit kleinen, realistischen Zeiteinheiten an und erlaube deinem Geist einfach, einmal am Tag eine kurze Ruhepause einzulegen! Wenn es dir guttut und du dranbleibst, du irgendwann vielleicht die Pausen größer und länger werden lässt und eine ganzheitliche Yogapraxis in deinem Leben immer selbstverständlicher wird, kommt die Chance auf *Samadhi* (sanskr.: Versenkung; siehe Kasten unten), den großen Frieden, ganz von selbst!

Und: Schon die ersten kleinen Schritte auf dem Weg dorthin werden schnell dazu führen, dass du dich besser fühlst, klarer denkst und frischer aussiehst. Denn du wirst einfach deutlich ruhiger und entspannter, auch deine Zellen haben ein gesundes Energielevel. Also, nichts wie auf zum Nichtstun!

Samadhi

Wenn es im Yoga ein „Ziel" gibt, dann ist es der Zustand von *Samadhi*: Wir sind eins mit uns und der Welt. Unsere Aufmerksamkeit ist nicht mehr auf das gerichtet, was uns von anderen Dingen oder Menschen trennt, sondern darauf, was uns mit ihnen verbindet.

Im *Samadhi* hört alles Denken, Tun und Kämpfen auf. Wir sind offen, voller Hingabe und können uns dem Strom des Lebens hingeben. Im Samadhi ist der Zustand der inneren Freiheit erreicht.

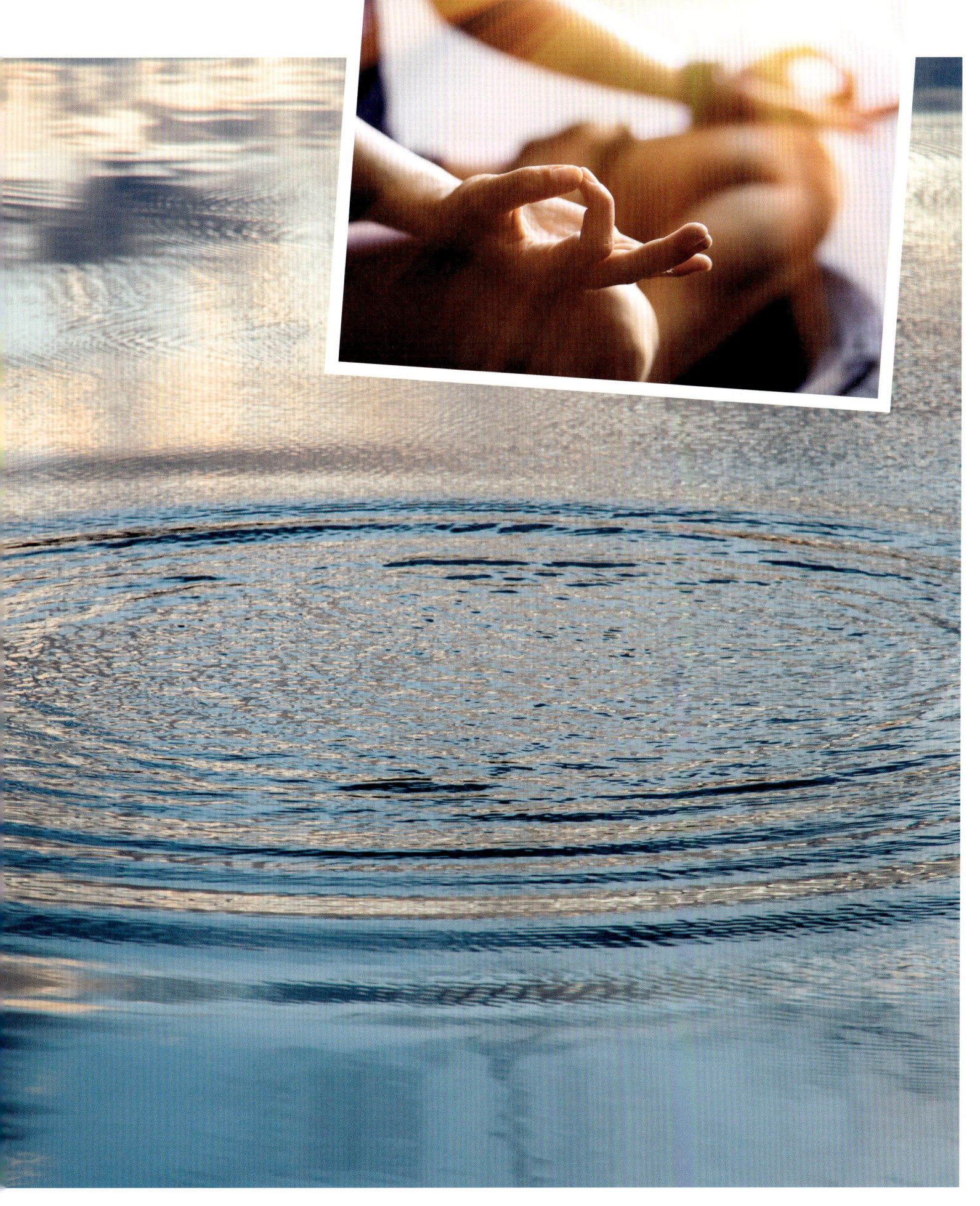

Vorbereitung zur Meditation

Meditation kann an sich kann nicht „getan" werden. Die Meditation (sanskr. Dhyana) ist die siebte Stufe auf dem achtstufigen Yogapfad nach Patañjali (siehe Seite 015). Die sechs Stufen zuvor werden praktiziert. Sind diese gemeistert, fallen wir in die Meditation: Ein Zustand, in dem sich bewusste Gedanken vollständig auflösen. So paradox es klingt: Obwohl wir im Zustand der Meditation nichts denken, erlangen wir darin völlige Klarheit über uns selbst und die Situation, in denen wir uns befinden. Dadurch erhalten wir ein deutliches Bild, das uns zu klaren Handlungen und einem ebenso klaren Verhalten verhilft.

»Meditation auf das Herz wird die Natur unseres Geistes enthüllen.« (Yoga-Sutra, 3.34)

Die besten Meditationssitze
Um ungestört praktizieren zu können, musst du eine Weile in einer ruhigen, aufrechten Position verharren können. Deshalb zeige ich dir nun die vier besten Sitzpositionen für ein entspanntes Üben.

1 Siddhasana
(sanskr.: siddha = vollkommen, asana = Haltung)
Eine der beliebtesten Meditationshaltungen.

Sitze mit gekreuzten Beinen, ein Fuß liegt über dem anderen. Lege deine Hände auf die Knie mit den Handflächen in Richtung Boden. Die Finger sind im Chin Mudra (siehe Seite 204).

2 Muktasana
(sanskr.: mukta = frei)
Eine Variante von Siddhasana, bei der durch die Fußhaltung die Beckenorgane und Füße frei liegen, da die Füße nicht gekreuzt übereinandergelegt werden. Eine gute Alternative, wenn dir zu Beginn beim Meditieren die Füße einschlafen.

Sitze mit gekreuzten Beinen, ein Fuß liegt vor dem anderen. Lege deine Hände auf die Knie mit den Handflächen nach oben. Die Finger sind Chin Mudra (siehe Seite 204).

3 Lotossitz
(sanskr.: padmasana)
Eine fortgeschrittene Variante, bei der der Körper sehr stabil ist und man dementsprechend lange stillsitzen kann. Für geübte Meditierende geeignet.

Sitze mit gekreuzten Beinen, die Füße liegen jeweils fest in der Hüftbeuge. Lege deine Hände in den Schoß und forme das Dhyana Mudra (siehe Seite 204).

4 Meditationskissen oder Hocker
Wenn deine Hüften durch das Üben noch nicht genug geöffnet sind, kannst du dich auch zu Beginn deiner Meditationspraxis zunächst auf ein Meditationskissen oder einen Hocker setzen.

Setze dich mit angebeugten Knien darauf. Lasse die Hände ruhig auf den Knien liegen und achte auf einen geraden Rücken. Dies ist auch eine gute Alternative bei Rückenbeschwerden oder für ältere Menschen.

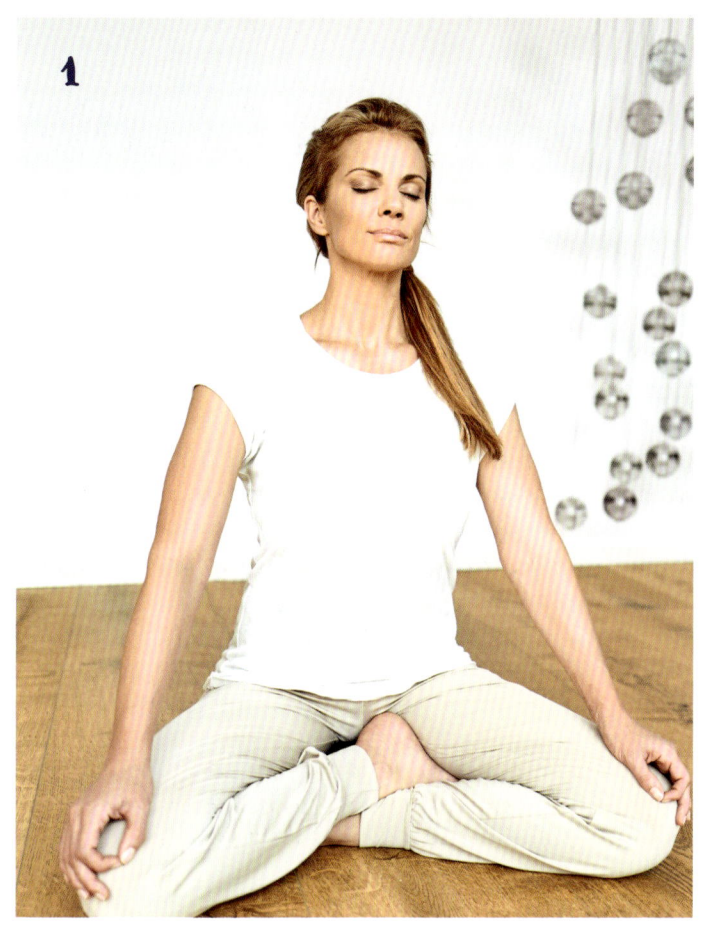

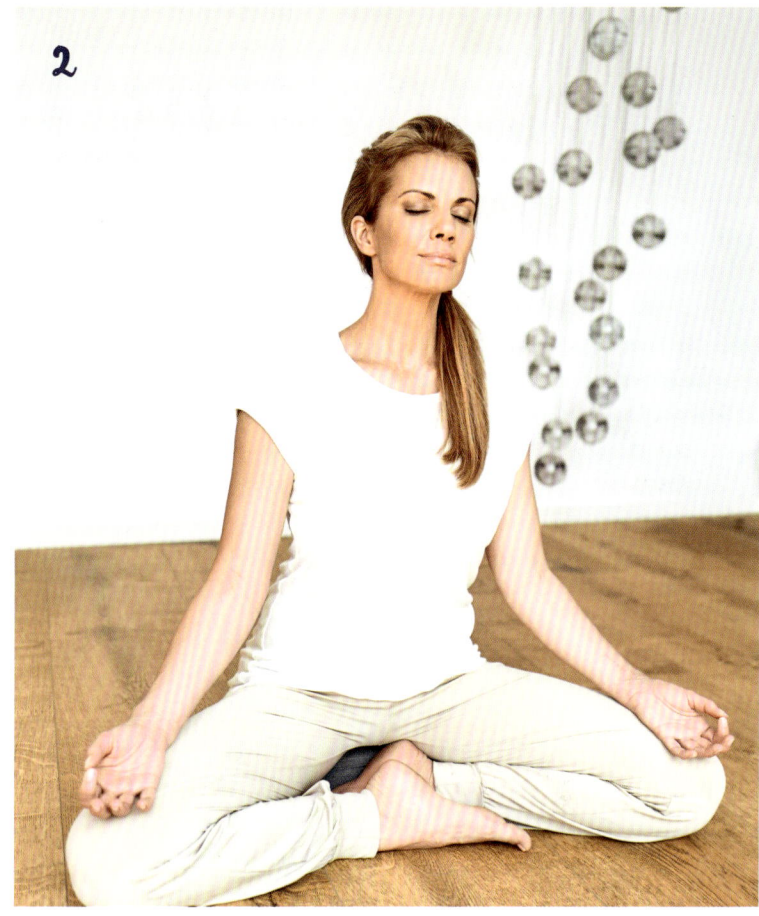

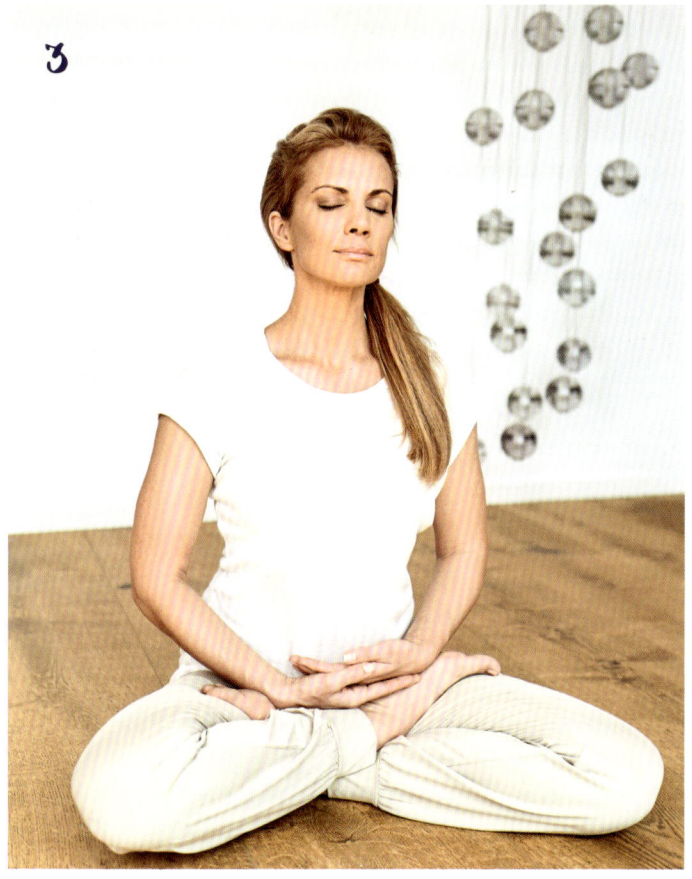

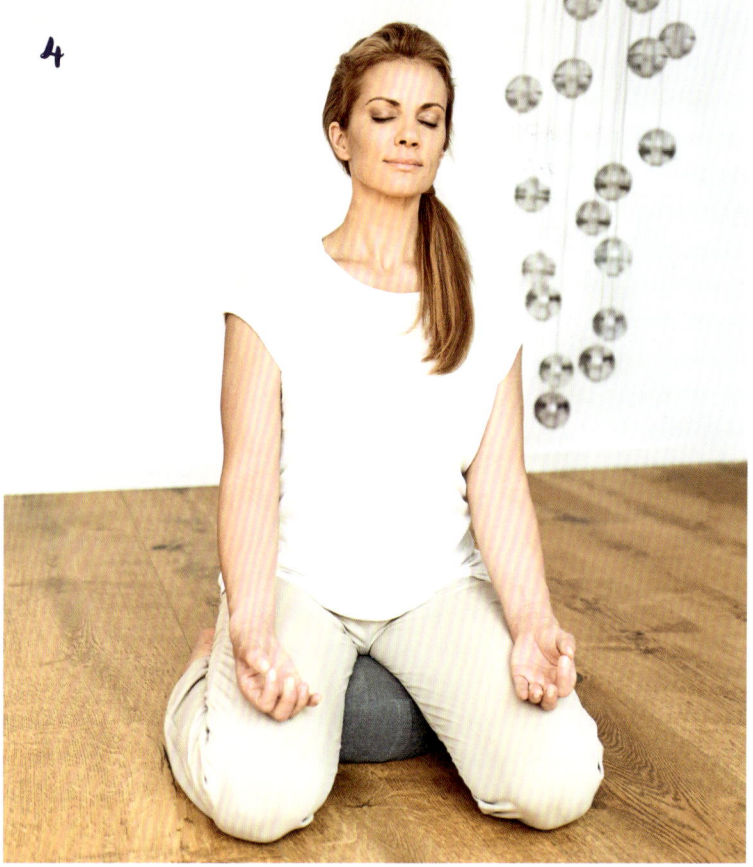

Der Weg ins Nichts

1 Finde einen ruhigen Platz, an dem du nicht abgelenkt wirst. Wenn du im Büro bist, schließe die Tür. Bitte Kollegen oder Familie, dich für einige Minuten ungestört zu lassen. Zur Not bringe ein Schild an der Tür an.

2 Gerade zu Anfang nimmst du dir am besten immer zur gleichen Zeit die Ruhe – dann wird dein Geist schnell automatisch wissen, dass jetzt Stillhalten angesagt ist. Optimal ist die Zeit direkt nach dem Aufstehen, wenn der Geist noch von der Ruhe der Nacht erfüllt ist. Auch die Phase kurz vor dem Zubettgehen kann dabei helfen, dass du nach dem Meditieren besser schläfst. Allerdings solltest du vor der Meditation nicht schon zu müde sein. Wichtig ist immer, dass deine Zeit der Stille gut in deinen Tagesablauf passt.

3 Sorge für eine gute Durchlüftung deines Meditationsplatzes. Das Gehirn funktioniert mit viel Sauerstoff besser. Das gilt auch für die Entspannung!

4 Finde einen bequemen Sitz auf einem Kissen oder einer anderen Unterlage – ich habe dir auf Seite 056 ein paar Möglichkeiten gezeigt. Wichtig ist, dass du es gemütlich hast. Im Liegen allerdings wird Meditation nicht funktionieren, da die Gefahr besteht, einzuschlafen.

5 Beginne, dich auf deinen Atem zu konzentrieren. Beobachte ihn erst nur einmal – wie die Luft beim Einatmen in die Nasenlöcher strömt, sich den Weg zu den Lungen bahnt und von dort deine Zellen mit Sauerstoff versorgt. Spüre dann, wie sie beim Ausatmen die Nase etwas wärmer wieder verlässt. Beobachte diesen Vorgang ein paar Atemzüge lang und beginne dann, deinen Atemrhythmus zu verlangsamen.

6 Nach und nach wird das Geräusch deines Atems präsenter als die Geräusche in deiner Umgebung. Nimm auch diese zunächst ganz ruhig und bewusst wahr: Der Verkehr draußen vor dem Fenster, Vögel, die zwitschern, eine Uhr, die tickt ... Ziehe dann deine Aufmerksamkeit von diesen Geräuschen mehr und mehr ab und wende sie deinem Atem zu. Lasse diesen immer langsamer werden.

7 Wenn Gedanken auftauchen, beobachte auch diese nur passiv. Versuche nicht, an ihnen festzuhalten. Gib ihnen keine Aufmerksamkeit, das füttert sie. Versuche aber auch nicht, sie zu verscheuchen, auch das gibt ihnen Energie. Vertraue einfach darauf, dass sie vorüberziehen werden wie Wolken am Himmel. Zu Beginn ist es ganz normal, dass die Gedanken rasen, weil sie keine Lust haben, sich beruhigen zu lassen. Das wird aber von Mal zu Mal besser!

8 Wenn dein Geist zu beschäftigt ist, kannst du die Worte, die dich ablenken, durch ein bestimmtes Wort ersetzen. Du kannst zum Beispiel beim Einatmen innerlich sanft „Let" wiederholen und beim Ausatmen „Go". Für viele funktioniert auch „Om" beim Ein- und Ausatmen, da es den Geist nicht mit einer Assoziation beschäftigt.

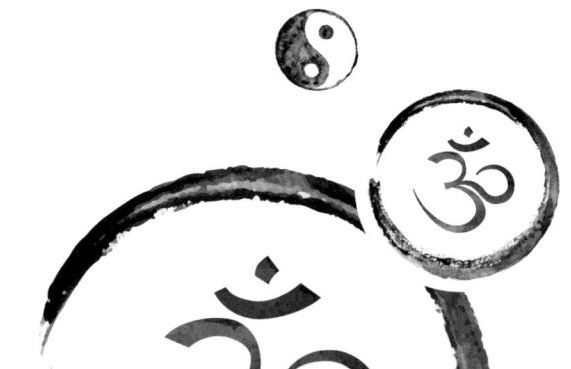

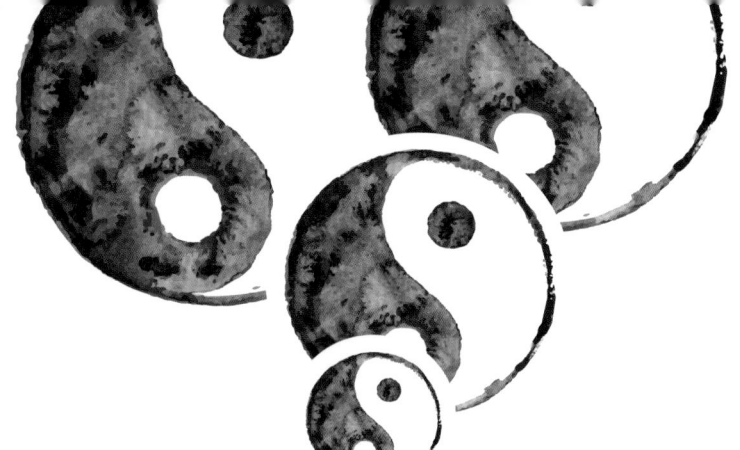
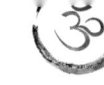

9 Stelle dir mit jeder Einatmung vor, wie du leichter wirst und dein Kopf in Richtung Himmel schwebt. Gleichzeitig wirst du mit jeder Ausatmung unter dir das Gefühl haben, dass du fest mit der Erde verbunden bist. Genieße dieses Gefühl.

10 Wenn sich dein Körper an irgendeiner Stelle bemerkbar macht und zwickt, versuche, dich nur dann zu bewegen, wenn es unbedingt nötig ist. Du kannst mithilfe deines Atems innerlich kleine Minibewegungen steuern, um leichte Korrekturen deiner Haltung vorzunehmen. Oft ist dadurch das Zwicken beseitigt. Jede unnötige Bewegung deines Körpers verschenkt die Konzentration, die du aufgebaut hast.

11 Wenn mehr Ruhe eingekehrt ist, lasse am Ende einer Ausatmung eine kleine Pause zu, bevor du wieder einatmest. Der Körper hat noch genug Sauerstoff und weiß jetzt von alleine, wann er wieder einatmen muss. In dieser kleinen Pause des „Nichts" ist die Chance am höchsten, dass du von der Konzentration in die Meditation sinkst.

12 Vielleicht wirst du zu Beginn so weit kommen, den Geist für ein paar Minuten zur Ruhe zu bringen. Das ist schon ein tolles Etappenziel. Doch selbst wenn das nicht klappt, sei nicht zu streng mit dir und versuche es immer wieder. Denke daran, du trainierst hier einen sehr starken Muskel!

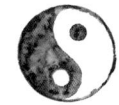

13 Wenn sich dein Geist an das Zur-Ruhe-Kommen gewöhnt hat, tritt irgendwann der tiefere Zustand der Meditation ein. Das kann sich zunächst seltsam anfühlen, etwa so wie das Gefühl des Fallens beim Einschlafen.

Erschrecke dich dadurch nicht. Auch „komische" Erscheinungen wie Farben, Kribbeln, Grinsen, Ideen etc. sind normal und hängen mit der veränderten Frequenz deines Gehirns zusammen. Das ist gut und gewollt! Genieße es einfach …

14 Um aus der Meditation herauszukommen, vertiefe erst die Atmung. Versuche dann, erst Finger und Zehen zu bewegen. Ziehe die Aufmerksamkeit wieder auf die Geräusche außerhalb. Bewege dann vorsichtig den ganzen Körper und öffne langsam die Augen. Welcome back!

Da wir alle unterschiedlich „ticken" und jeder mit anderen Voraussetzungen seine Praxis startet, kann man nicht sagen, welche der Stufen in welchem Zeitraum stattfinden. Bei dem einem dauert es wochenlang, bis er überhaupt ruhig sitzen kann, die Nächste sitzt zwar körperlich fein, bekommt aber ihren „Jumping Monkey"-Geist nicht gebändigt, und der Dritte schwebt schon innerhalb kürzester Zeit in himmlischen Sphären. Wichtig ist, dass du den Prozess, egal, wie lange er sich hinzieht, genießt – das ist genau die Zeit, die es braucht. Es ist eine Übung, und die dauert nun mal bei jedem unterschiedlich lang. Ich wiederhole nur zu gern: Bleibe dran – es lohnt sich!!!

Und denke daran: Täglich ein paar Minuten bringen dir viel mehr als einmal pro Woche eine Stunde. So werden die obigen Schritte irgendwann völlig automatisch geschehen. Dann kann es übrigens sein, dass einige von ihnen gar nicht mehr nötig sind und du viel schneller von einem Step zum nächsten „fliegst"!

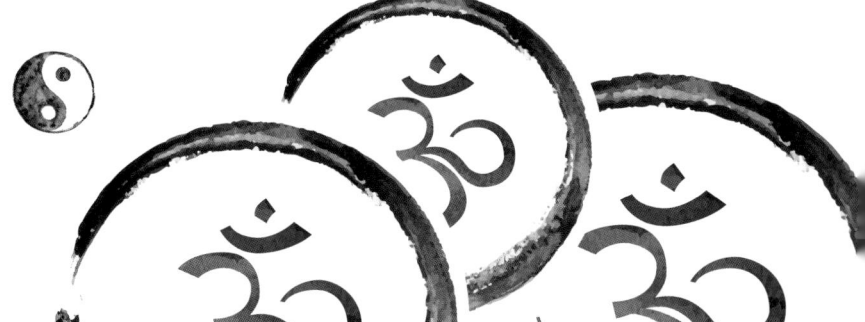

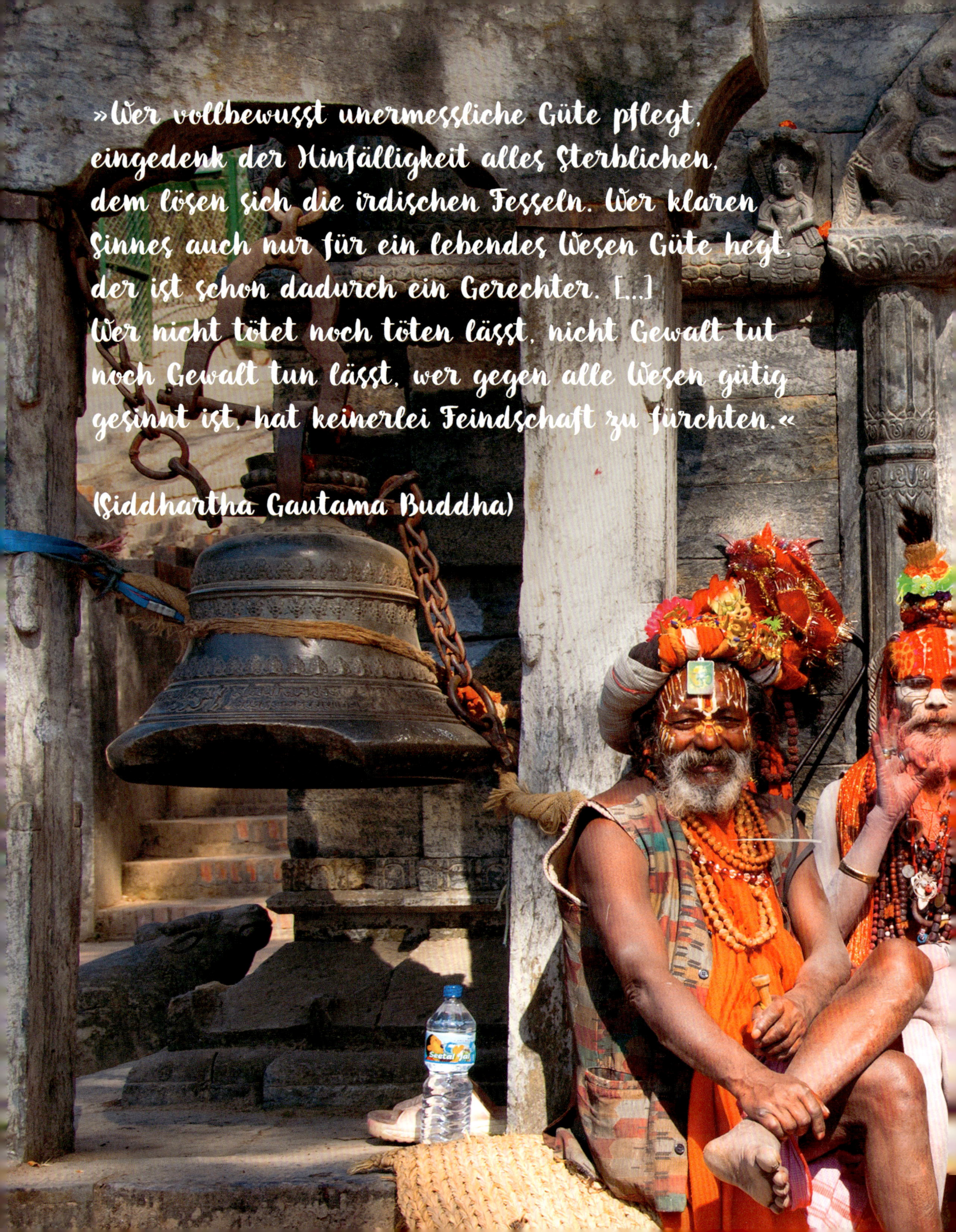

»Wer vollbewusst unermessliche Güte pflegt,
eingedenk der Hinfälligkeit alles Sterblichen,
dem lösen sich die irdischen Fesseln. Wer klaren
Sinnes auch nur für ein lebendes Wesen Güte hegt,
der ist schon dadurch ein Gerechter. [...]
Wer nicht tötet noch töten lässt, nicht Gewalt tut
noch Gewalt tun lässt, wer gegen alle Wesen gütig
gesinnt ist, hat keinerlei Feindschaft zu fürchten.«

(Siddhartha Gautama Buddha)

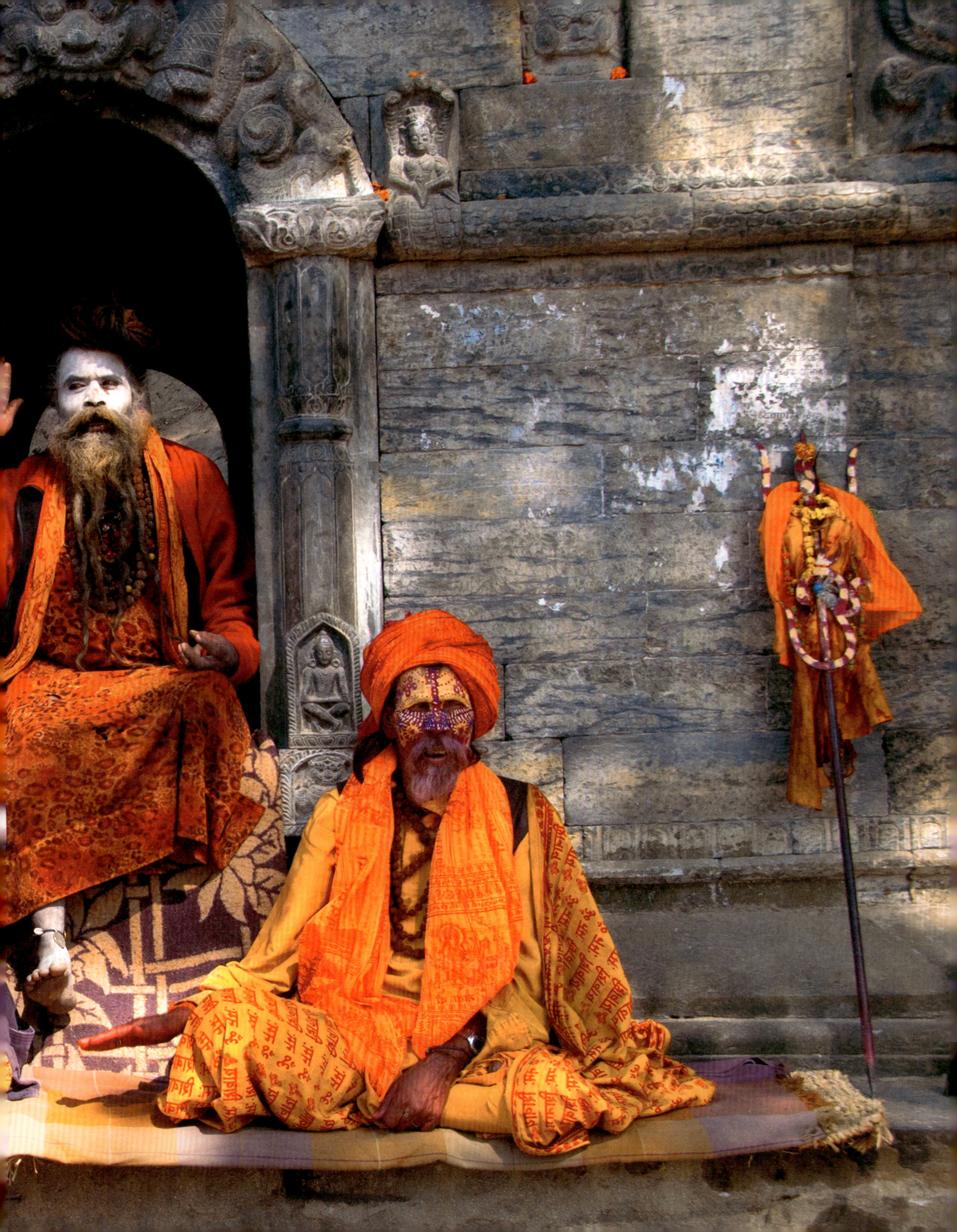

Einfach üben

Ich kann es nicht oft genug betonen: Yogapraxis ist so viel mehr als das Üben auf der Matte! Wie du in diesem Buch lernen wirst, gehört zu einer ganzheitlichen Praxis wesentlich mehr dazu, als sich toll verbiegen zu können! Denn: „Ohne Atmung und Meditation ist Yoga nur Gymnastik", pflegte einer meiner Lehrer in Indien immer zu sagen. Tatsächlich macht erst die Kombination aller Aspekte Yoga zu der „Wunderwaffe", die es auch für dich sein kann. Ich gebe dir hier und auf den nächsten Seiten die wichtigsten Elemente an die Hand, um deinen Werkzeugkoffer für mehr Lebensqualität und Lebensfreude gut zu füllen.

Die Körperübungen sind dabei mit die wichtigsten Tools dieses Koffers. Und so möchte ich ihnen in den folgenden Kapiteln ganz besondere Aufmerksamkeit schenken. Bitte denke beim Lesen aber immer daran, dass alles, was ich dir zu den Asanas erzähle, nur dann vollständig wirksam sein kann, wenn du sie in der Kombination mit Atmung und Meditation übst. Diese ganzheitliche Praxis, die sowohl das körperliche als auch das spirituelle Üben beinhaltet, nennt sich *Sadhana* (sanskr.: geradewegs auf ein Ziel zugehen). Da es am nächstliegenden ist, mithilfe unserer äußeren Hülle, also dem Körper, an Beschwerden, Verspannungen und Co. heranzugehen, nehmen die Körperstellungen in den meisten Yogarichtungen den größten Platz ein. Das ist natürlich auch in diesem Buch der Fall.

Lass dich drauf ein, so wie du möchtest!
Beim Üben des Yoga (im Englischen ist hier von „practising" die Rede) kommt es auf verschiedene Faktoren an. Das Tolle daran: Du kannst jederzeit selbst entscheiden, wie intensiv, regelmäßig oder „ernsthaft" du üben möchtest. Vielleicht

möchtest du zunächst einmal die Basics kennenlernen und in die ganze Sache entspannt reinschnuppern. Vielleicht hast du Lust, sofort mit dem ganzen Paket durchzustarten, und bist auch jetzt schon bereit, dafür etwas mehr an Kraft und Zeit zu investieren. Vielleicht erholst du dich auch gerade von einer Krankheit und möchtest wieder langsam auf die Beine kommen ...

Yoga hält für jedes dieser Anliegen und jede Situation das Richtige für dich bereit. Vereinfacht kann man sagen: Je mehr du hineingibst, desto mehr wirst du auch herausbekommen. Yoga spiegelt somit wunderbar alles andere, was du im Leben tust und wie du es tust.

Hauptsache ganzheitlich
Um es deutlich zu sagen: Wer nur alle zwei Wochen eine „Yogaklasse" im Fitnessstudio besucht, die ausschließlich aus Asanas besteht und Atmung oder Meditation außen vor lässt, darf keine großen Veränderungen körperlicher oder geistiger Art erwarten. Nimmst du dir hingegen vor, ab sofort zum Beispiel an drei bis vier Tagen in der Woche eine Kombination aus *Pranayama* (Atemübungen), *Asanas* (Körperstellungen) und geistigen Übungen in dein Leben einzubauen, wirst du gerade zu Beginn deiner regelmäßigen Praxis sehr intensiv spürbare Verbesserungen wahrnehmen.

Dabei ist Regelmäßigkeit wichtiger als die Länge der einzelnen Sessions. Du wirst mehr davon haben, täglich zehn bis 15 Minuten zu üben als nur ab und zu zwei Stunden am Stück. Hinzu kommt: Kleinere Einheiten lassen sich einfacher in deinen Alltag integrieren und machen damit eine stetige Yogapraxis möglich.

Nur nicht übertreiben

Deine Ziele sollten realistisch sein. Du musst nicht gleich im ersten Jahr den Kopfstand meistern, zehn Kilo weniger auf die Waage bringen UND dann noch eben mal den tiefen Zustand des Friedens, *Samadhi*, erreichen (siehe Seite 054) . Es reicht völlig aus, wenn du zum Beispiel den Sonnengruß (siehe ab Seite 066) verinnerlichst, rund fünf Asanas sicher beherrschst und deine eigene kleine Übungsabfolge ohne Lehrer hinbekommst. Das mit dem Abnehmen und Fitter-Werden kommt dann von ganz allein. Der Zustand des Friedens wird dich immer häufiger dann überraschen, wenn du vielleicht gar nicht mit ihm rechnest. Dazu erzähle ich dir mehr im Kapitel zur Meditation (siehe ab Seite 052).

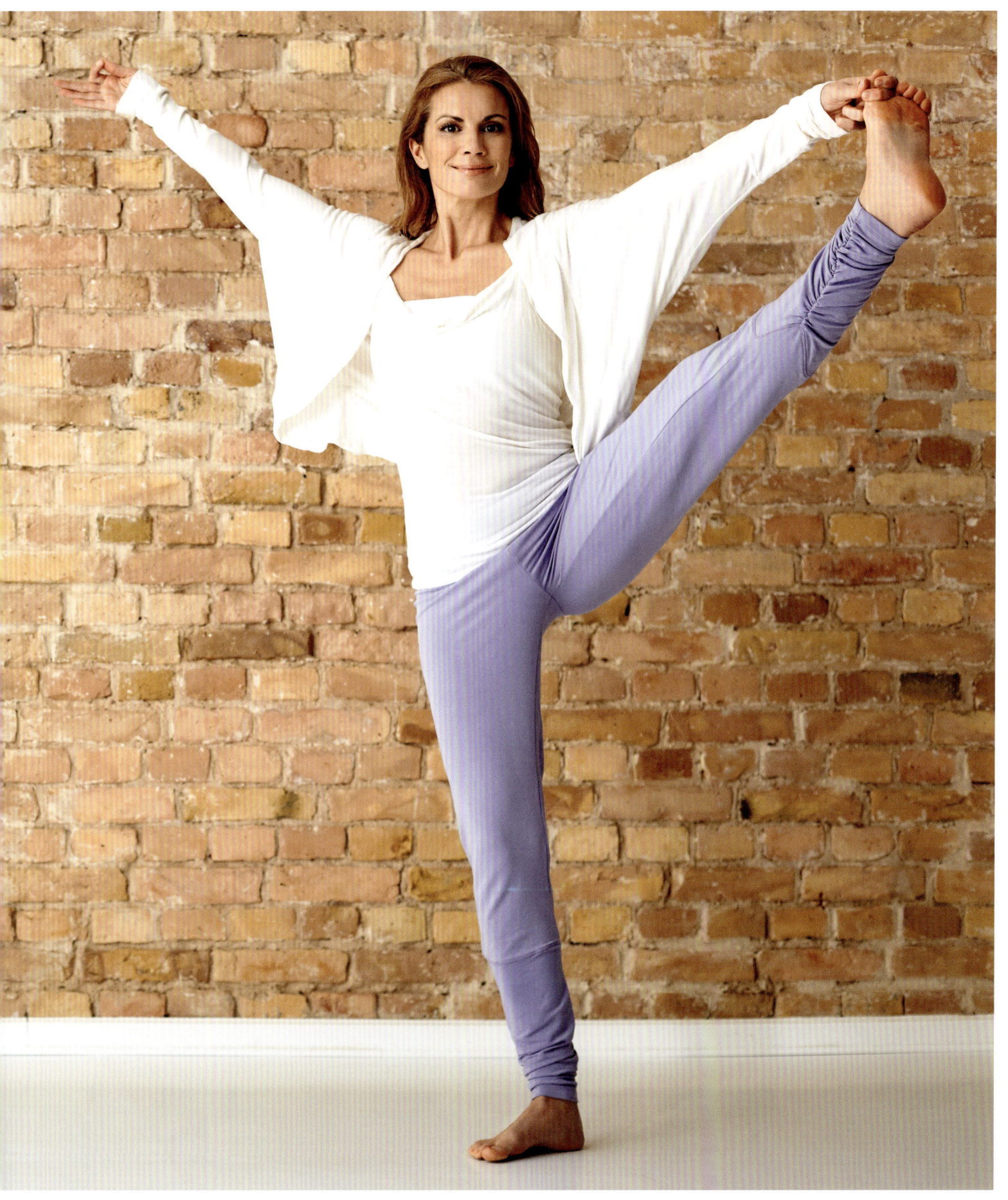

Wissenswertes zu Asanas

Mit den *Asanas* (sanskr.: Körperstellungen) verbringst du zu Beginn deiner Yogapraxis wahrscheinlich die meiste Zeit. Für viele sind sie der Einstieg ins Yoga, auch wenn sie in den „Yoga-Sutras" von Patañjali (diese gehören zu den bedeutendsten Schriften und bilden quasi das „Kernstück" der meisten Yogaschulen) erst als dritte von acht Stufen genannt wird, die es auf dem yogischen Weg zu meistern gilt (siehe Seite 015). Voraussetzung für sie sind *Yama* (sanskr.: Moral, Ethik) und *Niyama* (sanskr.: Selbstdisziplin). Die Asanas sind der erste Schritt unserer körperlichen Praxis.

Übungen ohne Ende und die Frage: Welche passt zu mir?
Es gibt unzählige dieser Asanas, und tatsächlich gibt es für JEDEN Teil des Körpers Übungen. Die genaue Anzahl der Stellungen ist unklar. Da es für fast jede Übung diverse Variationen gibt, haben wir es natürlich mit einer sehr großen Menge zu tun; in manchen Schriften ist von bis zu 84000 die Rede. Das ist natürlich sehr großzügig gezählt – in der „Encyclopedia of Traditional Asanas" finden sich rund 900 davon. Was ja auch schon reicht, wie ich finde …

Genau genommen brauchen wir nicht mehr als zwölf einfache Übungen, um den Körper dauerhaft gesund und fit zu halten. Diese hat der große indische Yogameister **Swami Sivananda** in seiner bekannten „Rishikesh-Reihe" zusammengefasst (siehe Seite 022). **B. K. S. Iyengar**, ein anderer wichtiger Begründer einer heute noch beliebten Yogaschule, beschreibt in seinem Klassiker „Light on Yoga" (siehe Buchtipps Seite 214) rund 200 Übungen, die er in verschiedene Kategorien einteilt. Irgendwo dazwischen wirst du deine Praxis finden. Ich stelle dir in diesem Buch rund 50 Übungen vor, die dir auf jeden Fall mehr als genug Abwechslung bieten können und für die meisten Bedürfnisse eine Asana bereithalten. Denn genau das sind Asanas: Werkzeuge, die du ganz zielgerichtet für dich einsetzen kannst.

Asana-Praxis – früher und heute
Deswegen ist Asana-Praxis auch kein Sport – es handelt sich viel mehr um eine überaus ausgeklügelte Erfahrungswissenschaft und Sammlung von Körperübungen, die zu Gesundheit und Heilung, Fitness und Wohlbefinden, und in Kombination mit anderen Yogapraktiken, zu innerem und äußerem Strahlen führen können. Interessanterweise sind die meisten Asanas eher neuzeitlich. Auch wenn es jahrtausendealte archäologische Funde gibt, auf denen sie abgebildet sind, so zeigen diese alten Bilder nur wenige der gegenwärtig bekannten Posen. Die Vielzahl an Körperübungen, die man heute kennt, haben sich durch die verschiedenen Richtungen, Lehrer und moderne Einflüsse summiert und sind teilweise erst rund 60 Jahre jung. Das hat unter anderem damit zu tun, dass das Interesse am Zusammenhang zwischen Körper und Yoga und das Wissen über ihr Zusammenspiel in den letzten Jahren immer stärker wurde. Somit hat man die bestehenden klassischen Systeme ergänzt oder sogar neue geschaffen, die auf den alten aufbauen.

Zwei Yogalinien
Zudem gibt es zwei Linien, aus denen sich die heutigen Yogaformen entwickelt haben. In der älteren, der tantrischen Linie, lag der Fokus viel stärker auf der Arbeit mit feinstofflichen Energien, dem Lenken des *Prana* (sanskr.: Lebensenergie) durch die *Nadis* (sanskr.: Energiekanäle) sowie intensiver geistiger Arbeit und Meditation. Auch Erkenntnisse aus dem *Ayurveda* (sanskr.: das Wissen vom Leben), die alte indische Heilkunst, flossen hier mit ein. Erst die jüngere Linie legte den Fokus auf den Körper, den es mit seinen Blockaden zu beherrschen und überwinden galt. Denn diese physischen Hemmnisse behinderten den Weg zur Erleuchtung, und die Arbeit an ihnen galt als „Meditation in Bewegung". Jahrhundertelang entwickelte sich Yoga entlang dieser beiden Linien. Beide haben ihre Wahrheit und Daseinsberechtigung und fließen heute in modernen Stilen zusammen.

Mein „be better YOGA" (siehe Adressen Seite 214) ist aus dem Wunsch heraus entstanden, alle existierenden Praktiken undogmatisch zusammenschmelzen zu lassen. Das funktioniert ganz hervorragend, und so ist auch diese Sammlung der Asanas eine Kombination aus klassischen Posen des traditionellen Hatha-Yoga und solchen, die zum Beispiel im dynamischen Ashtanga-Yoga gelehrt werden. Dies ist doch die Urbedeutung des Yoga: das Zusammenbringen von allem. Bei den Asanas können wir damit beginnen. Du kannst beim Üben daher also ruhig ganz frei sein und in deine Praxis immer das einbauen, was du gerade brauchst.

Zunächst möchte ich dir einen echten Klassiker des Yoga vorstellen – den Sonnengruß. In ihm sind viele der Grundstellungen enthalten. Ab Seite 066 findest du kleine Illustrationen mit einer ausführlichen Übungsbeschreibung. Ab Seite 068 übe ich alle Ansanas – so hast du sie auf einen Blick parat.

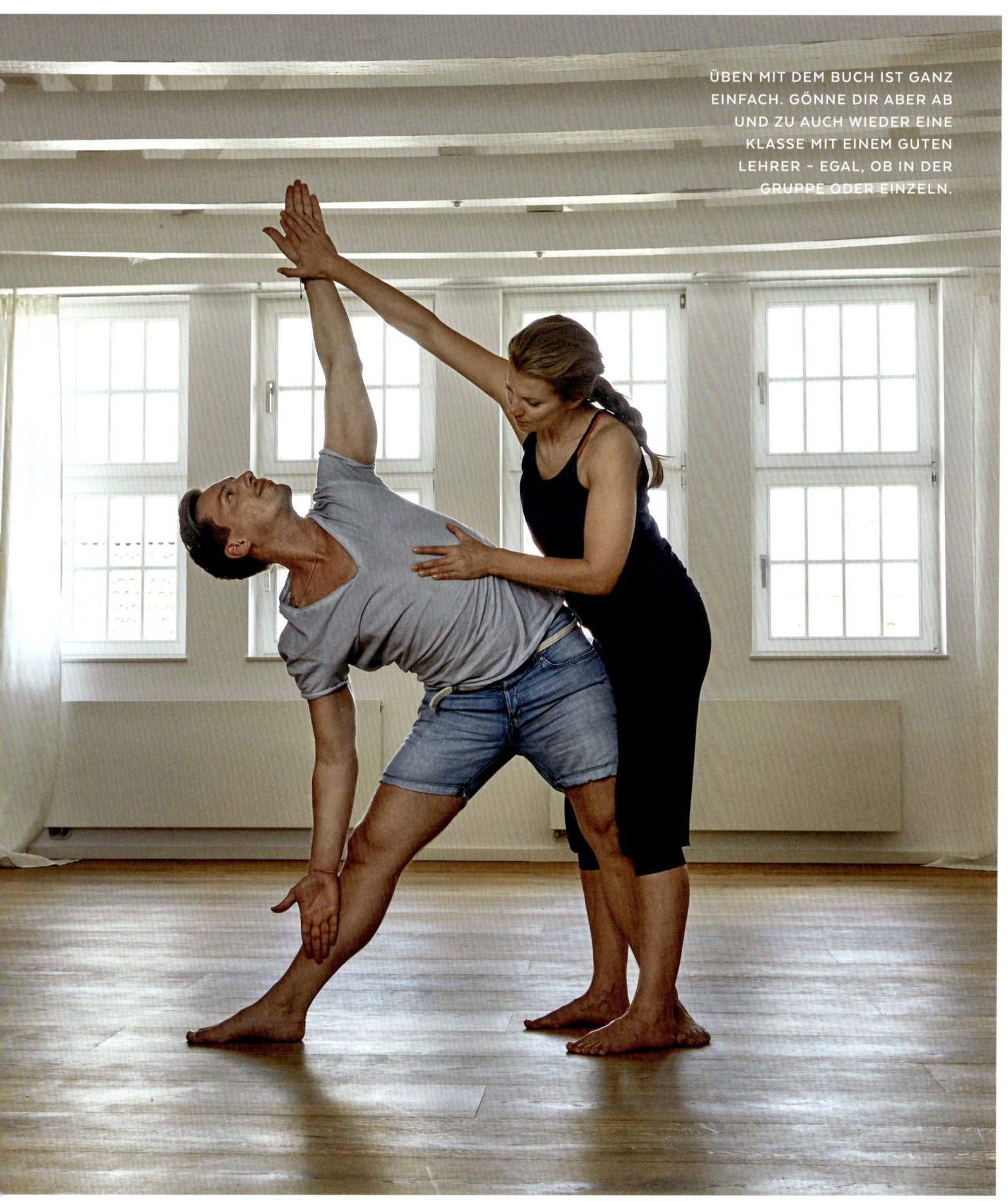

Ein Klassiker: der Sonnengruß

auf Nacken und Schultern:
dehnend, entstressend,
lösend

Der Sonnengruß ist eine Abfolge von einzelnen Positionen und wird in fast jeder Yogarichtung als „Aufwärmsequenz" vor der eigentlichen Klasse ausgeführt. Dabei variiert die Anzahl und Ausführung der Posen leicht in den unterschiedlichen Yoga-Richtungen. So wird im Ashtanga-Yoga zum Beispiel mit dynamischen Sprüngen gearbeitet, während man im klassischen Hatha-Yoga die Füße einzeln voreinander setzt. Ich zeige dir hier diese klassische Variante.

Surya Namaskar (sanskr.: surya = die Sonne, namaskar = grüßen) eignet sich allerdings nicht nur zum Aufwärmen. Da er den Körper in all seinen Achsen dehnt, streckt und dreht, kann er auch als eigenständige Reihe geübt werden. Es heißt, dass der Körper bei hervorragender Gesundheit bleibt, wenn man jeden Tag nur den Sonnengruß übt – mehr brauche es dazu nicht. Solltest du also mal ganz wenig oder gar keine Zeit haben, beginne zumindest mit ein paar Runden *Surya Namaskar* deinen Tag.

Die Ein-und-Ausatmung ist logisch auf die Bewegungen des Körpers abgestimmt: Beim Heben der Arme weitet sich der Brustkorb – du atmest ein. Beim Vorbeugen wird der Oberkörper zusammengezogen – du atmest aus. Führe jede Bewegungen immer komplett und kontrolliert aus und achte darauf, bis zum Ende des Ablaufs tief zu atmen.

Übungstipp

Ich gebe meinen Schülern den Trick mit, den Sonnengruß zu ihrem Lieblingssong zu üben. Egal, ob poppig oder rockig, er passt immer. Und: Ein Lied dauert im Durchschnitt vier (!) Minuten. Die Zeit kannst du IMMER erübrigen!

1 Stehe aufrecht. Atme ein und aus und bringe dabei deine Hände gefaltet vor das Herz in Namasté.

2 Einatmend hebe die gestreckten Arme über den Kopf. Falte die Hände und schaue zwischen die Handflächen.

3 Ausatmend ziehe dich erst im 90-Grad-Winkel lang nach vorn und senke dann mit geradem Rücken deinen Oberkörper ab, bis du in die Vorbeuge kommst. Lege beide Handflächen auf den Boden, bringe dabei Finger und Zehen parallel zueinander. Wenn du dafür die Knie beugst, ist das völlig okay. Achte nur darauf, dass die Hände fest am Boden sind.

4 Einatmend mache mit dem rechten Bein einen großen Ausfallschritt nach hinten. Gib das hintere rechte Knie auf den Boden und das vordere linke Knie in den 90-Grad-Winkel (auf keinen Fall über den Fuß sinken lassen). Dein Blick geht nach vorn. Achte darauf, dass deine Schultern über den Händen sind.

5 Halte den Atem an, bringe auch das linke Bein nach hinten und komme in den Liegestütz. Der Körper bildet eine gerade Linie. Achte darauf, dass dein Gesäß nicht nach unten hängt und auch nicht nach oben zeigt. Dein Bauch ist fest.

6 Ausatmend lege erst die Knie, dann die Brust und zuletzt das Kinn (alternativ die Stirn) zum Boden. Bleibe dabei mit den Hüften auf derselben Höhe wie zuvor, sodass dein Körper eine Welle formt. Halte die Ellbogen nah an den Rippen.

7 Einatmend hebe erst den Kopf, dann die Schultern und zuletzt den Oberkörper hoch und komme in die Kobra. Gib hier zunächst keinen Druck in die Hände, sondern arbeite mit der Rückenmuskulatur. Der Blick geht in Richtung Himmel, die gebeugten Ellbogen bleiben nah an den Rippen. Die Zehenspitzen zeigen nach hinten, und deine gesamte Körperrückseite ist aktiv.

8 Ausatmend drücke dich in den Herabschauenden Hund (Down Dog). Dein Körper formt dabei ein umgekehrtes „V", die Fersen schieben in den Boden, die gespreizten Finger sind fest mit dem Boden verbunden. Ziehe die Schulterblätter auseinander und lasse den Kopf locker.

9 Einatmend bringe nun den rechten Fuß mit einem großen Ausfallschritt wieder nach vorn zwischen die Hände. Öffne den Brustkorb nach vorn, der Blick geht nach vorn. Das hintere linke Knie liegt am Boden ab, das vordere rechte Knie ist im 90-Grad-Winkel gebeugt.

10 Ausatmend hole den linken Fuß dazu und komme wieder in die Vorbeuge.

11 Einatmend hebe die gestreckten Arme über den Kopf. Falte die Hände und schaue zwischen die Handflächen.

12 Mit einer tiefen Einatmung und geradem Rücken komme nach oben. Du kannst die Arme entweder über die Seiten oder gerade nach vorne gestreckt bringen. Bringe deine Hände gefaltet vor das Herz in Namasté.

Für die Wiederholung atmest du aus und führst die Abfolge auf der anderen Seite aus, um einen kompletten Sonnengruß zu vollenden. Achte darauf, immer beide Seiten zu üben, egal, bei wie vielen Runden, um die Balance zu wahren. Beginne mit drei Runden je Seite in einem langsamen Tempo, später kannst du Anzahl und Geschwindigkeit erhöhen.

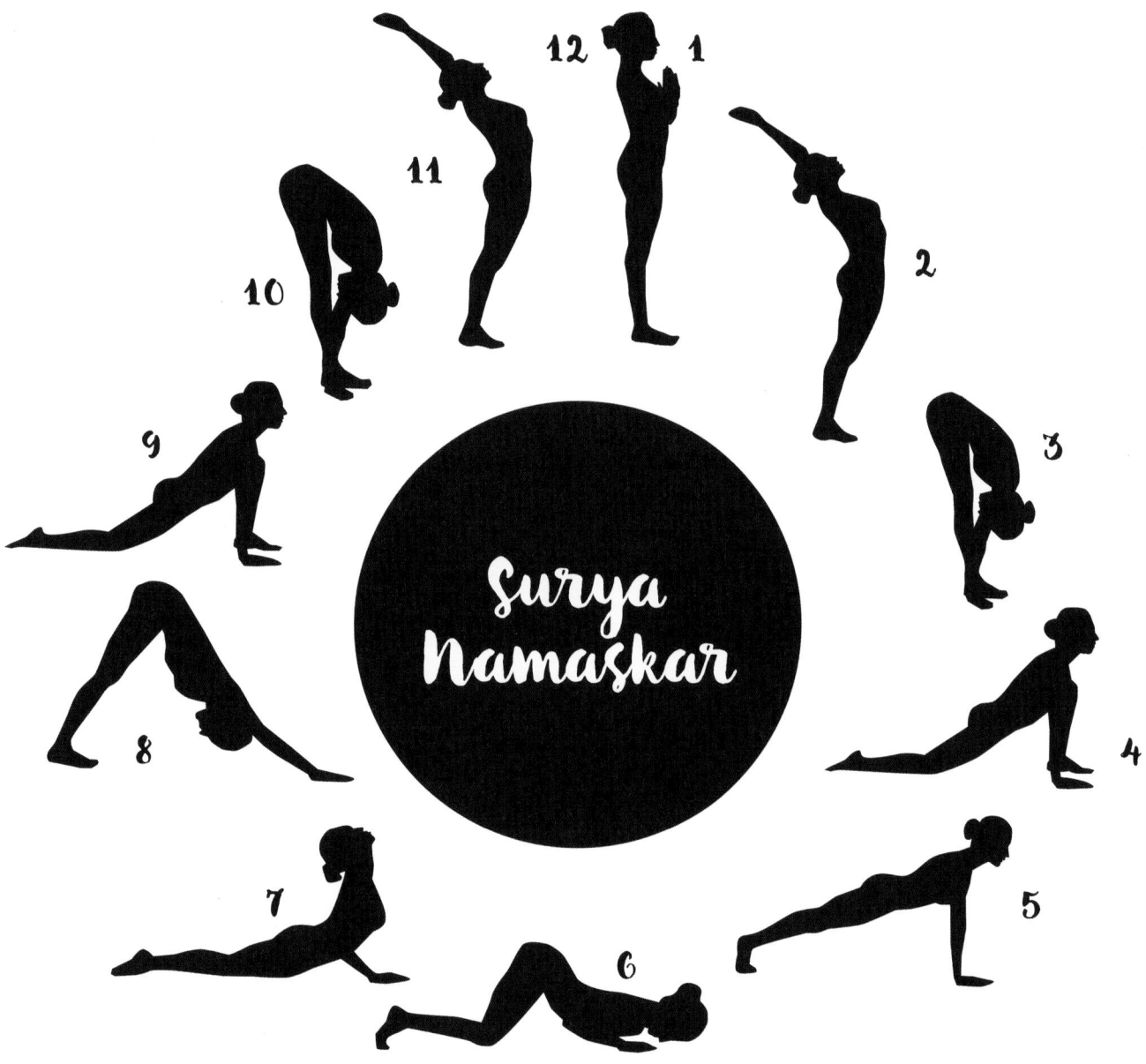

Surya Namaskar

Der Sonnengruß auf einen Blick

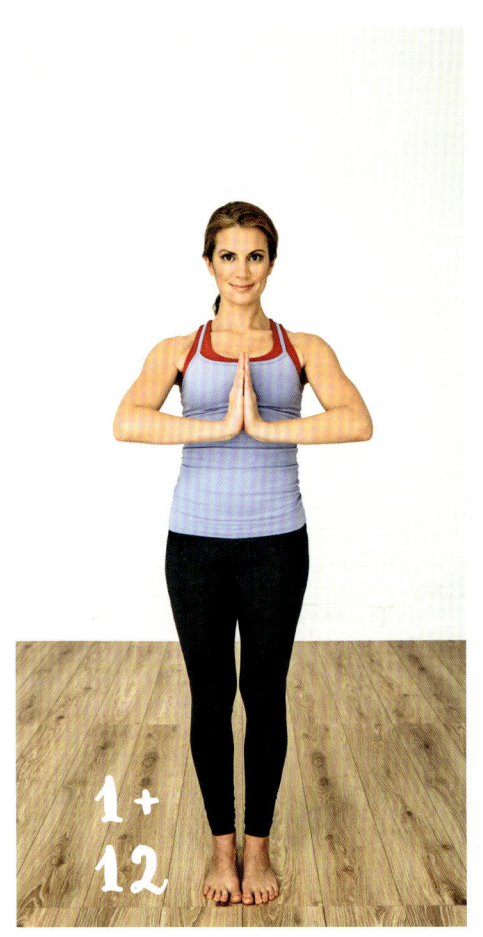

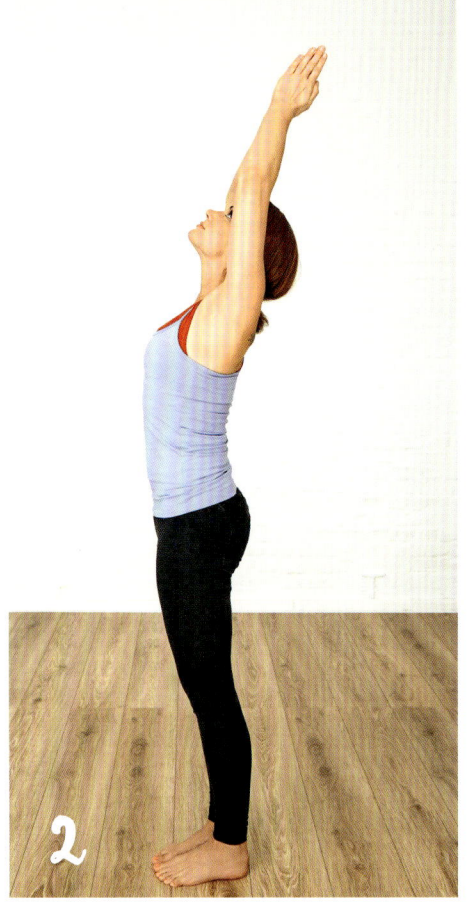

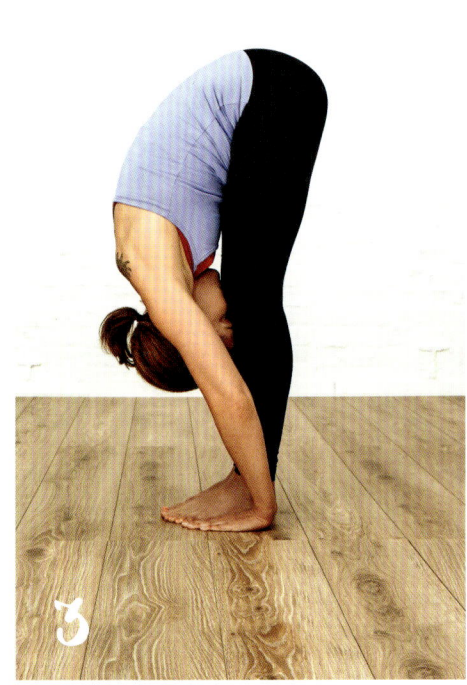

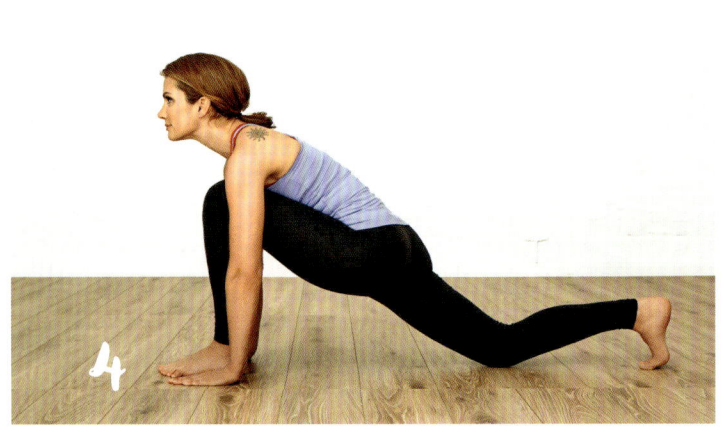

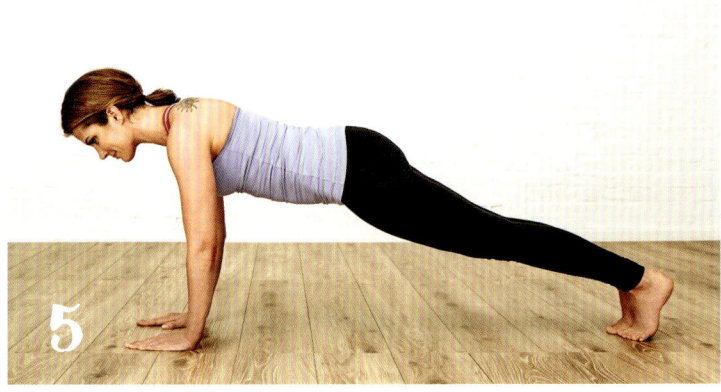

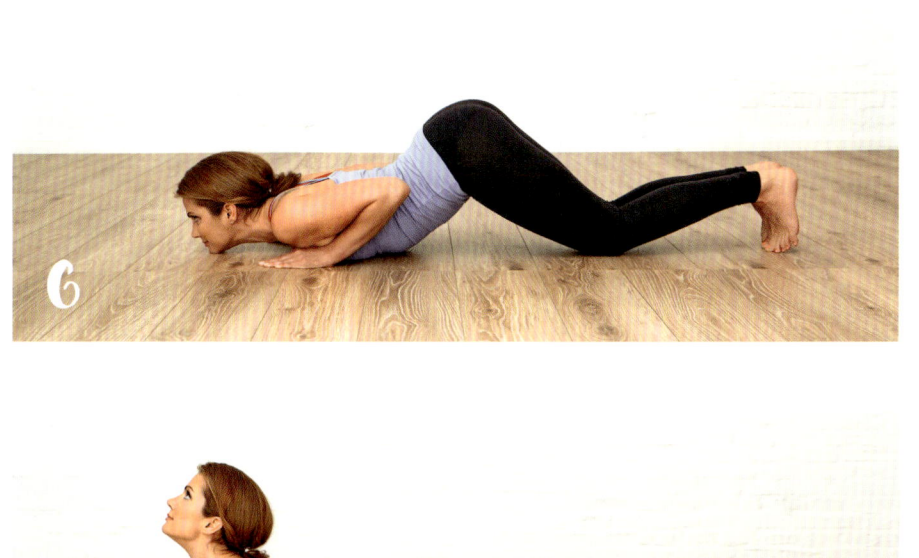

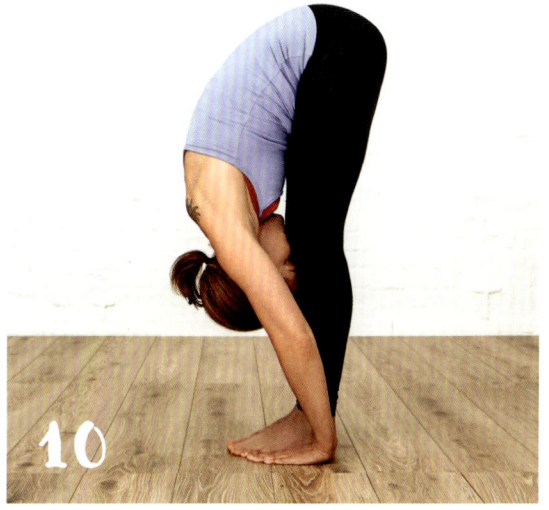

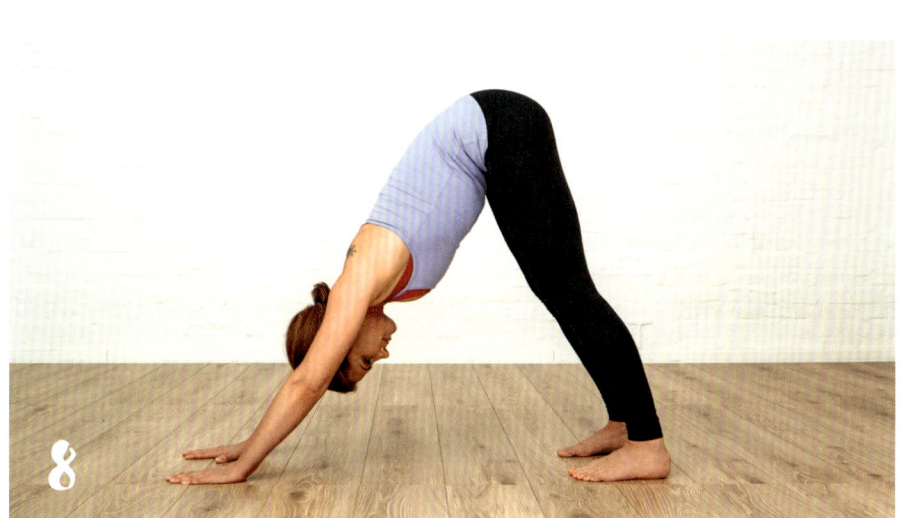

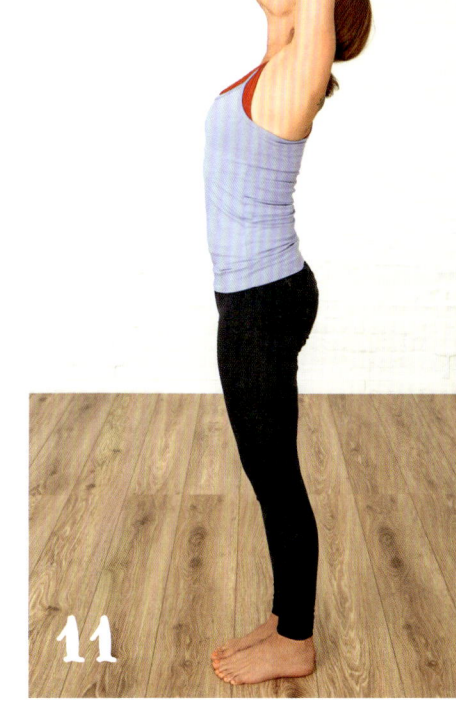

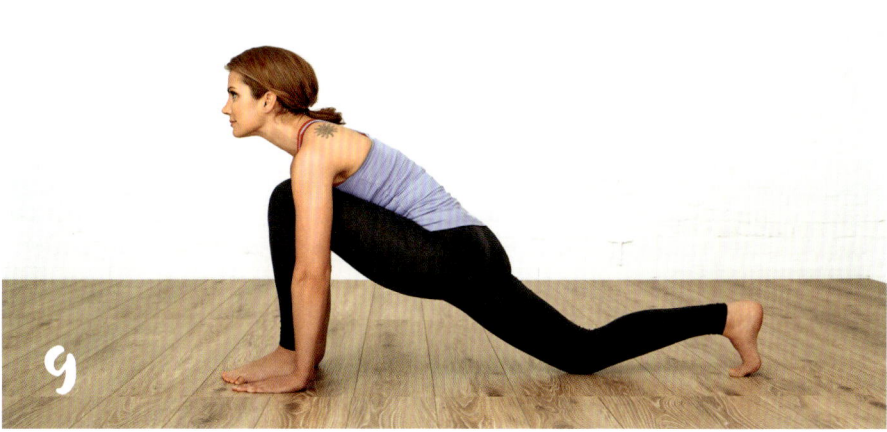

Mein Lieblings-Yogaflow für jeden Tag

Wenn du zusätzlich zum Sonnengruß noch etwas mehr Zeit hast – umso besser! Oft werde ich gefragt, mit welchen Asanas man anfangen soll. Natürlich ist das individuell völlig verschieden und hängt von deinen Bedürfnissen ab und davon, wie fortgeschritten du schon übst.

Du bekommst in diesem Buch eine umfassende Sammlung an Übungen, aus denen du wählen kannst. Generell kann man jedoch sagen, dass in einer Sequenz immer Vorbeugen, Rückbeugen und Twists der Wirbelsäule ausgeglichen sein sollten. Das ist an sich logisch, oder? Schließlich willst du deinen Körper in Harmonie bringen und dich nicht durch eine Sequenz, die zum Beispiel nur aus Rückbeugen besteht, zusätzlich stressen ... Wenn du dann noch eine Umkehrposition einbaust, gibst du deinem Herz und Kreislauf und allen anderen Systemen im Körper noch einen schönen Energiekick. Wenn du also im Kapitel „Die Übungen" ab Seite 082 einige Asanas für dich auswählst, behalte diese Grundregel im Hinterkopf. Ob du nun aus jeder Kategorie eine oder mehrere Übungen auswählst, bleibt dir überlassen und hängt davon ab, wie viel Zeit beziehungsweise Energie du hast.

Ich möchte jetzt meine Lieblingssequenz mit dir teilen, die ich auch dann übe, wenn für mehr keine Zeit ist. Damit wird mein Rücken gedehnt, die Körperrückseite entstresst, mein Brustkorb geöffnet, die Lungen belüftet und mein Herz-Kreislauf-System aktiviert. Ich werde also innerhalb weniger Minuten die Steifheit und Trägheit des Liegens in der Nacht los, lockere meinen Rücken, zum Beispiel für die Arbeit am Schreibtisch oder das Tragen meines Babys, versorge mein System mit reichlich Sauerstoff, verjünge damit meine Zellen UND rege mein Gehirn an, indem im wahrsten Sinne des Wortes Blut hineinschießt. Wie viel besser kann man also in den Tag starten?

1 Twist (sanskr.: jathara parivartanasana)
Lege dich flach auf den Rücken. Strecke das linke Bein gerade aus, ziehe das rechte Bein mit der linken Hand zu dir heran. Strecke den rechten Arm seitlich aus. Atme tief, während du immer tiefer in die Dehnung gehst. Wechsle die Seiten.

2 Sitzende Vorbeuge (sanskr.: paschimottanasana), siehe auch Seite 098

Sitze aufrecht mit ausgestreckten Beinen, durchgedrückten Knien und geflexten Zehen. Richte den Rücken gerade auf und strecke mit der Einatmung die Arme nach oben. Ausatmend ziehe dich diagonal nach vorn, umgreife mit deinen Händen die Füße. Ziehe jetzt die Ellbogen leicht nach außen und damit deinen Oberkörper sanft weiter über die Beine, bis deine Brust komplett auf den Beinen abliegt. Komme mit geradem Rücken langsam wieder hoch.

3 Rad (sanskr.: chakrasana), siehe auch Seite 114
Für Fortgeschrittene, einfache Version: Brücke, siehe Seite 112

Du liegst auf dem Rücken, die Füße stehen dicht am Po. Deine Arme liegen eng am Körper, die Handflächen weisen nach unten. Wölbe den Rücken vom Boden weg. Hebe dann deine Arme senkrecht in die Luft, beuge die Ellbogen und stelle die Hände neben die Ohren, sodass die Finger zu den Schultern weisen. Drücke deine Hände fest in den Boden und rolle dich von den Schultern her über den Hinterkopf, bis nur noch die Schädeldecke auf dem Boden steht. Strecke dann die Hände vollkommen aus, damit sich der Kopf vom Boden abhebt.

4 Kopfstand (sanskr.: shirshasana)
Für Fortgeschrittene, einfache Version: Schulterstand, siehe Seite 116

Komme in den Kniestand. Falte die Hände und ziehe dabei die kleinen Finger nach innen. Richte die Hände und Unterarme am Boden zu einem spitzen Dreieck aus. Lege die flache Stelle der Schädeldecke auf den Boden so nah an die Hände, dass sie den Kopf sicher umfassen. Stelle deine Zehen auf und strecke deine Beine, schiebe dabei den Po nach hinten und oben. Wandere langsam mit den Zehen zum Kopf, bis du ganz auf den Zehenspitzen stehst. Halte den Rumpf stabil. Hebe dann die Füße und beuge zunächst deine Knie, um dich auszubalancieren. Strecke die Beine langsam senkrecht nach oben.

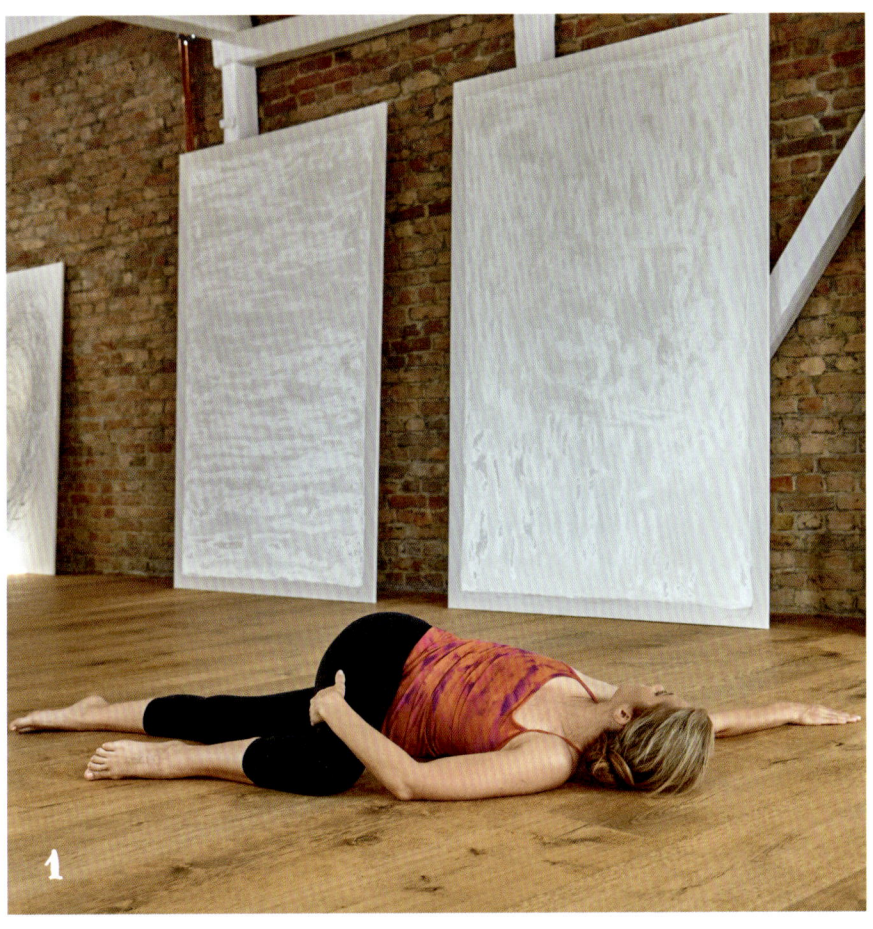

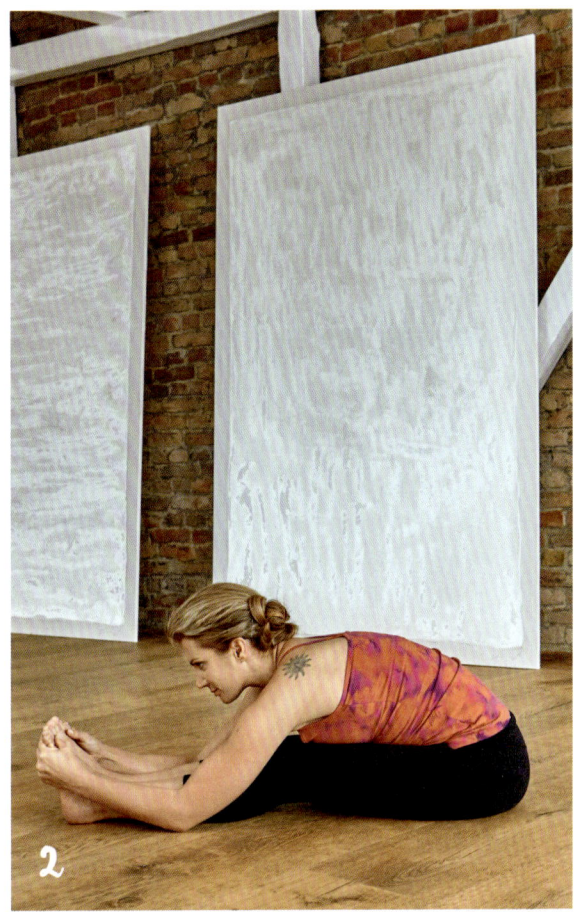

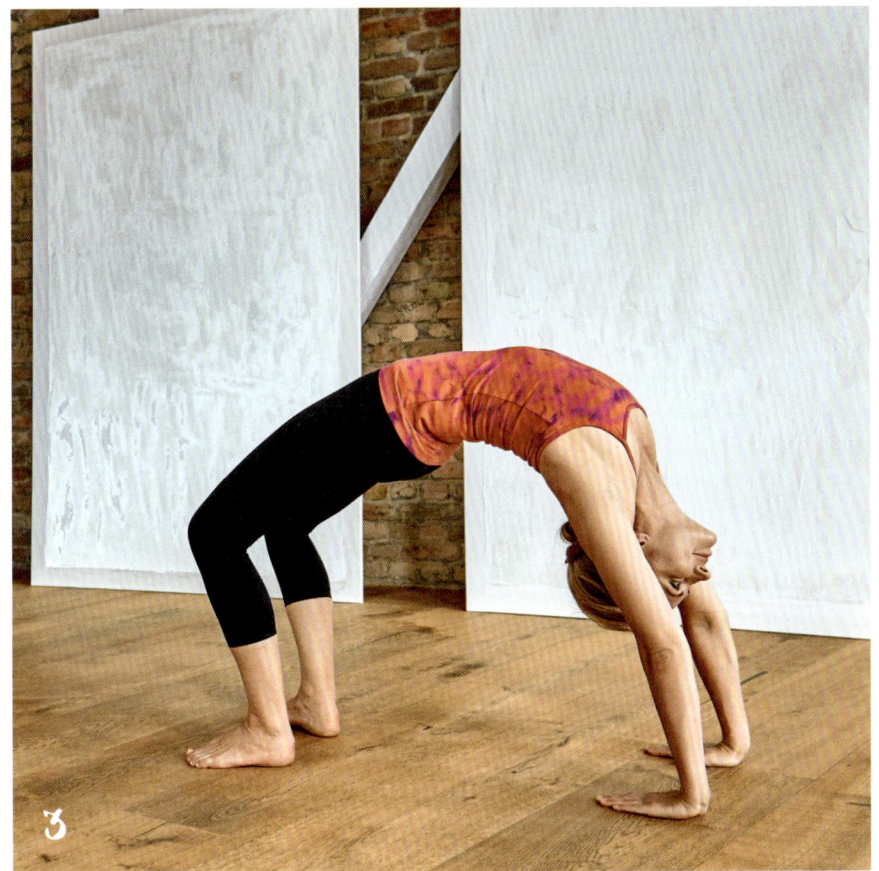

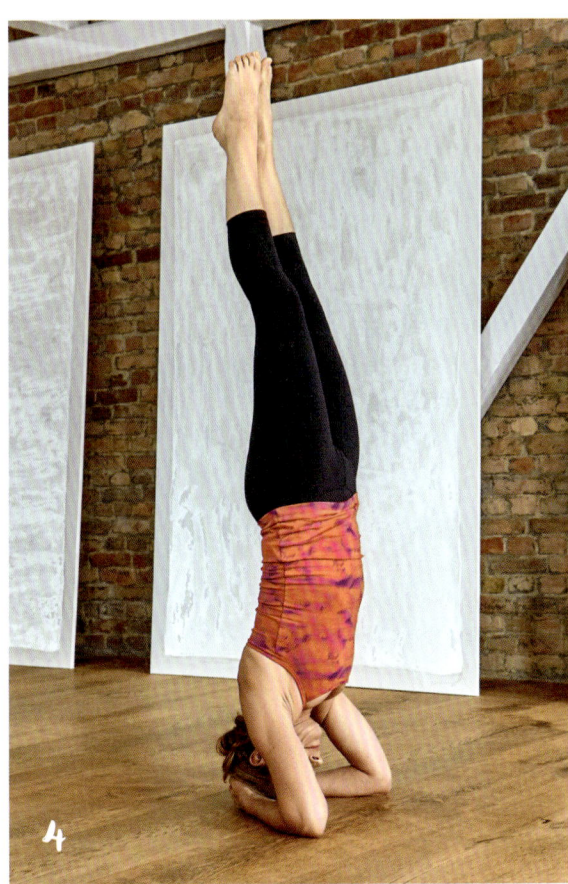

Meine Tipps für die optimale Übungspraxis

Bevor du mit den Yogaasanas beginnst, ist es sinnvoll, dich gut vorzubereiten. Die Übungen und ihren Nutzen gut zu kennen, verringert das Verletzungsrisiko und sorgt außerdem dafür, dass die Wirkung gesteigert wird. Hier habe ich dir einige Tipps zusammengestellt.

Vobereitet sein

Lies dir jede Asana, die du üben möchtest, genau durch und präge dir die Bilder ein. Achte beim Üben darauf, dass du eine halbe Stunde ungestört bist und dass deine letzte Mahlzeit etwa zwei Stunden zurückliegt.

Im richtigen Maß üben

Übe mäßig, aber regelmäßig. Es ist besser, jeden Tag zehn Minuten zu üben, als nur ab und zu zwei Stunden am Stück. Beginne mit wenigen, einfachen Asanas, in denen du dich wohl fühlst. Wenn du diese gemeistert hast und sicher bist, kannst du dich komplizierteren Posen widmen.

Mit Spaß üben

Übe mit Freude und genieße die Herausforderung. Je leichter dein Geist beim Üben ist, desto schneller und deutlicher werden die Wirkungen und Fortschritte sich bemerkbar machen.

Für dich üben

Es geht nicht darum, den Nachbarn auf der Matte zu beeindrucken oder wie tief du in eine Asana kommst. Wichtig ist, wie DU dich FÜHLST und ob du dir der Wirkung der Asana bewusst bist.

Achtsam üben

Je mehr du während einer Pose in dich hineinfühlst, desto besser kann eine Asana wirken. Studiere deshalb die Wirkung deiner Lieblingsasanas und übe sie auch mit geschlossenen Augen, um sie komplett zu erspüren.

Langsam üben

Gib der Asana Zeit zu wirken. Manche Posen erfordern längere Zeit als andere, bis sie ihre Benefits entfalten können. Hetze nicht von Position zu Position, sondern koste die Wirkung jeder Asana aus.

Ehrlich üben

Sei aufrichtig in deiner Übung. Es bringt dir nichts, dich „tief" in eine Pose hineinzuschummeln, damit es von außen gut aussieht. Eine korrekte Ausführung der Asana, die deiner jeweils aktuellen Fähigkeit angepasst ist, wird deine Praxis auf Dauer wesentlich besser und nützlicher machen.

Limits akzeptieren

Wir wollen unsere Grenzen stetig ausweiten, sie aber nicht überschreiten. Falscher Ehrgeiz und Ungeduld beim Üben können zu Verletzungen führen.

Selbstliebe leben

Übe mit Sanftmut. *Sadhana* (siehe Seite 054) bedeutet, das zu tun, was getan werden kann. Wenn du einmal weniger Kraft hast oder müde bist, übe einfach an diesem Tag softer oder widme dich nur dem geistigen Üben.

Deinen Körper erfahren

Lerne deinen Körper kennen. Im Laufe der Zeit wirst du genau spüren, welche Asanas du heute brauchst. Stelle dir so individuell dein persönliches Programm für deine aktuellen Bedürfnisse zusammen.

Offen sein

Sei offen und flexibel in Körper und Geist. Probiere verschiedene Yogastile aus, um zu sehen, was dir am meisten liegt (siehe ab Seite 016).

Deine Lehrer studieren

Studiere deine Lehrer. Bleibe nicht beim ersten Lehrer, mit dem du übst. Du solltest Vergleichsmöglichkeiten haben und bekommst von jedem neue Inspirationen, die dich auf deinem Weg wieder weiterbringen.

Feedback geben

Gib zurück. Jeder Lehrer freut sich, wenn er beim Unterricht ein Lächeln bekommt oder nach einer guten Klasse ein positives Feedback. Yoga üben bedeutet nicht nur das Bewegen auf seiner eigenen Matte, sondern hat auch auch viel mit Achtsamkeit zu tun (siehe ab Seite 076).

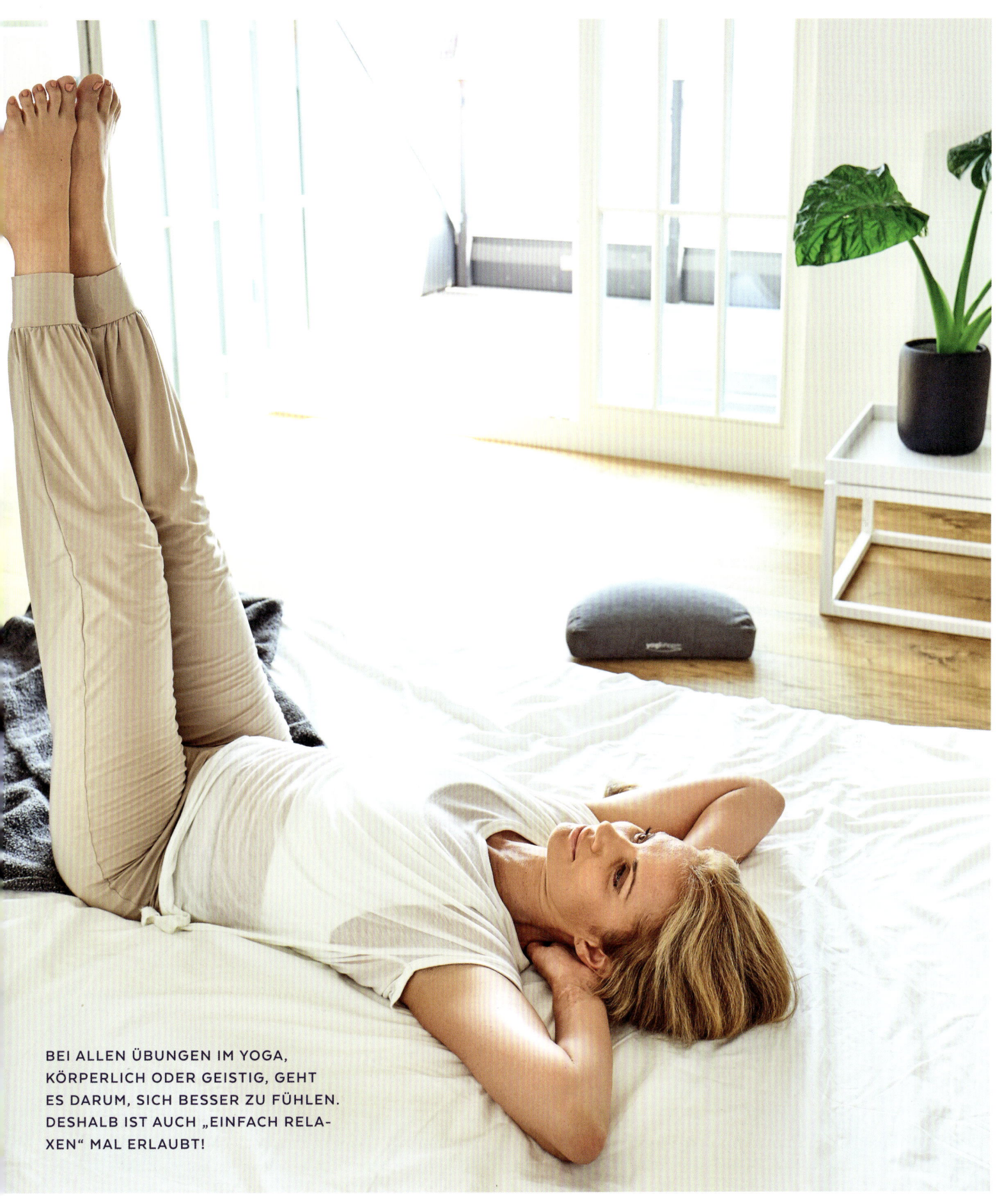

BEI ALLEN ÜBUNGEN IM YOGA,
KÖRPERLICH ODER GEISTIG, GEHT
ES DARUM, SICH BESSER ZU FÜHLEN.
DESHALB IST AUCH „EINFACH RELA-
XEN" MAL ERLAUBT!

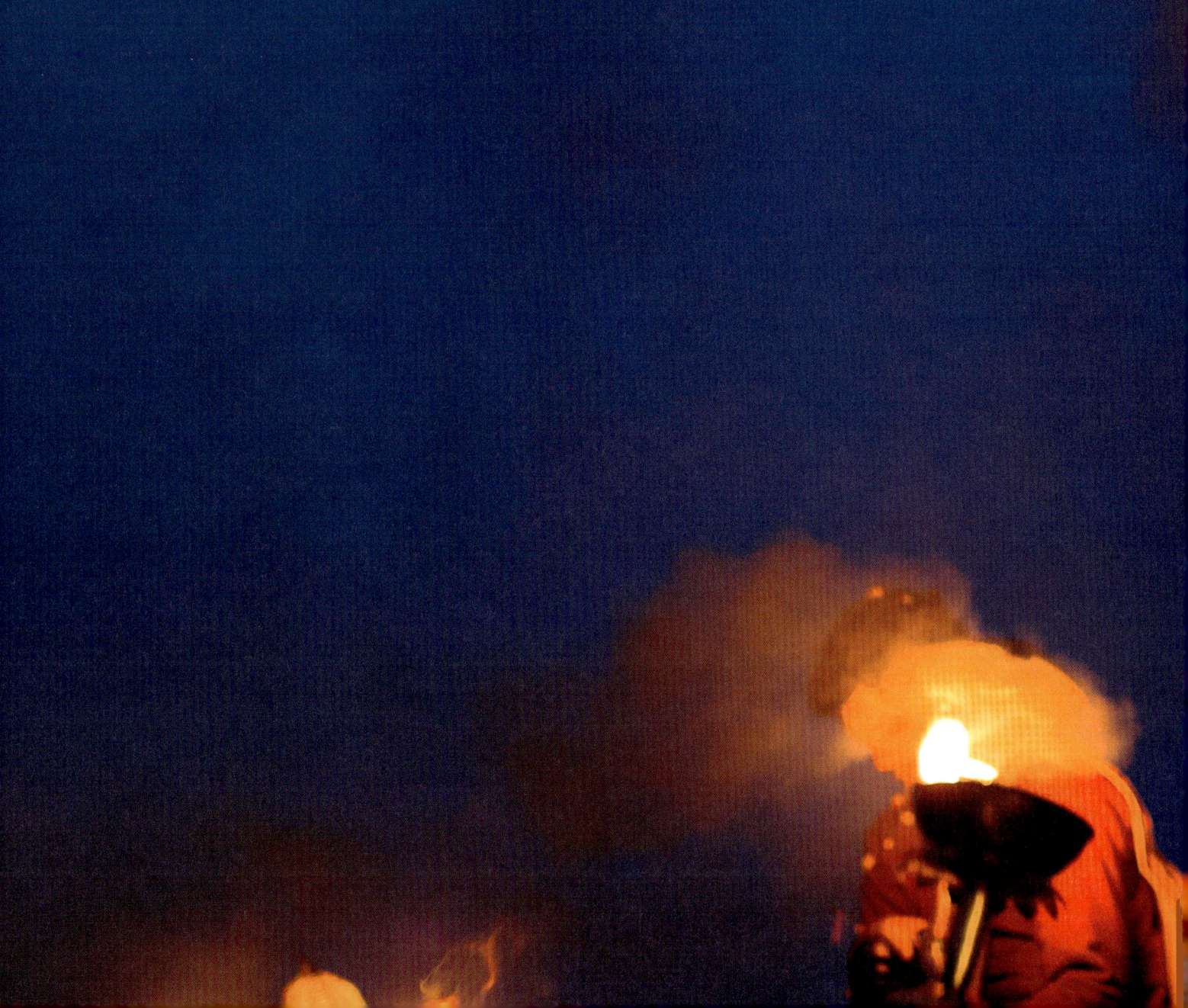

»Willst du wissen, wer du warst,
so schau, wer du bist.
Willst du wissen, wer du sein wirst,
so schau, was du tust.«

(Siddharta Gautama Buddha)

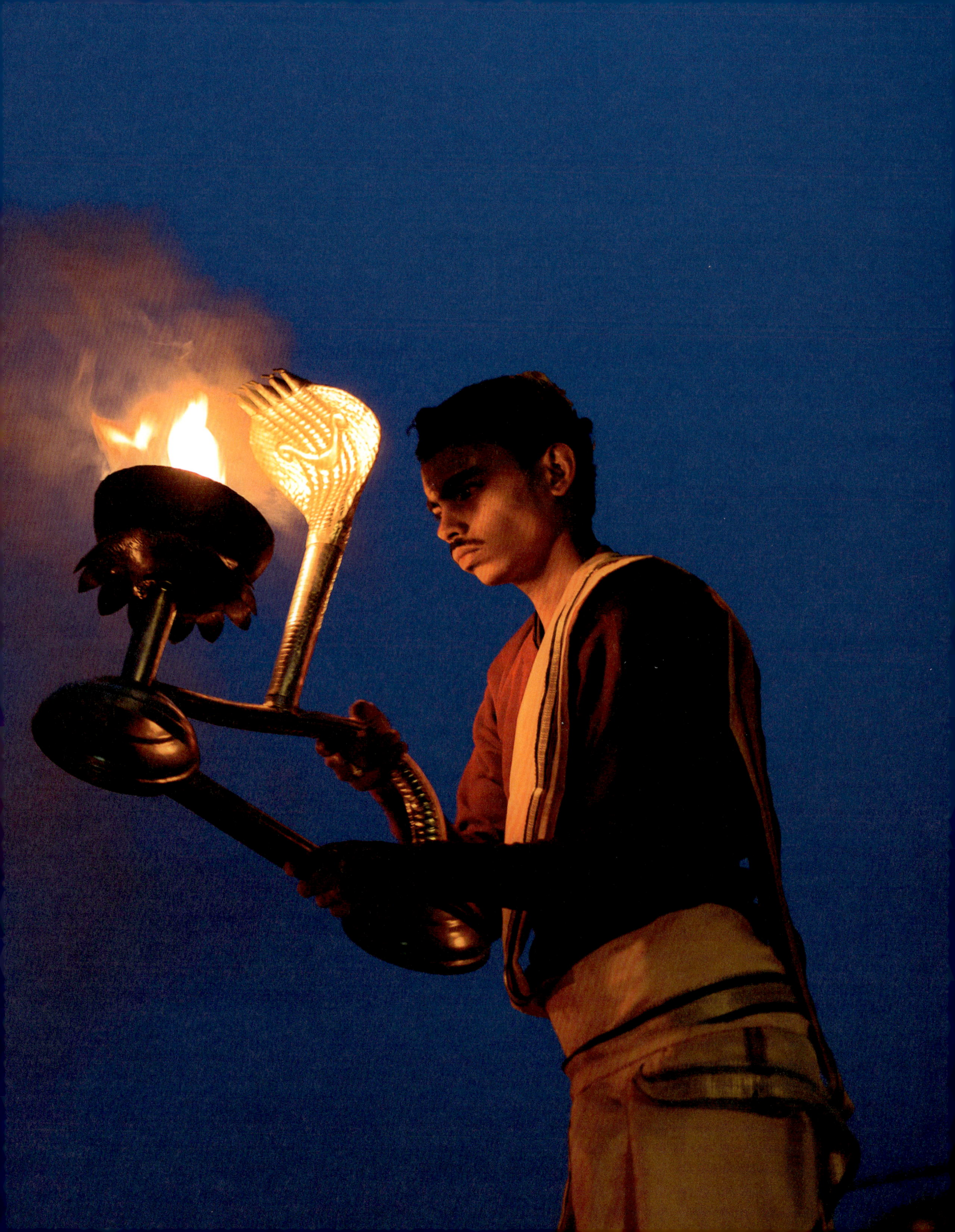

Einfach sein

**What goes around, comes around,
oder: Warum Bösesein keinen Sinn macht.**
Dass Yoga mehr ist als die Übungen auf der Matte, habe ich
ja bereits mehrfach betont. Wir haben gesehen, dass es in der
Praxis auch um bewusste Atmung (siehe ab Seite 046) geht
und darum, den Geist zum Beispiel mithilfe von Meditation
(siehe ab Seite 058) zu beruhigen. All diese Dinge werden dir
dabei helfen, dass du dich besser fühlst – „be better" eben!

Alles Karma?
Aber „echtes" Yoga geht noch weiter darüber hinaus. Sowohl die bisher gezeigten körperlichen wie mentalen Übungen beziehen sich darauf, wie es DIR geht, sind also streng
genommen noch egoistisch gefärbt. Will ich jedoch wahren
Frieden erleben, geht das nur, wenn es mich auch kümmert,
was mit den anderen Menschen und Mitwesen ist. Solange
ich Schaden welcher Art auch immer anrichte, wird mein
Geist nicht zur völligen Ruhe kommen. Auch wenn ich mich
oberflächlich selbst belüge und damit beruhige, dass es „ja
nicht so schlimm" ist, weiß das Unterbewusstsein, wenn ich
jemanden verletzt habe, und sendet diese Information in
mein System. Das kann bewusst oder unbewusst geschehen
und in unterschiedlichen Abstufungen. Es mag von einem
selbst gehört oder ignoriert werden, in den Zellen kommt diese Information in jedem Fall an und setzt sich dort fest. Das
Ganze nennt sich dann „Karma".

»Achte auf deine Worte, denn sie werden deine Taten.«

Im Yoga ist man davon überzeugt, dass jede Handlung eine
Folge nach sich zieht, sei es direkt oder indirekt, sofort oder
später. Nichts bleibt ohne Konsequenz. Daher ist ein ganz
wichtiges Prinzip des Yoga die Gewaltlosigkeit: Yogis nennen
das *Ahimsa*. Gewaltlosigkeit meint hier nicht nur offensichtli-
che Dinge, wie jemandem wehzutun oder gar zu töten. *Ahimsa* fängt schon viel früher an. Denn bereits bei Dingen wie
Beleidigungen handelt es sich um Gewalt verbaler Art, die als
negative Energie in unseren Zellen gespeichert wird.

Vielleicht hast du dich schon mal heftig mit einem gelieb-
ten Menschen gestritten. Das Gefühl danach ist schrecklich,

oder? Bis hin zu körperlicher Übelkeit hinterlässt jede böse
Auseinandersetzung einen schlechten Nachgeschmack. Tatsächlich kann psychischer Stress sich auf körperlicher Ebene
darin niederschlagen, dass der Körper übersäuert: Du wirst im
wahrsten Sinne des Wortes „sauer".

Gewaltlosigkeit beginnt im Kopf
Den Worten vorangestellt sind jedoch die Gedanken. Aus
einem friedlichen Geist werden keine bösen Schimpfwörter
kommen. Daher gehen Yogis noch weiter und fangen mit der
Gewaltlosigkeit schon im Kopf an. Bereits das Verurteilen
eines anderen sollte im Idealfall vermieden werden. Lästern,
üble Nachrede, arrogantes Abstempeln anderer Menschen …
All dies sind Dinge, die uns nicht guttun. Ja, richtig gelesen:
Sie tun UNS nicht gut. Denn auch wenn der Giftpfeil in die
Richtung eines anderen abgeschossen wird, so trifft er am
Ende auch mich selbst. Schaue dir doch mal Menschen an,
die ständig missgünstig, herablassend oder hämisch über
andere reden – wirklich glücklich sind sie nicht!

Kleines Experiment
Wenn du Lust hast, probiere einfach mal Folgendes aus: Mei-
de 21 Tage lang konsequent jeden negativen Gedanken über
andere Menschen. Das ist nicht nur eine tolle Übung für den
Geist, sondern es wird dein Leben auch in positivere Bah-
nen lenken. Du wirst Schönes in und an Menschen entdecken, das dir zuvor vielleicht nicht aufgefallen ist. Dinge, die
dich früher genervt haben, können dich nicht mehr aus der
Fassung bringen. Diese Gelassenheit wird man dir anmerken,
und positive Dinge werden sich in deinem Leben häufen.
Und: Das ist kein esoterischer Kram, das ist einfach das Na-
turgesetz der Anziehung!

Hinzu kommt, dass jede Art der Aversion eine der stärksten
Anhaftungen bedeutet. Solange du dich über jemanden
ärgerst, schwirrt er nämlich in deinem Kopf herum und belegt
Kapazitäten, die du eigentlich für viel bessere und viel positivere Dinge nutzen könntest. Zudem zieht dich diese Nega-
tivität selbst runter. Du siehst, es macht schlichtweg keinen
Sinn, schlecht über oder zu anderen zu reden!

Gewaltlosigkeit betrifft übrigens nicht nur MitMENSCHEN. Im
Yoga werden alle Lebewesen miteinbezogen. Daher stammt
auch die Empfehlung, keine Tiere – unsere Mitwesen – zu
essen. Aber was bedeutet das für dich?

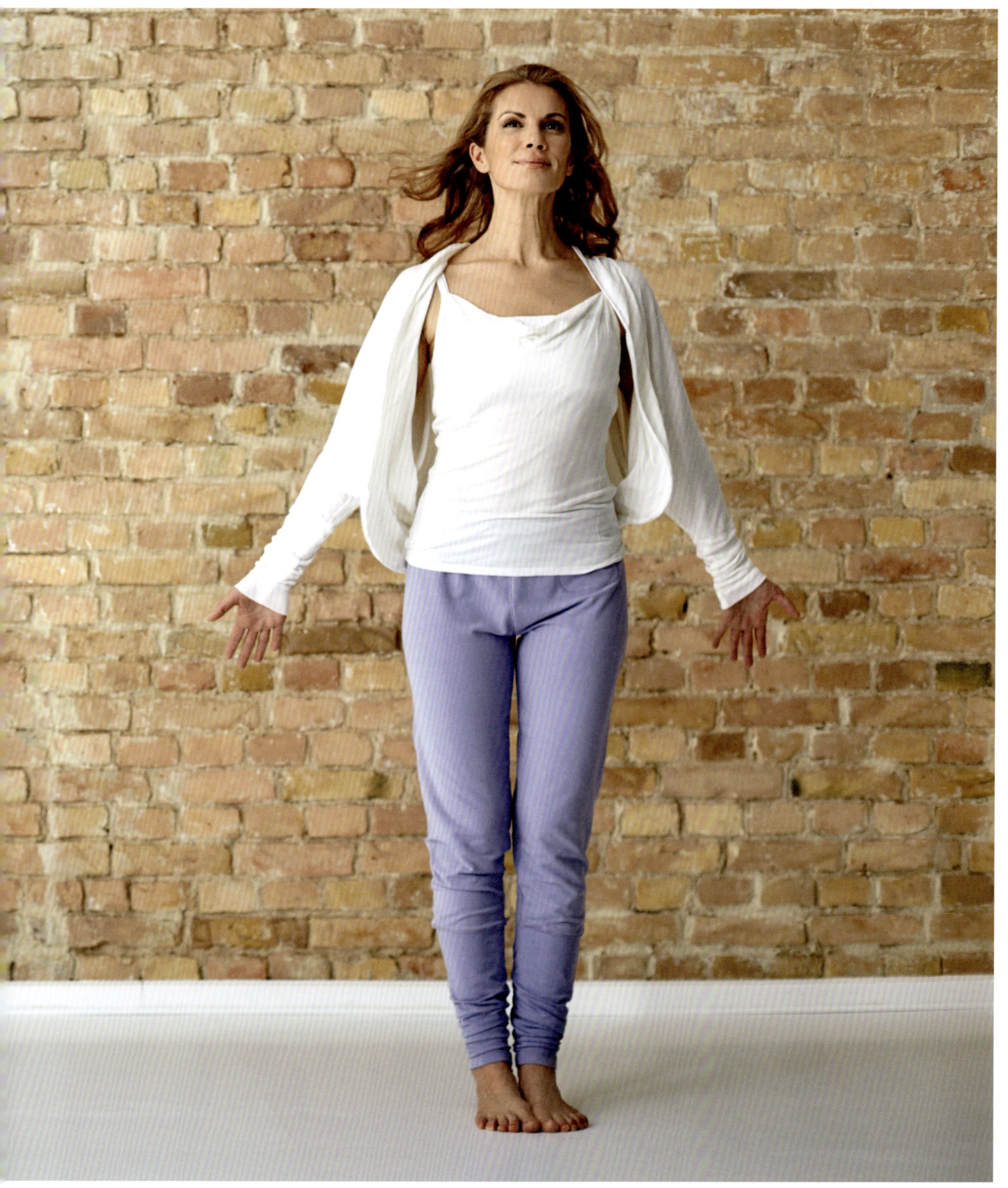

Muss ich Vegetarier werden?

Eines gleich vorweg: MÜSSEN musst du gar nichts. Wir Menschen sind mit dem großen Geschenk der freien Entscheidung bedacht worden. Wie bei den körperlichen Übungen und der Meditation gilt auch bei den ethischen Themen, dass du selbst wählst, wie viel du investierst und wie „ernst" du es mit deiner Praxis meinst. Am Ende des Tages soll es Spaß machen. „Spaß" bedeutet jedoch nicht, die Augen zu verschließen oder sich in Sachen „Genuss" oder „Freude" selbst zu belügen.

Alles, was wir tun (und essen), ist ethisch

Mir geht es hier um den ethischen Aspekt der Ernährung. Dazu braucht man im Grunde nicht viel zu sagen, sondern nur seinen gesunden Menschenverstand einzuschalten und ganz und gar ehrlich zu sein. Fakt ist: Jedes Tier, das gegessen wird, muss vorher getötet werden. Das ist ein Akt der Gewalt. In der heutigen Zeit ist Massentierzucht das Resultat eines ungezügelten Fleischkonsums und einer haltlosen Preisdumpingpolitik der Nahrungsmittelindustrie. Grauenhafte Bilder von der Haltung und Schlachtung von „Nutztieren" kennt inzwischen jeder. Und selbst ein „Bio-Rind" sieht seinem Ende mit einem Bolzen zwischen den Augen entgegen und wird von jemandem getötet, der dies professionell erledigt. Bitte entschuldige meine direkte Ausdrucksweise, aber man braucht nicht darum herumzureden.

Du siehst in diesem Zusammenhang meinen Punkt, wenn ich davon rede, dank Yoga Stress loszuwerden und in Frieden zu leben? In Diskussionen höre ich immer wieder Argumente wie: „Ich möchte aber nicht auf den Genuss verzichten", oder: „Ich habe das Tier ja nicht selber getötet", oder: „Was soll ich denn dann noch essen?" Früher bin ich dann auf lange, teils hitzige Gespräche eingestiegen, in denen ich die besseren und letztlich überzeugenden Argumente dazu gebracht habe, dass Genuss auch anders geht. Denn jemand unterstützt natürlich indirekt das Töten, wenn er das Fleisch kauft. Und das, obwohl es eine unendliche Vielfalt an so leckeren vegetarischen Gerichten gibt!

Was ist WIRKLICH gut für dich?

Heute kürze ich das oft ganz einfach ab, indem ich militanten Fleischessern einen Spiegel vorhalte: Du selbst entscheidest, was für dich „Genuss" bedeutet. Wenn du es „genießt", regelmäßig bis oft Tiere zu essen, Alkohol zu trinken oder zu rauchen, spiegelt das deine Bewusstseinsstufe wider und die Art, wie sehr du WIRKLICH gut mit dir selbst umgehst. Du selbst entscheidest, wofür du die Verantwortung übernimmst. Wenn du Fleisch isst und damit in Kauf nimmst, für Gewalt an Lebewesen, massive Schädigung der Umwelt auf unserem Planeten und dem Raubbau an Nahrungsressourcen mitverantwortlich zu sein, spiegelt auch das den Grad an Ehrlichkeit und Auseinandersetzung mit der Welt, in der du lebst. Du selbst entscheidest, wie viel du in dich investierst. Natürlich kostet es ein wenig Zeit und etwas mehr Geld, sich bewusst und gesund zu ernähren. Allerdings ist das:

a) viel weniger aufwendig, als man denkt,
b) viel einfacher, als man denkt, wenn man den Dreh raushat,
c) viel mehr ein Gewinn als Verzicht, wenn man die unendlichen Weiten von Gemüse, Getreide & Co. entdeckt hat!

Meine Gäste sind zumindest immer begeistert, was man alles vegetarisch zaubern kann, wenn ich sie bei meinen Dinnerpartys verwöhne!

Es geht nicht um militantes Denken, sondern um eine bewusste Auseinandersetzung mit deiner Ernährung und ihren Konsequenzen für ALLE. Frage dich EHRLICH, was am Ende des Tages langfristig WIRKLICH gut für dich ist?

Ich selbst bin auch nicht als Vegetarierin zur Welt gekommen und bin die Letzte, die dogmatisch, militant oder verurteilend ist! Es ist völlig ok, wenn du einfach mal anfängst, darüber nachzudenken, was du da vor dir auf dem Teller hast, und vielleicht an einem oder drei Tagen pro Woche tierproduktfreie Alternativen probierst. Das ist schon ein guter Anfang!

Jede Verbesserung beginnt mit einem ersten Schritt, jedes Wachstum mit einem Samen. Und: Du kannst auch als Fleischesser mit Yoga anfangen und recht weit kommen. In der Folge wirst du aber nur dann den ganzen Nutzen genießen, wenn du auch diesen Schritt gehst. Ich hoffe, ich konnte dich damit ein wenig inspirieren oder dir auch beim Argumentieren mit deinen Freuden helfen, solltest du schon Vegetarier sein!

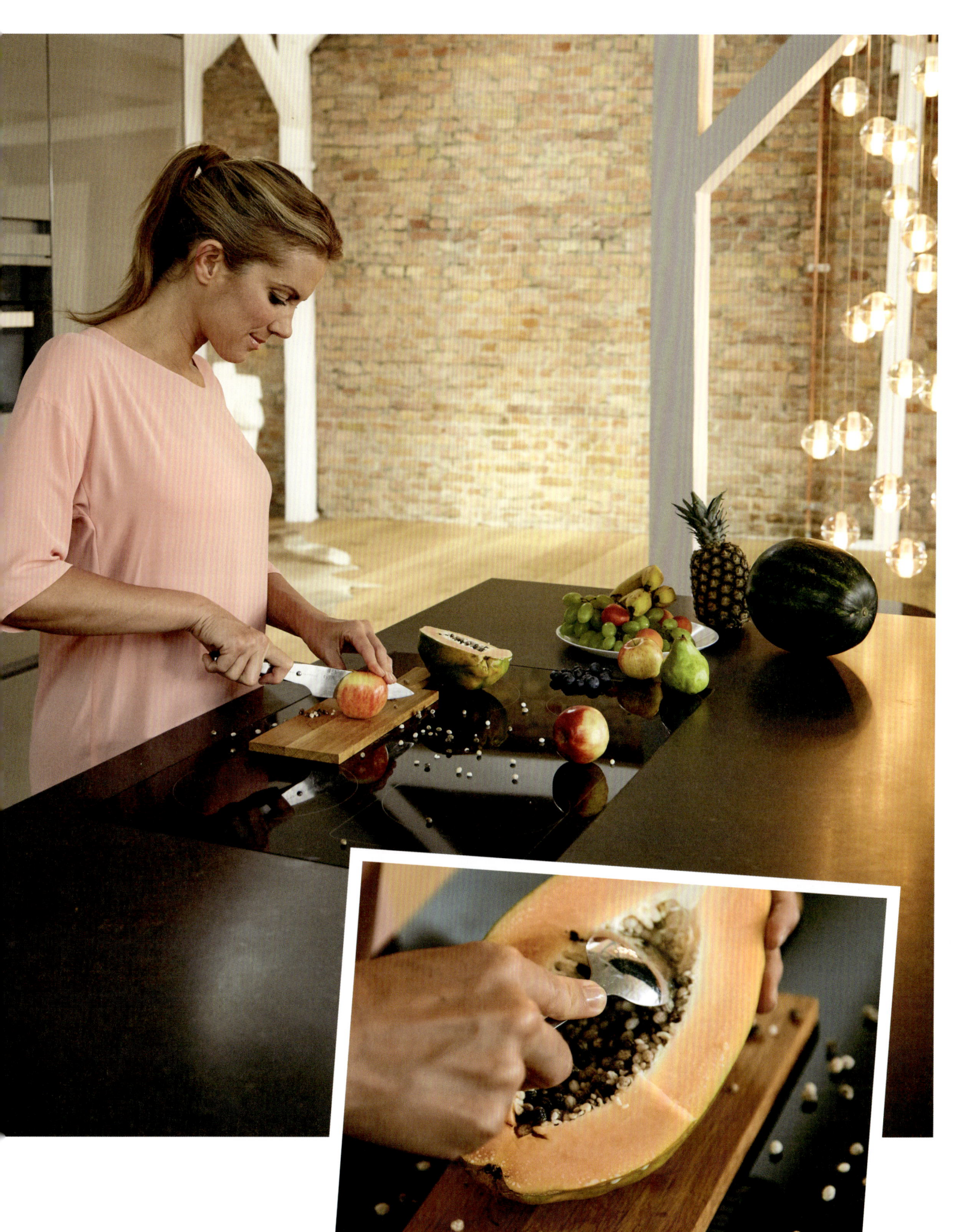

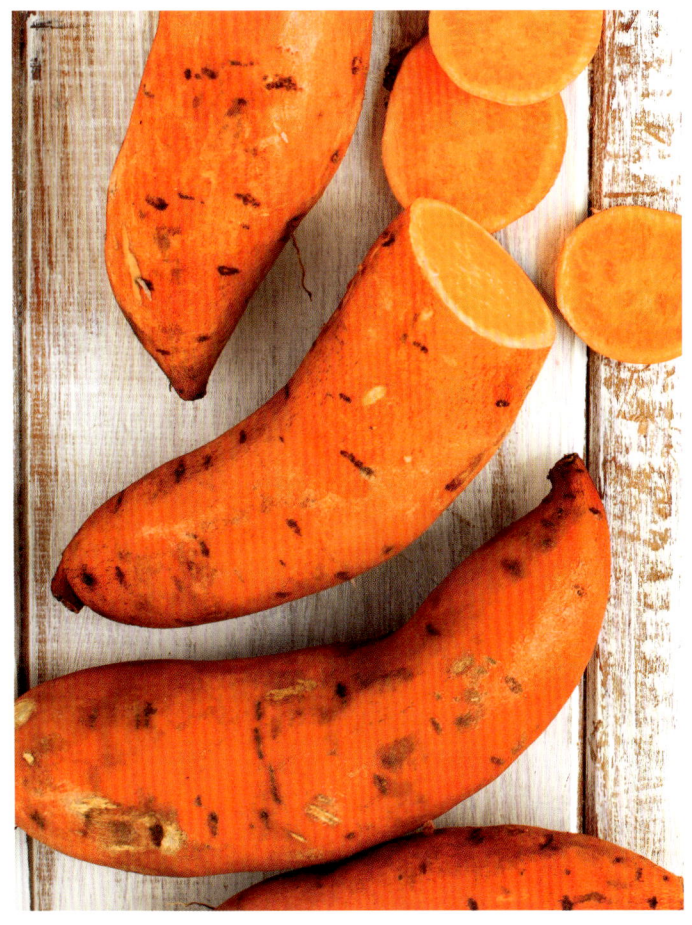
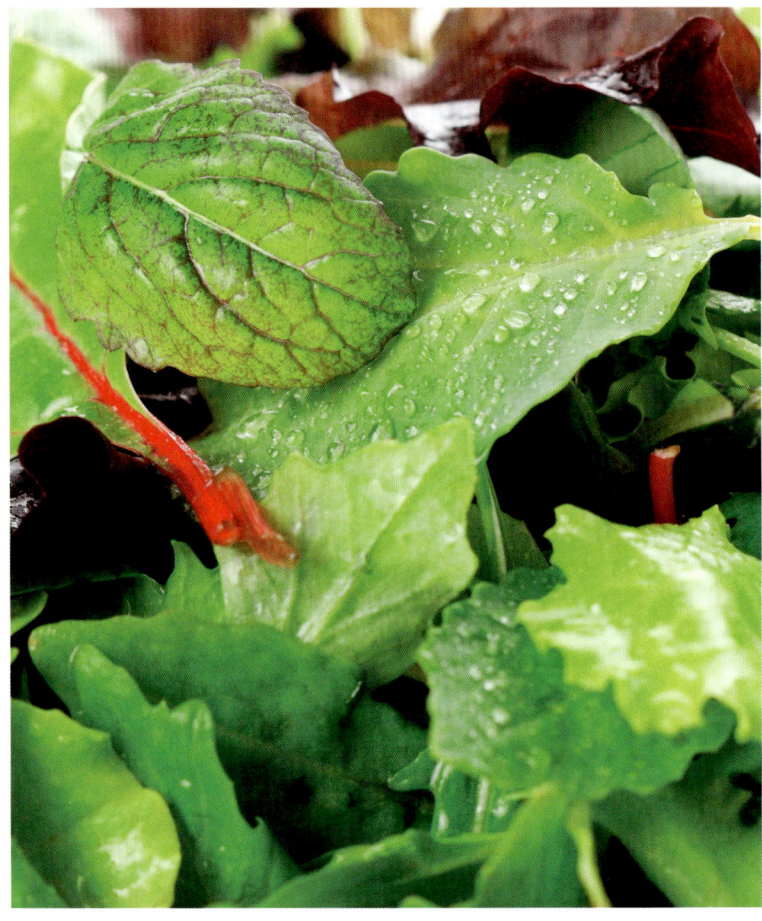
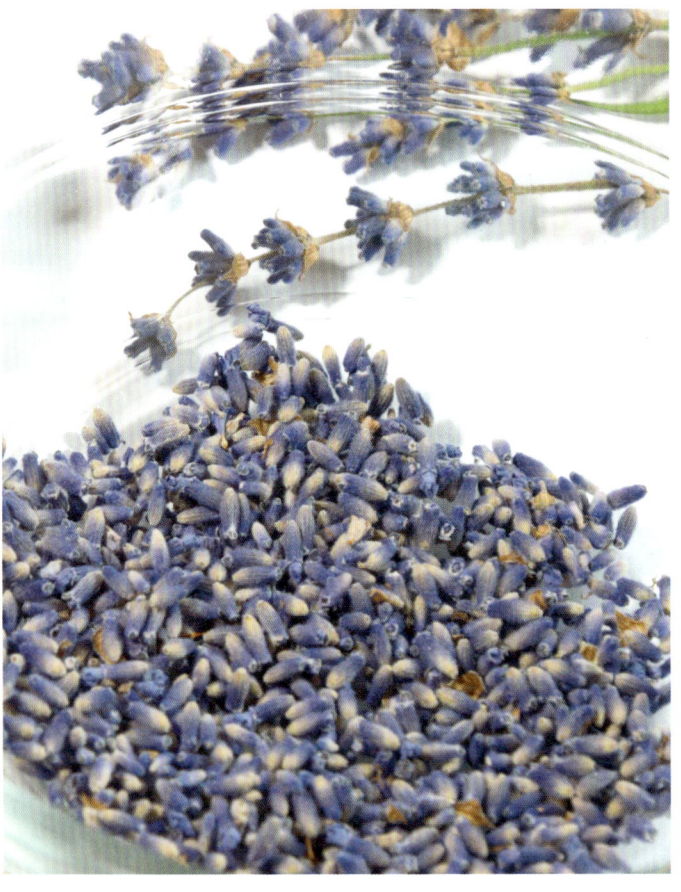
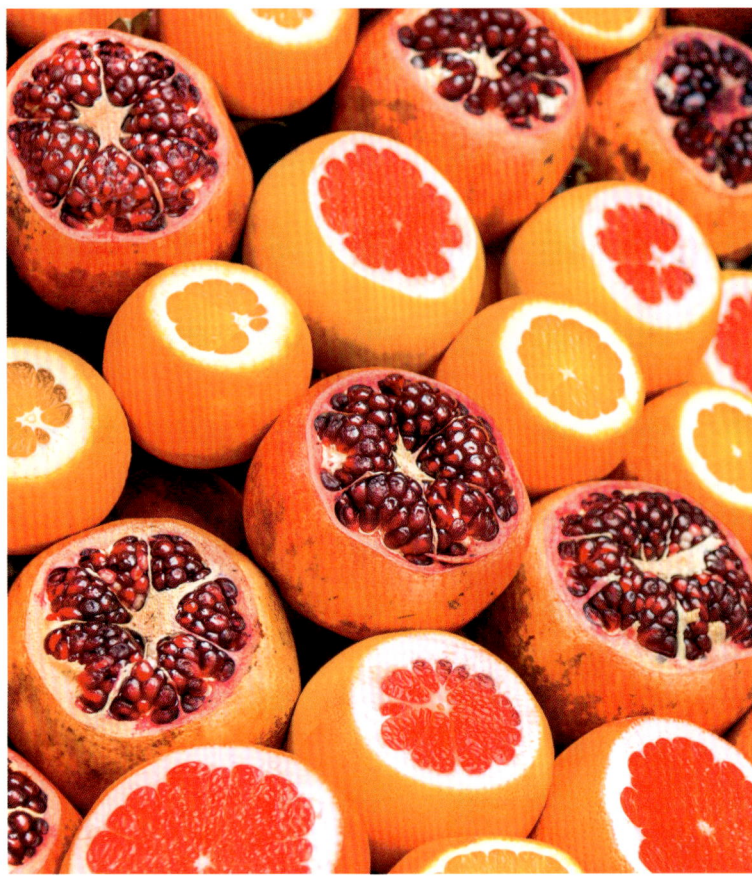

Meine Lieblingsrezepte

1 Gesundheit: Süßkartoffeltoast mit Avocado und Feta

Zutaten für 1 Person:
2 große Süßkartoffeln
1 reife Avocado
200 g gegarte Erbsen
Feta (Schafskäse)
Salz und Pfeffer

So geht's:
Süßkartoffeln schälen und in Scheiben schneiden. Im Ofen auf dem Backblech bei 180 Grad garen. Die Avocados zusammen mit den Erbsen pürieren und mit Pfeffer und Salz abschmecken. Aufstrich auf die Süßkartoffeln geben und dann den gekrümelten Feta darüberstreuen.

Tipp: Wenn es schnell gehen soll und nicht viele Portionen nötig sind, einfach die Süßkartoffelscheiben im Toaster garen!

2 Ruhe & Gelassenheit: Lavendel-Bohnen-Creme

Zutaten für 1 Person:
½ Bio-Zitrone
1 Orange
1 Rosmarinzweig
1 Bund Lavendel
300 g gegarte weiße Bohnen
1 EL Olivenöl
Meersalz und Pfeffer

So geht's:
Zitrone waschen, trocknen und die Schale abreiben. Zitrone und Orange auspressen. Rosmarinnadeln abzupfen und mit Lavendel hacken. Die Bohnen mit allen Zutaten pürieren und mit Meersalz und Pfeffer abschmecken.

Die Creme in kleine Gläser füllen. Im Kühlschrank ist sie etwa eine Woche haltbar.

Tipp: Übrigens ein toller Dip für Partys – dann die Gläser einfach hübsch dekorieren!

3 Energie & Power: Grüner Smoothie mit Chiasamen

Zutaten für 1 Person:
1 Handvoll grüner Salat nach Wahl
1 Handvoll Spinatblätter
1 Banane
1 TL Matchatee
1 Glas frisch gepresster Orangensaft
1 Glas Wasser
1 EL Chiasamen

So geht's:
Alle Zutaten außer die Chiasamen in den Mixer geben und pürieren. Die Chiasamen obenauf streuen.

Tipp: Die Salatsorte kannst du je nach Geschmack variieren. Statt der Banane verwende einfach eine andere Obstsorte, statt dem Matchatee zum Beispiel Spirulinapulver usw. Genieße so täglich ein neues Rezept.

4 Schönheit: Citrus-Veg 'n' Nuts-Salad

Zutaten für 1 Person:
½ Orange
½ Grapefruit
1 gekochte Rote Beete
½ Granatapfel
1 Handvoll gemischter Salat
1 EL Olivenöl
1 TL Honig
1 EL Apfelessig
Salz und Pfeffer
10 Nusskerne nach Geschmack

So geht's:
Orange, Grapefruit und Rote Bete schälen und filetieren. Aus dem Granatapfel die einzelnen Kerne herausdrücken. Salat waschen und trocken schütteln. Fürs Dressing Öl, Honig, Essig mischen und mit Salz und Pfeffer abschmecken. Kurz vor dem Servieren den Salat mit Roter Bete und Dressing mischen. Die Zitrusfrüchte obenauf legen, dann Nüsse und Granatapfelkerne darüberstreuen.

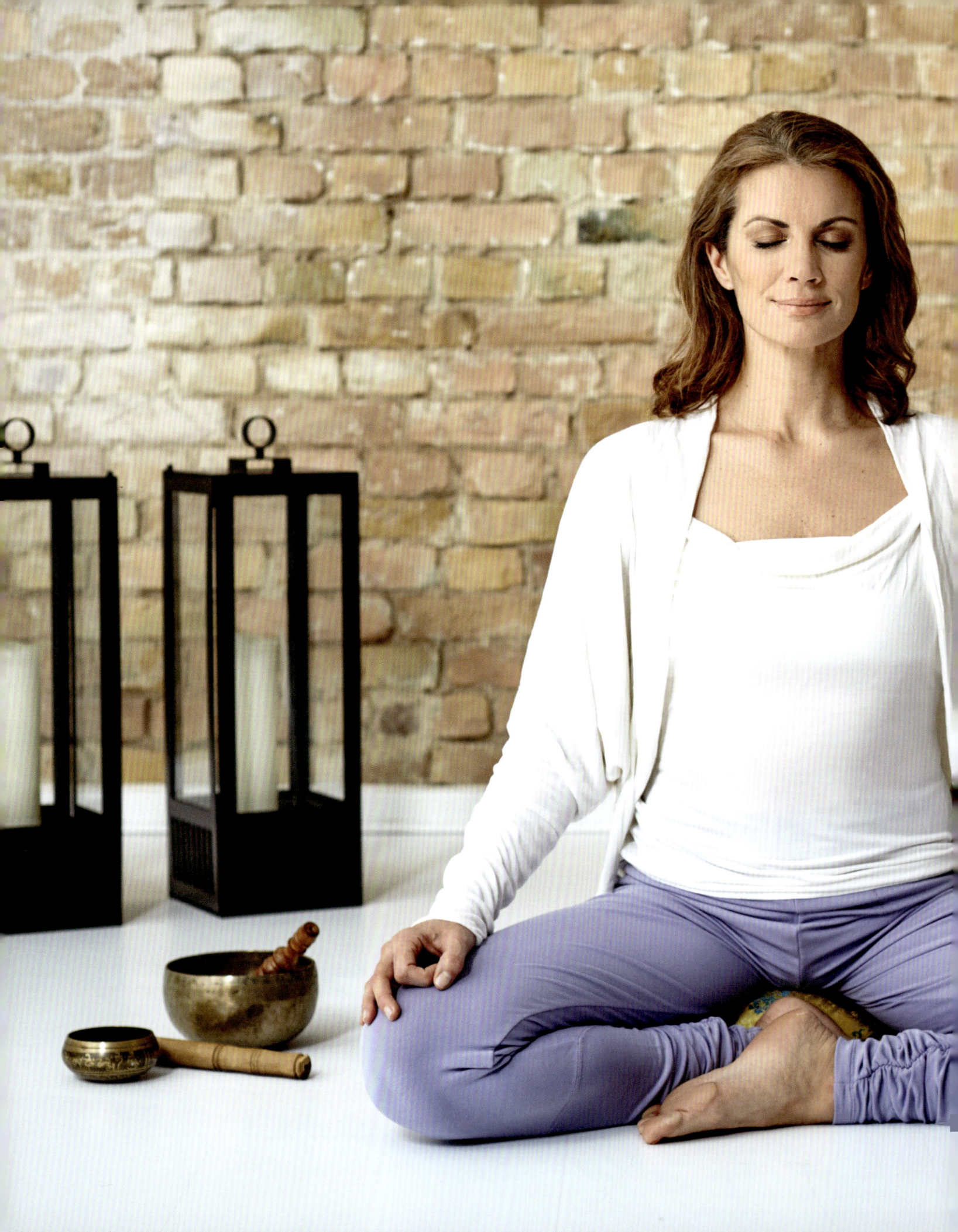

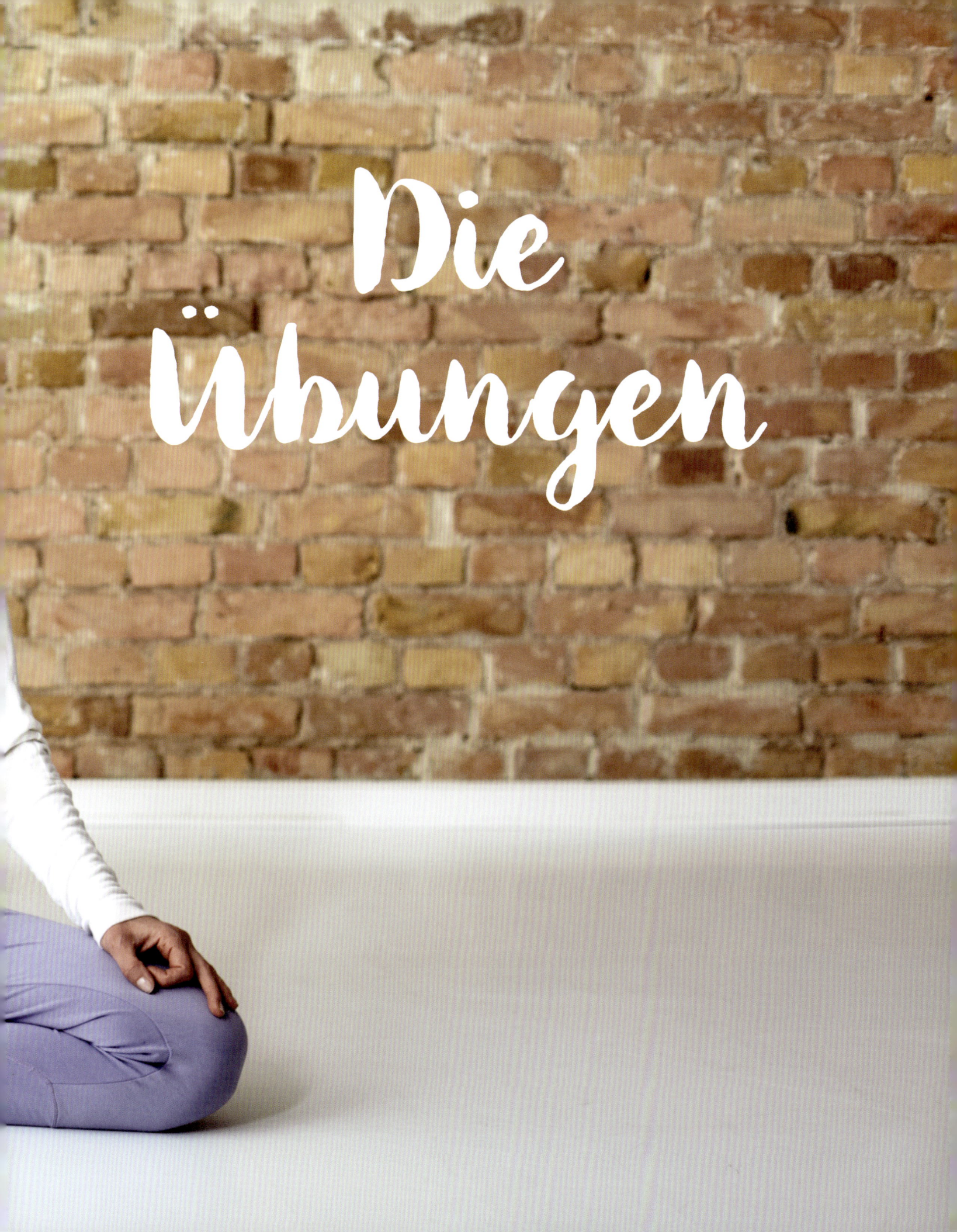

Die Übungen

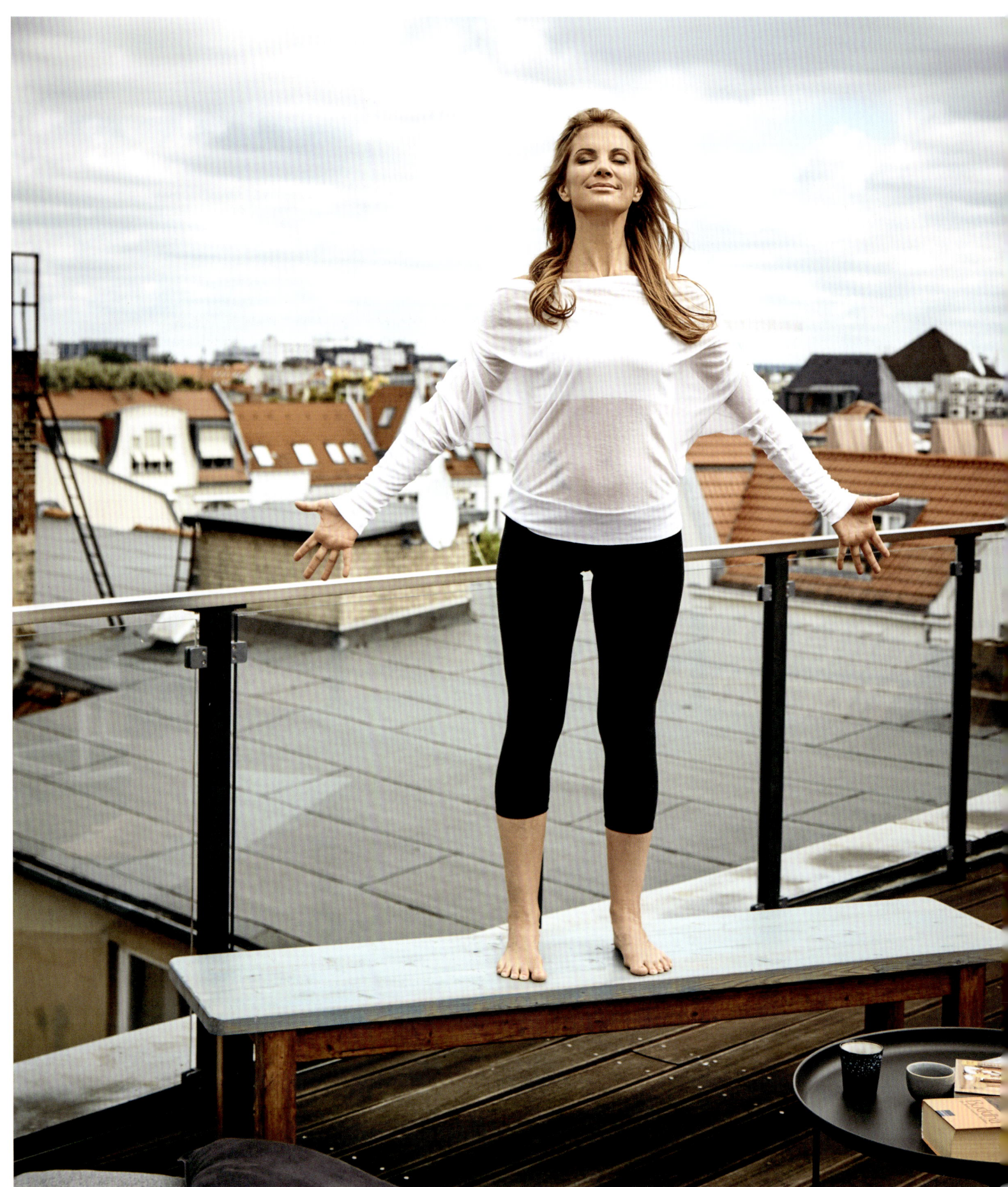

Gesundheit – be healthy

Dass Yoga gesund ist, weiß inzwischen jeder – das braucht man nicht mehr zu erklären oder zu verteidigen. Wie umfassend die wohltuenden Wirkungen des Yoga jedoch sind und dass es gegen fast JEDES Leiden hilft – von kleinen Verspannungswehwehchen vom zu vielen Sitzen im Büro bis hin zu schwerwiegenden Krankheiten –, wissen die wenigsten.

Ich habe dir in diesem Kapitel Übungen zusammengestellt, die deine Gesundheit stärken und deine Selbstheilungskräfte aktivieren. Denn genau darum geht es. Das ist kein Hexenwerk: Yogis besitzen keine übernatürlichen Kräfte oder betreiben irgendwelchen Hokuspokus, der sie heilt. Nein, vielmehr lernen wir durch das Üben auf der einen Seite, auf mögliche Warnsignale des Körpers zu hören. So kann aus einem Zipperlein gar nicht erst etwas Schlimmeres entstehen. Auf der anderen Seite gibt es eine Fülle an Übungen, die Krankheiten vorbeugen oder beseitigen, den Hormonhaushalt ausgleichen, schmerzhafte Verspannungen lösen oder das Immunsystem boosten.

> **» Kurzum: Yoga sorgt dafür, dass das gesamte ›System Mensch‹ ohne Störungen funktioniert. «**

So bleibst du gesund!

Tatsächlich hast du mit einer regelmäßigen Yogapraxis einen Werkzeugkoffer zur Hand, der nicht nur eine gute Hausapotheke perfekt ergänzt, sondern diese sogar – genauso wie den Arztbesuch – so gut wie überflüssig machen kann! Von A wie Atembeschwerden über Erkältungen, Nackenschmerzen, Menstruationsbeschwerden oder Verdauungsstörungen bis Z wie Zwicken im Rücken – für die meisten dieser Alltagsbeschwerden gibt es konkrete Übungen, die sie lindern oder sogar dauerhaft vertreiben.

Da viele Krankheiten heute zu sogenannten Zivilisationsbeschwerden gehören, die durch einen ungesunden oder „nicht artgerechten" Lebensstil zustande kommen, hilft uns Yoga außerdem dabei, wieder mehr Achtsamkeit für unseren Körper zu entwickeln, damit es gar nicht erst zu Störungen kommt. Darauf gehe ich im Kapitel „Ruhe & Gelassenheit" ab Seite 120 weiter ein. Du wirst dann schnell sehen, wie eng verwoben körperliche und geistige Gesundheit sind!

Wirkung auf den Hormonhaushalt

Unser Hormonhaushalt zum Beispiel ist der Regisseur für alle lebenswichtigen Stoffwechselprozesse im Körper. Zum Beispiel, wie die Körpertemperatur reguliert wird, wie es um unseren Energiehaushalt bestellt ist, ob wir gut schlafen und wie wir gelaunt sind. Alle Botenstoffe und Hormone werden in bestimmten Drüsen, Organen oder auch im Fettgewebe produziert und durch unsere Steuerzentrale im Kopf an die entsprechenden Zielorgane im Körper verschickt. Diese komplexen und zugleich lebenswichtigen Prozesse können wir mit vielen Yogaübungen (auf und abseits der Matte!) positiv beeinflussen. Somit haben wir direkten Einfluss auf unser Regulationssystem – und das garantiert ohne Nebenwirkungen! (Wenn du gerne mehr zu diesem spannenden Thema wissen möchtest, lies doch einfach in meinem Buch „Business Yoga" nach, siehe Buchtipps Seite 214).

Vorbeugen mit Tiefenwirkung

Tatsächlich wirken die Übungen bis tief in unsere Körperzellen und hier ins Zentrum, den Zellkern, der unser Erbgut (DNA) beherbergt. Denn sogar Ererbtes können wir aktiv durch unseren Lebensstil beeinflussen – wir sind keineswegs unseren Genen ausgeliefert. Das heißt, dass wir keine Krankheiten entwickeln müssen, die schon unsere Vorfahren hatten. Die meditativen Aspekte des Yoga spielen bei seiner Wirkung eine wichtige Rolle. In der Gehirnforschung zum Beispiel befasst man sich mit den heilenden Effekten der Versenkung und des tiefen Atems.

Sogar schwerwiegenden Krankheiten wie Krebs sind wir nicht ausgeliefert, weil sie „Schicksal" oder „vererbt" sind! Es ist inzwischen wissenschaftlich erwiesen, dass es zum großen Teil

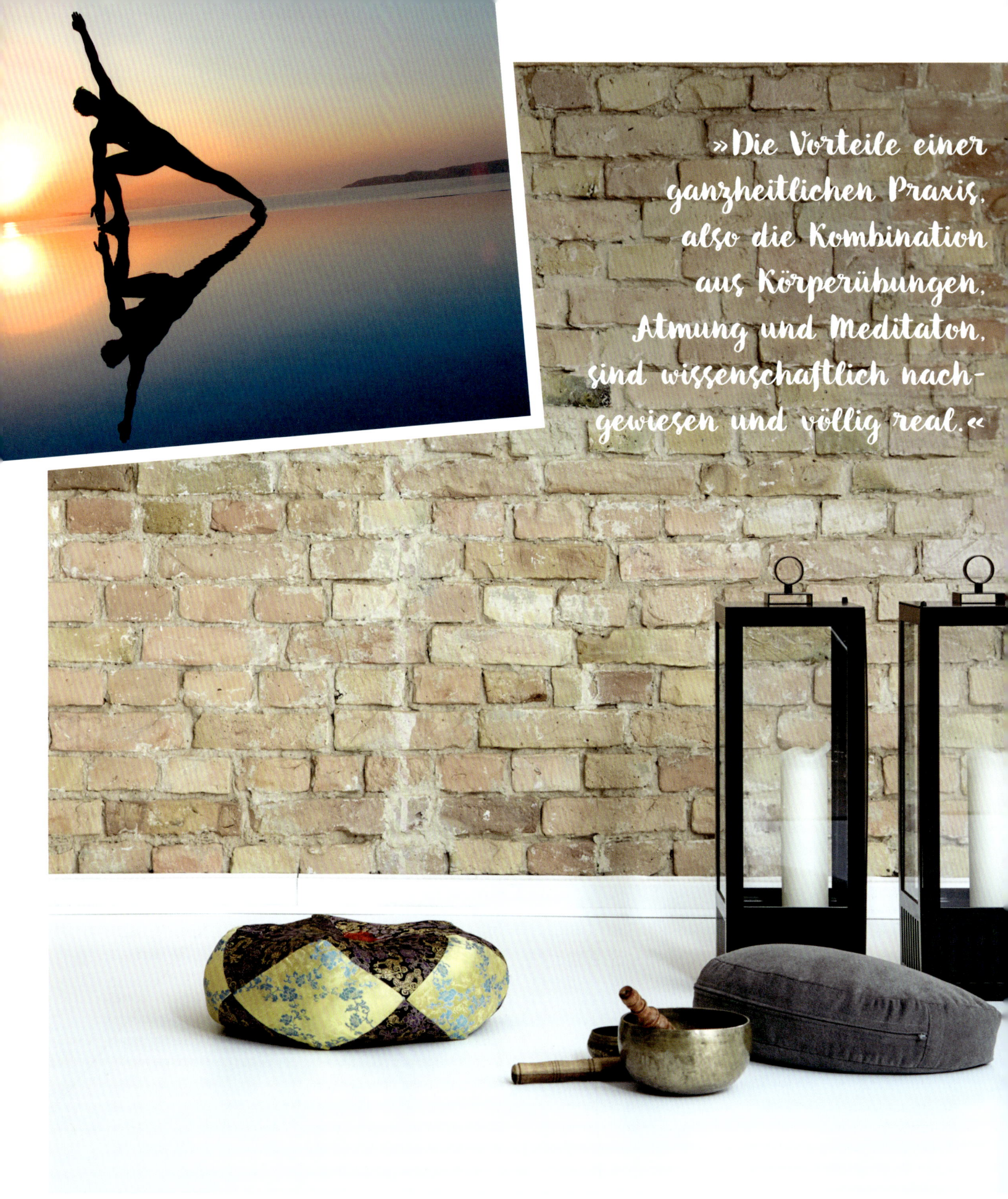

»Die Vorteile einer ganzheitlichen Praxis, also die Kombination aus Körperübungen, Atmung und Meditaton, sind wissenschaftlich nachgewiesen und völlig real.«

in unserer Hand liegt, in welche Richtung sich unsere Zellen entwickeln – egal, was die Eltern einem mitgegeben haben. Wie Studien mit regelmäßig Praktizierenden belegt haben, hat Yoga in Kombination mit Meditation einen direkten Einfluss auf die Zellaktivität.

Ich gehe aus meiner persönlichen Erfahrung sogar so weit zu sagen, dass regelmäßige und langfristige Yogapraxis medizinische Therapien vollständig ersetzen könnte beziehungsweise dass es zu vielen Krankheiten gar nicht erst kommt.

»Wenn wir im Kleinen auf uns achten, bleibt das Große oft vor der Tür!«

Das Komplettpaket
Dafür ist jedoch wichtig – wenn nicht gar Voraussetzung – dass du Yoga ganzheitlich und regelmäßig übst! Jemand, der einmal pro Monat eine Yogaklasse besucht, in der es nur darum geht, sich auf der Matte zu verrenken und möglichst spektakuläre Posen zu beherrschen (wobei aber keinerlei Fokus auf Atmung oder Meditation gelegt wird), der besitzt vielleicht einen durchtrainierten Körper. Vielleicht sieht er auch eine Weile ganz gut aus. Es ist jedoch zu bezweifeln, dass sein „System" auf Dauer intakt bleibt. Bei einer solchen Praxis kann es zu denselben Verschleißerscheinungen oder Verletzungen kommen wie bei anderen Sportarten. Denn Sport ist nicht per se gesundheitsfördernd. Menschen, die sehr leistungsbezogen trainieren, sind oft gestresst und verbissen. Das besondere Leuchten und die Aura, die „echte" Yogis umgibt, fehlt ihnen. Von der inneren Reinheit ganz zu schweigen. Ich habe, was das angeht, in der „Yogaszene" die unfassbarsten Dinge erlebt ...

Das Immunsystem stärken
„Echtes" Yoga wirkt dagegen immer positiv auf die Gesundheit. Ein Beispiel aus dem Alltag: Eine Erkältung hat jeder schon mal gehabt. Besonders in den Wintermonaten und Übergangszeiten tummeln sich die Viren: Da kann schon ein Händedruck oder der Griff um eine Türklinke bei einem geschwächten Immunsystem Husten und Schnupfen bringen. Im schlimmsten Fall mit Bronchitis, Nasennebenhöhlenentzündung oder Grippe im Gefolge. Ist jedoch das Abwehrsystem stabil, haben Krankheitserreger kaum eine Chance. Hierbei ist Yoga unglaublich hilfreich: Wer regelmäßig übt, hat jede Menge einfacher Methoden zur Verfügung, sein Immunsystem zu stärken.

Ich selbst werde so gut wie nie krank. Sollte sich dennoch mal ein Schnupfen oder Ähnliches ankündigen (was nur dann geschieht, wenn ich wegen eines zu vollen Kalenders weniger übe), wende ich neben der Praxis auf der Matte verstärkt spezielle Atemübungen (siehe Seite 048) oder Kriyas (siehe Seite 202) an, die das Atmungssystem reinigen und Erreger im wahrsten Sinne des Wortes ausspülen!

Keine Chance für Rückenprobleme
Weitverbreitete Beschwerden, wie Rückenschmerzen, Nacken- und Schulterprobleme oder Haltungsfehler, zum Beispiel aufgrund langer sitzender Tätigkeit (mein Rücken lässt aktuell beim Schreiben grüßen!) haben bei einem durch Yoga gestärkten Körper schlicht keine Chance, zu einem ernsthaften Problem zu werden. Zum einen wirst du deinen Rumpf so kräftigen, dass du etwa eine fehlerhafte Sitzposition fast automatisch korrigierst. Zum anderen kennst du nach einem langen Tag am Tisch die richtigen Übungen, um dich wieder locker zu machen. Mein Rücken ist nach Jahren des Trainings so fit, dass ich selbst meine Schwangerschaft ohne Beschwerden genossen habe!

Ganzheitlich üben für ein gelungenes Leben
Vor Kurzem hätte man mit solchen Aussagen noch sehr vorsichtig sein müssen. Doch habe ich schon vor mehr als zehn Jahren fast unglaubliche Beispiele von Menschen miterlebt, die sich selbst geheilt haben. Mittlerweile ist der positive Einfluss einer gesunden Lebensweise und Ernährung in Kombination mit der richtigen Geisteshaltung (also sprich: Entspannung, Meditation und Achtsamkeit) und einer vernünftigen, bewussten körperlichen Praxis auf die Gesundheit zum Glück unbestritten.

Ich werde dabei nicht müde zu betonen, dass das Ganze nur in der KOMBINATION seine Wirkung entfalten kann: Gibt es doch immer wieder prominente und gleichsam traurige Beispiele von Menschen, die sich zwar gesund ernähren, aber wegen zu viel Stress und zu wenig gesunder Bewegung schwere Krankheiten entwickeln. Andere dagegen treiben obsessiv Sport, hungern sich dünn, machen sich aufgrund mangelnder Erholung psychisch kaputt und werden anstatt entspannt und freundlich zu verbissenen Hektikern.

Du siehst also: Wer dauerhaft und bis ins hohe Alter gesund, entspannt, geerdet, glücklich, gelassen, voller Energie und von innen heraus schön sein möchte, für den ist eine ganzheitliche Praxis unverzichtbar.

Da mir dieses Thema so am Herzen liegt, stelle ich dir in diesem Kapitel ganze 15 Übungen vor, mit denen du deinen Körper rundum gesund halten hast. Und für den gesunden Geist gibt es noch das Extra „Zeit für Gesundheit" auf Seite 097.

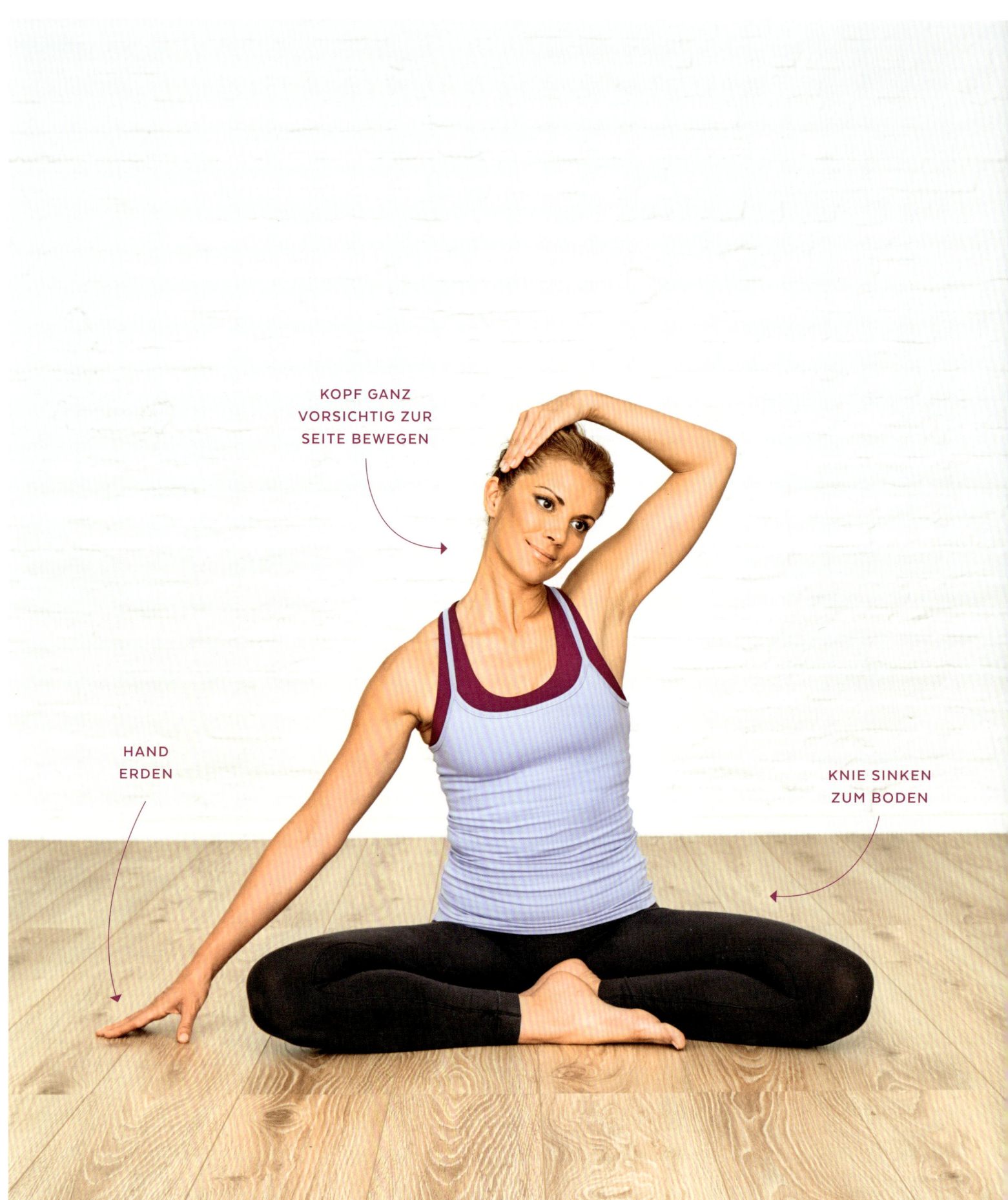

KOPF GANZ
VORSICHTIG ZUR
SEITE BEWEGEN

HAND
ERDEN

KNIE SINKEN
ZUM BODEN

Nackendehnung

auf Nacken und Schultern:
dehnend, Stress abbauend, lösend

Der Nacken ist eine Körperregion, die Verspannungen magisch anzieht. Egal, ob Stress oder zu viel Sitzen vor dem Computerbildschirm, Nacken und Schultern werden einfach sehr schnell hart. Auch ein unpassendes Kopfkissen oder ständiges einseitiges Tragen wie etwa eines Babys können zu Schmerzen im Nacken bis hin zu Muskelverhärtungen führen.

Die kurzen, einfachen Übungen, die ich dir hier zeige, kannst du jederzeit als Vorbereitung auf die Asanas praktizieren. Sie lösen die empfindliche Region der oberen Wirbelsäule, indem sie die Muskeln rund um den Hals und die Schultern herum dehnen helfen. Du kannst sie jederzeit in deinen Alltag einbauen und damit Schlimmerem vorbeugen. Es ist ganz einfach, dem berüchtigten steifen Nacken entgegenzuwirken! Du kannst die Übungen übrigens auch wunderbar als Lockerung nach dem **Schulterstand** (Seite 116) oder dem **Pflug** (Seite 118) üben, wenn diese Positionen für dich noch neu und vielleicht etwas herausfordernd sind.

1 Sitze aufrecht mit gekreuzten Beinen. Nimm bei Bedarf ein Kissen unter deinen Po, dann fällt es dir leichter, den Rücken gerade zu halten. Lasse dein linkes Ohr mithilfe der linken Hand zur linken Schulter absinken. Nach etwa 30 Sekunden ziehe deine rechte Hand in Richtung Boden, um die Dehnung im Nacken zu unterstützen.

2 Experimentiere vorsichtig mit winzigen Bewegungen von Kopf und Hand, sodass du die perfekte Dehnung erreichst. Nach ein paar tiefen Atemzügen bringe den Kopf vorsichtig in die Mitte, lasse ihn auch hier kurz schwer nach vorn hängen.

3 Beim Auflösen der Position konzentriere dich mit der Einatmung darauf, den Kopf vom Hinterkopf her hochzuziehen, anstatt einfach nur das Kinn zu heben.

4 Wechsle nun die Seiten: Beginne mit dem rechten Ohr zur rechten Schulter und wiederhole die Schritte 1 bis 3.

Übungstipp

Es fällt uns naturgemäß schwer, den Kopf absinken zu lassen. Das ist ein elementarer Schutzinstinkt, der uns hilft, immer den Überblick zu behalten. Erinnere dich hier daran, den Kopf richtig schön schwer hängen zu lassen, so dass du auch wirklich eine Dehnung erreichst. Es ist übrigens nicht nötig, den Kopf herunter zu drücken oder zu ziehen, damit könntest du dich sogar überdehnen. Nimm dir einfach Zeit und lasse dir von Atem und Schwerkraft helfen.

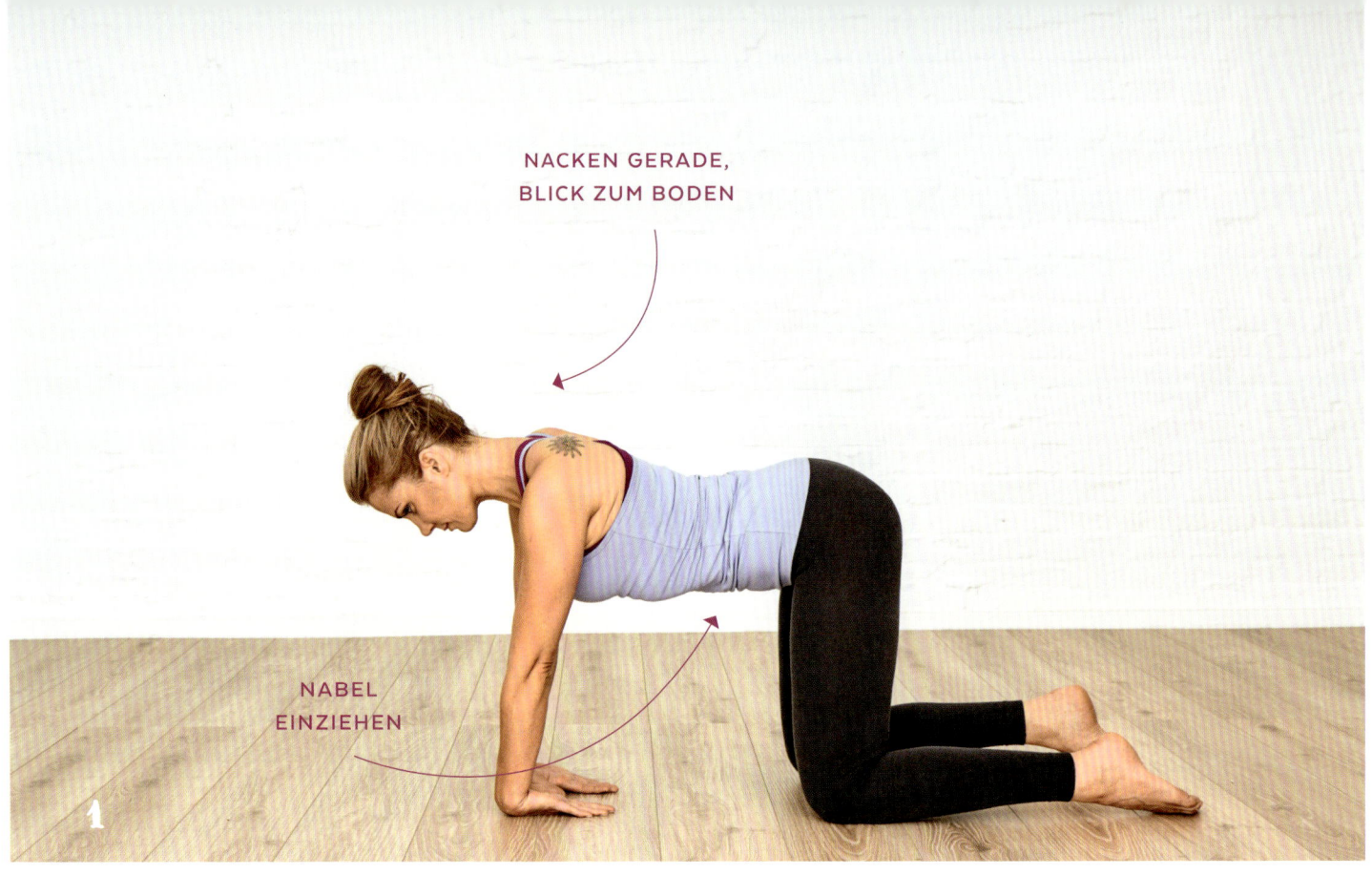

NACKEN GERADE,
BLICK ZUM BODEN

NABEL
EINZIEHEN

1

Handgelenks-Armdehnung

SO WIRKT SIE

auf Handgelenke und Arme:
dehnend, vorbereitend

Unsere Handgelenke zählen definitiv zu den am meisten vernachlässigten Körperteilen! Dabei machen wir mit unseren Händen so viel – sie sind ständig in etliche Tätigkeiten involviert, die wir ganz selbstverständlich mit ihnen verrichten. Ein gutes Beispiel dafür ist das Schreiben: Während ich diese Wörter auf meiner Tastatur tippe, leisten meine Finger, Hände, Handgelenke und Unterarme ein Wunderwerk an Bewegung, Koordination und Geschwindigkeit. Da ich mich schon so lang damit befasse, achte ich darauf, dass sowohl meine Bewegungen als auch die Position von Rechner, Tisch und Stuhl so eingerichtet ist, dass meine Handgelenke dabei geschont werden. Bei allzu vielen Menschen ist dies jedoch nicht der Fall, und so höre ich immer wieder von Schülern, die an unangenehmen Beschwerden von Sehnenscheidenentzündung bis hin zum Karpaltunnelsyndrom leiden. Du ahnst es: Das muss nicht sein!

Für Handgelenke und Unterarme gibt es einfache, kurze Übungen, die du sogar AM Schreibtisch WÄHREND der Arbeit machen kannst. Du kannst sie als Vorbereitung auf alle Asanas üben, die die Handgelenke beanspruchen (was fast alle tun). Auch als Gegendehnung für Übungen, die deine Handgelenke fordern, wenn du es noch nicht gewohnt bist (wie **Der herabschauende Hund**, siehe Seite 162), können diese prima helfen!

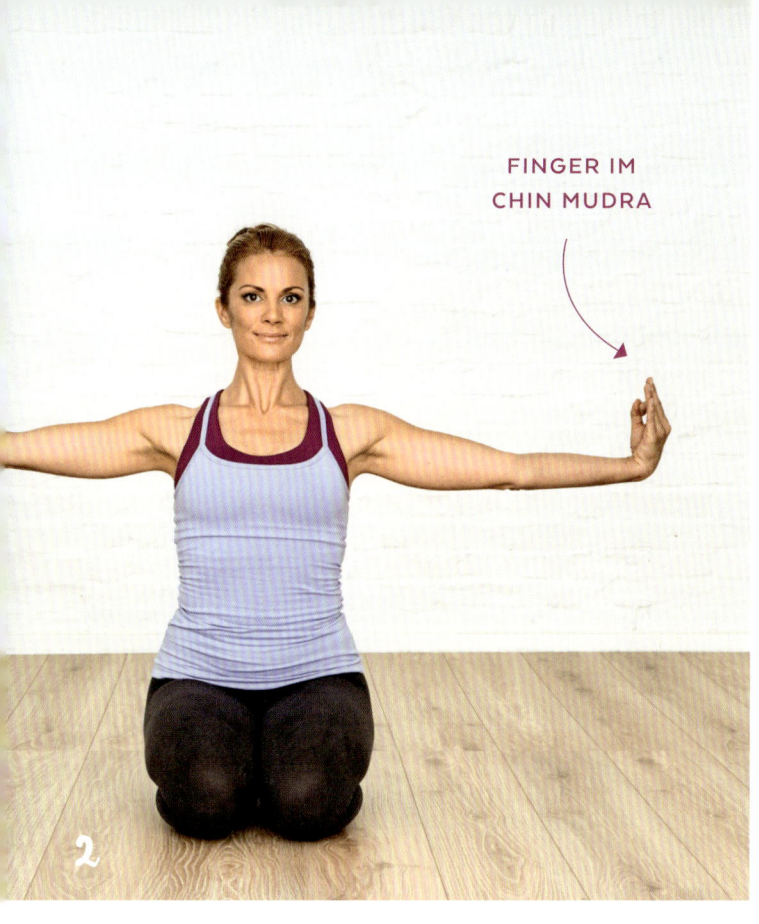

FINGER IM
CHIN MUDRA

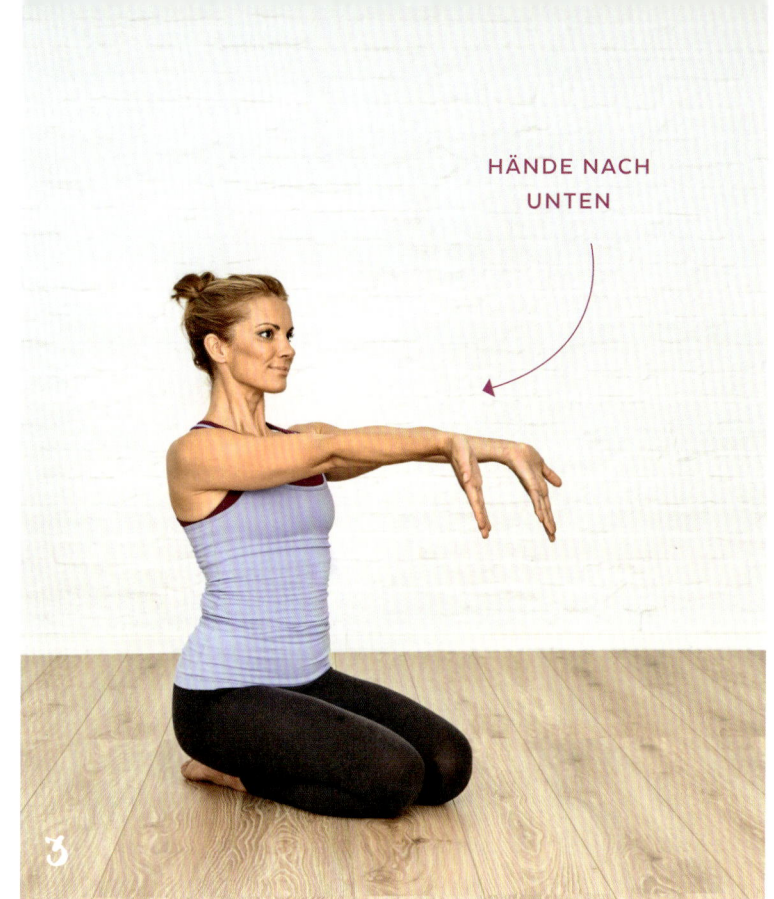

HÄNDE NACH
UNTEN

1 Komme in den Vierfüßlerstand. Dein Blick ist auf den Boden gerichtet. Lege deine Handflächen so auf den Boden unter die Schultern, dass die Finger gerade nach hinten zeigen. Dehne so die Handgelenke. Verlagere dein Gewicht jetzt nach hinten, um den Stretch auf die inneren Unterarme auszudehnen. Halte das und atme ein paarmal tief ein und aus. Wechsle jetzt die Position der Hände, gib die Handrücken auf den Boden und lehne dich wieder zurück. Verlagere damit den Stretch auf die Oberseite der Unterarme.

2 Im Stehen oder Knien nimm beide Arme waagerecht nach außen. Gib die Finger ins **Chin Mudra** (siehe Seite 204), die übrigen Finger sind ausgestreckt. Rotiere jetzt die Schultern innerlich, drehe dabei die Handfläche von oben nach unten.

3 Bewege die Arme jetzt waagerecht nach vorn und strecke die Handfläche gerade aus. Halte die Schultern gerade und bringe die Fingerspitzen nach unten und in Richtung Boden. Halte und atme.

4 Bringe nun die Fingerspitzen hoch in Richtung der Ohren und schiebe die Handwurzel dabei weg von ihnen. Bewege die Schultern so weit hinunter, bis du einen angenehmen Stretch spürst. Du kannst entweder die Richtungen mit dem Ein- und Ausatmen wechseln oder jeweils eine für ein paar Atemzüge halten.

FINGERSPITZEN IN
RICHTUNG OHREN

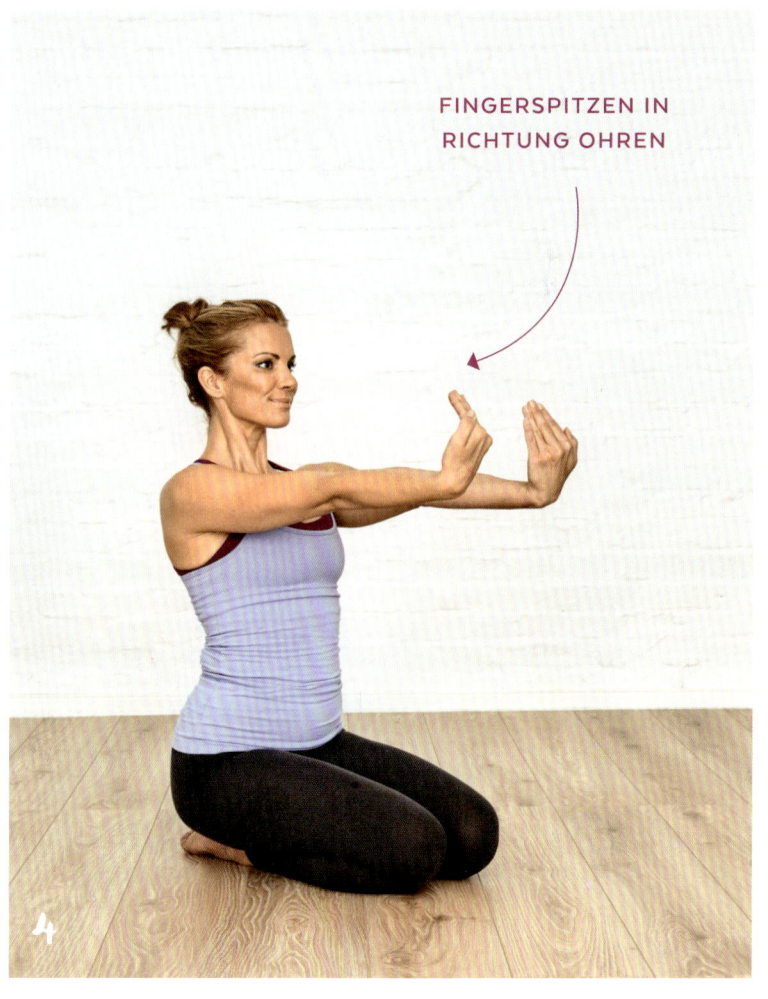

Stehende Vorbeuge

(pada hastasana)

SO WIRKT SIE

**auf Rücken, Beine, Arme
und Schultern:**
erdend, dehnend, kräftigend

Diese Position gibt es auch in der sitzenden Variante – beide Übungen unterscheiden sich jedoch in Ausführung und Wirkung. Bei dieser hier hilft dir der Boden unter den Füßen beim Dehnen der Beinrückseite und unterstützt dich auch dabei, die Füße in der richtigen Position zu halten. Da das vielen Menschen im Sitzen schwerfällt, empfehle ich diese stehende Position als Vorbereitung oder zur Ergänzung zur **Sitzenden Vorbeuge** (siehe Seite 098).

Außerdem kannst du in der Stehenden Vorbeuge ein tolles Experiment mit deinem Atem machen, das ich in meinen Klassen oft vorstelle. Es verdeutlicht den Unterschied zwischen tiefer und gleichmäßiger sowie flacher und oberflächlicher Atmung: Atme zunächst einmal „falsch", also schnell und flach. Du wirst feststellen, dass sich in Sachen Dehnung auf der Rückseite deiner Beine und an deinem unteren Rücken kaum etwas tut. Wenn du danach aber einmal ganz tief und ausgedehnt atmest, wirst du bemerken, wie der Oberkörper weit nach unten sinkt und deine Beine an der Rückseite so nachgeben, dass du die Knie hier irgendwann komplett durchstrecken kannst.

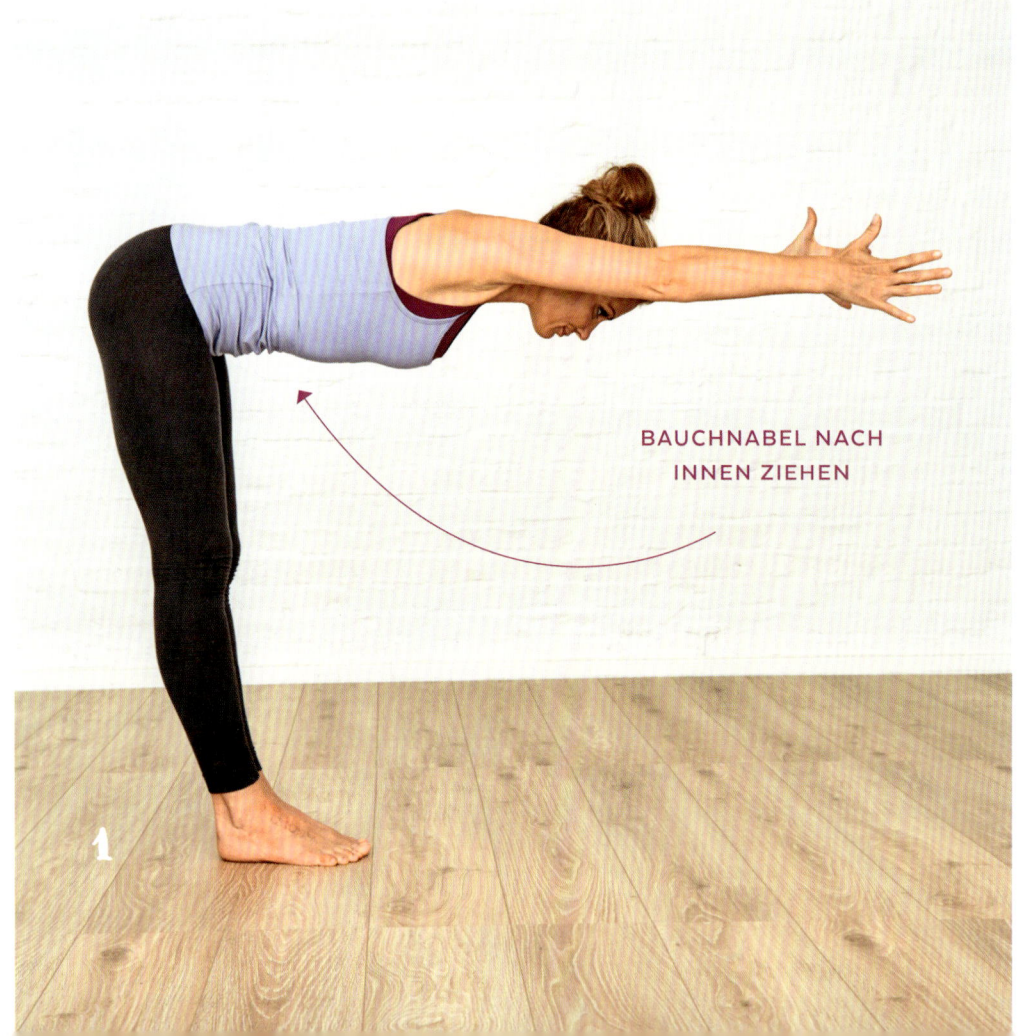

BAUCHNABEL NACH
INNEN ZIEHEN

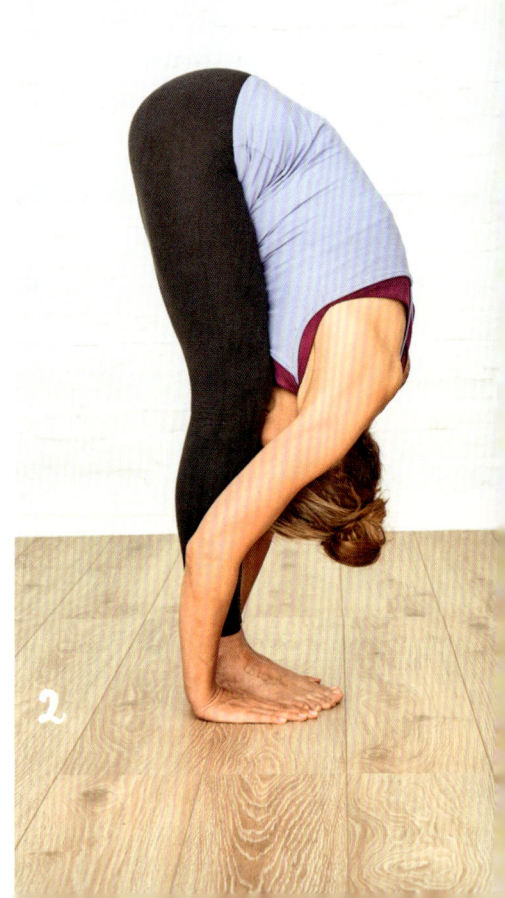

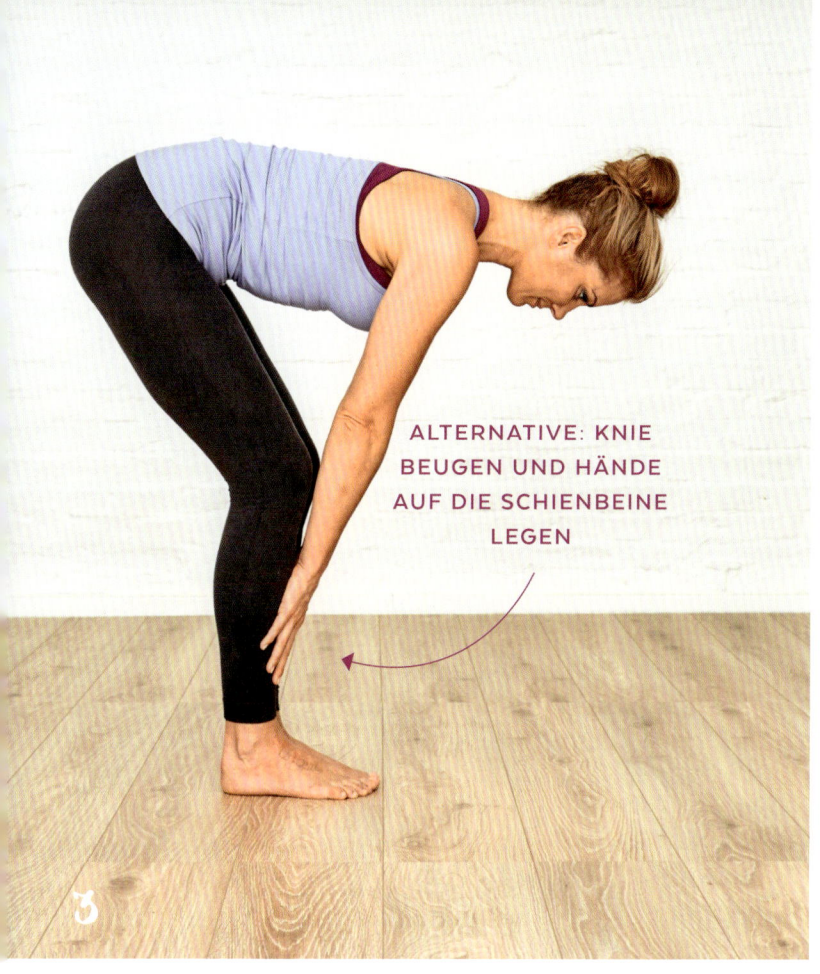

ALTERNATIVE: KNIE
BEUGEN UND HÄNDE
AUF DIE SCHIENBEINE
LEGEN

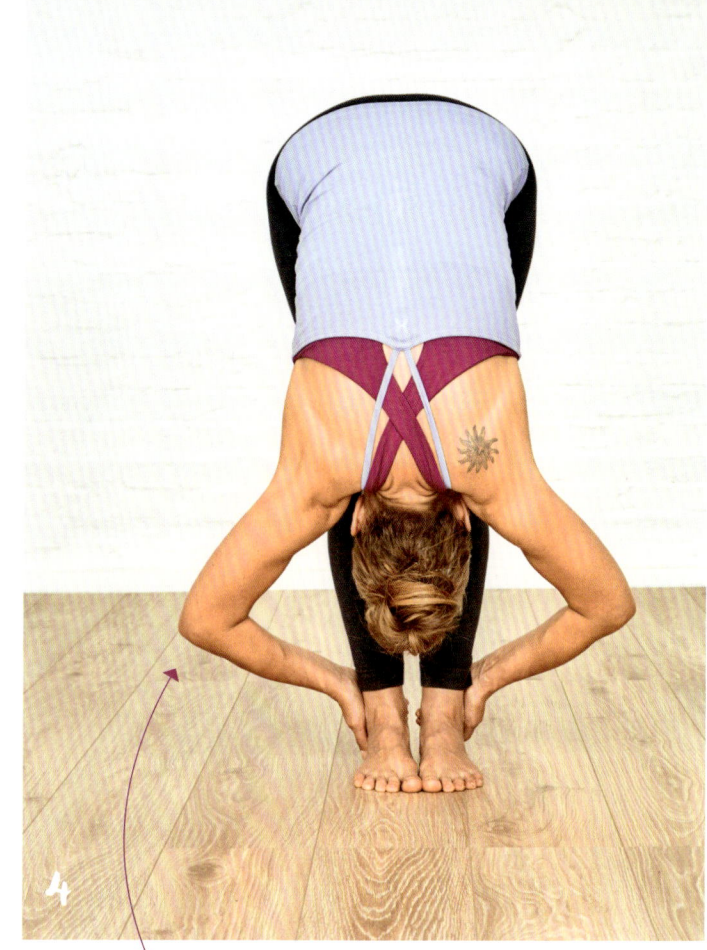

ELLBOGEN
NACH AUSSEN
BEUGEN

1 Stehe gerade aufgerichtet. Dehne dich mit ausgestreckten Armen zunächst vorwärts in den 90-Grad-Winkel und ziehe die Wirbelsäule schön lang. Dein Blick geht dabei zum Boden. Ziehe den Bauchnabel nach innen.

2 Mit geradem Rücken beuge dich nun komplett vor, bis deine Hände den Boden berühren. Bringe die Handflächen auf den Boden. Wenn du hierfür die Knie beugen musst, weil es mit gestreckten Beinen nicht geht, beuge sie so weit, dass deine Handwurzeln den Boden berühren. Lasse deinen Kopf locker hängen.

3 Wenn du die Beine nicht strecken kannst, kannst du sie als Alternative beugen. Wenn du die Hände nicht bis zum Boden bekommst, lege sie auf die Schienbeine. Mit der Ausatmung lasse im unteren Rücken los und deinen Oberkörper immer weiter Richtung Beine schmelzen. Dein Blick ist wieder auf den Boden ausgerichtet.

4 Umfasse zum Abschluss noch deine Fußgelenke und ziehe deinen Brustkorb ganz nah an die Oberschenkel. Lasse den Kopf wieder locker hängen und drücke deine Ellbogen nach außen. Halte das 5 bis 10 Atemzüge lang. Komme mit gestrecktem Rücken wieder hoch.

Übungstipp

Ganz egal, wie dehnbar du bist und wo deine Hände landen: Achte darauf, dass dein Rücken möglichst gerade ist. Das ist auch viel wichtiger als wie weit dein Kopf hinunterkommt. Wenn du einen empfindlichen Rücken hast, kannst du die Beine bei dieser Asana auch immer etwas gebeugt halten.

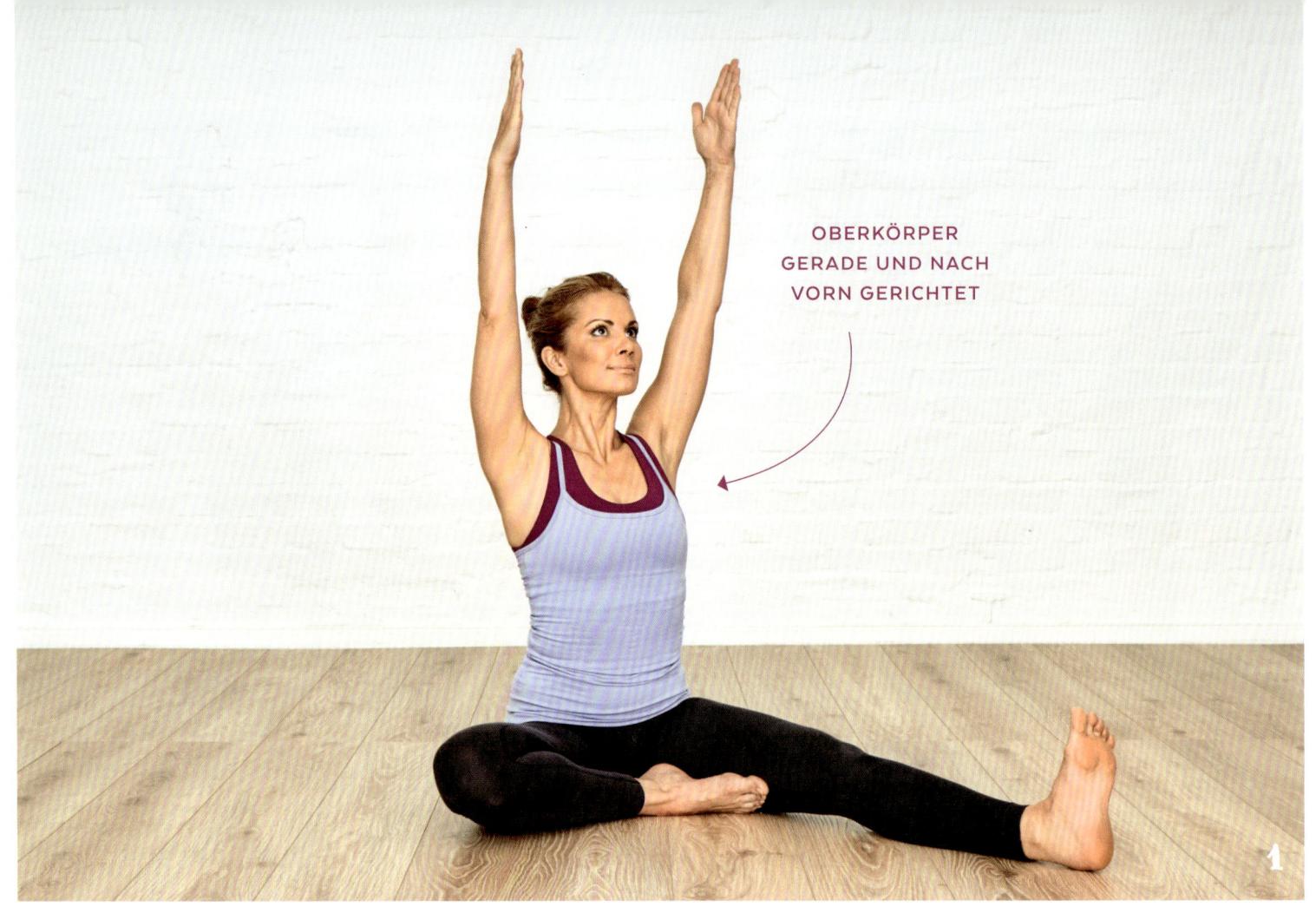

OBERKÖRPER GERADE UND NACH VORN GERICHTET

1

Halbe Vorbeuge

(janu sirsasana)

SO WIRKT SIE

auf Rücken, Beine, Hüften und Organe:
dehnend, beruhigend, reinigend

Diese Position ist eine Vorbereitung auf die **Sitzende Vorbeuge** (siehe Seite 098). Neben ihren Wirkungen auf Rücken und Beine, die denen der vollen Vorbeuge tatsächlich sehr ähneln, ist sie auch ein schöner, einfacher Hüftöffner, der wenig Kraft kostet. Daher ist es wichtig, beim Üben darauf zu achten, dass das äußere Knie so weit es geht in Richtung Boden fällt. Wie bei allen Dehnungen kommen wir hier mit Loslassen weiter als mit Kraft oder gar Wippen.

Zudem wirkt sich *janu sirsasana* positiv auf Leber, Galle und Nieren aus und hat damit eine reinigende Wirkung. Um diese zu erreichen, ist es wichtig, beim Üben den Fokus eher darauf zu legen, erst die Lücke zwischen Nabel und Oberschenkel und dann zwischen Brust und Oberschenkel zu schließen. Danach bringst du die Stirn zum Schienbein und lässt den Kopf nicht zum Knie fallen! Dadurch gelangt dein Oberkörper automatisch in die korrekte Position, du ziehst den Rücken an der richtigen Stelle auseinander und massierst optimal deine Organe. Ein guter Lehrer sieht solche Dinge übrigens sofort und wird dich darauf aufmerksam machen, wenn du es doch anders machst. Dies gilt natürlich für alle Positionen! Wenn dir solche Schritte und Details beim Üben bewusst sind, wird deine Praxis immer effektiver.

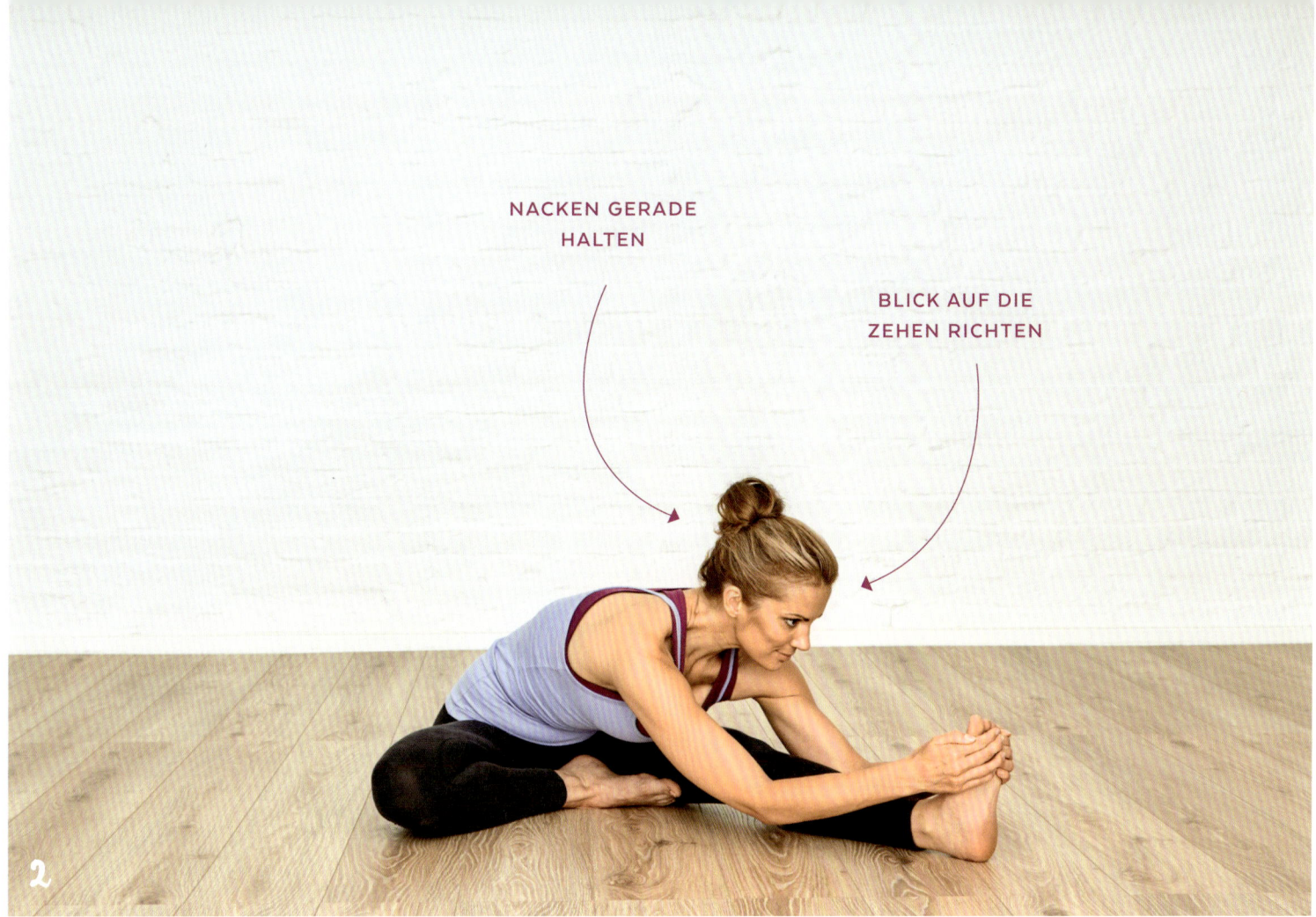

NACKEN GERADE
HALTEN

BLICK AUF DIE
ZEHEN RICHTEN

2

1 Sitze mit ausgestreckten Beinen und aufrechtem Rücken. Lege deinen rechten Fuß an die Innenseite deines gestreckten linken Beines, das rechte Knie sinkt dabei zum Boden. Die Sitzbeinhöcker bleiben ebenfalls am Boden und die Hüften gerade. Einatmend hebe deine Arme über den Kopf. Dein Blick geht schräg nach oben.

2 Ausatmend senke den geraden Oberkörper über das ausgestreckte Bein. Greife, was du zu greifen bekommst, und sinke mit jeder Ausatmung tiefer in die Dehnung hinein. Dein Blick richtet sich dabei immer auf die Zehen. Halte die Position ein paar Atemzüge. Richte dich dann gerade auf und wechsle die Seite.

Übungstipp

Auch bei dieser Übung ist dein gerader Rücken wichtiger als wie tief dein Kopf absinkt. Halte den Blick am besten so lang oben, bis Bauch und Brust ganz auf dem Bein abliegen. Dann kannst du die Stirn auf dem Schienbein ablegen. Durch die Position des Bauchs bekommen deine Bauchorgane je nach Fortschritt in der Position eine leichte bis intensive Druckmassage, was sich unter anderem positiv auf die Verdauungsorgane auswirkt.

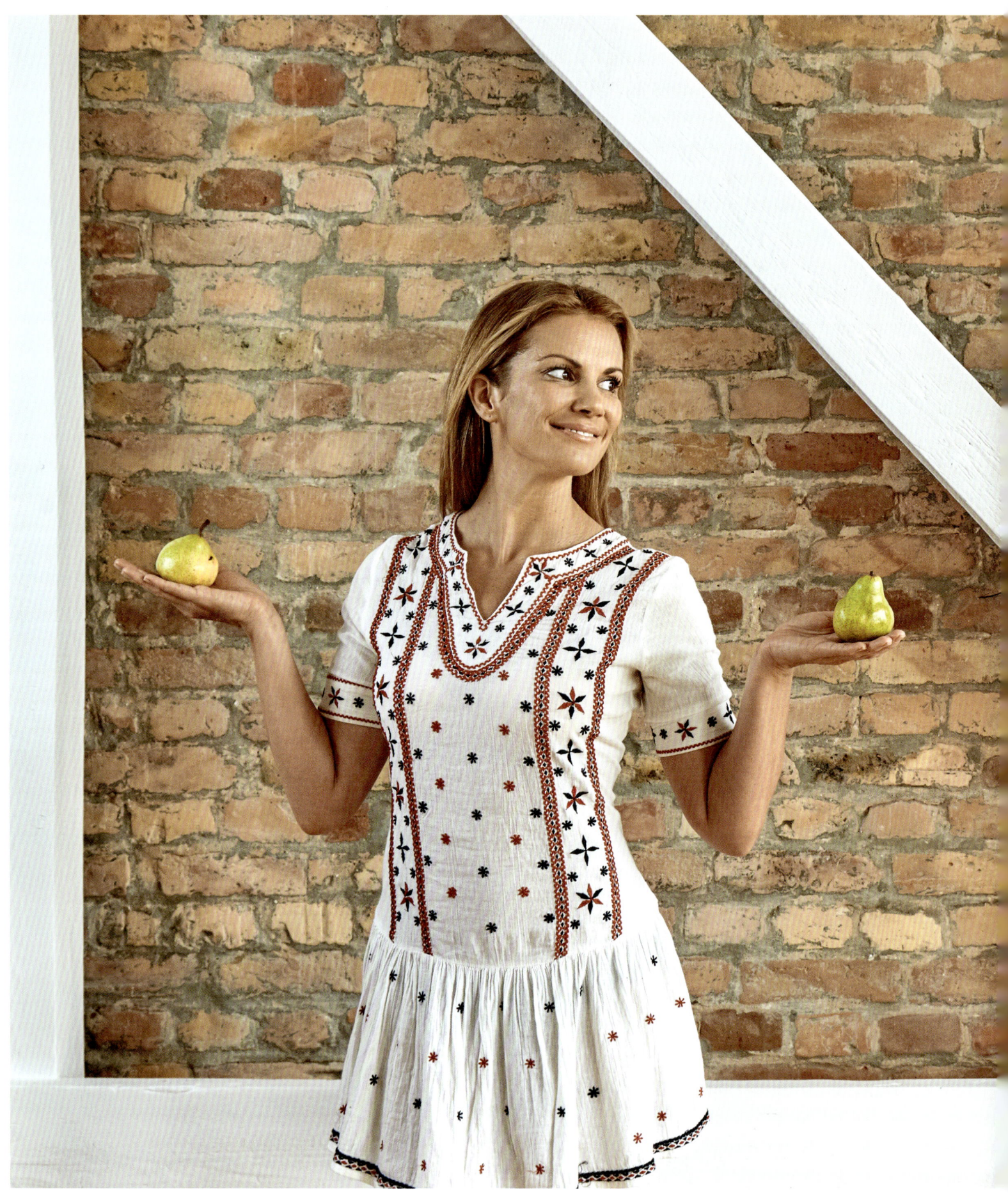

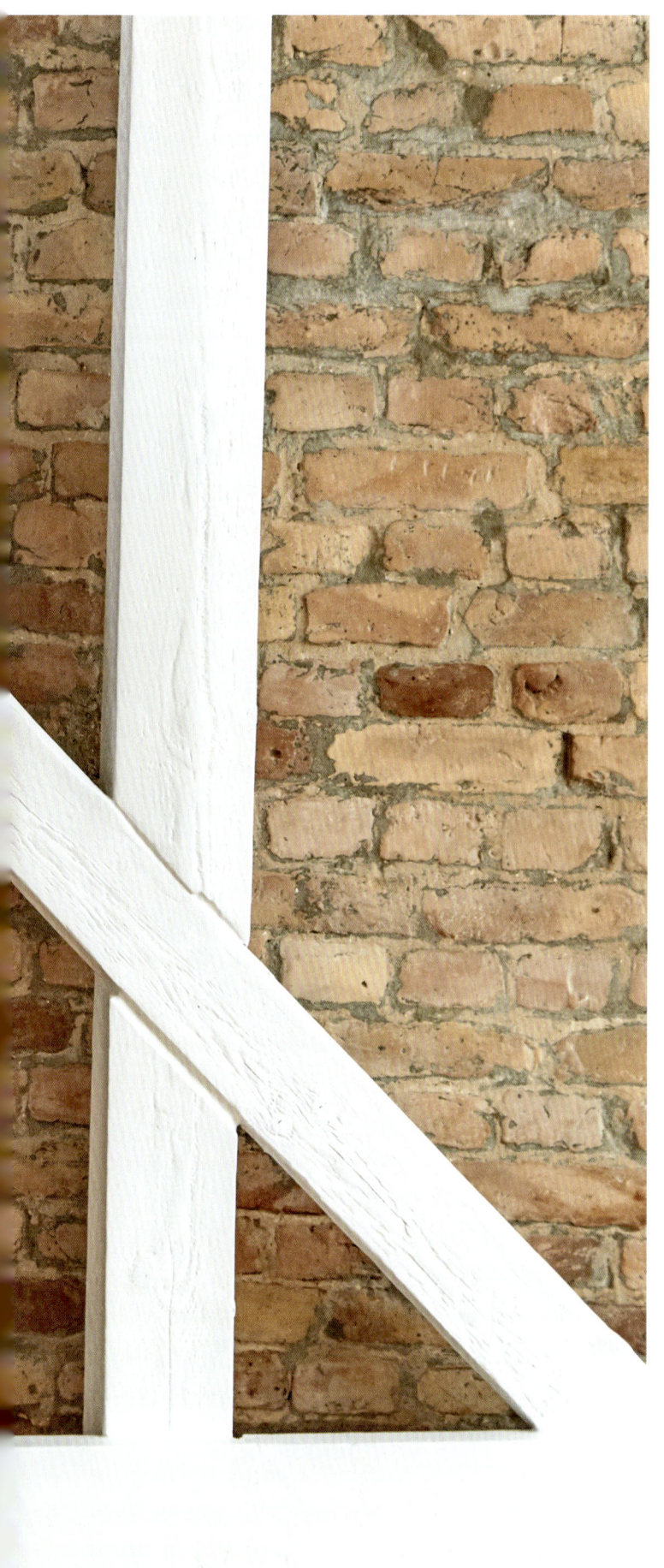

Zeit für Gesundheit

In besonders stressigen Zeiten oder in den Wintermonaten gebe ich meinem „System" regelmäßig einen Boost. Der besteht aus einer Kombination von Superfoods mit hochpotenten Smoothies und Spurenelementen sowie natürlich einer Kombination aus Yoga, Sport und Erholung. Die Superfoods stelle ich so zusammen, dass mein Körper alle Stoffe bekommt, die das Immunsystem stärken und ihm Kraft geben. Dabei achte ich auch auf eine ausreichende Zufuhr an Kohlenhydraten aus Getreide oder Hülsenfrüchten und „guten" Fetten (zum Beispiel aus Lein- oder Rapsöl, denn diese brauchen Körper und Gehirn zum Funktionieren).

Da in den Wintermonaten leider Obst und Gemüse, das wir hierzulande bekommen, selbst aus dem Bioladen nicht genügend Vitalstoffe beinhaltet, mache ich zusätzlich mindestens einmal im Jahr eine Kur mit hochdosierten Vitaminen, die ich ebenfalls nach Bedarf zusammenstelle. Man kann dabei nicht verallgemeinern, wer was braucht. Deswegen empfehle ich, regelmäßig einmal pro Jahr ein Blutbild beim Hausarzt machen zu lassen, und die Zusammenstellung der Nahrungsergänzungsmittel mit einem guten Heilpraktiker oder Ernährungsberater abzustimmen. Die Investition lohnt sich, da sie dich langfristig gesehen nicht nur gesünder erhält, sondern auch dauerhaft vor Krankheiten und Erschöpfung schützt und sich somit rasch auszahlt.

Grundsätzlich ist es wichtig, auf eine bewusste Ernährung zu achten. Ständig Pizza zu essen und dann einmal im Jahr mit „gesunden" Maßnahmen alles ausgleichen zu wollen funktioniert nicht. Wenn du dich jedoch länger damit beschäftigt hast, wirst du genau wissen, was dein Körper wann braucht, und das macht sogar Spaß. Du kannst auch ein Tagebuch führen mit dem Titel: „Mein Körper und ich". Es ist ein schönes Ritual, dort abends einzutragen, was du deinem Körper gegeben hast. Übrigens ist bei diesem Körperbewusstseinsprogramm ein „Sündentag" pro Woche erlaubt und sogar hilfreich. An dem darfst du schlemmen und faulenzen, soviel du möchtest! Bei sechs bewussten Tagen in der Woche wird er nicht zu Buche schlagen, und du hast nicht das Gefühl, ständig verzichten zu müssen. Du hast in diesem Leben nur diesen Körper - und es ist wundervoll, ihn gut zu pflegen!

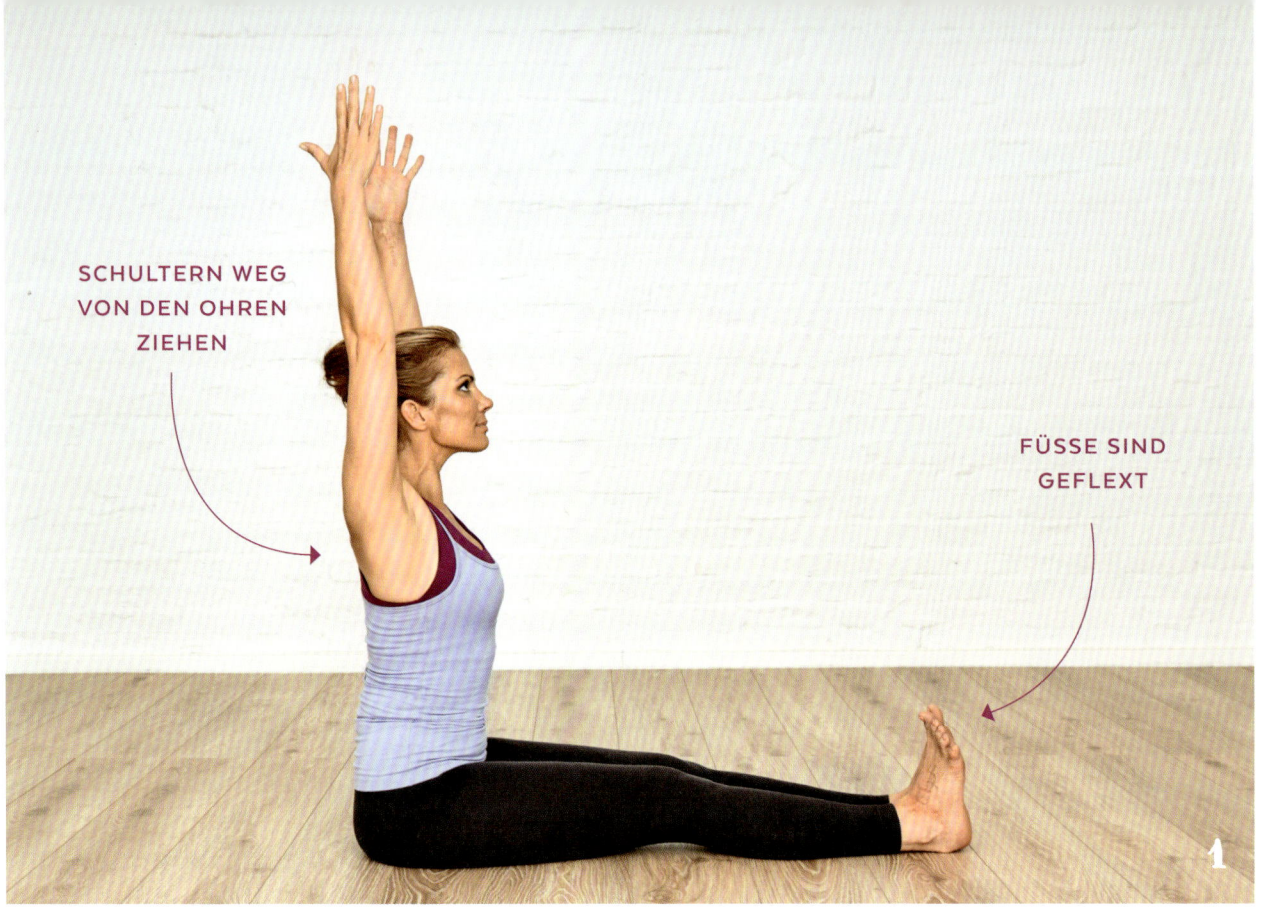

SCHULTERN WEG VON DEN OHREN ZIEHEN

FÜSSE SIND GEFLEXT

Sitzende Vorbeuge

(paschimottanasana)

SO WIRKT SIE

auf Schultern, Rücken, Beine und innere Organe:
dehnend, entspannend, harmonisierend, entgiftend

In der Sitzenden Vorbeuge hast du keinen Boden unter den Füßen – das heißt, du musst selbst dafür sorgen, dass deine Fußspitzen herangezogen sind. Bitte versuche das auf jeden Fall zu berücksichtigen. Oft sehe ich, dass Schüler ihre Füße in der Sitzenden Vorbeuge einfach „schlabbern" lassen. Das verschenkt jedoch einen Großteil der Wirkung der Übung, da die Dehnung an der Rückseite des ganzen Körpers entlang verläuft und die Haltung der Füße tatsächlich darüber mit entscheidet, wie sehr du deine Beinrückseite dehnst.

Hier ist außerdem deine Blickrichtung sehr wichtig, die wiederum die Schulterhaltung beeinflusst. Allzu oft lässt man in dieser Position den Kopf hängen, wenn Beine und Rücken noch nicht so gedehnt sind und der Oberkörper noch nicht ganz auf den Oberschenkeln abliegt. Das hat zur Folge, dass die Schultern kollabieren, der Rücken sich rundet statt dehnt und der Atem nicht frei fließen kann. Du siehst schon: Nicht gut! Deswegen halte deinen Blick so lange auf die Nägel deiner großen Zehen gerichtet, bis deine Brust komplett auf den Oberschenkeln liegt. Dann kannst du den Kopf auf den Schienbeinen ablegen und die Sitzende Vorbeuge mit ihrer wundervollen Dehnung für Rücken und Beine so lange genießen, wie du möchtest. Da ich natürlich extrem gedehnt bin, liebe ich es, die Sitzende Vorbeuge sehr lange zu halten – auf jeden Fall ist sie eine meiner Lieblingspositionen. Wenn zum Beispiel der Rücken mal zwickt wegen langer Schreibtischarbeit, kannst du dem hiermit wundervoll entgegenwirken.

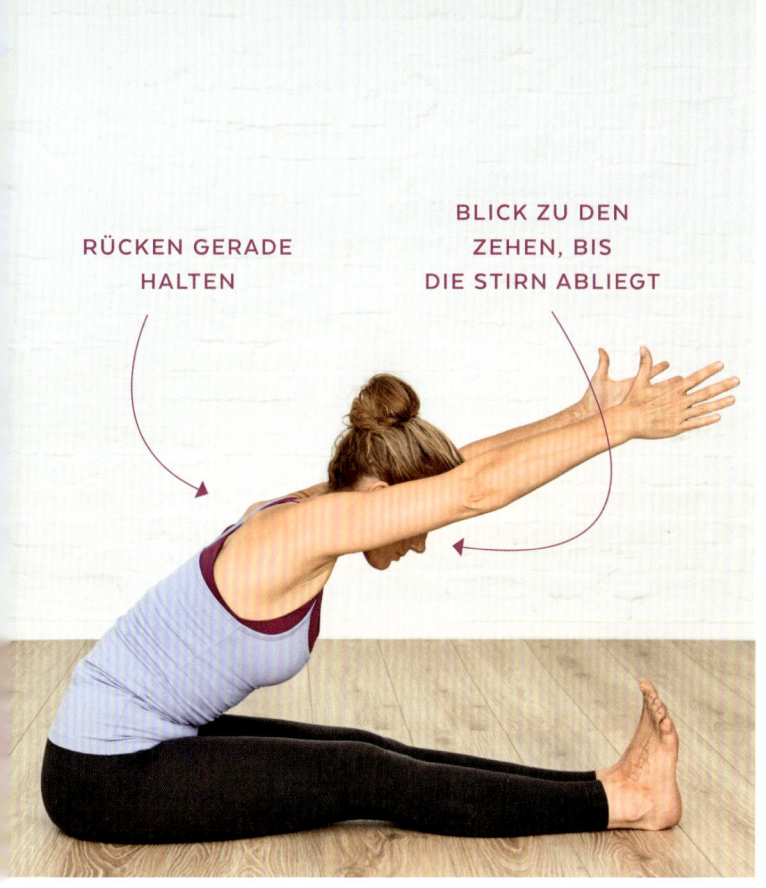

RÜCKEN GERADE HALTEN

BLICK ZU DEN ZEHEN, BIS DIE STIRN ABLIEGT

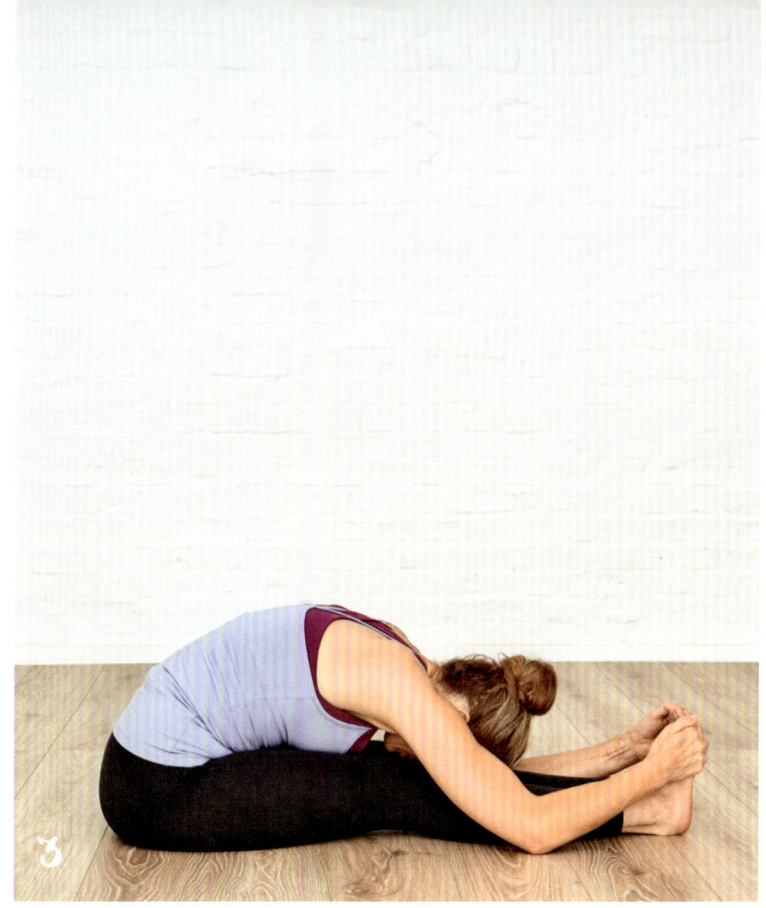

1 Sitze aufrecht mit ausgestreckten Beinen, durchgedrückten Knien und geflexten Zehen, indem du die Zehen in Richtung Nase ziehst. Richte den Rücken gerade auf und achte darauf, dass er sich nicht rundet. Mit der Einatmung strecke die Arme nach oben. Dein Blick geht schräg nach oben, die Schultern ziehst du weg von den Ohren.

2 Ausatmend ziehe dich mit geradem Rücken diagonal nach vorn, die Handflächen der gestreckten Arme zeigen zueinander. Richte deinen Blick auf die großen Zehen. Wenn du merkst, dass du nicht weiter hinunterkommst, umgreife mit deinen Händen die Füße, Fußgelenke oder Waden – je nachdem, wie weit es geht. Achte immer darauf, von außen zu greifen, sodass deine Schultern offen bleiben.

3 Ziehe jetzt einatmend die Ellbogen leicht nach außen und damit deinen Oberkörper sanft weiter über die Beine. Ausatmend lasse dich über die Oberschenkel sinken, bis deine Brust komplett auf den Beinen abliegt. Lege deinen Kopf, wenn möglich, auf den Schienbeinen ab. Halte das für 5 bis 10 Atemzüge (später gern länger). Lasse den tiefen Atem dich noch mehr in die Dehnung hineinbringen. Komme mit geradem Rücken langsam wieder hoch.

Übungstipp

Hier ein toller Trick für einen geraden Rücken beim Üben, den ich oft zeige: Lege deine Hände kurz links und rechts neben deinem Gesäß auf den Boden. Drücke deine Arme gerade durch, die Schultern weg von den Ohren und dich so weit vom Boden weg, dass sich der Po fast vom Boden hebt. Das Gefühl des jetzt ganz geraden Rückens behältst du bei, wenn du die Arme nun wieder vom Boden löst und sie in Richtung Decke bringst.

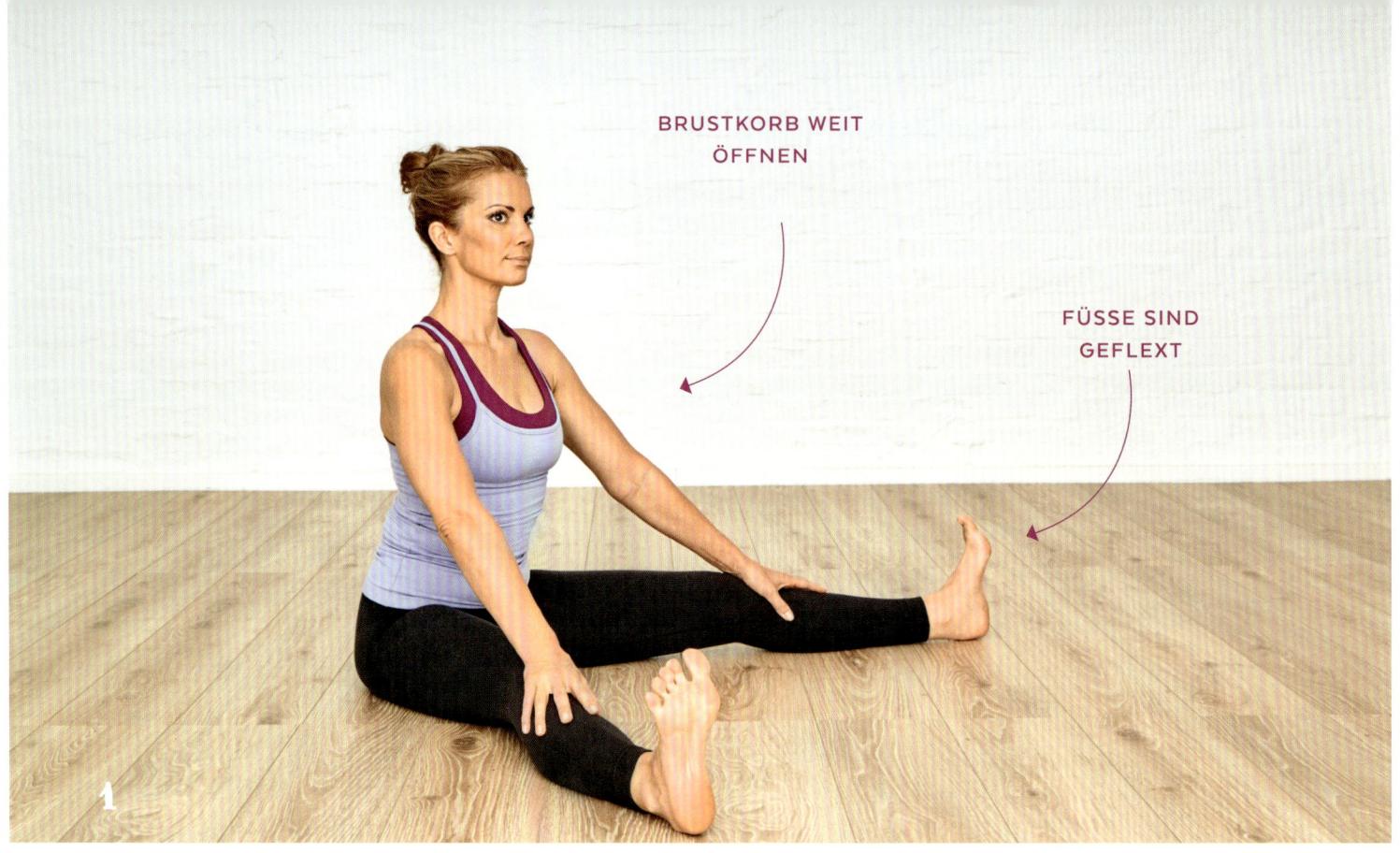

BRUSTKORB WEIT
ÖFFNEN

FÜSSE SIND
GEFLEXT

1

Schildkröte

(supta kurmasana)

SO WIRKT SIE

**auf Schultern, Arme, unteren
Rücken, Hüften und Beine:**
dehnend, entspannend,
beruhigend

Diese Position nennt sich Schildkröte, weil der Rücken in
der Endposition an den Panzer dieses Tieres erinnert. Da
sich unser Körper – besonders der Oberkörper – manchmal
tatsächlich hart wie ein Panzer anfühlen kann, ist dies eine
herrliche Übung, um uns aufzulockern. Der untere Rücken
wird gestretcht, die Hüften geöffnet, Stress abgebaut, das
Nervensystem beruhigt und die Bauchorgane gekräftigt.
Dazu bekommen unsere Beine und Schultern noch eine
schöne Dehnung …

Die Schildkröte steht im Yoga aber auch für die Fähigkeit, sich
zurückziehen zu können. Sie hilft, den Geist zu entschleuni-
gen, um sich besser konzentrieren und wieder klarer sehen
zu können (siehe Kasten rechts). Momente dieses Rückzugs
sind in den heutigen, hektischen Zeiten sehr wichtig.

Diese Asana sorgt im Kurs auch oft für einen Lacher: Schon
das Einnehmen der Pose ist eine witzige Herausforderung.
Das Auflösen jedoch stellt sich manchmal als noch schwieriger heraus, und so manches Mal durfte ich vor Lachen prus-
tenden Schülern beim „Entknoten" helfen. Da hier keinerlei
Verletzungsgefahr besteht: Viel Spaß!

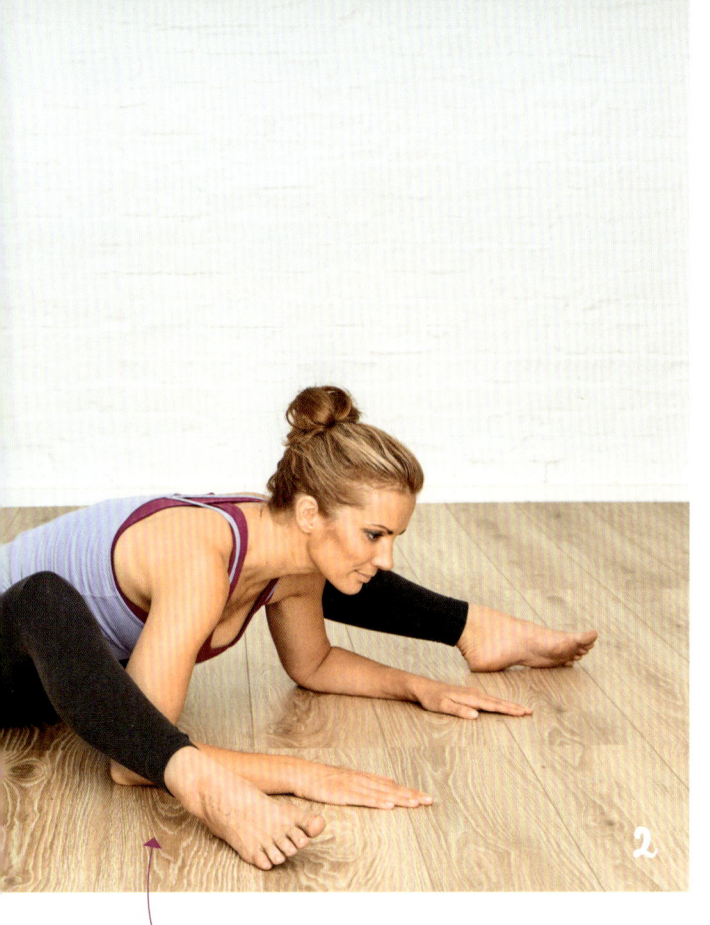

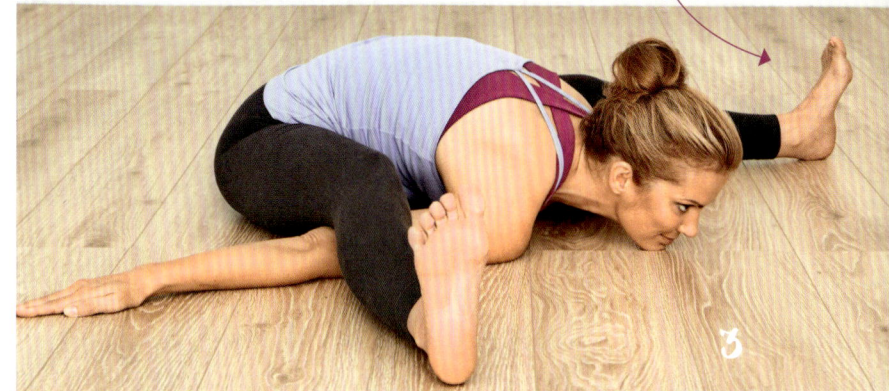

FÜSSE LOCKER ZU
DEN SEITEN FALLEN
LASSEN

Es begab sich...

Der Weise Nagasena beantwortete die
Frage von König Milinda, welche Eigenschaften der Schildkröte der Schüler
annehmen solle, folgendermaßen: „Im
Wohlwollen mit allen Lebewesen soll
der Schüler verweilen und die ganze
Welt liebevoll durchstrahlen. Bei Gefahr
oder Versuchung soll der Schüler sich in
das ‚Meer der Meditation' versenken, so
wie die Schildkröte ins Wasser taucht.
Wie die Schildkröte die Sonne braucht,
so braucht der Schüler das Licht der
Weisheit." In der Bhagavad-Gita heißt
es: „Wie die Schildkröten die Glieder
einziehen, so zieht der Seher seine Sinne
ein. Ihn nenne ich erleuchtet."

1 Sitze aufrecht mit ausgestreckten Beinen und geradem
Rücken. Deine Hände liegen locker auf den Beinen ab, dein
Brustkorb ist offen. Dein Blick geht nach vorn. Beuge die Knie
leicht, rolle die Beine leicht auswärts und setze die Füße etwa
1 ½ Hüftweiten auseinander.

2 Beuge dich aus den Hüften leicht vorwärts. Ziehe die
Knie etwas zu dir heran und lege die Unterarme auf dem
Boden ab.

3 Rolle nun erst zu einer Seite und schiebe dort den Ellbogen unter das Knie, die Handfläche zum Boden. Wiederhole
das auf der anderen Seite und bringe so beide Arme unter
die Beine. Schaukle leicht von links nach rechts und bringe
auf diese Weise die Schultern so nah zu den Knien wie möglich. Lege das Kinn dabei am Boden ab, der Blick geht nach
vorn. Ziehe die Zehen an, um die Beinrückseite zu stretchen.
Führe die Brust in Richtung Boden. Strecke die Arme seitlich
aus und halte das für ein paar tiefe Atemzüge. Komme dann
vorsichtig aus der Pose.

Drehsitz

(ardha matsyendrasana)

SO WIRKT ER

auf Schultern, Nacken, Rücken und Verdauungsorgane:
dehnend, lockernd, stärkend, balancierend, gleichzeitig energetisierend und stressabbauend, entgiftend

Der Drehsitz kann zunächst verwirrend wirken. Beim anfänglichen Üben muss man bei all den „Links" und „Rechts" genau aufpassen. Selbst beim Unterrichten musste ich mich zu Beginn ganz schön konzentrieren. Hat man jedoch die Wirkung verstanden, erklärt sich die Ausführung fast von selbst. Durch das „Verknoten" der Beine und des Oberkörpers massieren wir die Verdauungsorgane. Genauer gesagt: der Druck des Oberschenkels auf den Bauch sorgt dafür, dass unser Darm angeregt wird, was gut für den Stoffwechsel ist. Für die Reihenfolge der Übung sollte man wissen, dass der Darm auf der rechten Seite AUFsteigt und auf der linken AB. Da wir unserer Verdauung beim AUSscheiden helfen wollen, drehen wir uns zunächst so, dass die rechte Seite angeregt wird und später die linke. So unterstützen wir die natürliche Peristaltik (Darmbewegung), die durch vieles Sitzen am Schreibtisch oder allgemeinen Bewegungsmangel träge wird – was sich automatisch auf das Gesamtsystem überträgt.

Das ist jedoch noch nicht alles: Durch den Twist der Wirbelsäule und des Halses werden Rücken und Nacken gelockert, und der Griff unserer Hände zieht die Schulterblätter schön auseinander. Eine (mindestens) Drei-in-eins-Übung, ganz nach meinem Geschmack!

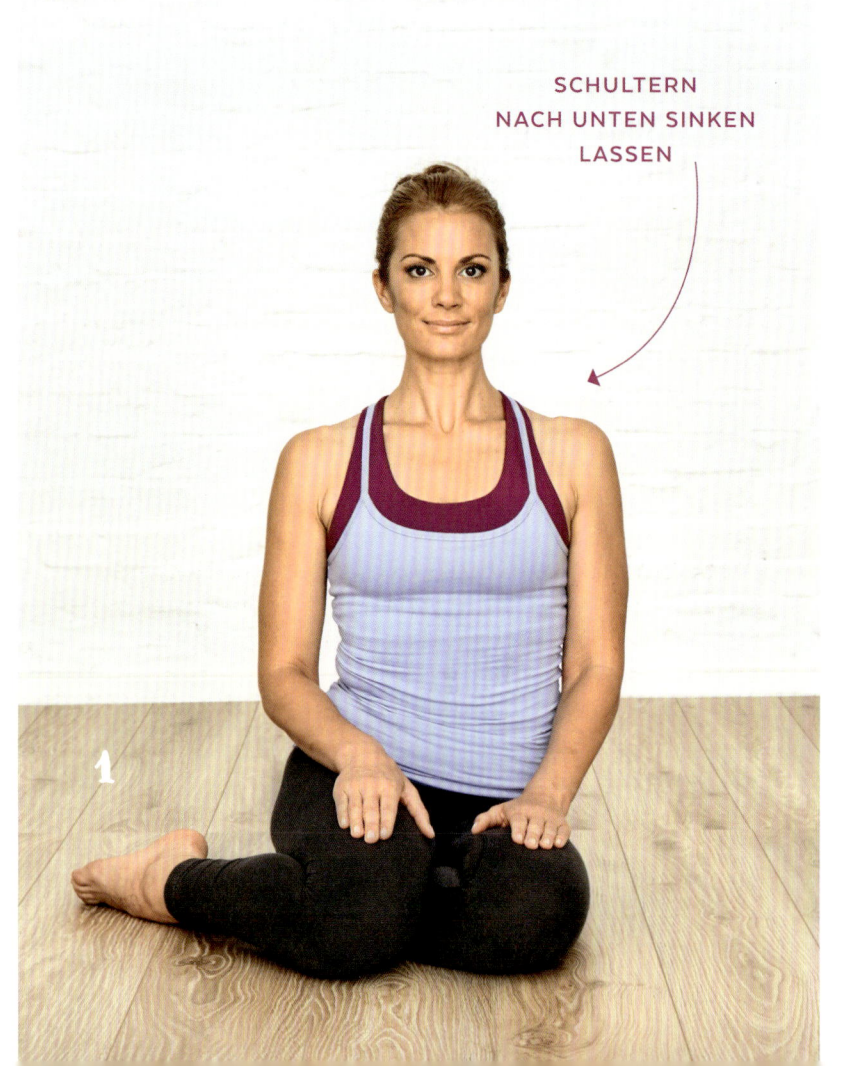

SCHULTERN NACH UNTEN SINKEN LASSEN

1

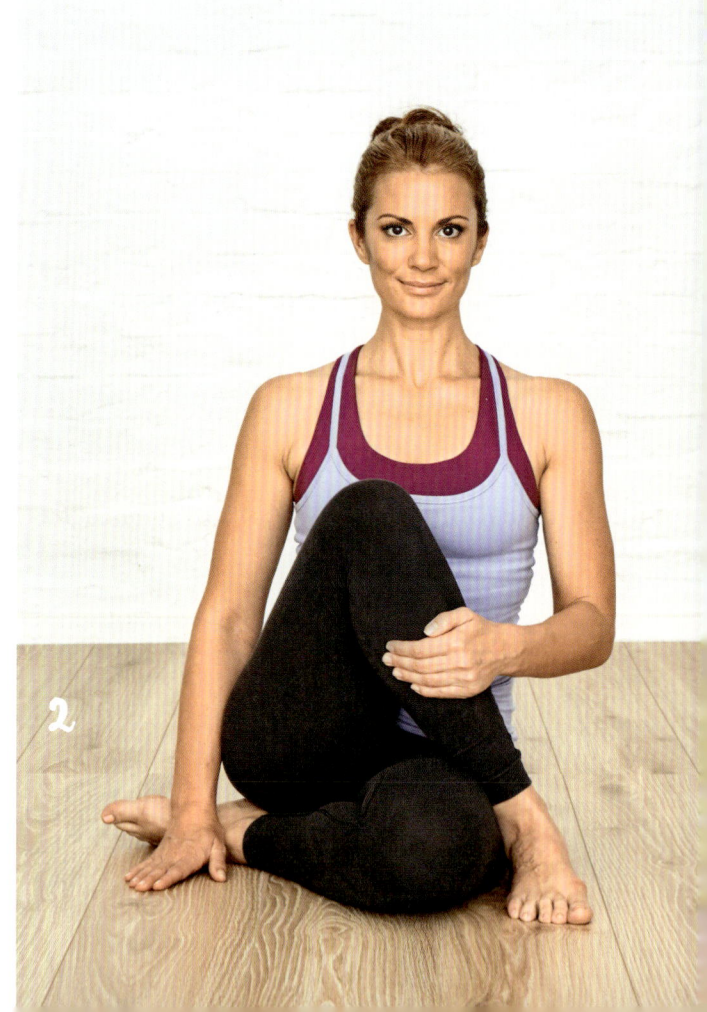

2

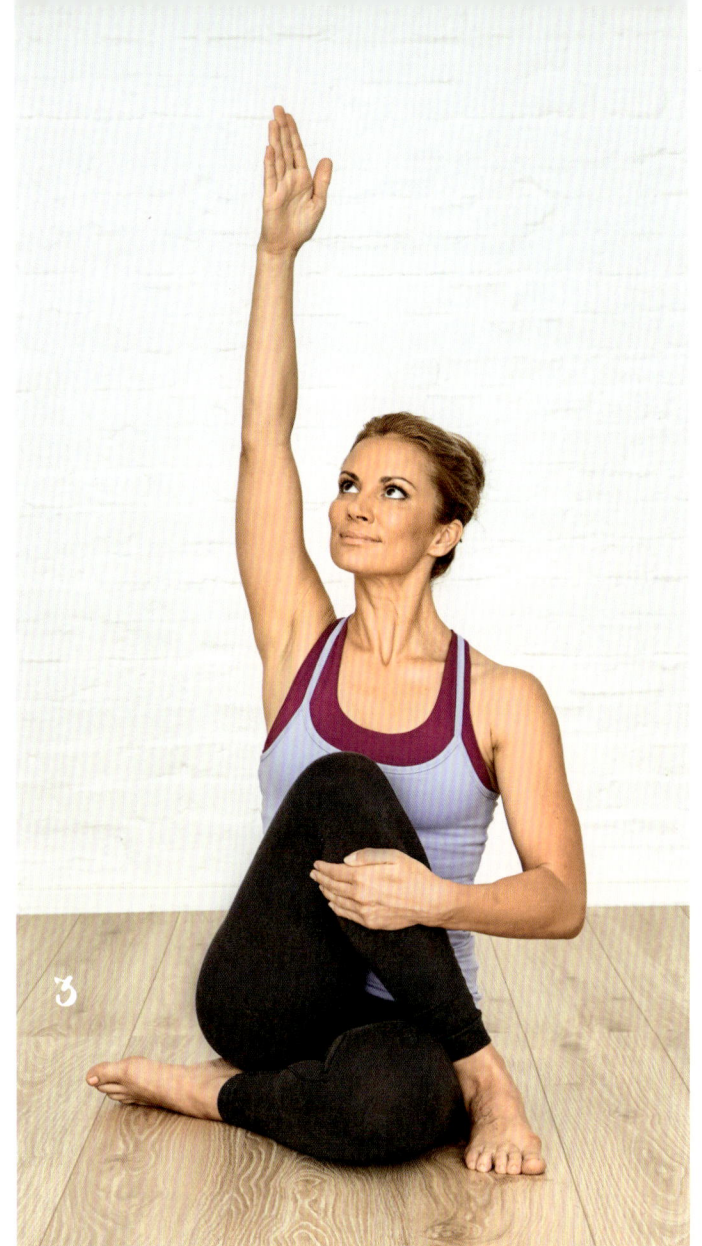

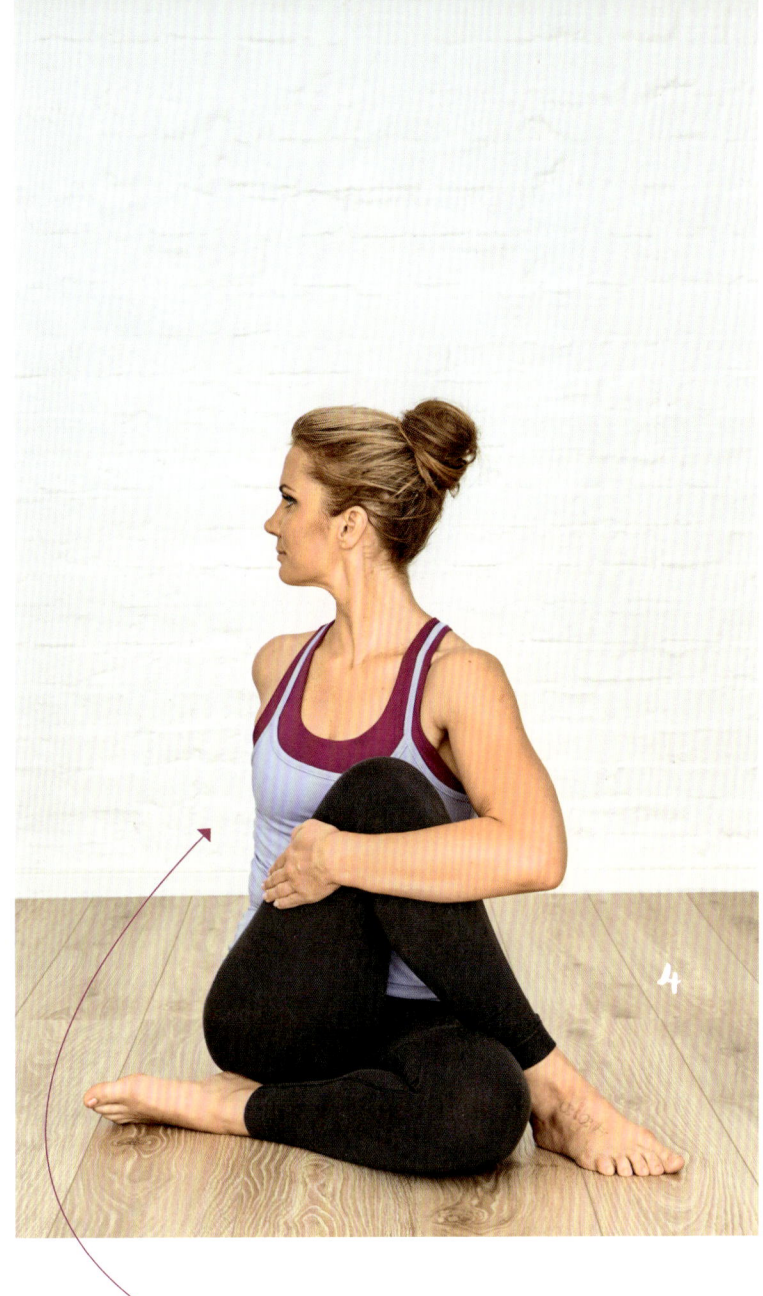

RECHTE HAND NAH
HINTER DEM RÜCKEN
ABSTÜTZEN

1 Sitze mit aufrechtem Rücken mit dem Gesäß auf deinen Fersen. Rutsche nun mit dem Po links neben die Füße.

2 Hebe dein rechtes Knie und setze den rechten Fuß von außen neben deinen linken Oberschenkel. Je näher du den Fuß Richtung Gesäß ziehst, desto stärker ist der Stretch.

3 Hebe deinen rechten Arm und rotiere den gestreckten Arm kreisförmig nach hinten, sodass du deine rechte Hand direkt hinter dem Gesäß auf den Boden setzt. Richte den Rücken gerade auf; dein rechter Ellenbogen kann leicht gegen die Wirbelsäule drücken, um dies zu unterstützen. Blicke diagonal über deine rechte Schulter nach hinten, drehe den Kopf dabei um maximal 45 Grad nach hinten.

4 Mit der Einatmung ziehe dich lang nach oben, mit der Ausatmung komme tiefer in den Twist. Drehe dich mit dem Kopf aber nur so weit, wie du dich wohlfühlst. Der Nacken sollte keinesfalls überdehnt werden.

Halte das für ein paar tiefe Atemzüge. Löse die Position auf und wiederhole das Ganze auf der anderen Seite.

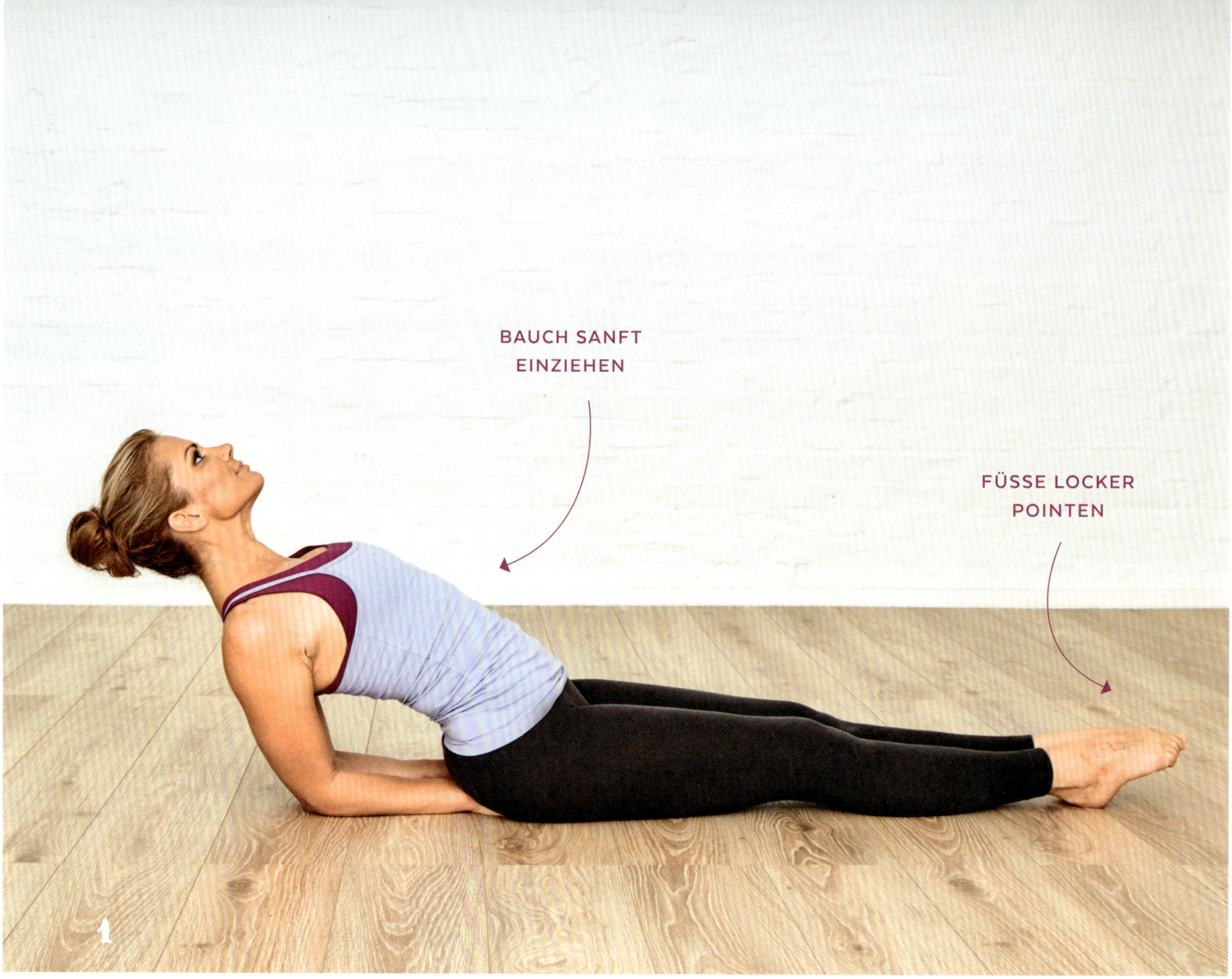

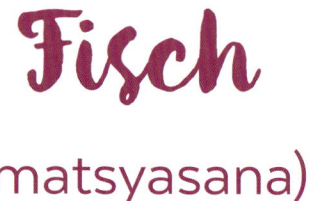

BAUCH SANFT
EINZIEHEN

FÜSSE LOCKER
POINTEN

Fisch

(matsyasana)

SO WIRKT ER

**auf Hals, Nacken,
Brustkorb und Wirbelsäule:**
öffnend, energetisierend

Der Fisch ist eine meiner Lieblingspositionen beim Unter-
richten. Man kann ihn als wunderbare Gegenbewegung zum
Schulterstand (siehe Seite 116), aber auch zum **Pflug** (siehe
Seite 118) einsetzen, wo der Nacken in die entgegengesetzte
Richtung gedehnt wird.

Hier öffnen wir die Vorderseite des Halses und sorgen in der
Kombination dieser Übungen für eine maximale Energetisie-
rung der Wirbel und Bandscheiben in unserer Halsgegend.
Aber auch der Brustraum wird gedehnt – damit wird auch
unser Herz weit. Diese Übung lehrt uns dadurch außerdem
die wichtige Fähigkeit der Hingabe.

Wichtig: Bei akuten Nackenproblemen solltest du bei dieser
Übung vorsichtig sein, da die Nackenwirbel zusammen-
gedrückt werden. Regelmäßig geübt, beugt diese Position
jedoch genau in diesem Bereich Beschwerden vor.

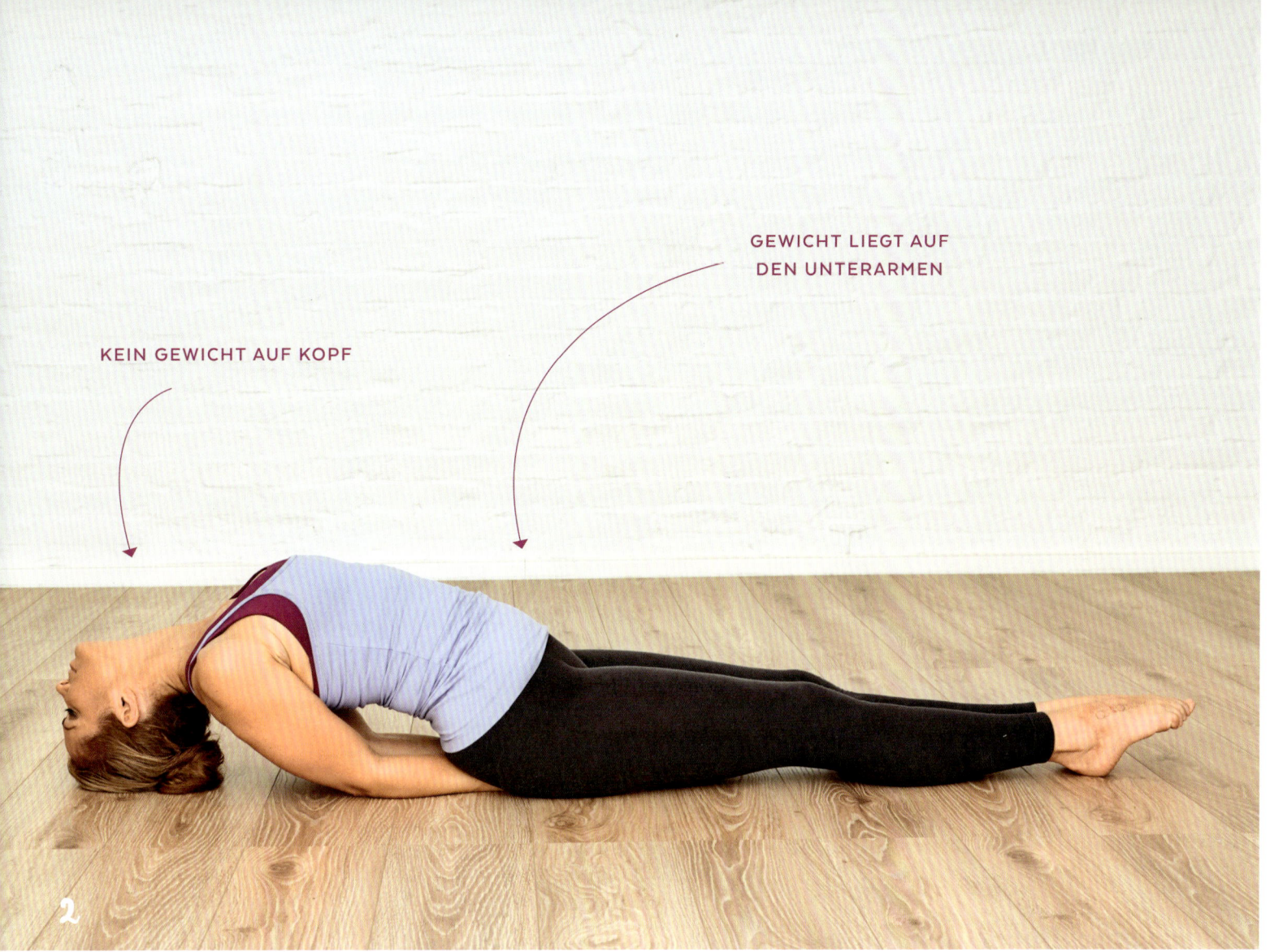

KEIN GEWICHT AUF KOPF

GEWICHT LIEGT AUF
DEN UNTERARMEN

1 Liege gerade mit ausgestreckten Beinen auf dem Rücken. Die Zehen zeigen nach vorn. Hebe deinen Oberkörper an und bringe die Ellbogen hinter dem Rücken so nah zueinander wie du kannst. Deine Handflächen zeigen zum Boden und die Hände schieben sich unters Gesäß. Ziehe deinen Bauchnabel etwas nach innen.

2 Ziehe deine Schulterblätter so nah zusammen wie du kannst und die Schultern weg von den Ohren. Schiebe deinen Brustkorb weit in Richtung Decke und lasse dann den Kopf nach hinten sinken. Gib so wenig wie möglich bis gar kein Gewicht auf den Kopf, dieser liegt nur leicht am Boden ab. Das Gewicht sollte auf den Unterarmen liegen.

Atme jetzt für 5 bis 10 Atemzüge tief durch die Nase in den geöffneten Brustkorb. Löse die Position auf und ziehe als Gegenbewegung kurz den Nacken lang.

Übungstipp

Die Fisch-Asana kannst du nach Belieben bis zu dreimal wiederholen. Sollte sich deine Kehle hier unangenehm gedehnt anfühlt, kannst du sie entspannen, indem du den Unterkiefer einfach leicht aufklappst. Atme aber weiterhin durch die Nase!

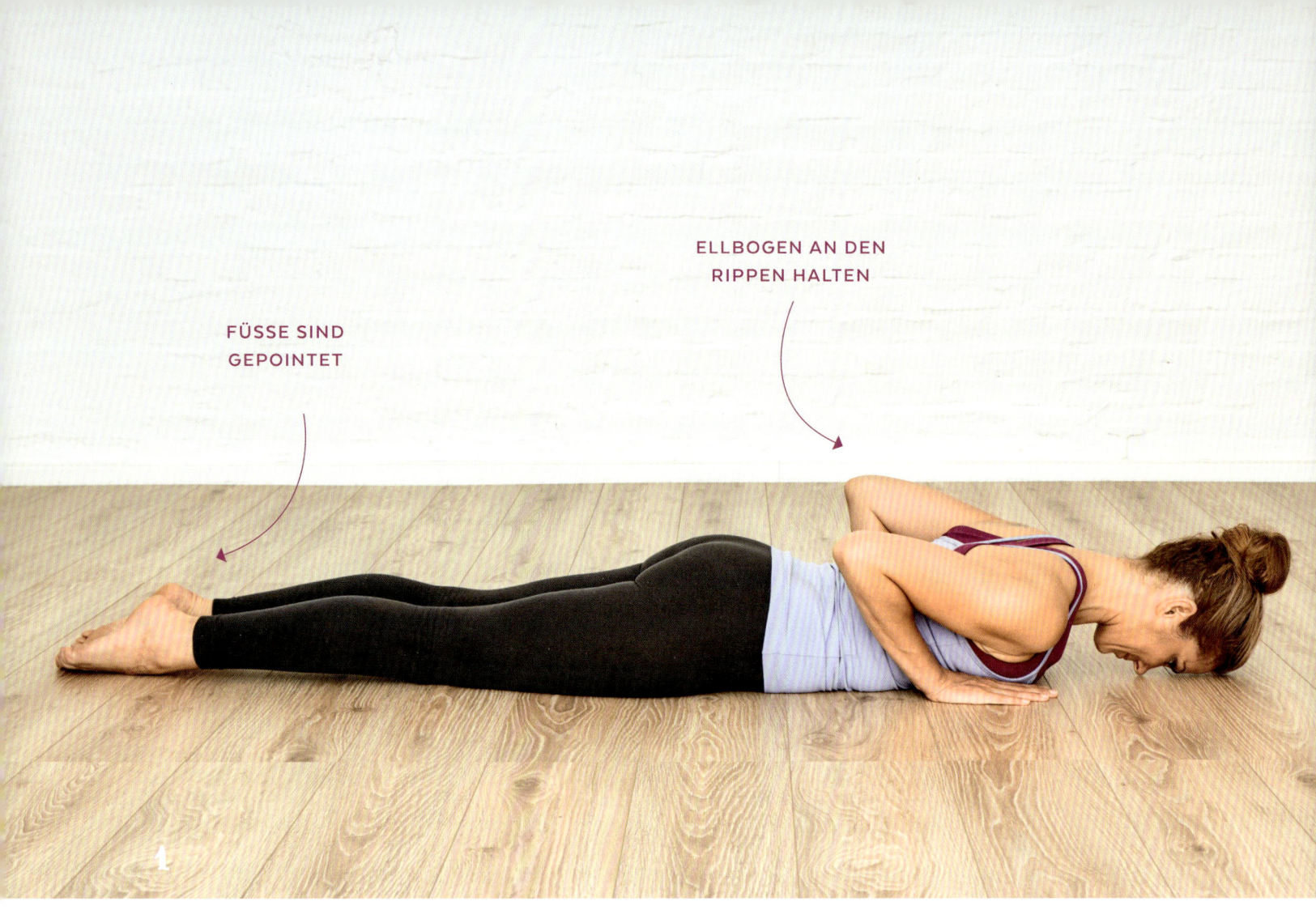

FÜSSE SIND
GEPOINTET

ELLBOGEN AN DEN
RIPPEN HALTEN

Kobra

(bhujangasana)

SO WIRKT SIE

**auf Schultern, Arme, Wirbelsäule
und Lendenwirbelregion**:
energetisierend, stärkend,
Stress abbauend

Die Kobra ist eine der bekanntesten und beliebtesten Übungen. Sie ist sehr einfach und daher toll für Einsteiger. Fortgeschrittene profitieren von ihren Varianten in verschiedenen Schwierigkeitsstufen. Sie wirkt in jedem Fall positiv auf die Körpersilhouette: Der Rücken wird gedehnt, die Schultern und Arme gekräftigt (ich werde immer wieder auf meine toll trainierten Arme angesprochen und glaube, die Kobra spielt da eine Rolle!), und je nach Ausführung kann man sogar den Po straffen.

Neben diesen Effekten ist jedoch interessant, was die Kobra für unser Inneres tut: Durch die Stauchung der Lendenwirbelgegend werden die Nieren massiert. Bei regelmäßigem Üben hat dies eine Regulierung der Ausschüttung des Stresshormons Adrenalin zur Folge. Und das wiederum sorgt dafür, dass wir weniger leicht in Stress geraten. Um die Wirkung auf die Nierenregion zu ergänzen, empfiehlt es sich, als Gegenbewegung eine Vorbeuge zu üben, wie zum Beispiel die **Stellung des Kindes** (siehe Seite 126) oder die **Sitzende Vorbeuge** (siehe Seite 098).

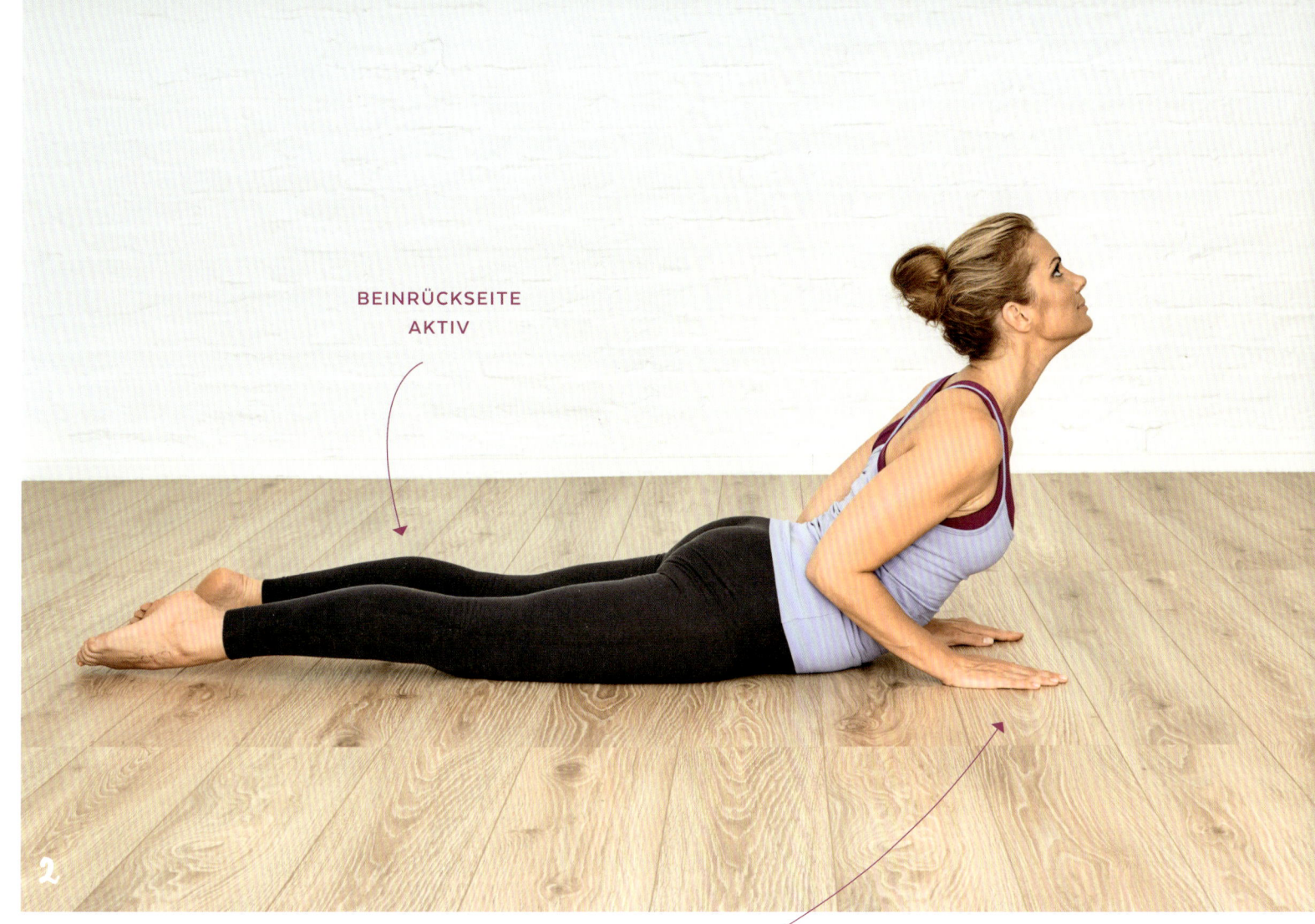

BEINRÜCKSEITE
AKTIV

WENIG GEWICHT AUF
DIE HÄNDE

Übungstipp

Achte unbedingt darauf, bei der Kobra IMMER die Hüftknochen am Boden zu lassen! Ich sehe so oft überambitionierte Schüler, die sich mit voller Wucht (sogar schon im Sonnengruß!) auf die Arme stützen und sich komplett hochdrücken. Das kann zur Überstauchung der Lendenwirbel und Schmerzen führen. Vor allem als Anfänger, aber auch als Fortgeschrittener, der noch nicht ganz aufgewärmt ist, empfiehlt sich, immer zuerst mit der Baby-Kobra zu beginnen, bei der du die Hände noch vom Boden heben kannst, da hier hauptsächlich die obere Rückenmuskulatur beteiligt ist.

1 Lege dich auf den Bauch, die Füße liegen am Boden und sind gepointet (die Zehen zeigen also nach hinten wie bei einer Ballerina). Lege die Handflächen so auf den Boden, dass die Fingerspitzen genau unter den Schultern liegen. Die Ellbogen sind nah am Rippenbogen.

2 Bringe nun erst die Nase nach vorn und oben, dann hebe langsam den Kopf, die Schultern und dann den Oberkörper. Achte auf die Hand- und Armposition in den verschiedenen Stufen. Aktiviere die Beinrückseiten und das Gesäß, um auch den Po zu trainieren. Blicke für ein paar Atemzüge in Richtung Decke und löse dann die Position vorsichtig auf.

Halbmond

(ardha chandrasana)

SO WIRKT ER

auf Brustkorb, Schultern, Arme, und Beine:
öffnend, zentrierend, energetisierend, aktivierend, kräftigend

An stressigen Tagen ist diese Position eine wahre Herausforderung, da es mit unserer Balance oft nicht so gut ausschaut. Gerade dann empfiehlt sich eine Pose wie diese. Ohne mentale Stärke, Willenskraft und Anmut ist es fast unmöglich, in den Halbmond zu kommen – und wieder heraus! Da nahezu alle Yogaübungen in beide Richtungen funktionieren, versuche es mal: Mit regelmäßigem Üben werden sich diese Eigenschaften immer weiterentwickeln und dadurch wird dir die Pose immer leichter fallen.

Das ist das Schöne am Yoga: Die Fortschritte sind nach jeder Praxiseinheit deutlich zu spüren, hören nie auf und beeinflussen jeden Aspekt unseres Lebens positiv. Achte beim Üben des Halbmonds übrigens darauf, bei einer gleichmäßigen, tiefen Atmung zu bleiben – denn diese wird hier gern mal vergessen!

Die Übung streckt die Wirbelsäule und kräftigt die Beine. Außerdem werden die Hüftgelenke flexibler, sie öffnen sich auch mit der Zeit immer besser.

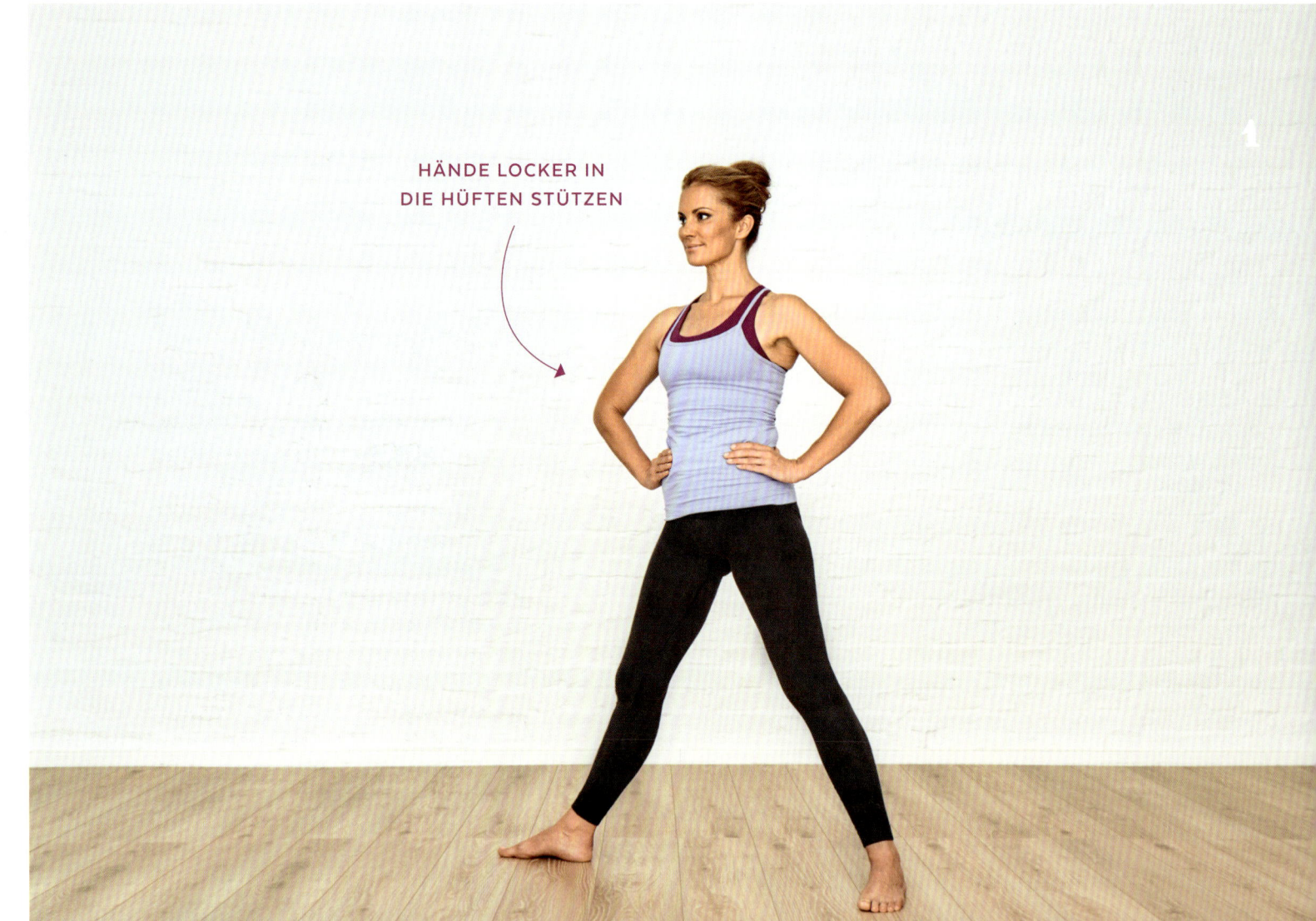

HÄNDE LOCKER IN DIE HÜFTEN STÜTZEN

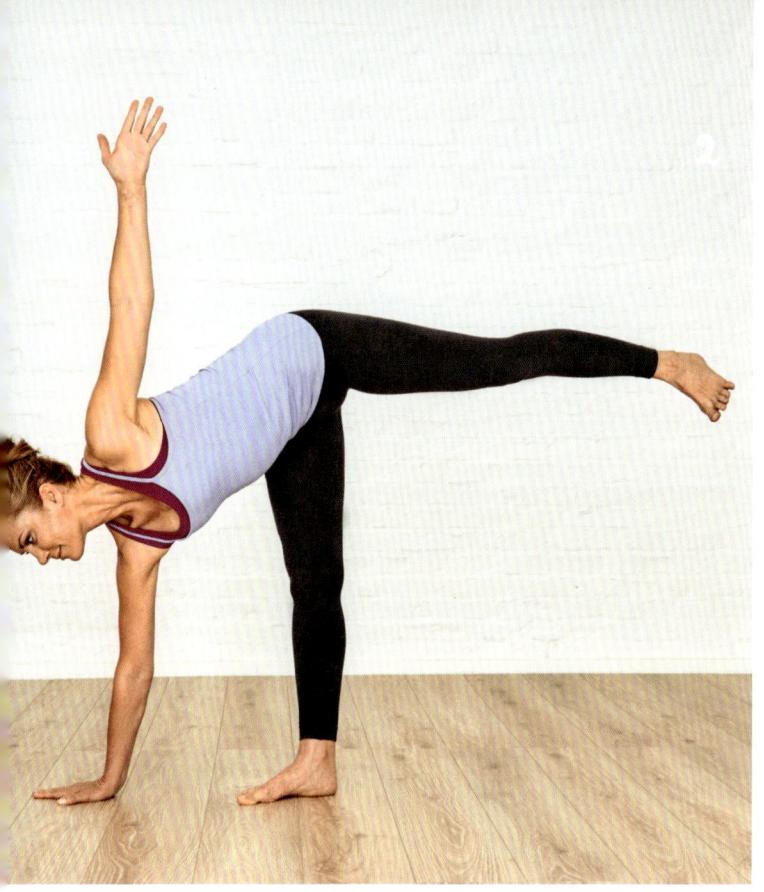

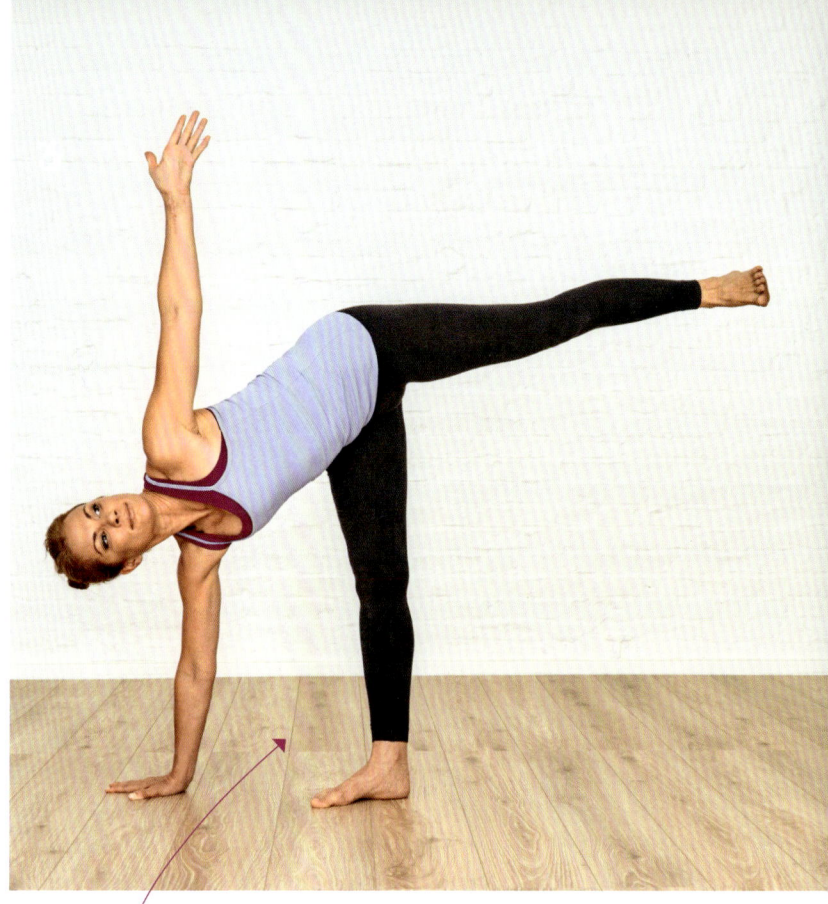

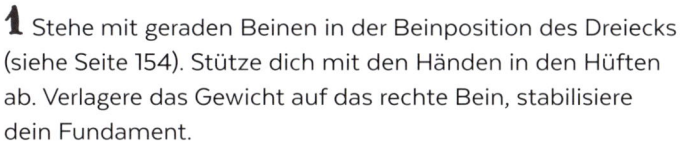

1 Stehe mit geraden Beinen in der Beinposition des Dreiecks (siehe Seite 154). Stütze dich mit den Händen in den Hüften ab. Verlagere das Gewicht auf das rechte Bein, stabilisiere dein Fundament.

2 Stütze dich mit der rechten Hand etwa 30 Zentimeter vor dem rechten Fuß am Boden ab. Lege deine linke Hand von oben auf deine linke Gesäßhälfte. Drücke nun das rechte Standbein durch und hebe das linke Bein in Richtung Decke parallel zum Boden. Der hintere linke Fuß ist geflext, die Zehen also herangezogen. Stütze dich auf der rechten Hand ab und führe den linken geraden Arm in Richtung Decke.

3 Dein Blick geht in die Richtung der linken oberen Hand, deren Finger leicht geöffnet sind. Drehe die linke Schulter, Brust und Hüfte in Richtung Decke auf. Atme tief in die linke Flanke. Löse nach ein paar Atemzügen auf und wiederhole alles auf der anderen Seite.

**ARME UND BEINE
GESTRECKT HALTEN**

Übungstipp

Mache dich stabil, indem du den Bauchnabel fest nach innen ziehst. Wenn du zum Schluss nicht nach oben schauen kannst, richte den Blick einfach weiter nach unten. Wenn du mit der Hand nicht ganz auf den Boden kommst, nimm einen Block oder einen Stapel Bücher zu Hilfe. Und: Auch wenn es zunächst schwerfällt, stabil zu bleiben und deinen Körper zu strecken, sodass du tief und gleichmäßig atmen kannst – genieße diese Asana.

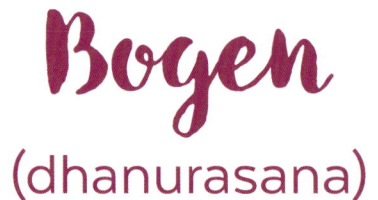

Bogen
(dhanurasana)

SO WIRKT ER

**auf Schultern, Brustkorb,
Bauchorgane und Rücken:**
öffnend, dehnend, anregend, kräftigend

Beim Unterrichten des Bogens erlebe ich immer wieder sehr lustige Situationen: Da kullern Schüler über den Boden oder fangen wild an zu kichern, wenn ich ihnen die Variante am Ende der Position vorschlage. Überhaupt: Alle Stufen, die ich dir anbiete, sind immer nur Angebote. Es gibt kein MUSS, kein RICHTIG oder FALSCH! Es kann sogar sein, dass du an einem Tag in die fortgeschrittene Variante kommst und an einem anderen Tag dir schon die einfache Version nicht möglich ist. Sei dann sanft mit dir selbst! Übe immer AN deiner Grenze und überschreite sie nicht.

Achte bitte auch beim Besuchen von Kursen darauf, dass dein Lehrer das genauso sieht: Mir sträuben sich die Haare, wenn Schüler mitunter gewaltsam in Posen hineingedrückt werden, für die sie noch nicht bereit sind. Mir wurde so zum Beispiel einmal eine schmerzhafte Überdehnung im Rücken zugefügt. Bei *dhanurasana* solltest du zum Beispiel immer nur so tief gehen, wie es dein Körper von alleine schafft. Dann kannst du deine Wirbelsäule flexibler machen, deine Schultern und den Brustkorb öffnen, Verspannungen lösen und

tiefer atmen und vor allem deine Bauchorgane massieren und den Stoffwechsel aktivieren!

1 Liege flach auf dem Bauch, das Kinn am Boden. Greife mit den Händen von außen deine Fußgelenke, beuge die Knie, sodass deine Füße in Richtung Decke zeigen.

2 Kicke jetzt die Füße so in die Hände, dass sich deine Beine und dein Oberkörper anheben. Halte die Füße und Knie so nah zusammen wie möglich. Blicke nach vorn und atme gleichmäßig.

3 Schaukle nun vorsichtig für einige Atemzüge von vorn nach hinten, um deine Bauchorgane zu massieren.

4 Rolle nun vorsichtig von links nach rechts und atme auf jeder Seite drei- bis fünfmal tief in die Flanke. Löse die Position und entspanne kurz in der **Stellung des Kindes** (siehe Seite 126).

Übungstipp

Du kannst deine Füße flexen, um einen besseren Griff zu haben. Für Anfänger eignet sich auch ein Yogagurt oder ein Gürtel, damit kann man den Abstand zu den Händen vergrößern und zugleich seine Dehnfähigkeit trainieren. Mit der Zeit kommst du den Füßen dann immer näher und kannst dann wieder auf diese Hilfe verzichten. Aber es wäre schade, wenn du auf diese Asana verzichten würdest.

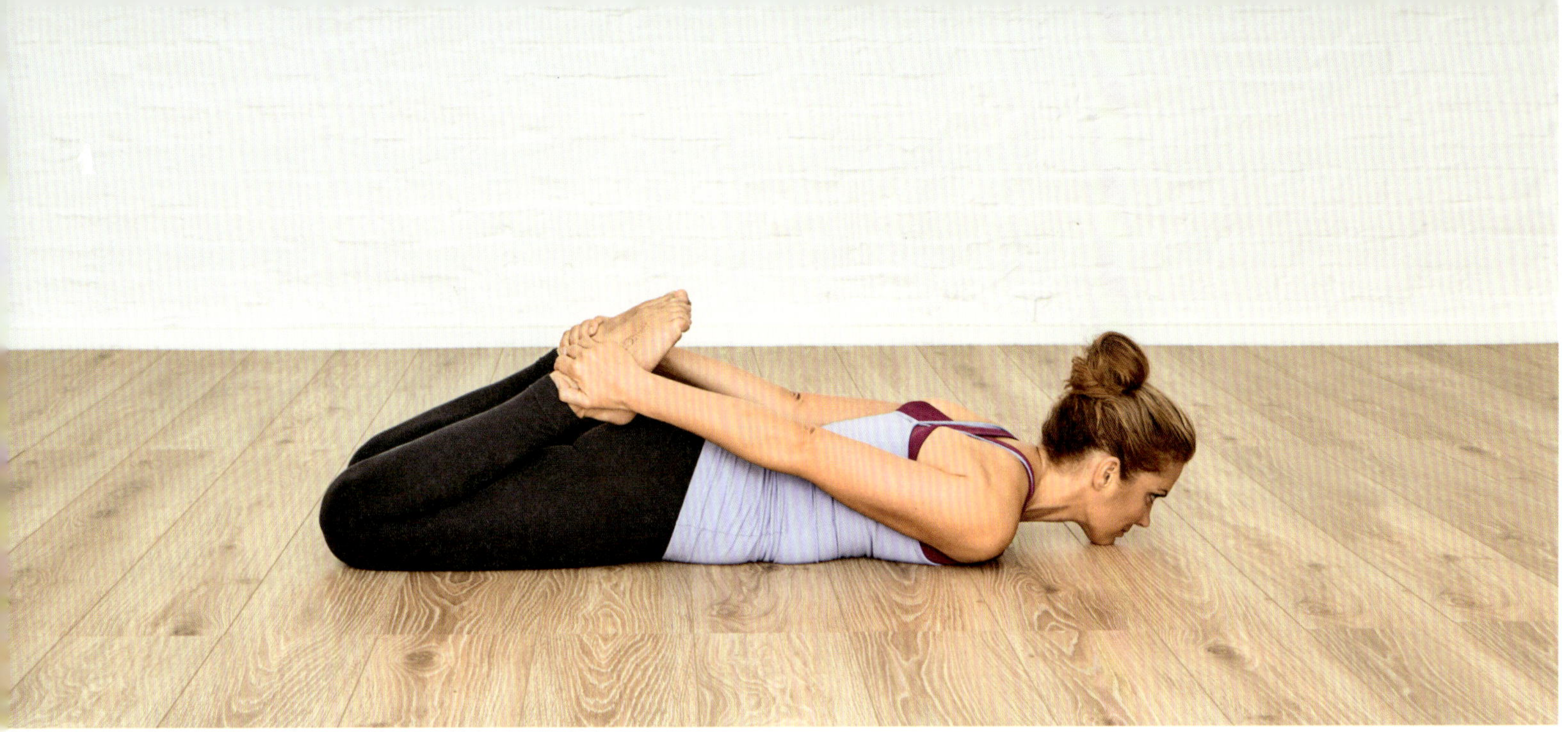

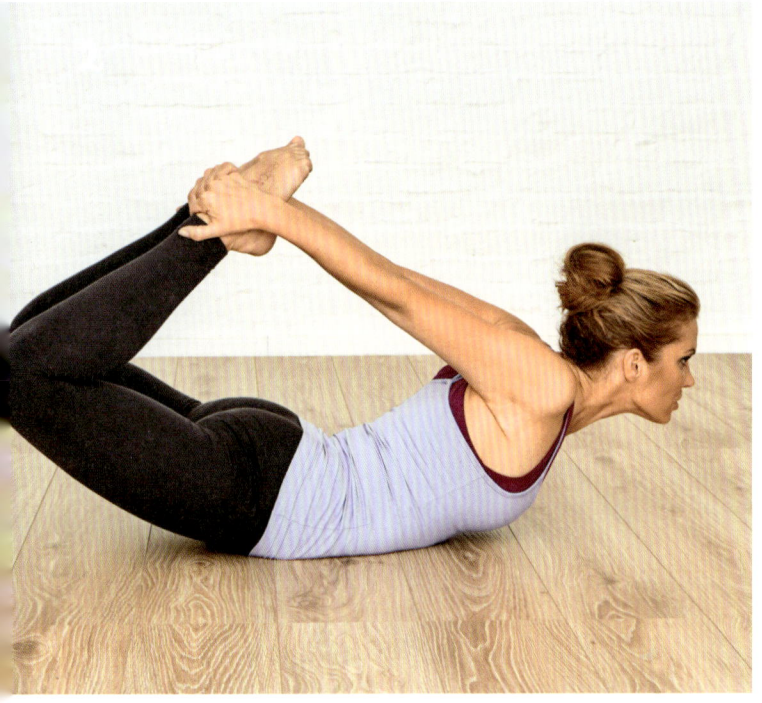

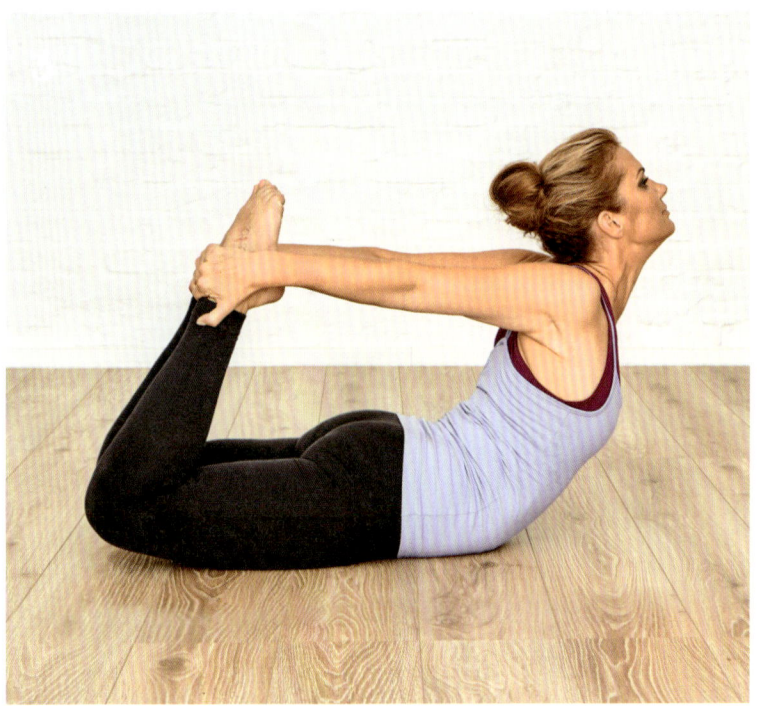

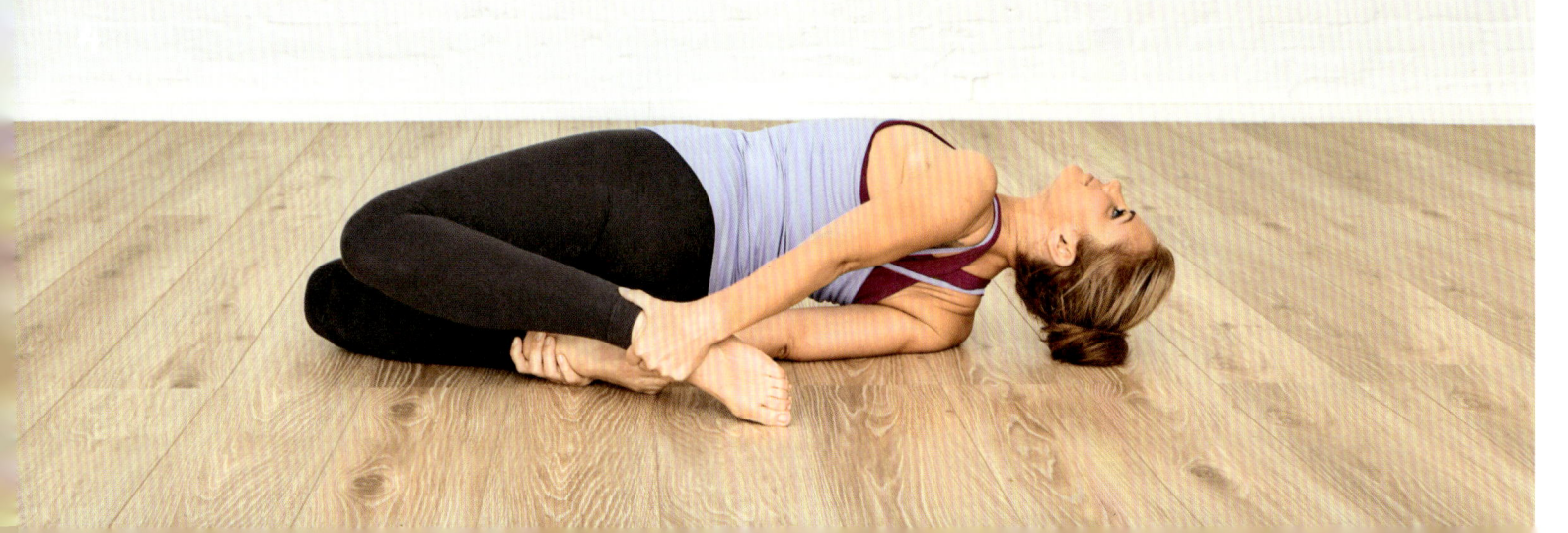

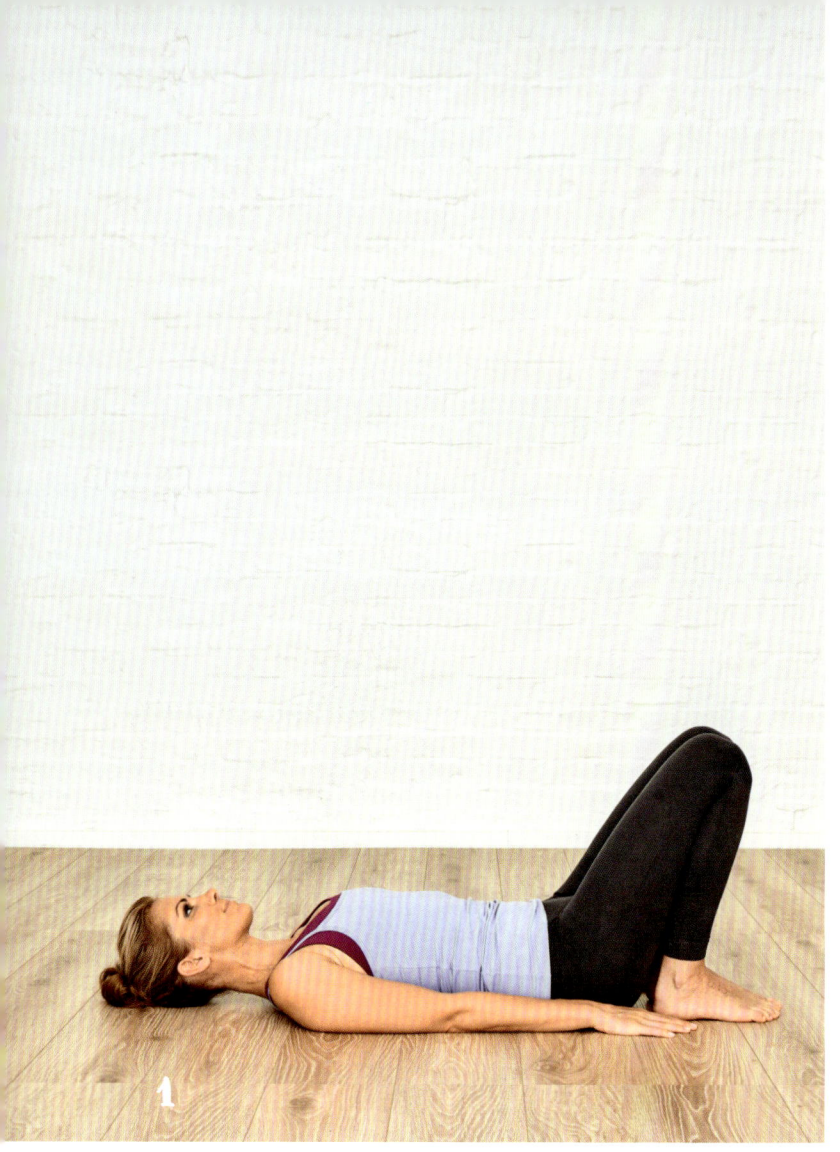

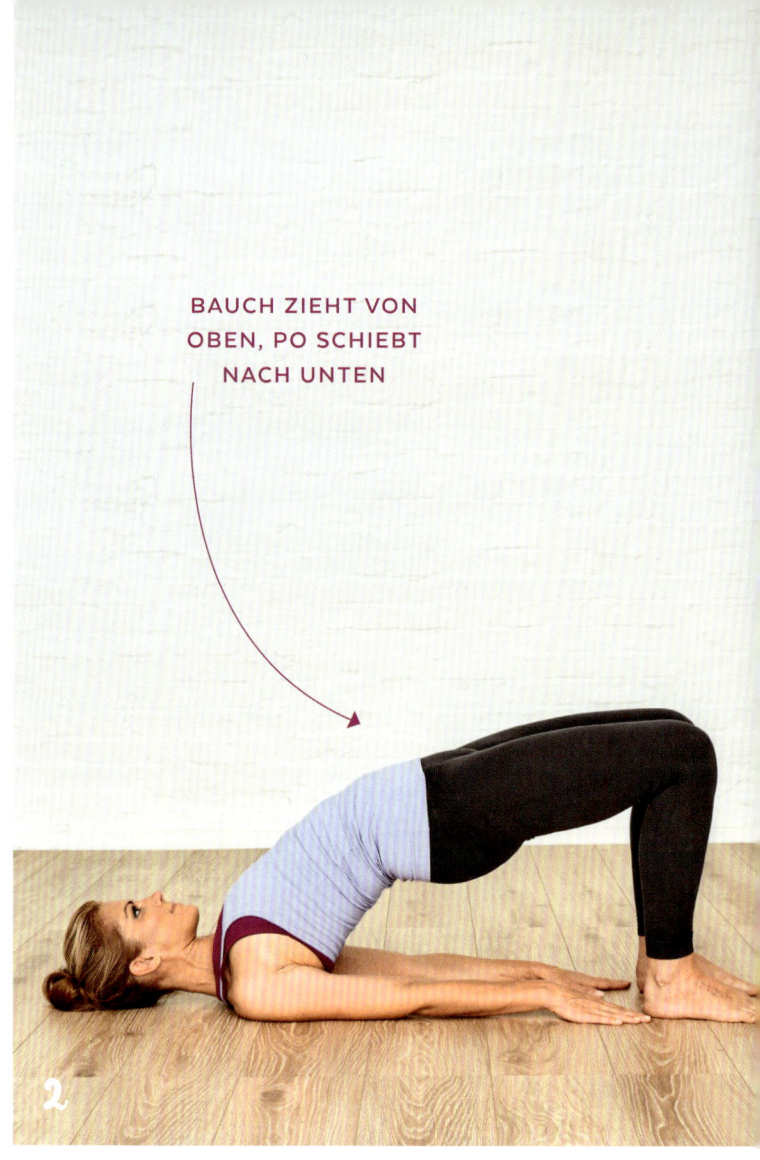

BAUCH ZIEHT VON OBEN, PO SCHIEBT NACH UNTEN

Brücke

(setu bandhasana)

SO WIRKT SIE

auf Schultern, Brustkorb, Rücken, Gesäß, Oberschenkel und Nervensystem: öffnend, dehnend, belebend, kräftigend und formend

Die Brücke sieht nicht nur toll aus, sondern sorgt auch dafür, dass du dich toll fühlst. Und zwar SOFORT nach dem Üben!

Sie stretcht wunderbar die Körpervorderseite mit Bauch und seinen Organen sowie die Oberschenkel. Außerdem sorgt sie für eine Kräftigung der Gesäßmuskulatur (die Brücke macht einen knackigen Po und hätte somit auch einen Platz im Kapitel „Schönheit", siehe ab Seite 170, verdient) und die Öffnung des Schultergürtels. Damit löst sie eventuelle Verspannungen auf. Außerdem regt die Brücke auch unser Nervensystem an und belebt den ganzen Körper. Sie empfiehlt sich als Vorstufe zum **Rad** (siehe Seite 114), welches du nur dann praktizieren solltest, wenn du entspannt und ohne Anstrengung in die Brücke kommst.

In der Brücke selbst kannst du entscheiden, wie weit du gehen möchtest, da sie verschiedene Stufen beinhaltet. Die Variante der Brücke, in der du abwechselnd das rechte und das linke Bein hebst, macht sich im Urlaub auf jedem Strandbild wahnsinnig gut!

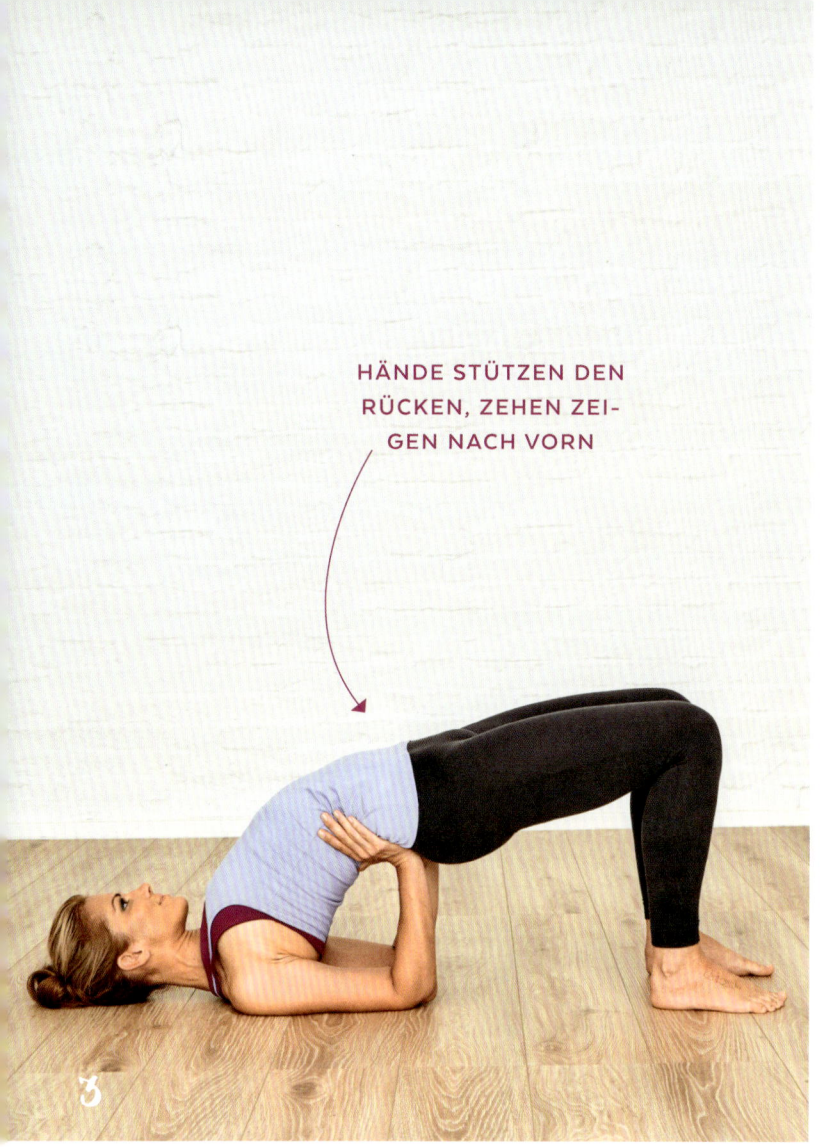

HÄNDE STÜTZEN DEN RÜCKEN, ZEHEN ZEIGEN NACH VORN

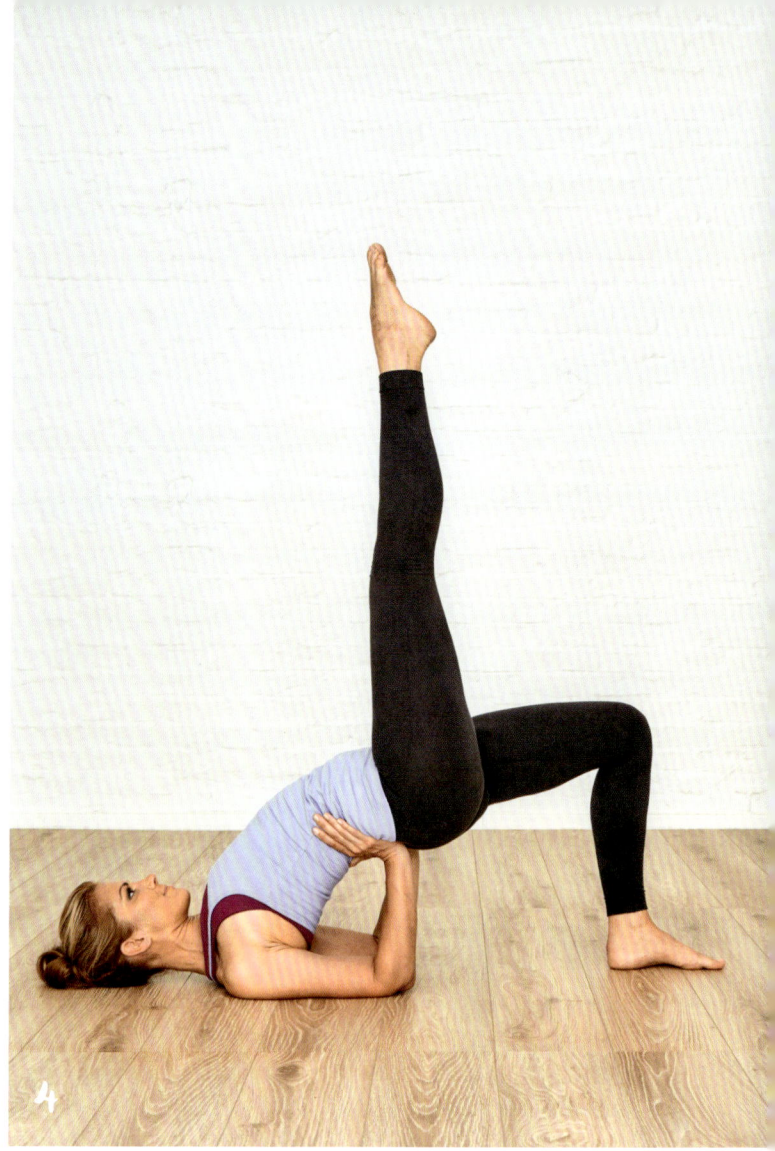

1 Liege flach auf dem Rücken, beuge die Knie und setze die Fersen so nah ans Gesäß wie möglich. Lege die Hände jeweils seitlich neben dir auf den Boden.

2 Schiebe deine Hüften nun in Richtung Decke. Lasse dabei die Knie so nah zusammen wie möglich. Ziehe die Arme am Boden lang und dehne damit deine Schultern. Dein Po schiebt von unten, und dein Bauch zieht von oben.

3 Wenn du die Dehnung in der Wirbelsäule verstärken möchtest, kannst du deine Hände von unten an die Rippen der Lendenwirbel legen und dich damit tiefer in die Rückbeuge bringen.

4 Wenn du hier stabil stehst, hebe abwechselnd das rechte und linke Bein in Richtung Decke. Löse die Position nach ein paar Atemzügen auf, indem du von OBEN nach UNTEN Wirbel für Wirbel auf deine Matte „massierst". Erst wenn dein Steißbein am Boden angekommen ist, strecke die Beine aus.

Übungstipp

Wenn du die Dehnung der Schultern intensivieren möchtest, kannst du deine Hände am Boden auch verschränken und zusammenziehen. Deine Knie sollten nur wenig Abstand voneinander haben und nicht gegeneinanderlehnen oder auseinanderfallen.
Diese Übung ist die leichtere Alternative zum Rad (siehe Seite 70).

Rad

(chakrasana/urdhva dhanurasana)

SO WIRKT ES

**auf Schultern, Arme, Brust, Rücken, Gesäß, Beine,
Nerven- und Chakrensystem:**
stärkend, öffnend, dehnend, formend, aktivierend,
belebend, harmonisierend

Wie du vielleicht schon an den Wirkungen des Rades siehst, gibt es manche Übungen, die haben so viele positive Effekte, dass man sie kaum in eine Zeile bekommt. Natürlich haben fast alle Yogaposen mehrere Wirkungen, und ich versuche, mich immer auf die wichtigsten zu beschränken. Bei solch fortgeschrittenen Posen wie *chakrasana* ist das jedoch kaum möglich, da sie so viele in sich vereint. Diese Pose hat ja sogar zwei Namen: *urdhva dhanurasana* bedeutet einfach nur „umgekehrter Bogen", während *chakrasana* sich darauf bezieht, dass durch das Rad alle Energiezentren im Körper (die sogenannten Chakren) angeregt und harmonisiert werden.

Bei meinen Retreats, auf denen ich die Wirkung der Chakren oft einfließen lasse, ohne es ausdrücklich zu erwähnen, hat schon manch einer das Rad zum ersten Mal „geknackt" und feiert das bis heute. Diese Pose kann einen aber auch in ein regelrechtes High versetzen!

1 Liege auf dem Rücken in der Ausgangsposition wie zur **Brücke** (siehe Seite 112): Fersen nah am Gesäß, Knie zusammen, Zehen zeigen parallel nach vorn. Lege deine Handflächen in umgedrehter Richtung auf, also mit den Fingerspitzen in Richtung Schulter, neben die Ohren.

2 Schiebe jetzt die Hüften und das Gesäß hoch, drücke zeitgleich die Arme durch und komme hoch ins Rad. Lasse den Kopf dabei ganz locker. Halte diese Position für ein paar Atemzüge.

3 Komme vorsichtig aus der Stellung. Gehe entweder noch mal hinein oder ziehe als Gegenbewegung die Knie zur Brust und schaukle ein paarmal von links nach rechts, um den Rücken zu lockern.

Übungstipp

Du kannst als Vorbereitung auf das Rad die **Brücke** (siehe Seite 112) mehrmals üben und dabei Intensität und Schwierigkeit bei jedem Durchgang steigern, um deine Wirbelsäule auf die maximale Rückbeuge vorzubereiten. Bitte übe das Rad nur dann, wenn dein Rücken dafür bereit ist! Komm nur dann hoch ins Rad, wenn du es aus eigener Kraft schaffst, oder lasse dir dabei nur von einem sehr erfahrenen Lehrer helfen. **Wichtig**: Oft wird das Rad so unterrichtet, dass der Kopf auf dem Weg nach oben und unten auf dem Boden bleibt. Das halte ich für gefährlich, da du dir hier den Nacken stauchen kannst. Bitte gib in dieser Position auf keinen Fall Gewicht auf den Kopf!

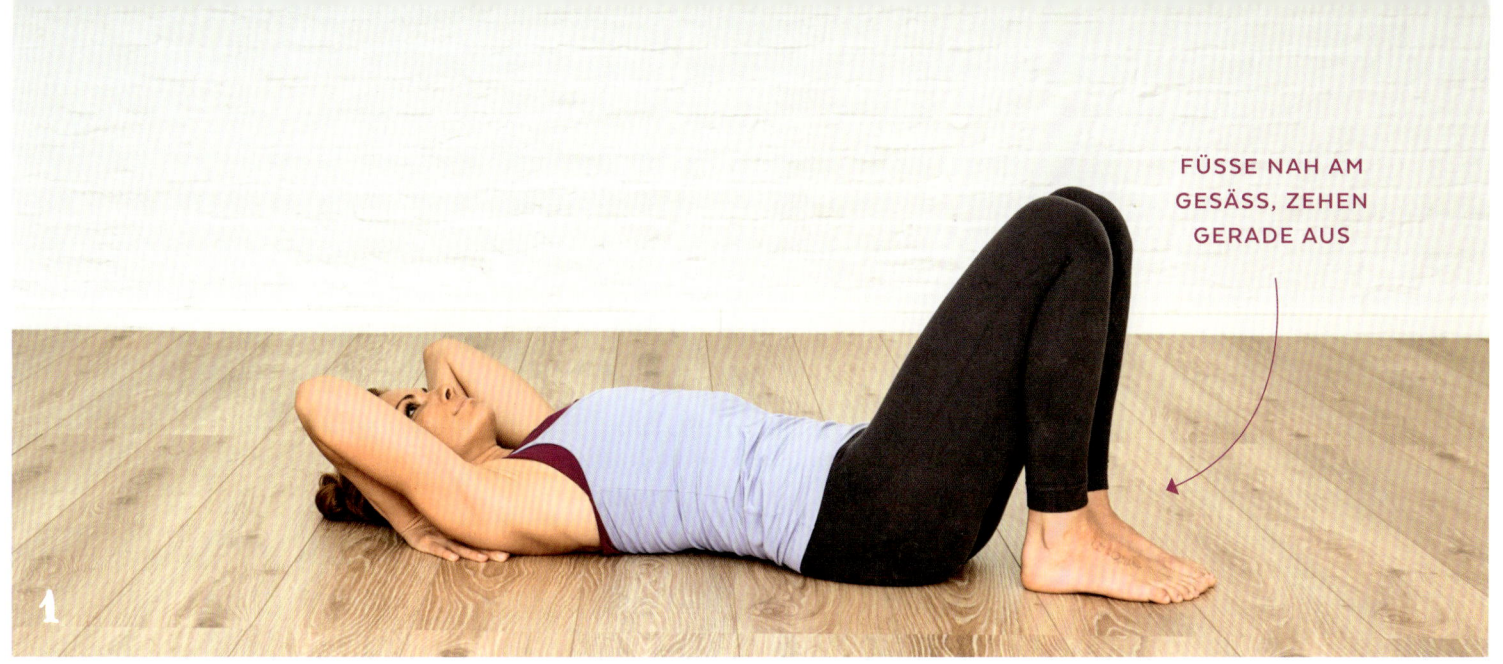

FÜSSE NAH AM
GESÄSS, ZEHEN
GERADE AUS

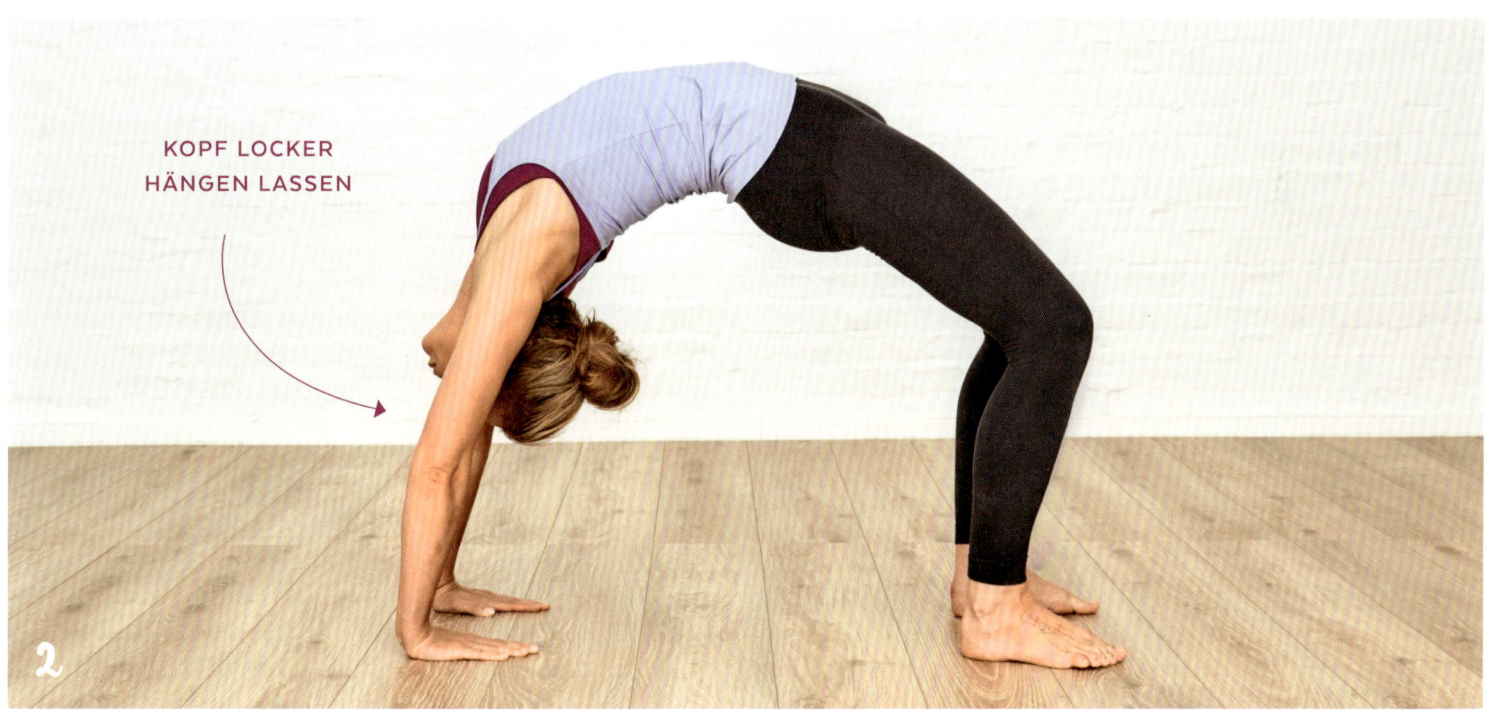

KOPF LOCKER
HÄNGEN LASSEN

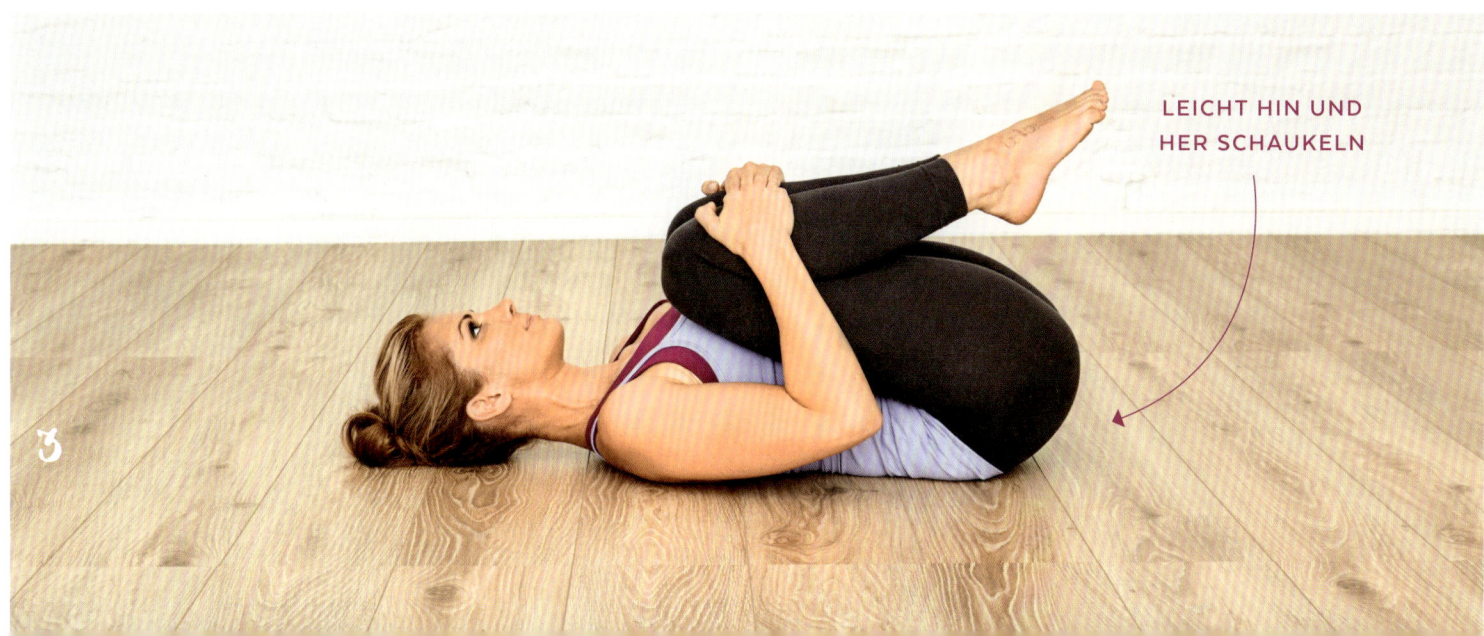

LEICHT HIN UND
HER SCHAUKELN

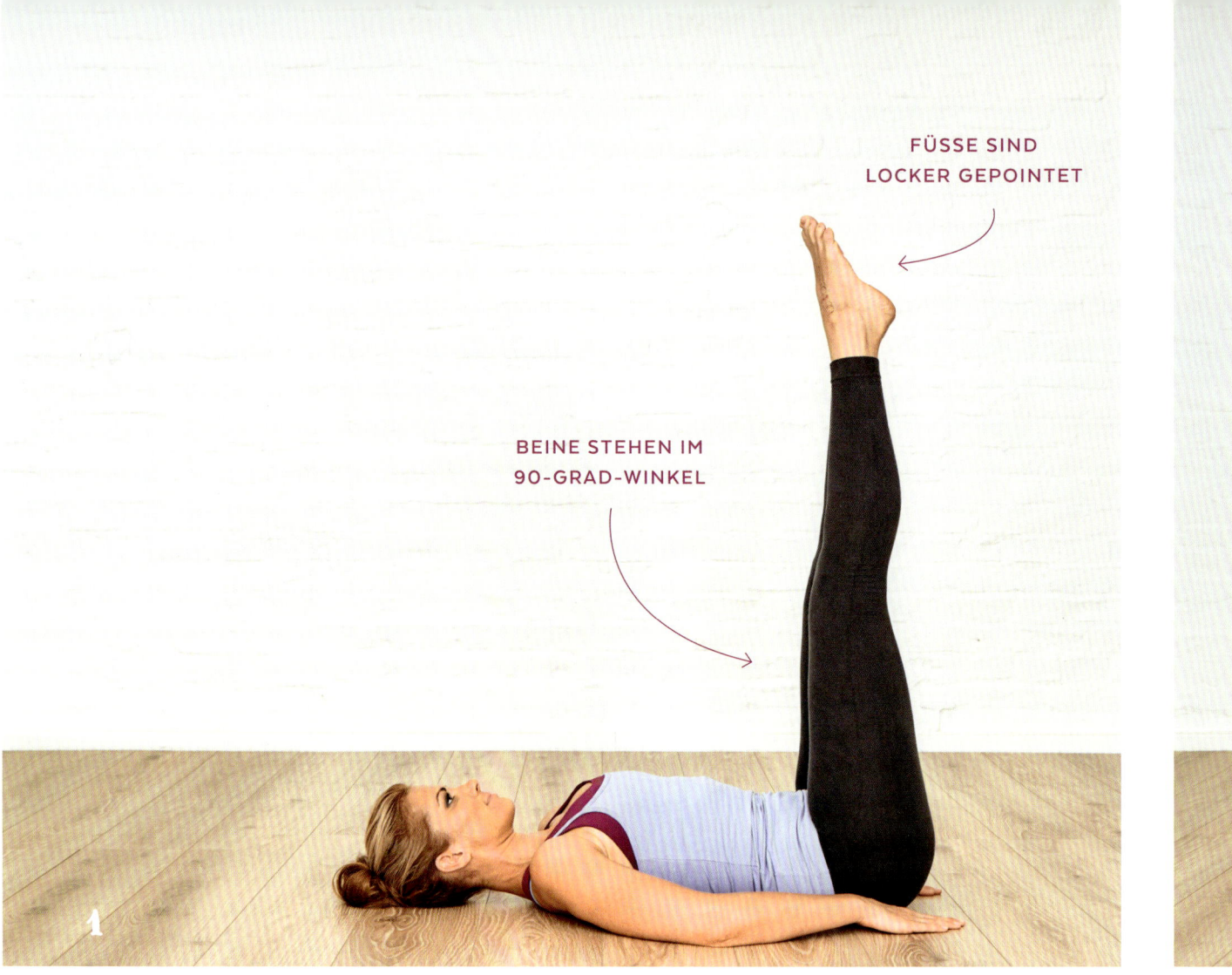

FÜSSE SIND
LOCKER GEPOINTET

BEINE STEHEN IM
90-GRAD-WINKEL

Schulterstand

(sarvangasana)

SO WIRKT ER

auf Kopf, Nacken, Schultern,
Bauch, Rücken, Gesäß,
Beine, Nervensystem,
Verdauung, Durchblutung
und Immunsystem:
dehnend, kräftigend, anregend,
ausgleichend, balancierend

Als „Königin der Asanas" (als „König" bezeichnet man den Kopfstand) vereint der Schulterstand ungemein viele Wirkungen in sich. Eigentlich gibt es kein Körperteil, das nicht involviert ist! Ganz besonders wird hier die Nackengegend durch den Druck gedehnt und durchblutet, der auf dem Nacken herrscht. Bis du so weit bist, im vollständigen Schulterstand nur auf den Schultern zu stehen, stehst du nämlich eher auf Schultern und Nacken. Aus diesem Grund solltest du bei akuten Problemen in der Halswirbelgegend vorsichtig sein beziehungsweise auf die Übung verzichten. Als Vorbeugung gegen solche Probleme ist er jedoch hervorragend! Außerdem kann dein Verdauungssystem durch die Umkehrhaltung im wahrsten Sinne des Wortes mal so richtig „abhängen", es wird gelockert und somit angeregt. Deine Durchblutung wird ebenfalls angekurbelt – besonders in der oberen Region und deinem Kopf. Deswegen machen Schulter- und Kopfstand angeblich so schlau! Zeitgleich erlaubt die umgekehrte Haltung deinen Beinen, zu entspannen und zu entstauen, zum Beispiel nach einem langen Flug.

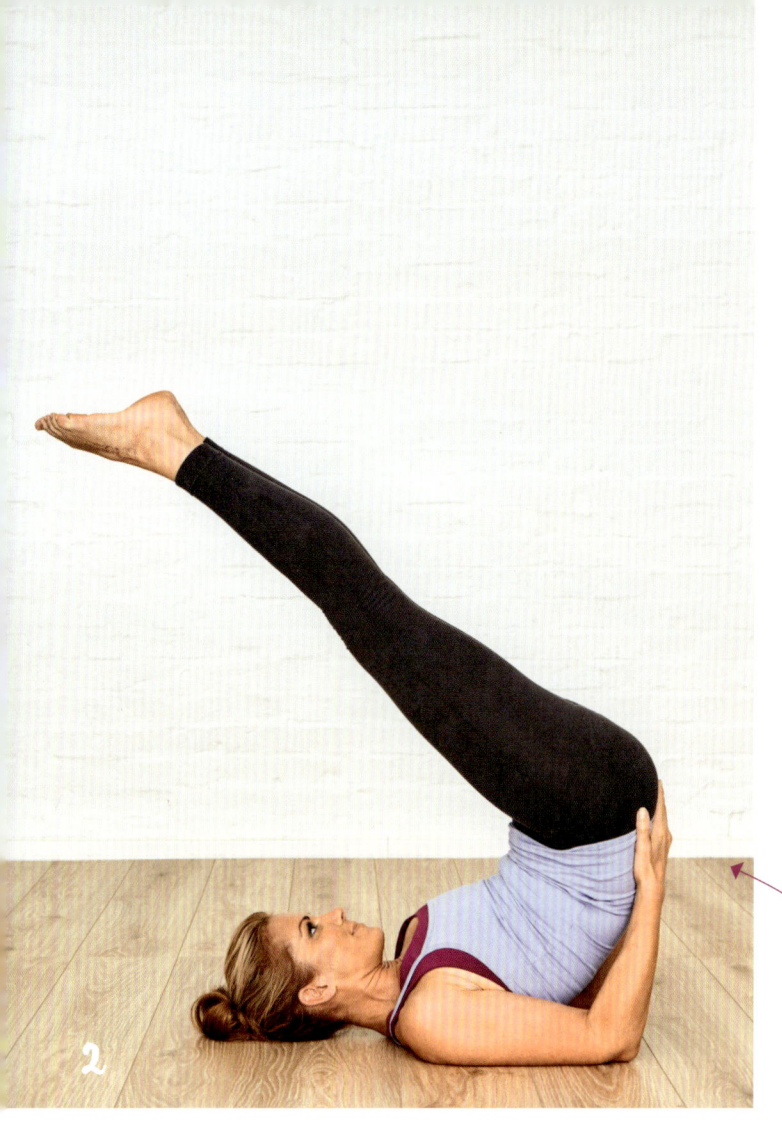

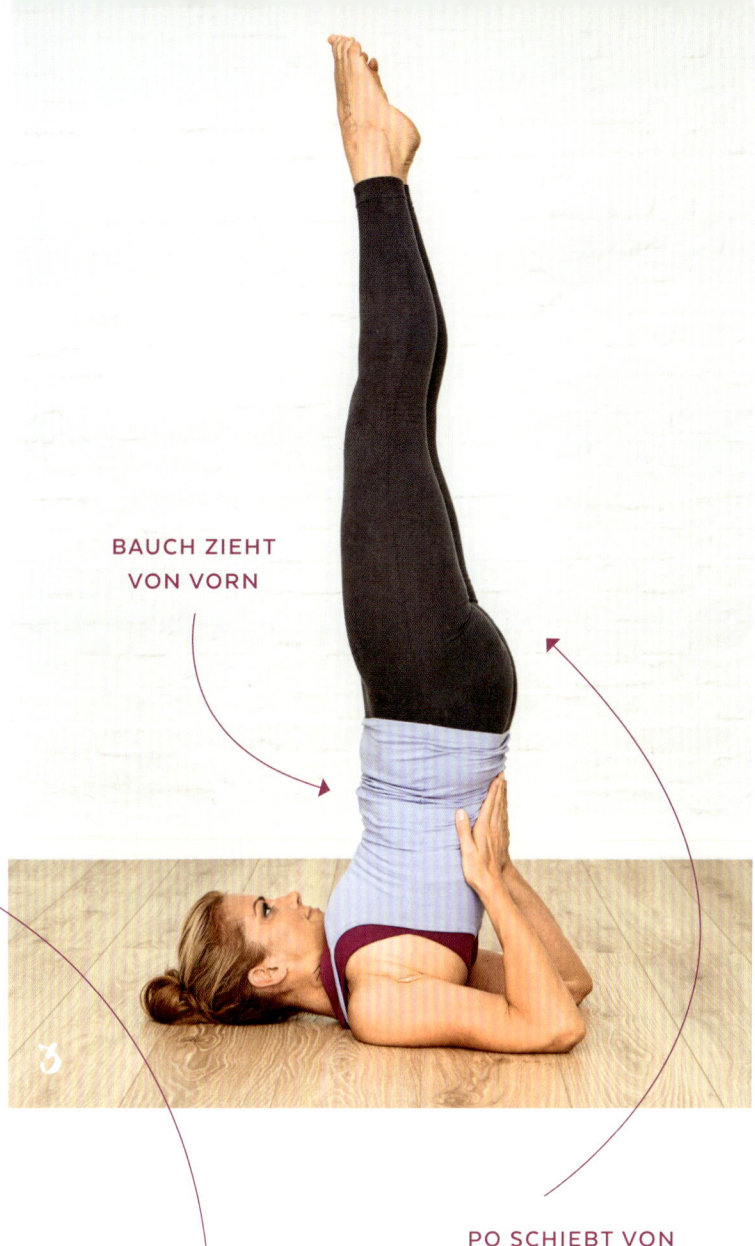

BAUCH ZIEHT VON VORN

PO SCHIEBT VON HINTEN

HÄNDE STÜTZEN DIE LENDENWIRBEL-SÄULE

1 Liege mit ausgestreckten Beinen auf dem Rücken, die Handflächen drücken neben dem Gesäß in den Boden. Hebe die gestreckten Beine zunächst im 90-Grad-Winkel an.

2 Wenn es deine Bauchmuskulatur erlaubt, ziehe dich von hier aus hoch. Alternativ kannst du die Beine erst hinter den Kopf bewegen (ähnlich wie im Pflug, siehe Seite 118) oder dich mit etwas Schwung hochziehen. Sobald deine Beine in der Luft sind, greife mit den Händen den Rücken, die Fingerspitzen zeigen nach oben. Unterstütze so deinen Rücken.

3 Dein Gesäß schiebt dich von hinten, deine Bauchmuskeln ziehen dich von vorn in die gerade Position. Bringe deine Ellbogen hinter dem Rücken am Boden so nah zusammen wie möglich. Atme tief trotz (oder gerade wegen) der gestauchten Kehle: Du massierst so deine Schilddrüse und harmonisierst sie. Gleichzeitig bekommt dein Immunsystem einen regelrechten Kick.

Um aus der Position herauszukommen, beuge deine Beine langsam aus dem Hüftgelenk, bis sich deine Schienbeine

wieder ungefähr über der Nase befinden. Rolle dann langsam deinen Rücken ab und massiere dabei auf dem Weg von oben nach unten Wirbel für Wirbel in die Matte. Erst wenn dein letzter Wirbel unten angekommen ist, strecke die Beine wieder aus und komme aus der Position.

Als Gegenbewegung für die intensive Nackendehnung eignet sich der **Fisch** (siehe Seite 104).

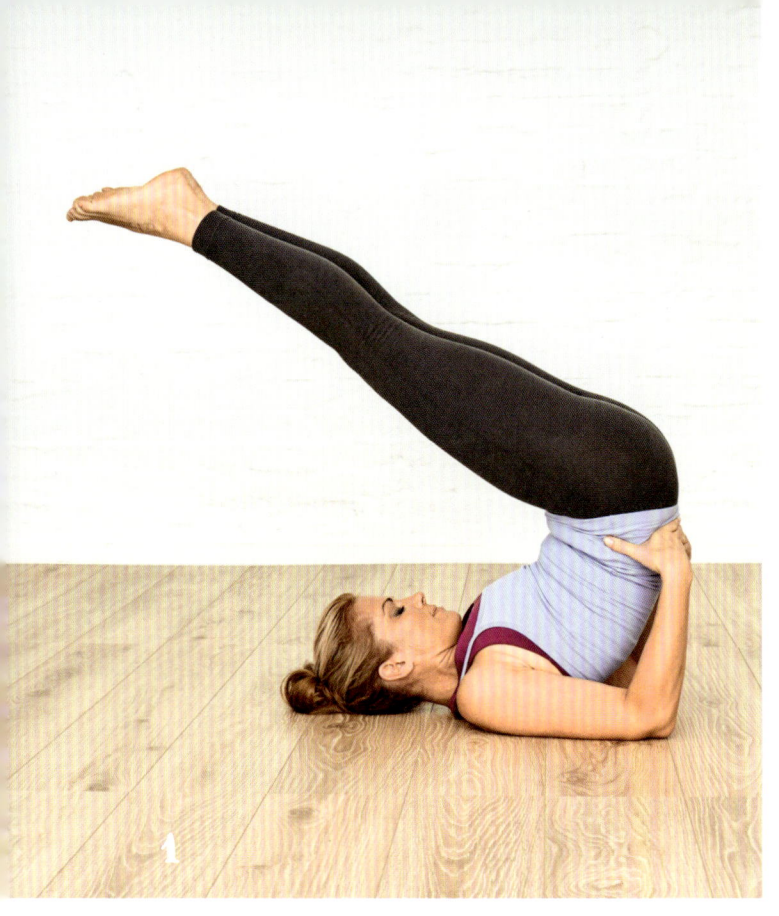

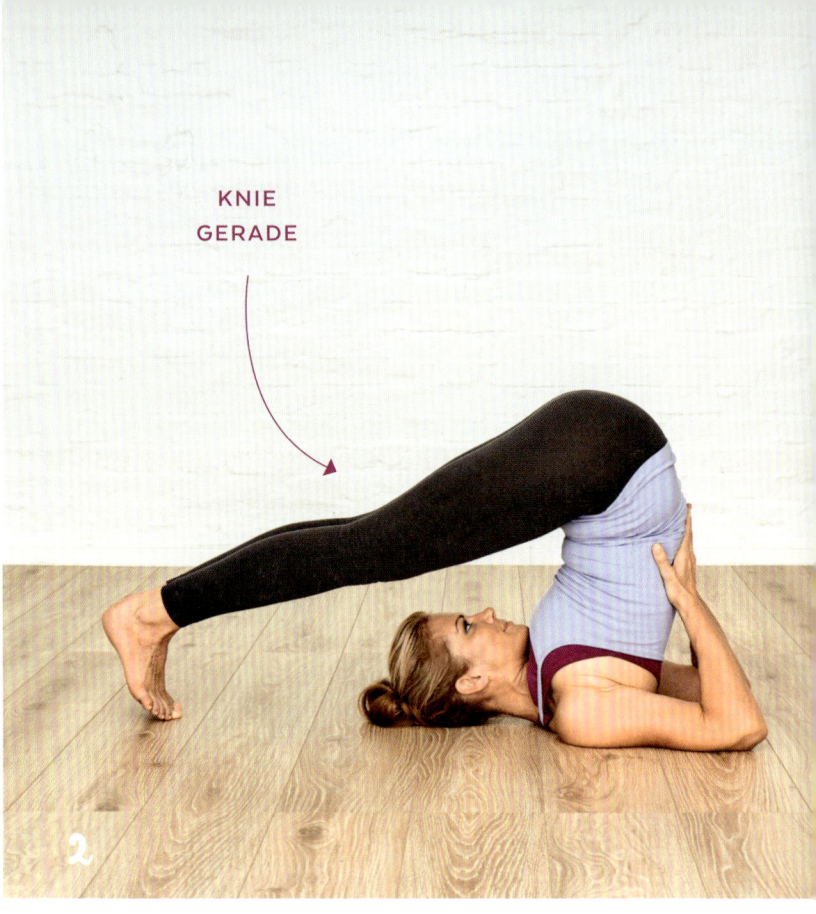

KNIE
GERADE

Pflug
(halasana)

SO WIRKT ER

**auf Schultern, Oberkörper,
Rücken, Beine
und innere Organe:**
dehnend, erholend, reinigend

Ich liebe den Pflug! Nicht nur weil er so viele Wirkungen in sich vereint, sondern weil man mit ihm schon in kurzer Zeit einen deutlichen Effekt spürt: Die gesamte Schultergegend wird gestretcht, die Bauchorgane massiert und gestärkt, die Wirbelsäule auf ihre maximale Länge gedehnt. Ich übe ihn immer dann, wenn sich zum Beispiel durch langes Arbeiten am Computer mein Nacken bemerkbar macht und ich mich dort ein wenig „langziehen" möchte.

Das Tolle am Pflug ist außerdem, dass man für ihn kaum Kraft aufwenden muss, wenn man ihn einmal gemeistert hat – sprich, wenn die Körperrückseite so gedehnt ist, dass die Füße fest am Boden stehen. Dann kann man sich einfach darin ausruhen und die Dehnung genießen. Auch diese Übung ist gut dafür geeignet, während der Asana den Blick nach innen zu richten und sich wie bei der **Schildkröte** (siehe Seite 100) mit geschlossenen Augen für einen Moment zurückzuziehen.

Für den perfekten Ausgleich übe noch die Gegenstellung zum Pflug, den **Fisch** (Seite 104).

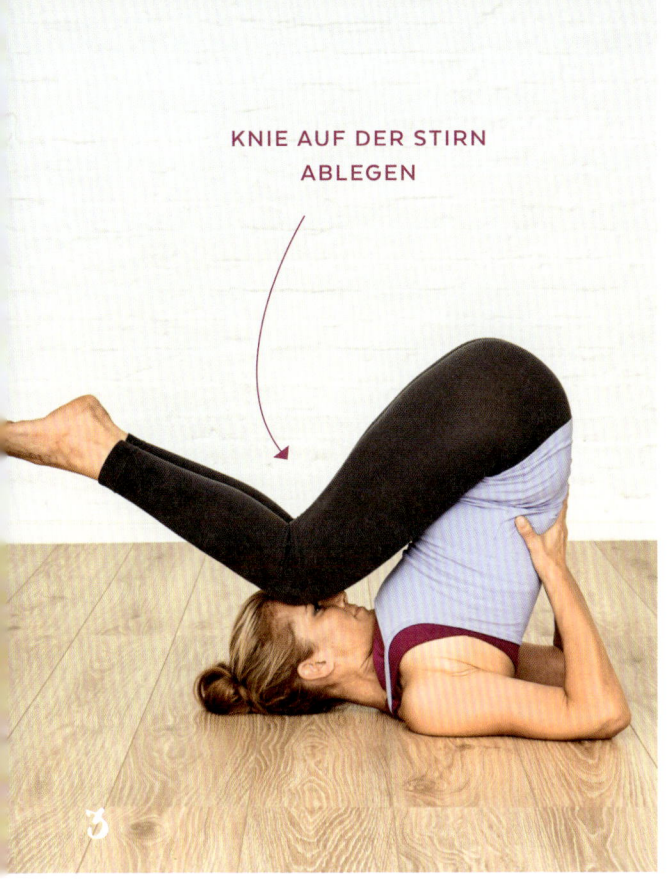

KNIE AUF DER STIRN
ABLEGEN

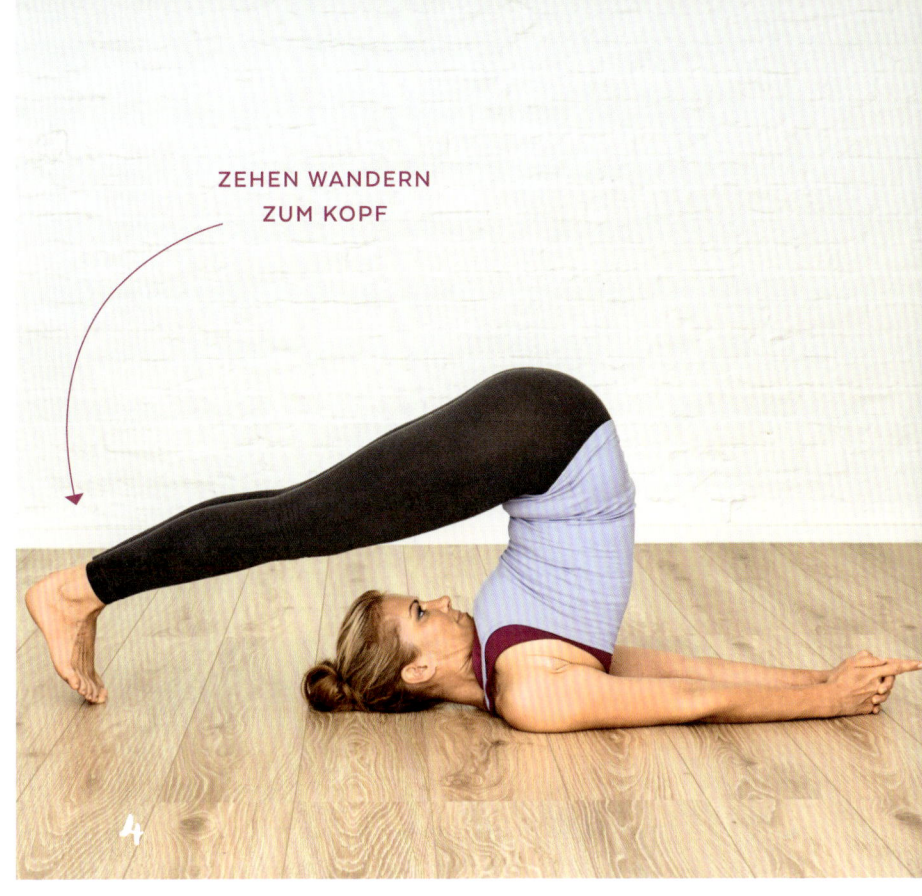

ZEHEN WANDERN
ZUM KOPF

1 Liege flach auf dem Rücken, die Beine sind ausgestreckt. Deine Handflächen drücken in den Boden. Hebe beide Beine gestreckt nach oben und führe sie hinter den Kopf. Unterstütze dabei deinen Rücken mit den Händen.

2 Führe die geraden Beine komplett nach hinten und setze deine Zehenspitzen am Boden ab.

3 Wenn deine Füße den Boden nicht berühren, halte den Rücken unterstützt. Wenn du möchtest, kannst du deine Knie auf der Stirn ablegen. Halte deine Zehen dabei gepointet.

4 Erst wenn deine Zehen sicher am Boden stehen, kannst du die Hände vom Rücken lösen, deine Finger mit ausgestreckten Zeigefinger verschränken und die ausgestreckten Arme vor dich auf den Boden legen. Das dehnt zusätzlich noch deine Schultern. Wenn du deine am Boden abgestellten Zehen näher in Richtung Kopf ziehst, intensivierst du den Stretch auf der Rückseite deiner Beine.

Halte die Position so lange, wie es bequem für dich möglich ist, und atme dabei tief durch die Nase ein und wieder aus. Achte beim Lösen der Position darauf, den Rücken wieder gut zu sichern und die Wirbelsäule von oben nach unten auf die Matte zu rollen. Erst wenn dein unterster Wirbel und das Steißbein am Boden liegen, kannst du die Beine nach vorn ausstrecken und am Boden ablegen.

Übungstipp

Wenn du den Stretch in den Beinrückseiten noch intensivieren möchtest, wandere mit den Zehenspitzen der gerade ausgestreckten Beine in Richtung Kopf. **Wichtig**: *halasana* ist eine langsam ausgeführte und entspannende Yogaübung, habe also dabei Geduld mit dir. Führe die Bewegungen sanft und bewusst aus und hebe deine Beine nicht zu ruckartig an, sondern aus der Kraft deiner Mitte.

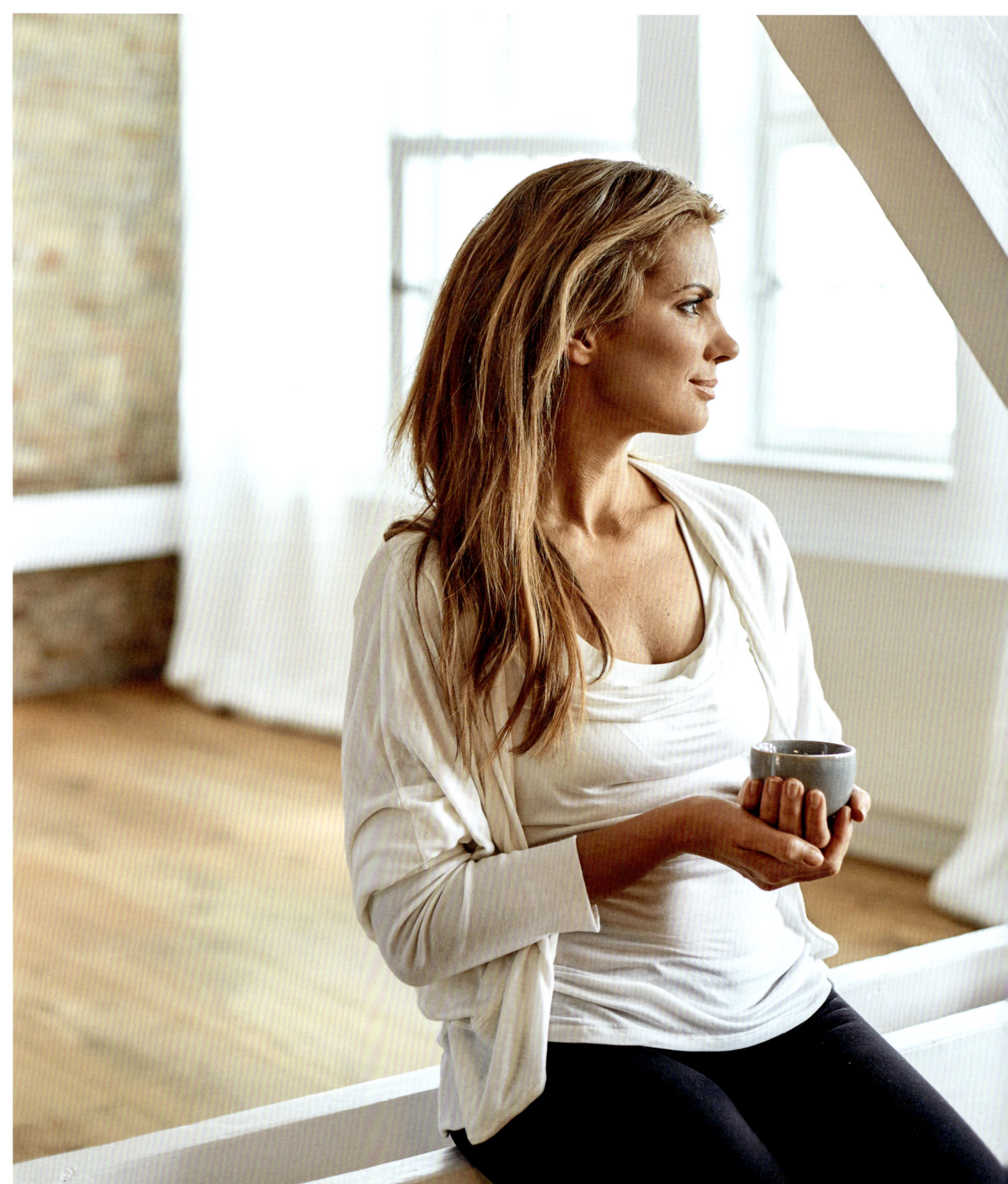

Ruhe & Gelassenheit – be calm

Jedes Mal, wenn ich in eine Yoga-Retreat-Woche starte, frage ich die Teilnehmer zu Beginn, was sie dazu bewogen hat, daran teilzunehmen, und was sie sich davon versprechen. Wenn sie nicht von einer begeisterten Freundin mitgebracht wurden, die schon mal mit dabei war oder weil sie eines meiner Bücher mochten und dadurch angeregt wurden, lautet die Antwort meistens: „Ich bin gestresst, möchte entspannen und meine Batterien aufladen." Mich freut es natürlich jedes Mal sehr, dass sie sich entschieden haben, dies auf einem Yoga-Retreat zu tun!

„Zivilisationsleiden" Stress

Gleichzeitig bin ich erstaunt, wie viele Menschen heute unter massivem Stress leiden und in Gefahr sind, auszubrennen. Tatsächlich sind die Zahlen alarmierend: Etwa 75 bis 90 Prozent (!) aller Erwachsenen in den Industrieländern suchen irgendwann einen Arzt auf wegen eines Problems, bei dem Stress die Ursache ist. Damit sind nicht nur rein körperliche Beschwerden gemeint. Fehltage wegen psychischer Probleme liegen laut Bundesarbeitsministerium bei 53,3 Millionen pro Jahr! Die psychosomatischen Auswirkungen, die diese Menschen entwickeln, beginnen kaum merklich und wiegen später schwer: Von Verspannungen über Rückenleiden, Verdauungsbeschwerden und Bluthochdruck bis hin zu Depressionen ist die Liste der Leiden lang. Größtenteils werden sie durch fehlende Ruhezeiten und ungünstige Verhaltensweisen im Alltag ausgelöst.

Wer sich tiefergehend damit auseinandersetzen möchte, dem empfehle ich einen Blick in mein Buch „Business Yoga". Dort gehe ich detailliert auf Zahlen und Fakten ein (siehe Buchtipps Seite 214). Ich habe das interessante Thema und die Wechselwirkung von Stress auf unseren Organismus, inklusive der Schritte zum Burn-out auch aus wissenschaftlicher Sicht leichtverständlich beleuchtet. Für jeden, der unter chronischem Zeitmangel leidet und von Stress oder gar einem drohenden Burn-out geplagt ist, habe ich in Kombination mit Methoden der modernen Wissenschaft die geniale 21-Tage-Formel entwickelt, mit der man sich sein persönliches Antistressprogramm bauen kann. Denn die Ursachen sind sehr individuell: Stress erlebt jeder anders, und er

Zeit für Rückzug

Ein Retreat ist ursprünglich ein buddhistisches Konzept. Dabei zieht sich ein Praktizierender nach dem Vorbild Buddhas auf dem Weg zur Erleuchtung in die Einsamkeit zurück, um sich frei von äußeren Einflüssen ganz der Meditation zu widmen. Das kann Jahre dauern. Als sich der Buddhismus in Nordamerika und Europa verbreitete, fand die Idee des Retreats auch hier viele Anhänger. Trotz der Tatsache, dass der buddhistische Retreat an sich nichts mit der indischen Yogaphilosophie zu tun hatte, wurden beide Konzepte in den letzten Jahren eng miteinander verknüpft. Retreat entwickelte sich zu einem Sammelbegriff für Yogareisen und Wellnessurlaube.

manifestiert sich auch bei jedem Menschen auf unterschiedlichste Art und Weise.

Wieder bei sich ankommen

In diesem Kapitel möchte ich dir zeigen, wie leicht jeder von uns mit einfachen Übungen zum einen dem täglichen, unvermeidbaren Stress entgegenwirken kann und zum anderen mehr Konzentration finden und sich in hektischen Zeiten erden kann. Denn wie ich eingangs im Vorwort schon geschrieben habe: Erdung und eine gesunde Verbindung zu sich selbst werden in unserer sich ständig schneller drehenden Welt immer bedeutender.

Du findest hier eine Reihe von Asanas, die entweder direkt auf die Produktion der Stresshormone wirken oder über bestimmte körperliche Positionen an Bereiche im Körper herangehen, in denen Stress gespeichert wird. Das können bestimmte Organe sein, aber auch der Bewegungsapparat: Typisch sind stressbedingte Kopf-, Nacken- und Rückenschmerzen, aber auch zum Beispiel Bluthochdruck. Andere Übungen wiederum helfen, Gefühle wie Geborgenheit,

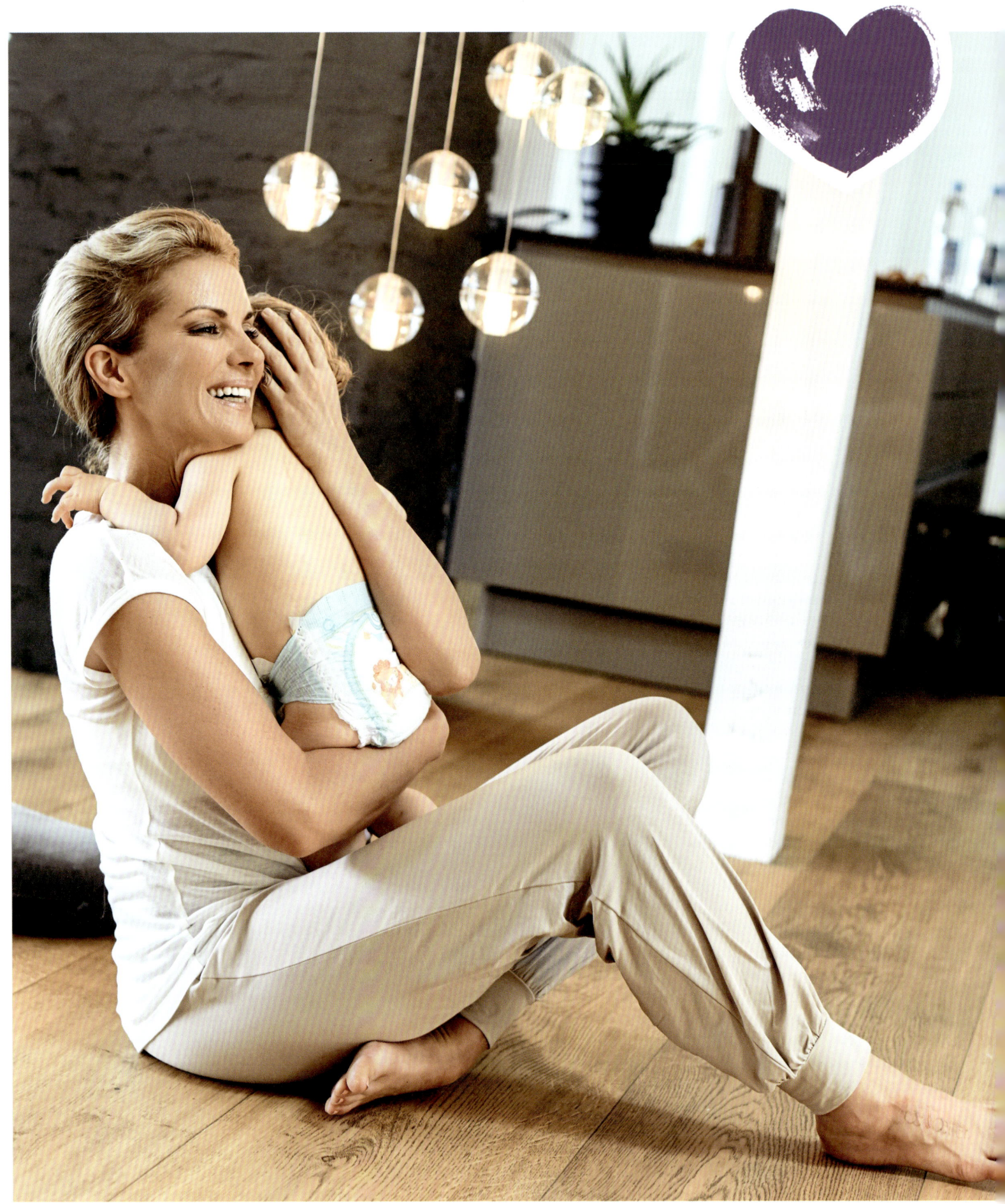

Sicherheit und Trost in uns hervorzurufen und zu verankern. In Kombination mit Atemtechniken, die ich dir ab Seite 048 vorstelle, sowie mit geistigen Praktiken, um die es ab Seite 200 geht, hast du mit diesen Übungen hervorragende Werkzeuge an der Hand, mit denen du ruhig und gelassen auch sehr herausfordernde Situationen oder Phasen deines Lebens meistern kannst!

»Es ist unmöglich, mit hektischen und wirren Gedanken gute Entscheidungen zu treffen!«

Gelassenheit macht klar und stark

Die Vorteile einer ganzheitlichen Praxis – also der Kombination aus Körperübungen, Atmung und Meditation – sind wissenschaftlich nachgewiesen. Ich weiß, dass es immer noch Zweifler gibt, die Yogis für weichgespülte Esoteriker halten. Wer mich dann persönlich kennenlernt, ist oft überrascht, dass ich auch ganz tough sein kann. Bei der Arbeit sind Kollegen und Mitmenschen immer erstaunt, wie man so „ruhig, entspannt und humorvoll unzickig" sein kann und gleichzeitig so „fokussiert, präsent und extrem direkt", wenn es sein muss. Diese Kombination ist das Ergebnis jahrelanger Yogapraxis. Klar – der Körper ist fit und dementsprechend belastbar. Fast noch wichtiger finde ich aber inzwischen einen ruhigen Geist.

Wenn einem die Gelassenheit fehlt, werden selbst kleinste Abweichungen vom Plan dafür sorgen, dass man die Fassung verliert – was weder deinem beruflichen noch deinem privaten Leben dienlich ist. Und damit meine ich nicht nur den worst case – also das Chaos, das entstehen kann, wenn einem Aufgaben nicht mehr gelingen und die Dinge aus dem Ruder laufen. Es reicht doch schon, dass man vor lauter Stress vergisst, ein angenehmer Geselle zu sein, und seine Mitmenschen öfter anfährt als anlächelt. Besser geht immer. Auch das gibt uns Yoga!

Wie Stress die Liebe kaputt macht

Im Job helfen Ruhe und Gelassenheit dabei, Stresssituationen schneller loszuwerden, zu entschärfen und zugleich effizienter zu arbeiten. Denn der Mythos des rotierenden Multitaskers ist längst überholt. Auch für dieses Thema gibt es interessante Studien, die belegen, dass man bei dem Versuch, viele Dinge gleichzeitig zu erledigen, am Ende weniger

schafft und mehr Energie verliert. Ganz zu schweigen davon, dass man als permanent gestresster Kollege seinen Mitmenschen auf die Nerven geht.

Schlimmer wirkt sich unverarbeiteter Stress sogar noch aufs Privatleben aus: Nimmt man nämlich die Belastungen aus der Arbeit mit nach Hause und vergiftet aufgrund mangelnder Entspannung damit die heimische Atmosphäre, kann das auf Dauer zu massiven Beziehungsproblemen führen.

Ich selbst kenne das leider nur zu gut aus meinem Umfeld. Oft bin ich erstaunt, dass manche Männer und Frauen vor lauter Stress scheinbar gar nicht mehr merken, wie lieblos sie miteinander umgehen. So schleicht sich bei nicht wenigen Paaren unbemerkt „der Anfang vom Ende" ein, der oft erst auffliegt, wenn es zu spät ist. Oder Menschen arrangieren sich mit dieser Art des „Zusammenlebens" und züchten sich so früher oder später Unzufriedenheit, Frustration, Oberflächlichkeit und irgendwann eben auch psychosomatische Beschwerden heran. Wissentlich oder unwissentlich wird dann oft jahrelang geleugnet, dass etwas nicht stimmt und die eigentliche Ursache, die zum Verlust der eigenen Mitte führte, hat man längst aus den Augen verloren. Manchmal sogar ein Leben lang.

Stress macht nicht nur krank. Er führt auch weit weg von dem vollen Potenzial an Glück, Gesundheit und Erfolg, das jedem von uns zusteht. Niemand sollte sich mit weniger zufriedengeben! Dabei liegt es allein in unserer Hand, sich selbst das Geschenk eines Lebens in vollem, echtem inneren Reichtum zu bereiten.

Mit Achtsamkeit sein Potenzial ausschöpfen

Der achtsame Umgang mit dem eigenen Körper, bewusstes Atmen und die Schulung des Geistes bringen die nötige Ruhe, um gelassen und liebevoll mit sich und seinen Mitmenschen umzugehen. Dann können auch alltägliche Aufgaben konzentriert und ohne geistiges Chaos, somit geerdet und viel effizienter erledigt werden – vor allem aber wieder mit einer Extraportion Freude!

Ich hoffe, die zehn Asanas, die gleich folgen werden, helfen dir dabei. Eine kleine Auszeit kannst du auch auf Seite 133 im Extra „Zeit für Entspannung" nehmen.

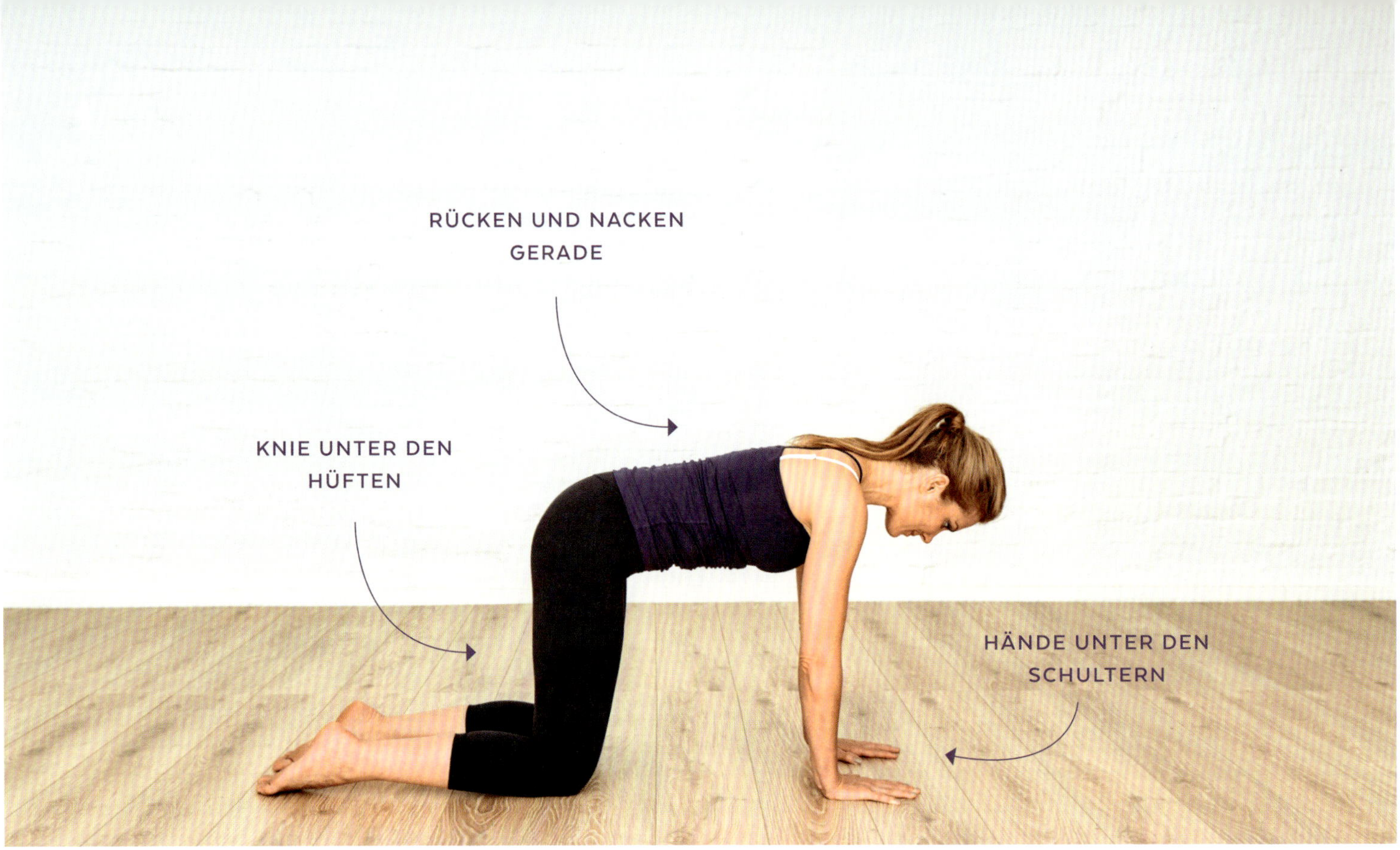

RÜCKEN UND NACKEN
GERADE

KNIE UNTER DEN
HÜFTEN

HÄNDE UNTER DEN
SCHULTERN

Katze

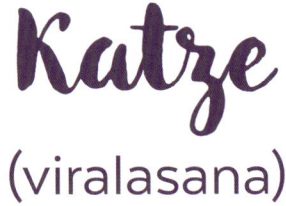

(viralasana)

SO WIRKT SIE

**auf Rücken, Wirbelsäule,
Atem und Geist:**
dehnend, stressabbauend,
konzentrationsfördernd

Auch wenn die Katze recht einfach aussieht, hilft sie uns bei der Entwicklung von Konzentration und Aufmerksamkeit, da wir beim Üben ganz genau in die Räume zwischen den einzelnen Abschnitten unserer Wirbelsäule „hineinschauen", um diese zu mobilisieren. Außerdem unterstützt sie beim Angewöhnen eines regelmäßigen Atemrhythmus, da du die Bewegungen deines Körpers dabei beobachtest, wie sie dem Atem folgen.

Ich habe diese Übung bis kurz vor der Geburt meiner Tochter praktiziert, und sie hat mir und meinem Baby sehr gut getan, da sie zudem im Bauchraum viel Platz schafft. Aber nicht nur für Schwangere ist dies angenehm: Die Verdauungsorgane können hier im wahrsten Sinne des Wortes „abhängen", was sehr entspannend wirkt!

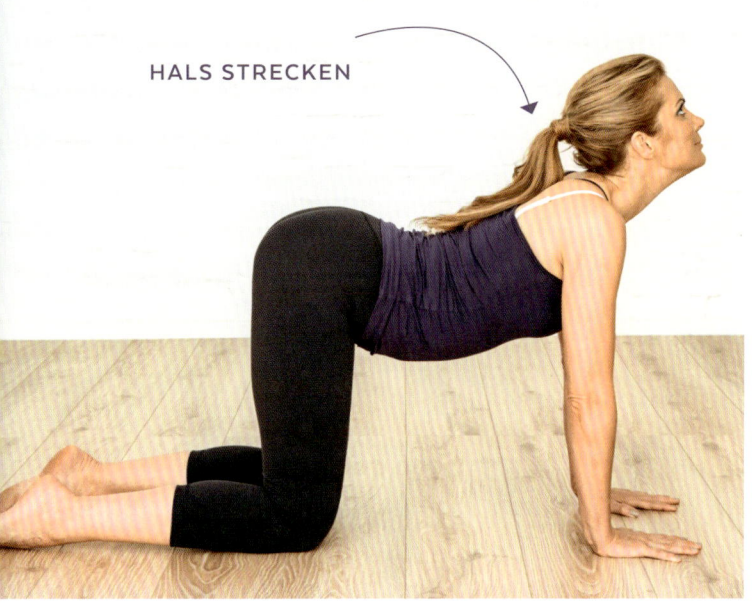

HALS STRECKEN

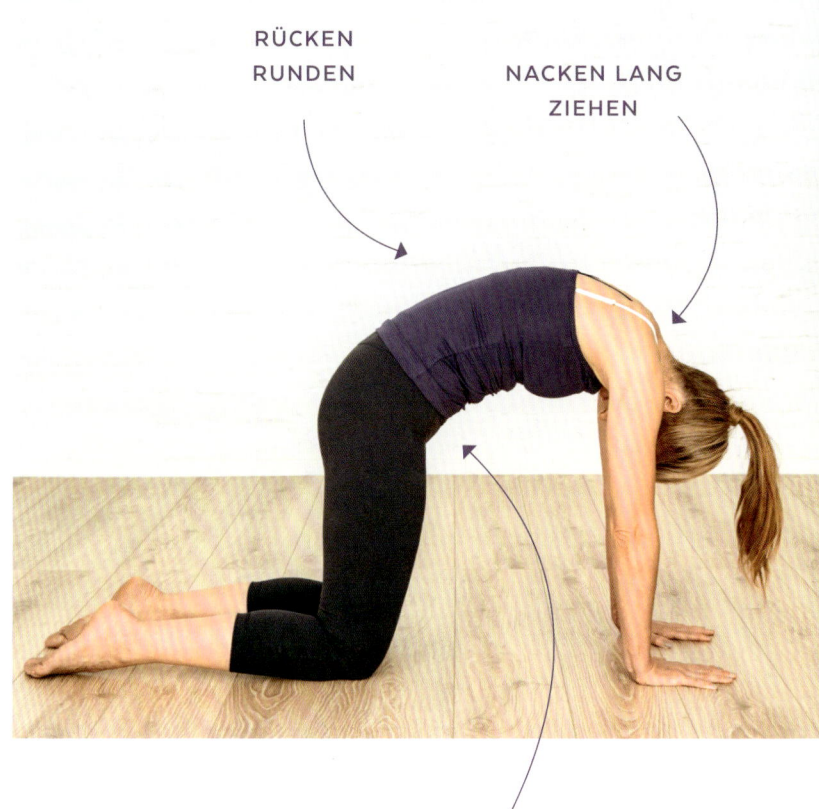

RÜCKEN RUNDEN

NACKEN LANG ZIEHEN

BAUCH EINZIEHEN

1 Gehe in den Vierfüßlerstand: Die Schultern stehen genau über den Händen, die Hüften genau über den Knien. Dein Blick geht zum Boden.

2 Mit einer langen, ausgedehnten Einatmung hebe den Kopf, blicke zwischen den Augenbrauen in Richtung Decke. Dein Brustkorb schiebt sich dabei nach unten. Führe gleichzeitig das Gesäß und Steißbein leicht hoch, dein Bauch wird dabei von allein leicht absinken.

3 Mit der Ausatmung, die genauso langgezogen ist wie das Einatmen, bringe den Kopf nach unten, ziehe den Blick in Richtung Bauchnabel und den Nacken damit ganz lang. Ziehe das Becken nach vorne und unten, dein Steißbein schiebt sich vor, und deine Lendenwirbelgegend wird lang. Atme vollständig aus, sodass sich deine Lunge komplett leert. Die Bewegung deines Körpers hilft dir dabei.

Am Ende der Ausatmung erlaube dir eine ganz kurze Pause, bevor du wieder einatmest und dann mit den Schritten 1 und 2 wieder beginnst. Wiederhole die Übung mit etwa 5 bis 10 Ein-und Ausatem-Zyklen.

Übungstipp

Bewege dich und atme so langsam und bewusst, dass du ganz genau spürst, welche Teile deines Körpers Einfluss auf deine Atmung nehmen. Du wirst so eine sehr subtile Aufmerksamkeit für jeden Wirbel, jeden Muskel, das Zwerchfell, die Lunge etc. entwickeln. Das schlägt sich immer mehr auch in deiner gesamten Yogapraxis und später sogar im alltäglichen Leben nieder!

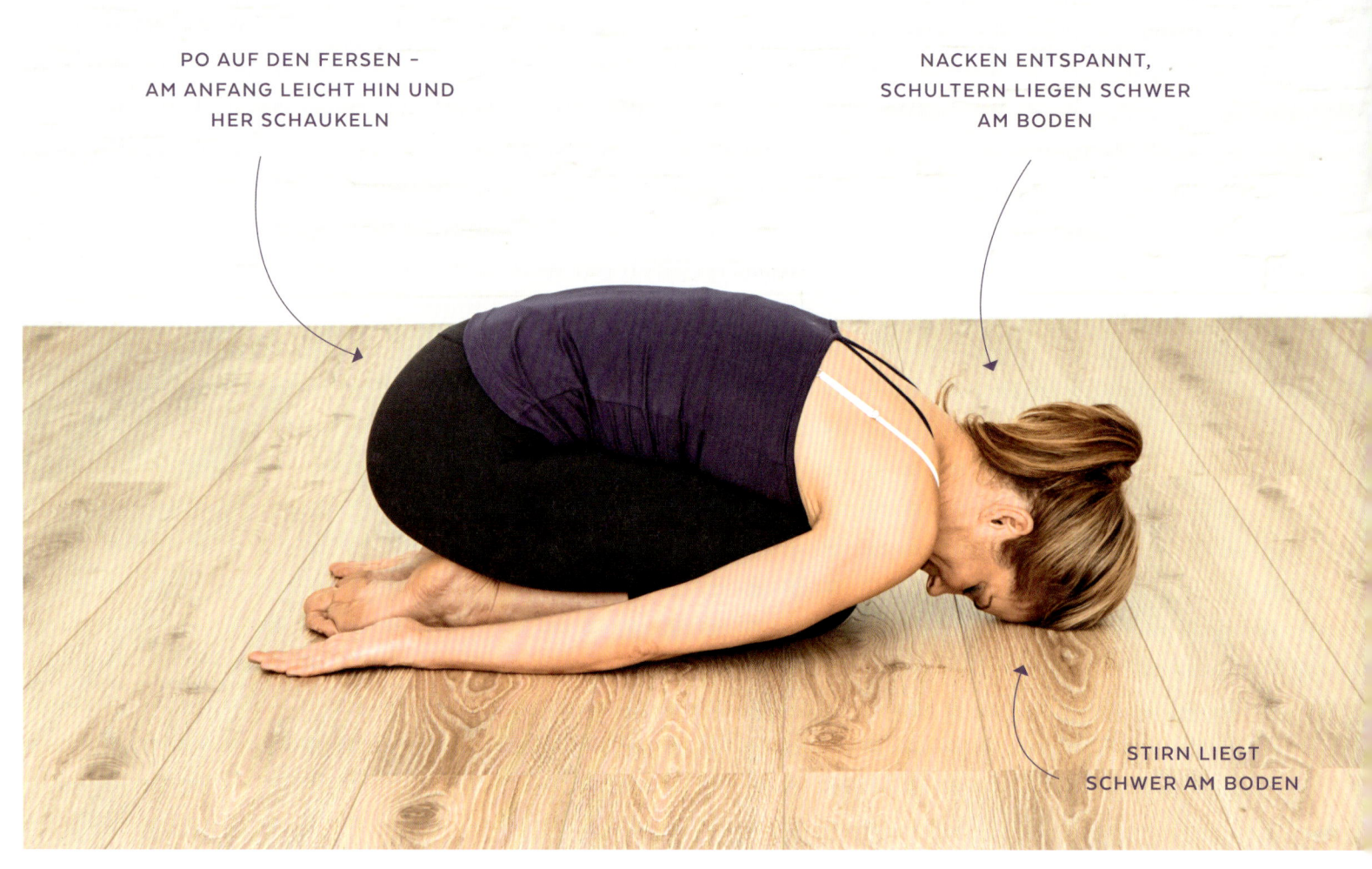

PO AUF DEN FERSEN –
AM ANFANG LEICHT HIN UND
HER SCHAUKELN

NACKEN ENTSPANNT,
SCHULTERN LIEGEN SCHWER
AM BODEN

STIRN LIEGT
SCHWER AM BODEN

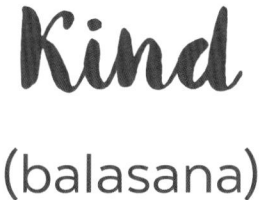

Kind

(balasana)

auf Rücken, Schultern und Geist:
beruhigend, zentrierend, dehnend,
regenerierend

Die „Haltung des Kindes" ist eine der einfachsten Ruhepositionen, die du jederzeit einnehmen kannst: Egal, ob bei einer Übungssequenz, wenn es etwas zu anstrengend wird oder zu schnell geht oder wenn du dich unwohl fühlst. Wie ein Kind, das sich zusammenkauert, holst du dir in dieser Position Ruhe, Geborgenheit und lässt alles Anstrengende einfach von dir abfallen.

Körperlich hilft *balasana* dabei, den Rücken zu dehnen. Vor allem der untere Teil und die Schultern werden schön auseinandergezogen – somit ist das Kind eine sehr entspannte Gegenbewegung nach allen herausfordernden Rückbeugen. Wenn du in der „Haltung des Kindes" sanft von links nach rechts schaukelst, gibst du deiner Lendenwirbelgegend zusätzlich eine schöne Massage.

1 Sitze auf den Fersen. Deine Stirn liegt auf dem Boden, die Augen sind geschlossen.

2 Deine Hände kannst du entweder links und rechts neben deinem Gesäß nach hinten ablegen (die Handrücken berühren dabei den Boden) oder du streckst sie mit den Handflächen zum Boden nach vorn aus, um die Dehnung im Rücken zu intensivieren.

3 Halte die Position so lange, wie es sich gut anfühlt, und löse sie auf, indem du dich langsam aufsetzt.

Übungstipp

Du kannst in der „Haltung des Kindes" wunderbar mit deinem Atem spielen, um zu entdecken, welche Auswirkung er auf deinen Körper hat: Atme abwechselnd tief in den Bauch, zwischen die Schulterblätter, in den unteren, oberen Rücken oder in den Brustkorb und schau mal, wie dein Körper mit winzigen Bewegungen reagiert. Das gibt dir ein Gefühl dafür, wie du mithilfe des Atems Korrekturen in Positionen vornehmen kannst, ohne dich bewegen zu müssen.

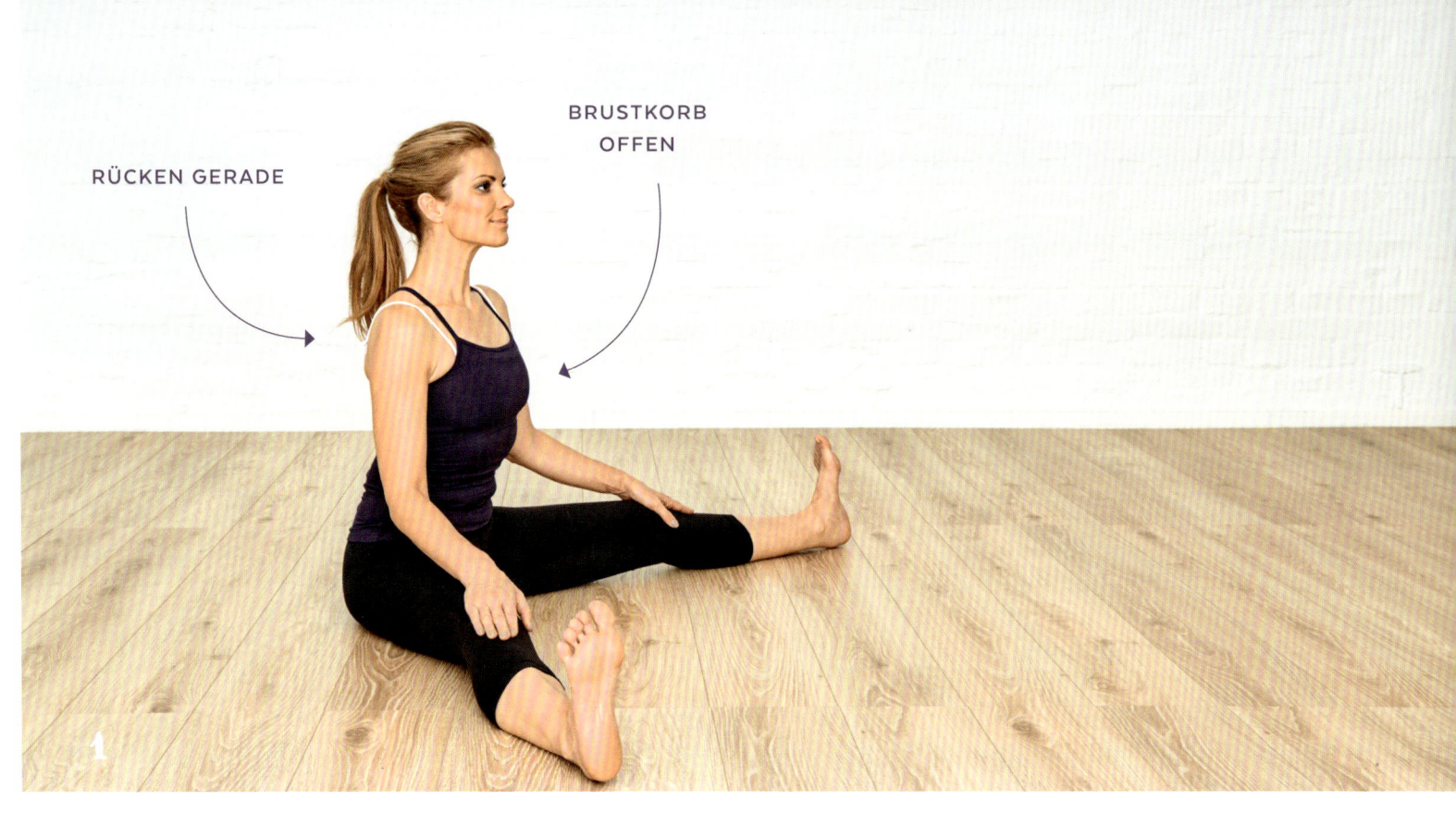

RÜCKEN GERADE

BRUSTKORB OFFEN

Sitzender Hüftöffner

(upavistha konasana)

SO WIRKT ER

auf Hüften, Beine und weibliche Geschlechtsorgane:
dehnend, lockernd, beruhigend, harmonisierend, schmerzlindernd

Diese Position ist ein sehr effektiver Hüftöffner, der wenig Kraft kostet. Die Innenseiten der Oberschenkel und die Hüften werden gedehnt, und wir müssen nur eines: loslassen! Dabei kannst du selbst entscheiden, wie tief du in den Stretch hineingehst und wie intensiv dementsprechend die Dehnung ist. Gleichzeitig werden die Beine schön geformt. Die Hüftgegend wird stark durchblutet, weswegen *upavista konasana* sehr hilfreich ist bei jeder Art von typischen Frauenleiden – wie beispielsweise Menstruationsbeschwerden.

Auch in der Schwangerschaft ist dies eine sehr hilfreiche Übung. Ich selbst habe sie bis kurz vor der Entbindung praktiziert und fand es sogar zum Schluss, als mein Bauch riesengroß und SEHR schwer war, sehr entspannend. Auch das Baby genießt diese sitzende Position – es bekommt dadurch mehr Platz, und die Entspannung der Mutter überträgt sich auf das Ungeborene.

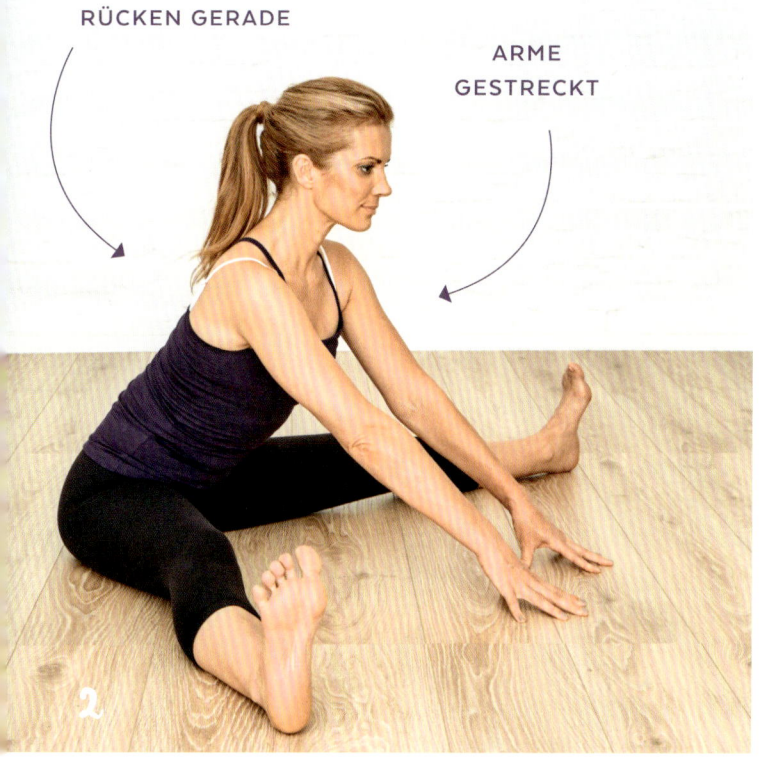

RÜCKEN GERADE

ARME GESTRECKT

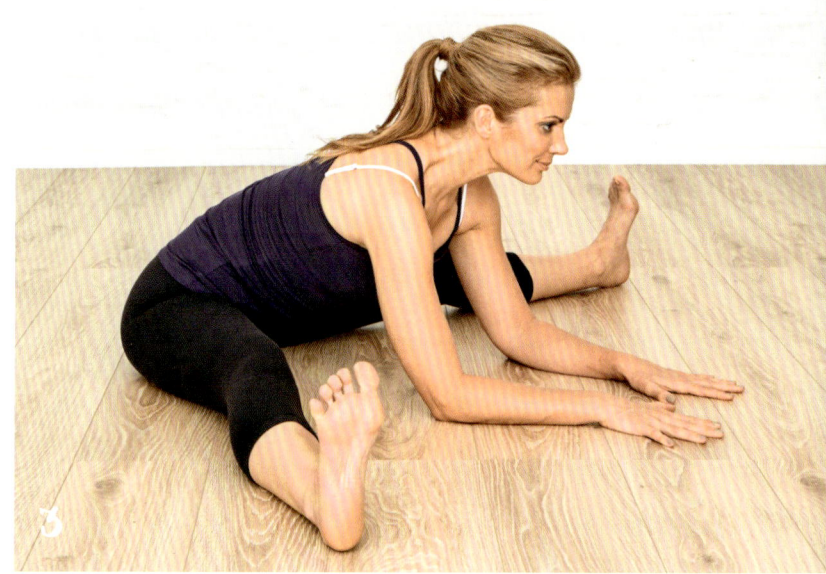

1 Sitze mit geradem Rücken und mit weit gegrätschten Beinen. Flexe beide Füße, indem du die Zehen in Richtung Nase ziehst.

2 Gib nun erst deine Hände mit ausgestreckten Armen vor dich auf den Boden. Wandere dann mit ihnen so weit vor, bis du eine deutliche Dehnung spürst. Du kannst entweder auf dieser Stufe üben oder einen Schritt weiter gehen.

3 Lege deine Unterarme am Boden ab und lasse deinen Oberkörper weiter in die Dehnung sinken.

4 Nun kannst du entweder die Arme komplett nach vorn am Boden ablegen und den Oberkörper zum Boden bringen. Oder du greifst die großen Zehen und legst den Oberkörper ab. Lege den Kopf erst dann am Boden ab, wenn dein Oberkörper ganz hinunterkommt.

Wähle die Variante, die sich am besten für dich anfühlt. Atme tief und langgezogen ein paar Atemzüge in der Stufe, in der du üben möchtest. Zum Auflösen der Position richte dich langsam auf, indem du mit den Händen langsam nach oben wanderst.

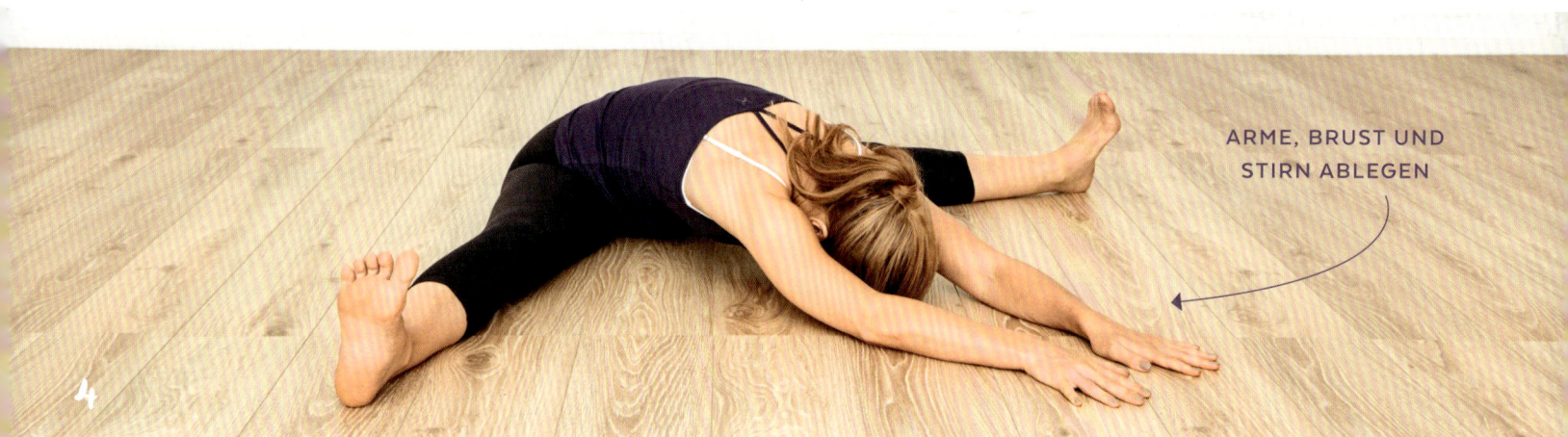

ARME, BRUST UND STIRN ABLEGEN

Girlande

(malasana)

SO WIRKT SIE

auf Beine, Hüften, Bauchorgane, Bindegewebe:
dehnend, energetisierend, öffnend

Diese leichte Position ist ein effektiver Hüftöffner und eine gute Vorbereitung zum Beispiel auf die **Krähe** (siehe Seite 164). Es werden zugleich die Beine gedehnt und massiert, die Organe des Unterbauchs angenehm gedrückt und damit harmonisiert. Der Lendenwirbelbereich wird ohne Anstrengung gedehnt, daher ist dies eine gute Maßnahme bei Rückenschmerzen. Die Fußgelenke werden gestretcht – eine wundervolle Erleichterung, wenn man High Heels getragen hat!

Obwohl diese Pose sehr einfach ist, haben viele Menschen im Westen Probleme damit. Man ist hierzulande nicht daran gewohnt, zu hocken. In Indien etwa sieht man die Menschen sehr oft in dieser Position, zum Beispiel beim Warten auf den Zug. Verkürzte Sehnen in den Beinen kennt man dort kaum.

Auf mentaler Ebene kann *malasana* nach einem stressigen Tag Ruhe bringen und den Geist zentrieren, wenn er zerstreut ist. Wenn der Kopf zu voll ist, kann man ihn mit dieser Übung schön leeren, als würde man die unnötigen Gedanken einfach herauspurzeln lassen.

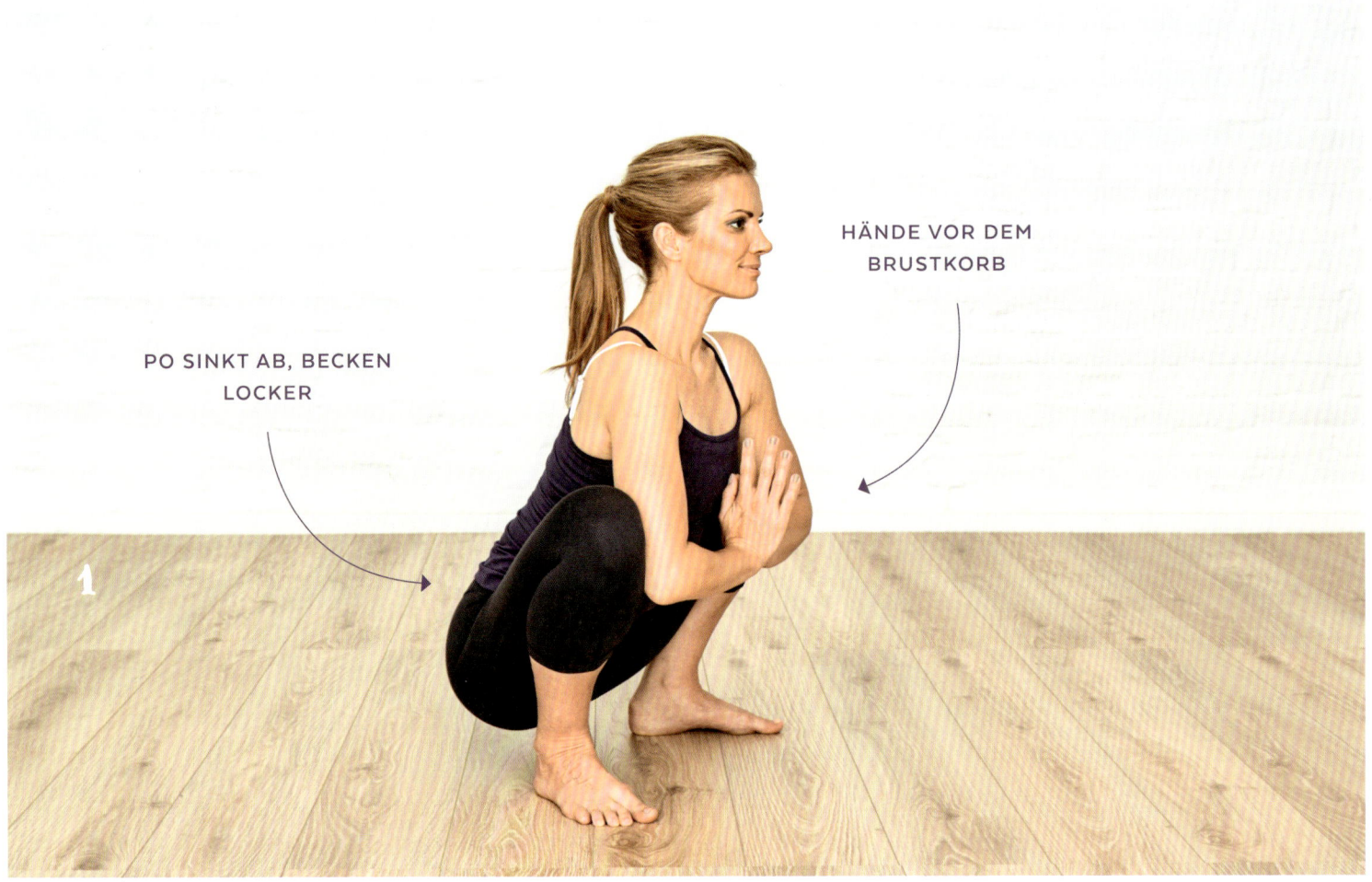

HÄNDE VOR DEM BRUSTKORB

PO SINKT AB, BECKEN LOCKER

1

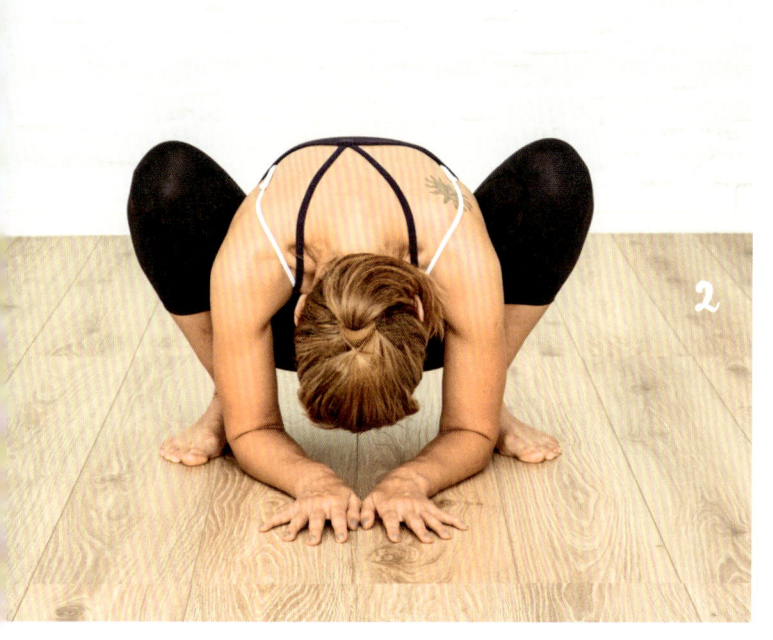

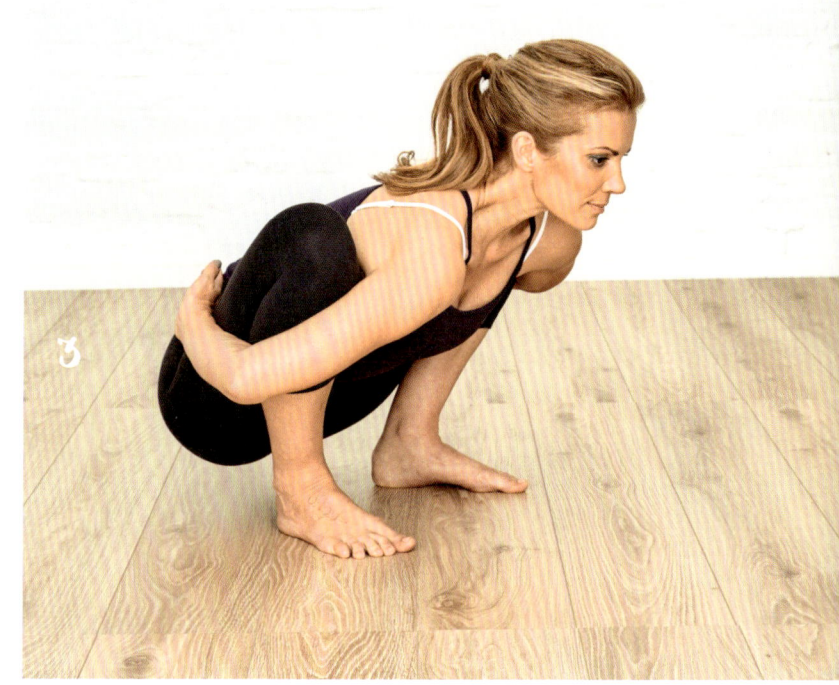

1 Setze dich in die Hocke, lasse das Gesäß weit absinken und den Oberkörper zwischen den Beinen hängen. Die Knie gehen weit auseinander, die Zehen zeigen leicht nach außen. Falte deine Hände vor dem Brustkorb und drücke die Knie mit den Armen etwas nach außen. Wenn dir der Stretch hier schon reicht, halte das und lasse dich mit jeder Ausatmung tiefer hineinsinken. Falls nicht, gehe einen Schritt weiter.

2 Mit den Händen am Boden kannst du den Oberkörper jetzt noch tiefer bringen und ihn nach vorn neigen, bis sich die Schultern unterhalb der Knie befinden. Stelle dir vor, du hast ein Gewicht am Steißbein, das dich auch hier tiefer sinken lässt. Übe auf dieser Stufe, bis du noch weiter gehen möchtest.

3 Komme mit dem Oberkörper wieder hoch und greife mit den Armen von außen um beide Beine herum, bis sich deine Hände hinter dem Rücken treffen und du dich in die vollständige Pose ziehen kannst. Dein Blick geht nach vorn.

4 Um die Schultern zusätzlich zu öffnen, kannst du auch abwechselnd erst nur das rechte, dann das linke Bein „binden". Werde ganz weich und halte die jeweilige Stufe 5 bis 10 Atemzüge lang.

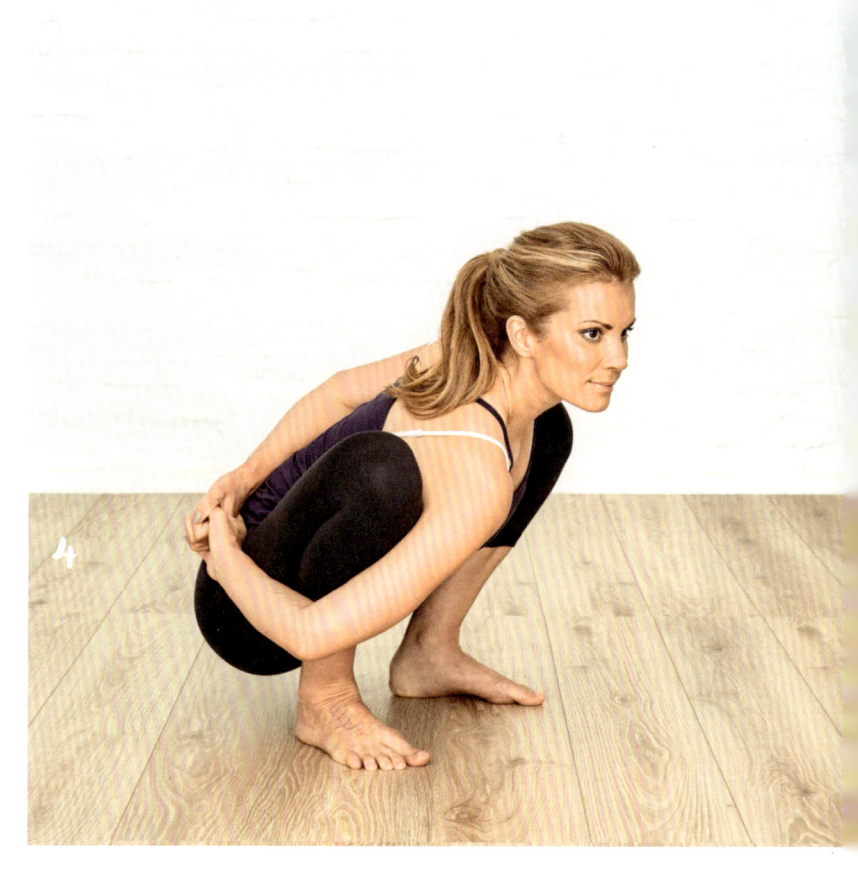

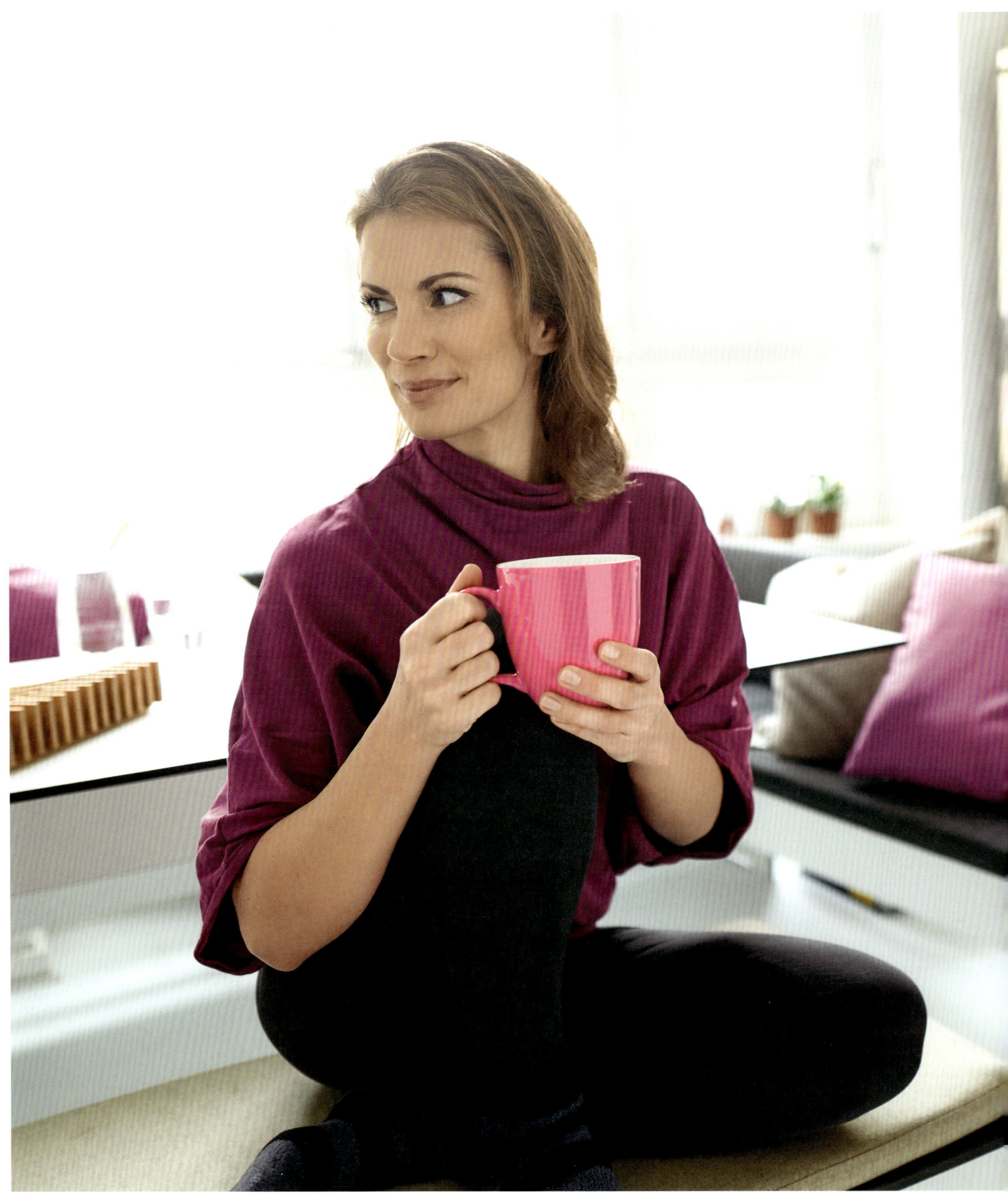

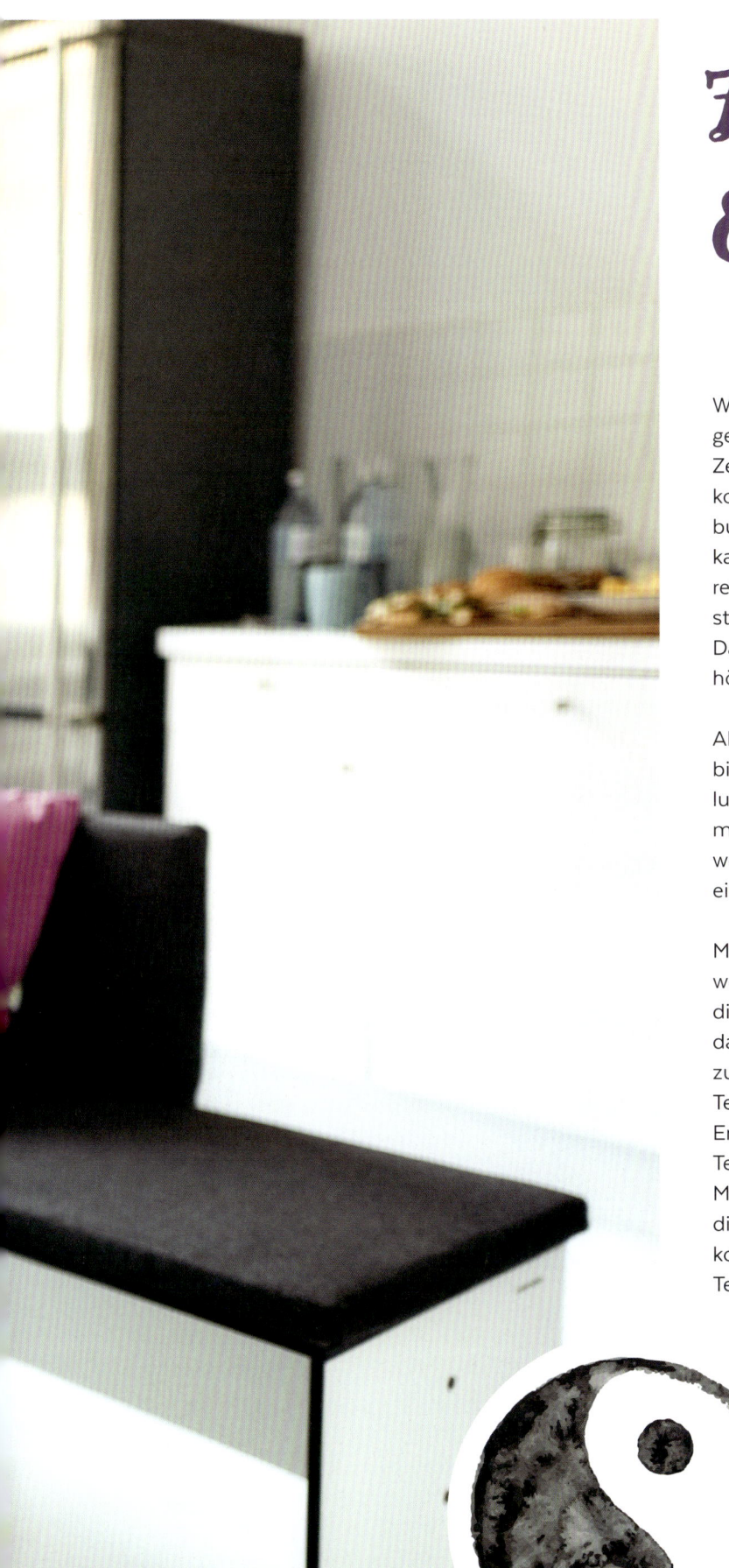

Zeit für Entspannung

Wenn ich einmal eine kurze Relax-Auszeit nehmen möchte, gehört für mich eine Tasse Tee dazu. Auch wenn nicht immer Zeit ist für eine echte japanische Teezeremonie (ich liebe das komplette Programm: Anrühren von Matchatee mit Bambusschneebesen im Steintopf und riiiichtig viel Zeit!), vergeht kaum ein Tag, an dem ich nicht Tee trinke. Schon das Zubereiten des Wassers gehört dazu. Ich bin seit geraumer Zeit stolze Besitzerin eines wunderbaren Wasserfiltersystems. Das zaubert aus einfachem Leitungswasser Trinkwasser in höchster Qualität.

Als Nächstes gehört für mich eine schöne Tasse dazu. Ich bin ein richtiger Tassenfetischist und habe eine tolle Sammlung: Aus jedem Land, in das ich gereist bin, bringe ich, wenn möglich, rote, weiße oder schwarze Tassen mit. Jedes Mal, wenn ich dann zu einer davon im Schrank greife, ist das wie ein kleiner Kurztrip an den Ort, von dem sie stammt.

Mein persönliches „Teeritual" geht mit der Auswahl des Tees weiter. Da ich sehr bewusst esse und trinke, wähle ich immer die Kräuter aus, die zu meiner Stimmung passen oder mir dabei helfen sollen, zum Beispiel wacher oder entspannter zu werden. Auf dieser Grundlage habe ich meine eigene Teelinie kreiert. Passend zu den sieben Hauptchakras (den Energiezentren im Körper) habe ich gemeinsam mit einem Tee-und-Kräuter-Spezialisten, dem „Medical Herbalist" Joerg Müller aus Irland, Teemischungen zusammengestellt, die die Wirkung jedes Chakras unterstützen. Dabei herausgekommen sind sieben köstliche Teeorten, mit inspirierenden Texten zu den Chakren versehen.

So kann ich zum Beispiel mit einer indischen Schwarztee-Chai-Rezeptur mein Power-Zentrum stärken oder mit einer schönen, beruhigenden Kräuterteemischung in Balance kommen. Individueller kann man seinen Tee nicht genießen!

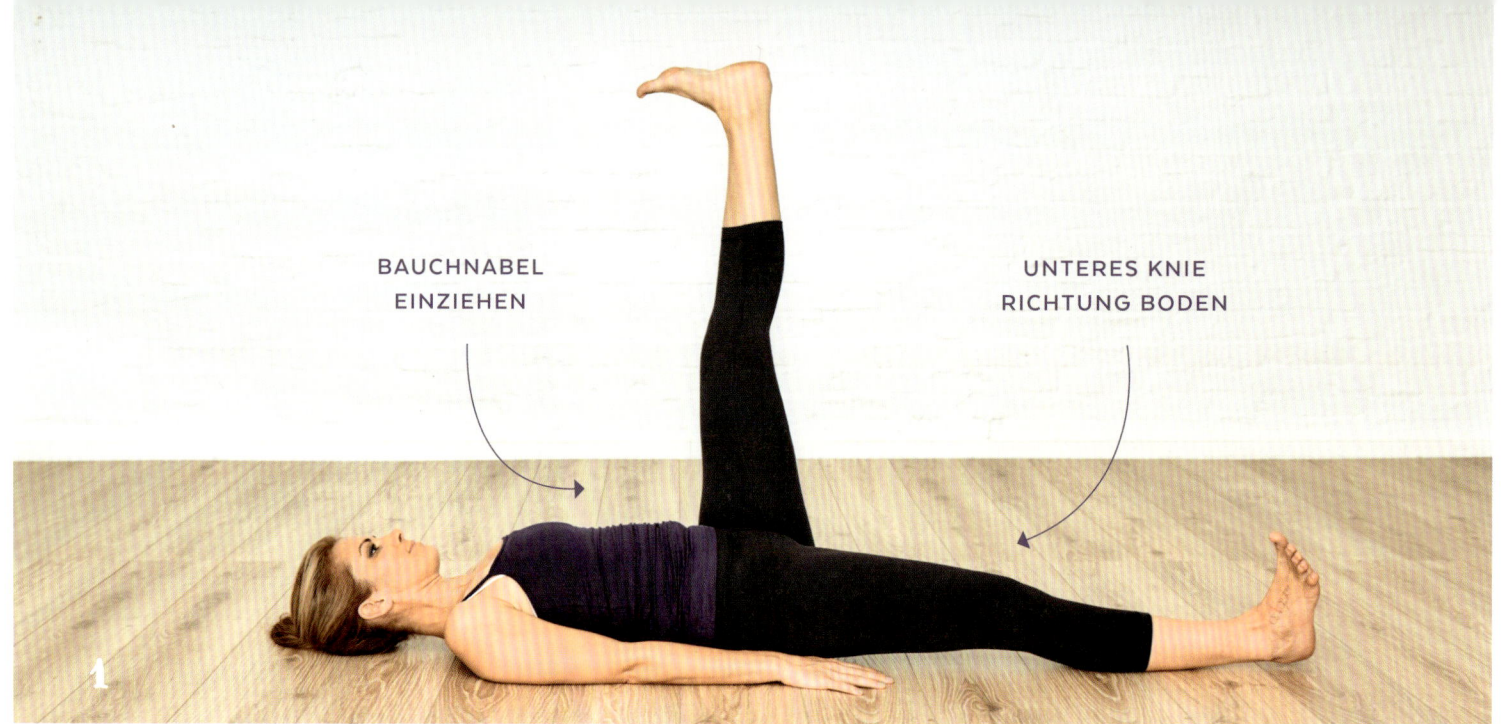

BAUCHNABEL
EINZIEHEN

UNTERES KNIE
RICHTUNG BODEN

Liegende Hand-zu-Zeh-Pose

(supta padangusthasana)

SO WIRKT SIE

auf Rücken, Hüften und Beine:
entspannend,
dehnend, erholsam

Hier haben wir es mit der liegenden Alternative zu vielen stehenden Beindehnungen zu tun. Diese Position dehnt die Rückseite der Oberschenkel, lockert die Beine und Hüftgelenke und entspannt den unteren Rücken. Sie ist ideal als Ausgleich nach langer sitzender Tätigkeit. Außerdem braucht man durch die liegende Ausführung nicht viel Kraft und kann damit den Körper auch nach einem langen Arbeitstag schön stretchen. Sogar sofort nach dem Aufwachen im Bett ist das eine einfache Möglichkeit, sich zu dehnen.

1 Liege flach auf dem Rücken, die Handflächen in den Boden gedrückt. Ziehe den Bauchnabel fest nach innen, schiebe die Lendenwirbel Richtung Boden. Aktiviere beide Beine: Flexe die Füße, ziehe die Zehen zu dir, spanne die Oberschenkel an. Führe nun das linke Bein hoch in den 90-Grad-Winkel.

2 Greife dann mit den Händen von hinten an den Oberschenkel, beuge einatmend die Ellbogen und ziehe das Bein leicht Richtung Brust. Ausatmend lasse das gestreckte Bein noch etwas mehr in Richtung Oberkörper sinken. Du kannst auf dieser Ebene üben, bis du spürst, dass dir die Dehnung leichtfällt. Dann kannst du zur nächsten Stufe übergehen.

3 Greife jetzt mit Daumen, Zeigefinger und Mittelfinger der linken Hand den großen Zeh des linken Fußes. Deine rechte Hand liegt am rechten Oberschenkel ab, beide Beine bliebn aktiv. Ziehe nun den linken Fuß des gestreckten Beines in Richtung Kopf. Halte die Pose für einige Atemzüge.

4 Wenn du noch weiter gehen willst, strecke das linke Bein noch weiter aus und halte das. Nun die Seite wechseln.

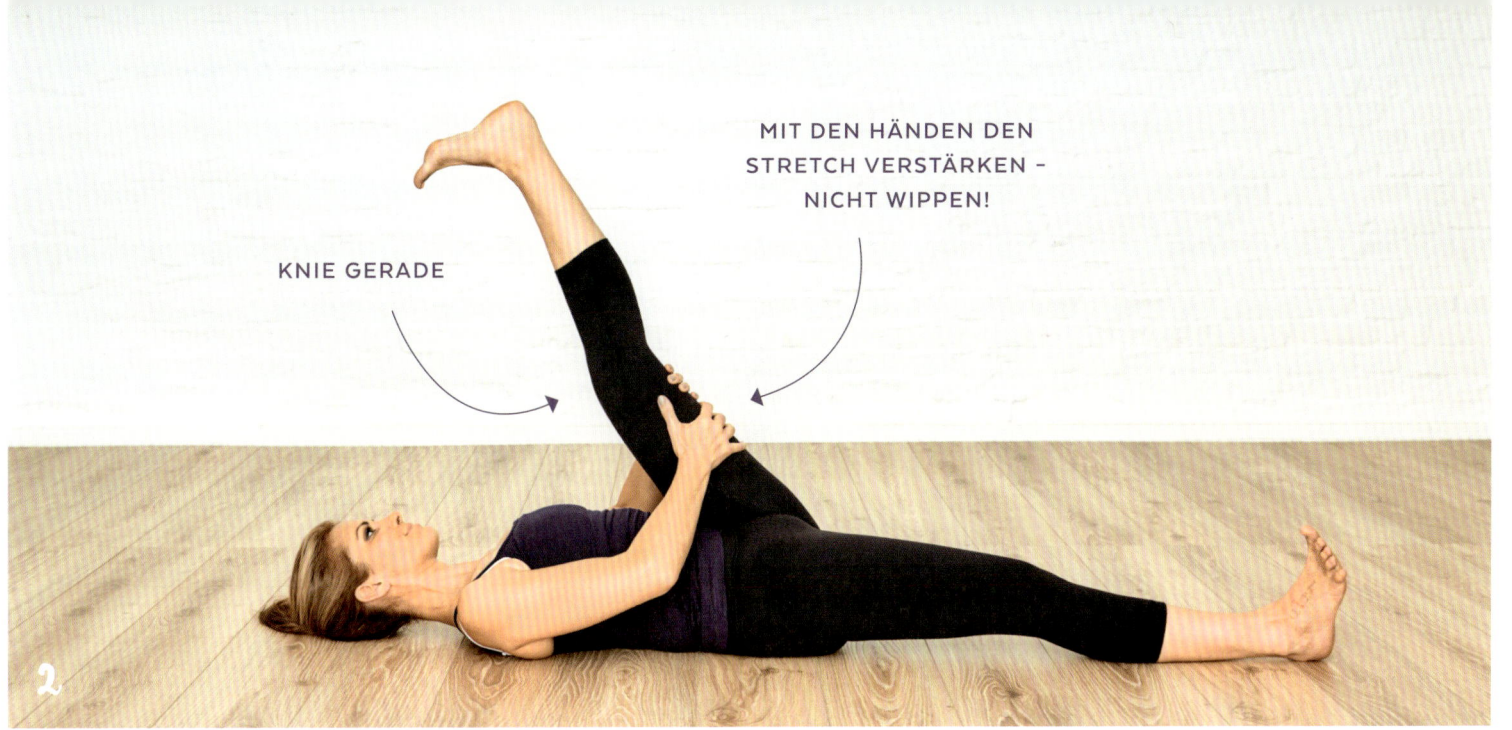

MIT DEN HÄNDEN DEN STRETCH VERSTÄRKEN – NICHT WIPPEN!

KNIE GERADE

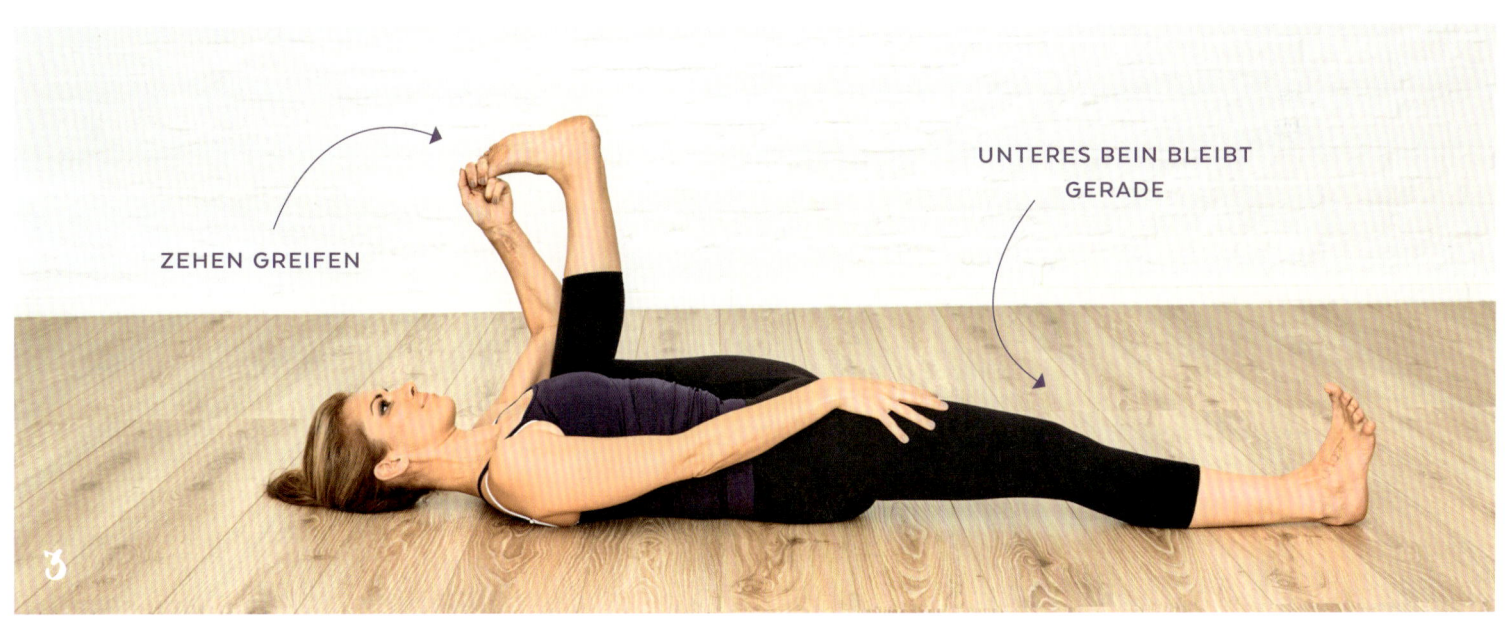

ZEHEN GREIFEN

UNTERES BEIN BLEIBT GERADE

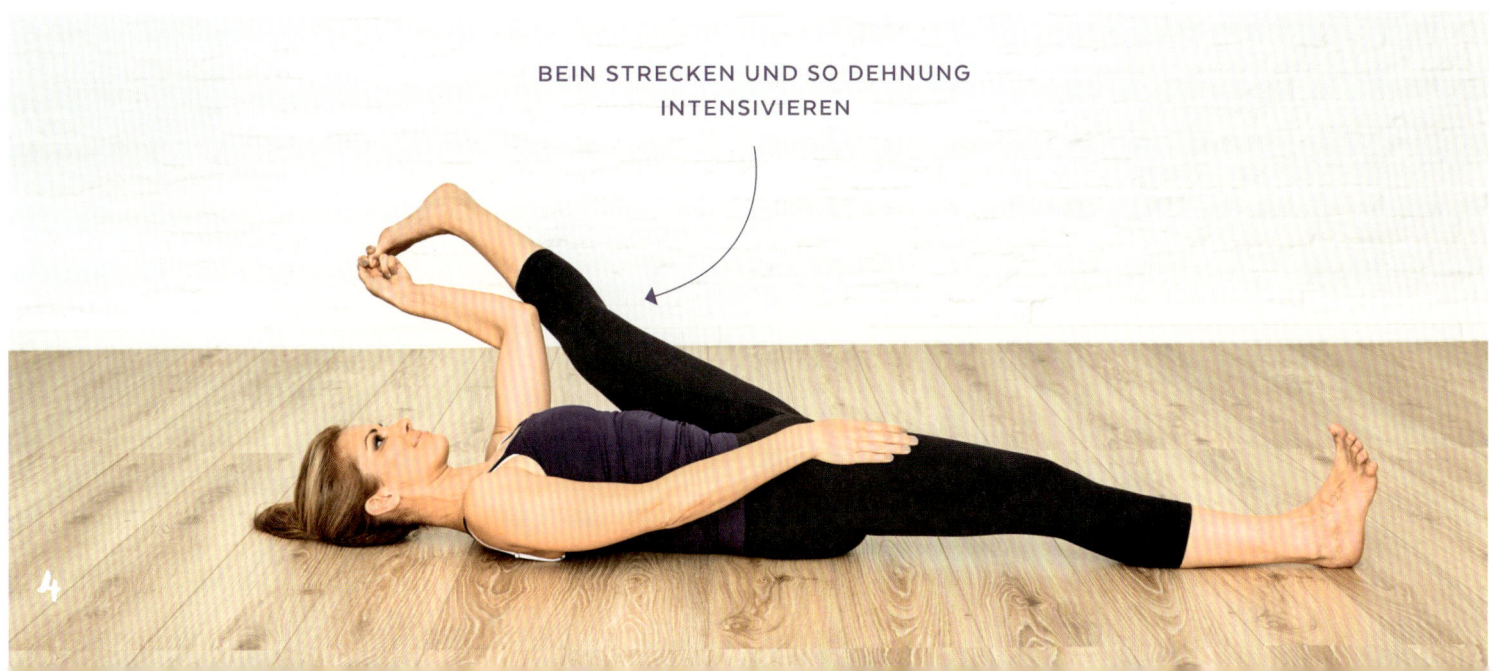

BEIN STRECKEN UND SO DEHNUNG INTENSIVIEREN

Sphinx
(bhujangasana 2)

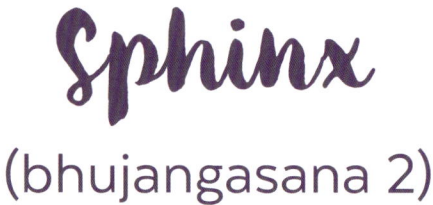

SO WIRKT SIE

auf Nacken, Schultern, Brustkorb, und Rücken:
dehnend, entspannend, lockernd, öffnend

Als entspanntere Alternative zur **Kobra** (siehe Seite 106) kann die Sphinx bei Verspannungen im Nacken Wunder wirken. Auch der Schultergürtel wird hier gelockert und der Brustkorb geöffnet, ohne dass viel Kraft eingesetzt werden muss. Da eine Dehnung für den oberen Rücken schwerer ist als für den unteren, unterstützt die Position der Arme hier die Rückbeuge der Wirbelsäule von der Lendengegend bis hoch zur Brust-Schulter-Gegend. Rückenbeschwerden werden somit sanft gelöst.

Das Öffnen des Brustkorbs erlaubt eine tiefe Atmung, was Stress abbauen kann und eine angenehme Ruhe bringt. Gleichzeitig wird durch die Rückbeuge Energie freigesetzt, die Müdigkeit vertreiben kann. Eine sehr anmutige Pose – achte bei der Ausführung auch darauf, das Gesicht zu entspannen. Mir hilft es immer, dabei an das gütig lächelnde Gesicht der Sphinx zu denken.

1 Lege dich flach auf den Bauch, die Arme und Beine sind gerade ausgestreckt. Strecke die Zehen, die Fußrücken liegen entspannt am Boden ab, die Beinrückseite ist aktiv.

2 Nimm nun die Ellbogen zum Oberkörper heran und stelle die gebeugten Arme flach am Boden auf. Ziehe den Kopf hoch, richte den Blick sanft nach vorn aus. Schiebe den Brustkorb leicht nach vorn und die Schultern weg von den Ohren. Halte das für ein paar Atemzüge, löse dann die Position auf.

3 Forme ein Kissen mit den Händen, ruhe mit einer Wange darauf und atme tief in den unteren Rücken. Wiederhole die Schritte 1 bis 3 noch zweimal.

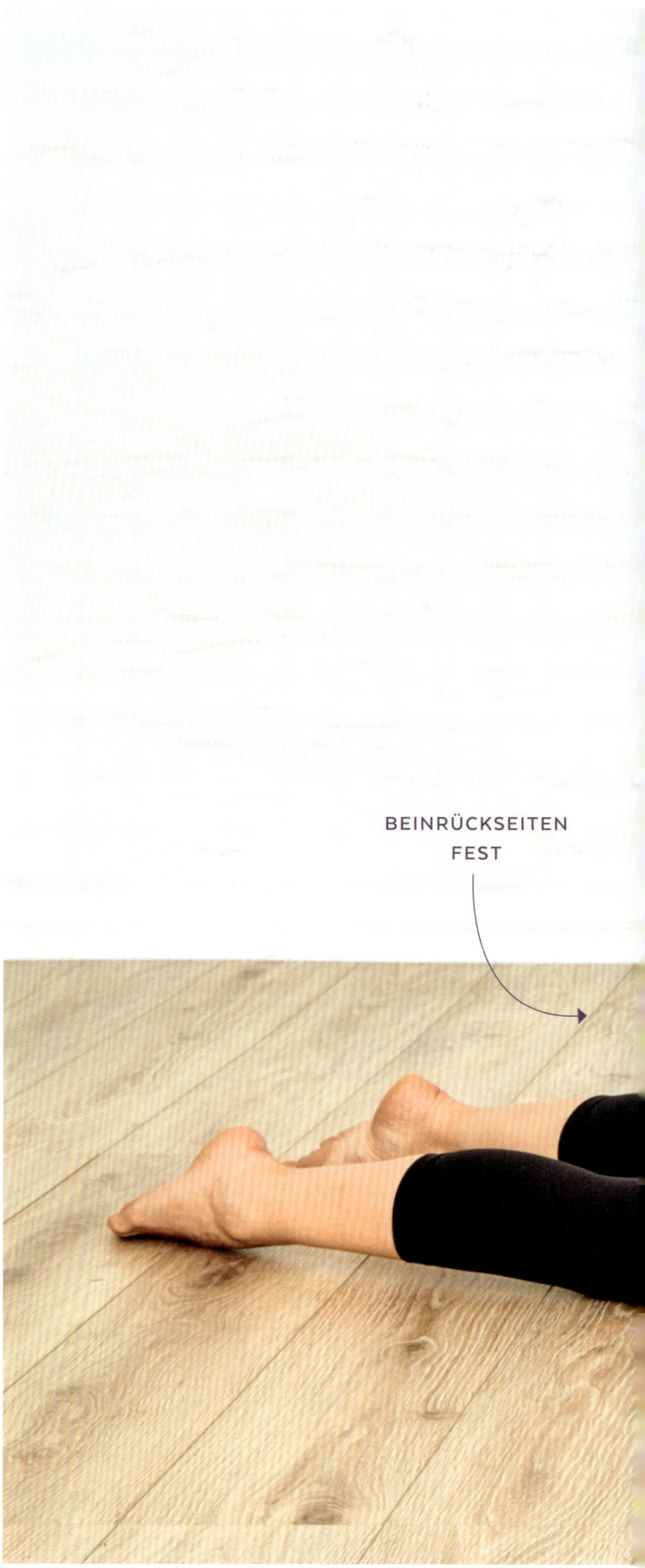

BEINRÜCKSEITEN FEST

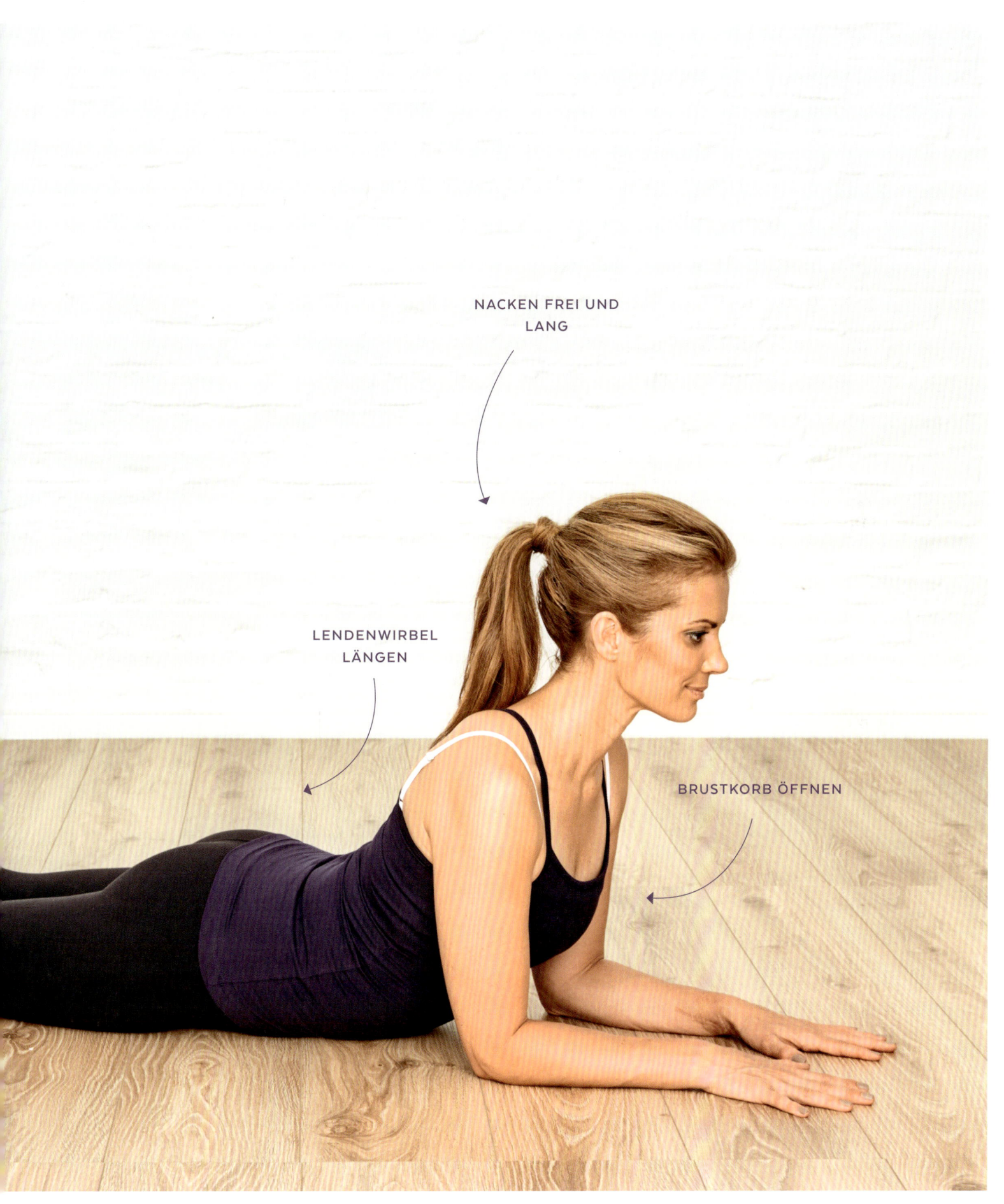

NACKEN FREI UND LANG

LENDENWIRBEL LÄNGEN

BRUSTKORB ÖFFNEN

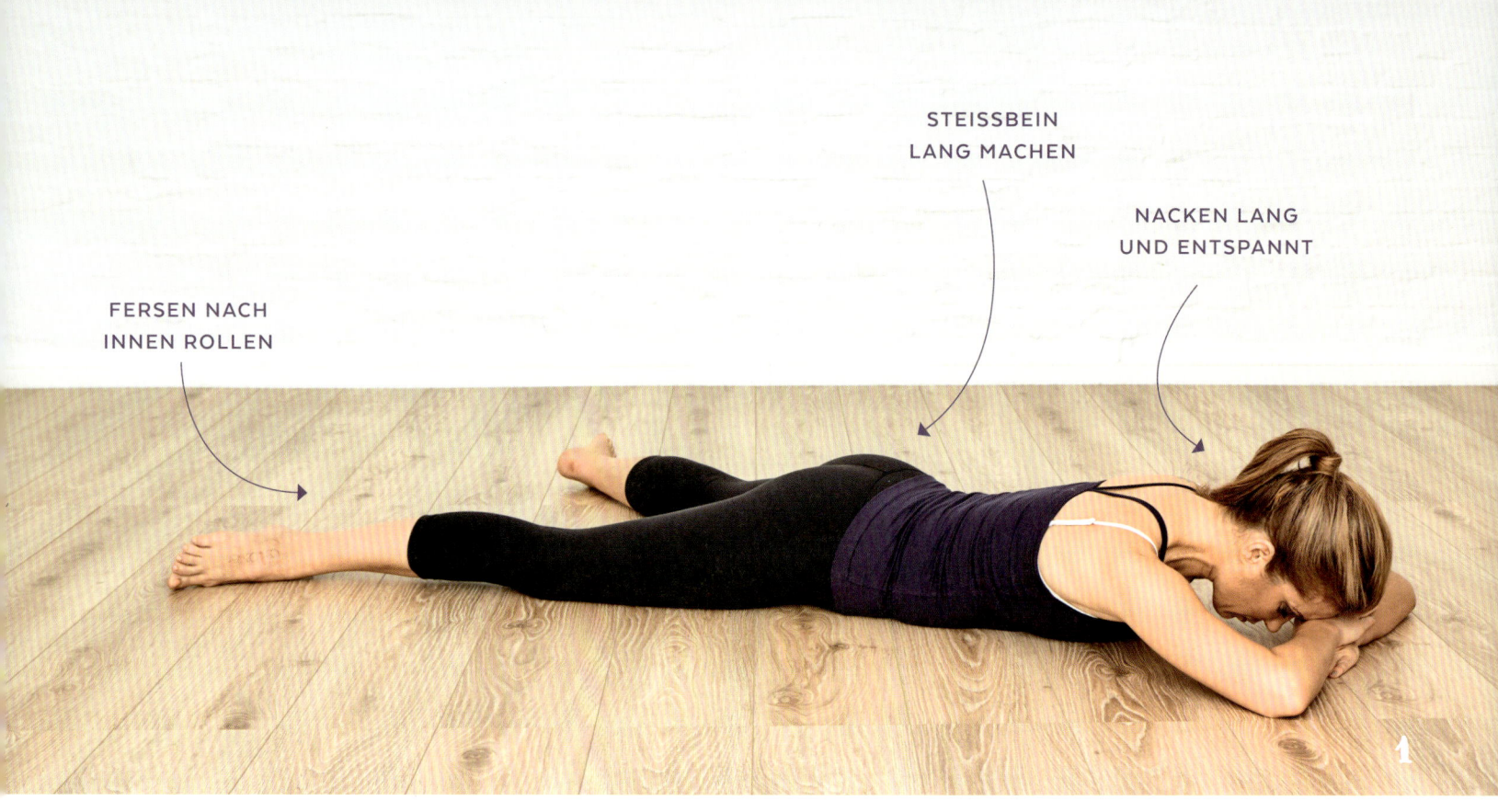

STEISSBEIN
LANG MACHEN

NACKEN LANG
UND ENTSPANNT

FERSEN NACH
INNEN ROLLEN

1

Krokodil

(nakrasana)

SO WIRKT ES

**auf Schultern, unterer Rücken,
Beine und Geist**:
erholsam, zentrierend,
entspannend, beruhigend

Während die meisten Rückbeugen nach außen zeigen, erlaubt dir das Krokodil, den Geist nach innen zu richten, während der Körper einen Moment zur Ruhe kommen kann. Du entspannst damit besonders die tagtäglich beanspruchten Partien wie Rücken, Beine und Schultermuskulatur. Bei Kopf- und Nackenschmerzen, beispielsweise wegen langen Sitzens am Computer, oder auch bei Stress kann das Krokodil helfen, loszulassen und dich wieder auf dich und deinen Körper zu fokussieren.

Diese Pose eignet sich als sanfte Vorbereitung auf intensivere Rückbeugen oder als beruhigende Zwischenpose in Rückbeuge-Sequenzen (wie zum Beispiel bei der **Kobra** auf Seite 106 und dem **Bogen** auf Seite 110), ohne dass du eine Gegenbewegung machst, indem du den Rücken rundest (wie etwa in der **Haltung des Kindes** auf Seite 126).

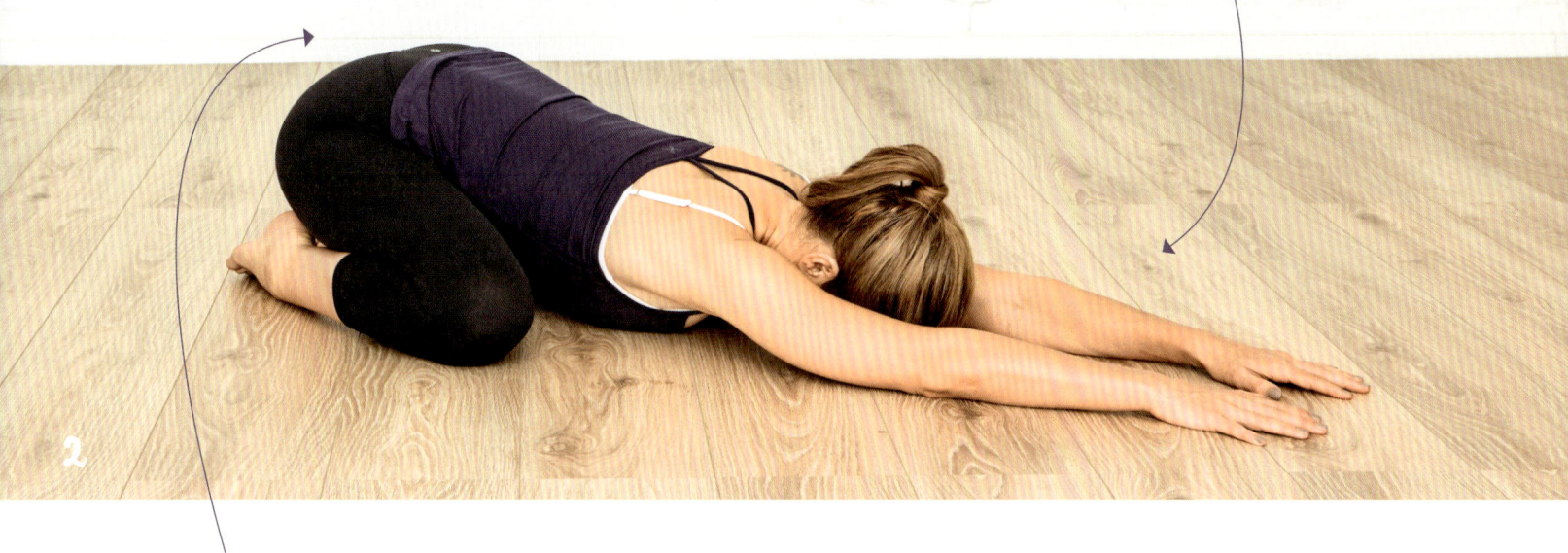

ARME LANG MACHEN

PO ZWISCHEN DIE BEINE
SINKEN LASSEN

1 Lege dich flach auf den Bauch und forme ein Kissen mit den Unterarmen, auf die du deinen Kopf ablegst. Öffne die Beine und rolle die Fersen nach innen, sodass die inneren Oberschenkel, Knie und Knöchel geerdet sind.

2 Komme mit dem Po nach oben, ziehe deine Beine an und schiebe das Steißbein in Richtung Fersen. Spanne sanft die Gesäßhälften an und drücke das Schambein in den Boden. Das schafft Platz für die Lendenwirbel. Entspanne den Bauch, mache den Oberkörper vom Nabel bis zum Hals lang. Strecke die Arme nach vorn aus und lege die Stirn entspannt auf den Boden. Der Nacken ist lang und entspannt. Halte das für ein paar Atemzüge und löse die Pose dann auf.

Übungstipp

Achte beim Üben intensiver Rückbeugen (wie etwa beim **Pflug** auf Seite 118 oder dem **Rad** auf Seite 114) darauf, den Rücken IMMER durch solche Zwischenübungen zu entspannen. Der Name der Asana erschließt sich übrigens aus der liegenden, weitestgehend gestreckten Stellung und einer Beinhaltung, die mitunter an ein geöffnetes Maul erinnert.

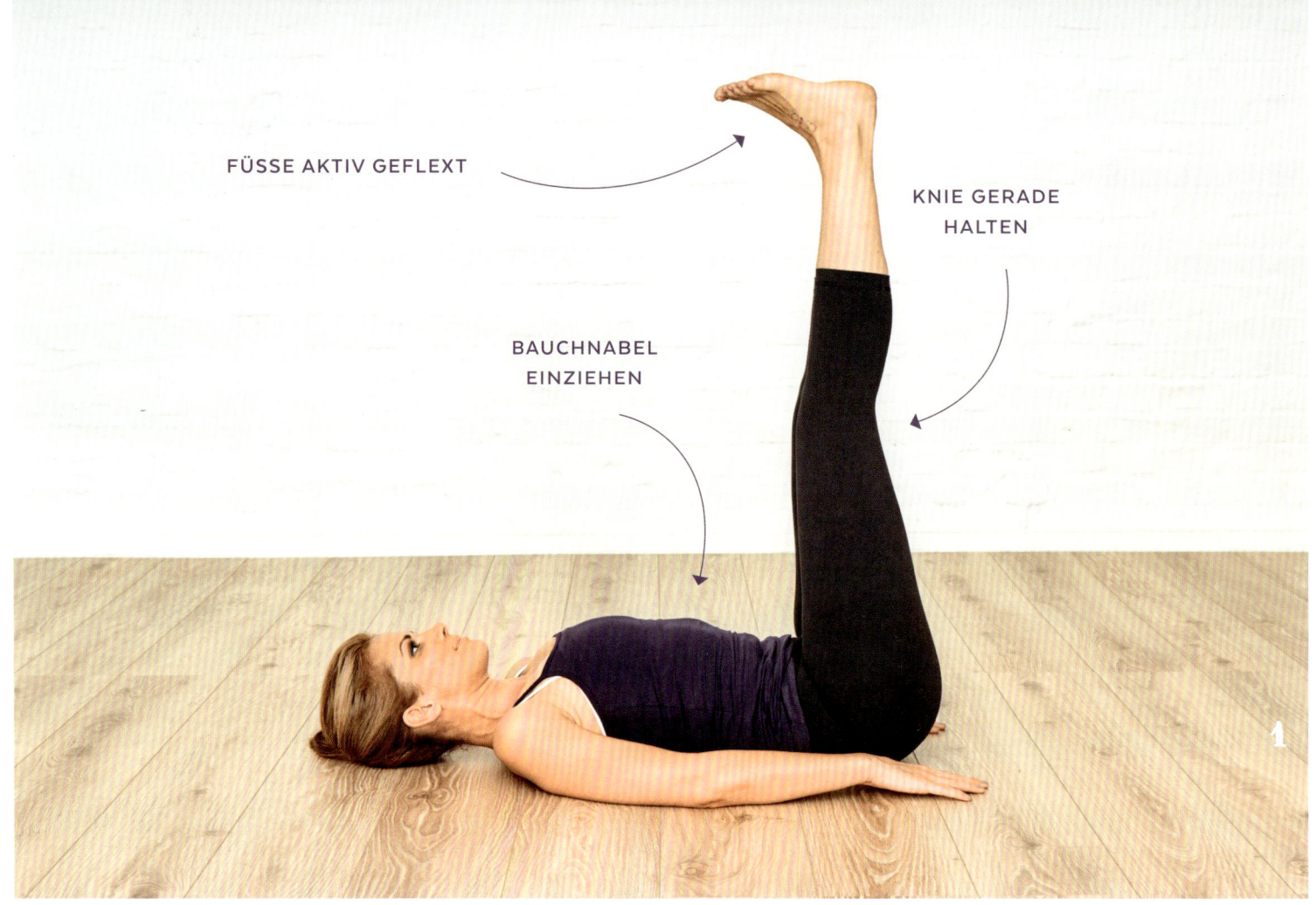

FÜSSE AKTIV GEFLEXT

KNIE GERADE
HALTEN

BAUCHNABEL
EINZIEHEN

Einfache Umkehrung

(viparita karani)

SO WIRKT SIE

**Rücken, Beine, Organe,
und Nervensystem:**
beruhigend, entstauend,
harmonisierend, entspannend

Streng genommen ist *viparita karani* keine Asana, son-
dern ein Mudra (siehe Seite 204). Das sind Stellungen des
Körpers oder der Hände, die die Energie im Körper auf eine
bestimmte Art lenken. Da die einfache Umkehrung aber eine
so herrlich simple, entspannende und zugleich wirksame
Stellung ist, möchte ich sie hier dennoch vorstellen. In dieser
Position kommst du in den Genuss zahlreicher Benefits einer
Umkehrhaltung.

Stellungen, die unser System buchstäblich auf den Kopf
stellen, entlasten die Venen und verringern den Druck auf die
inneren Organe. Die Ausatemzüge werden länger, was einen
sehr beruhigenden Effekt hat. Doch nicht nur körperlich sind
Umkehrhaltungen nützlich: Im wahrsten Sinne des Wortes
bekommst du hier durch den Perspektivenwechsel einen anderen Blick auf Dinge, was auf die Psyche manchmal wahre
Wunder wirken kann.

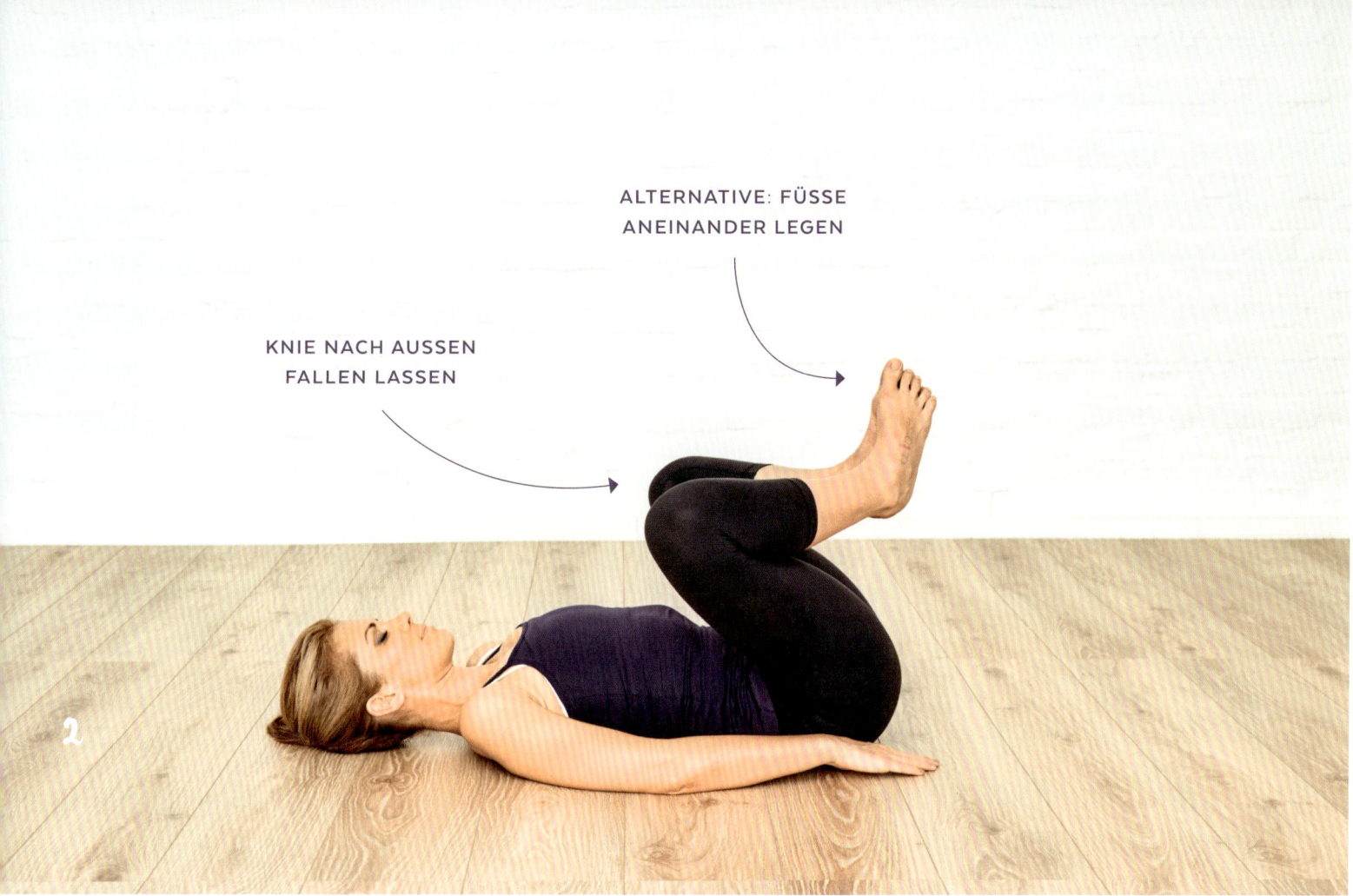

ALTERNATIVE: FÜSSE
ANEINANDER LEGEN

KNIE NACH AUSSEN
FALLEN LASSEN

Übungstipp

Viparita karani empfehle ich übrigens auch meinen Schülerinnen während der Periode. Es gibt zwar unterschiedliche Ansichten darüber, doch wer auf Nummer sicher gehen möchte, der kann in dieser Zeit auf Umkehrhaltungen wie den Schulterstand oder Kopfstand verzichten oder diese nur ganz kurz üben, um die Menstruation nicht zu stören. *Viparita karani* kann dann zum Beispiel an einer Wand noch entspannter geübt werden und bringt die wohltuende Wirkung einer Umkehrung, während Oberkörper und Unterleib auf dem Boden bleiben. **Wichtig**: Bei Bluthochdruck oder Glaukom sollte man ganz auf Umkehrhaltungen verzichten.

1 Lege dich flach auf den Rücken, strecke die Beine aus und lege die Handflächen auf den Boden links und rechts neben das Gesäß. Ziehe den Bauchnabel leicht nach innen, schiebe das Steißbein leicht in den Boden. Bringe nun die gestreckten Beine hoch in den 90-Grad-Winkel. Lasse dabei die Füße geflext, also die Zehen angezogen und die Beine aktiv.

Alternativ kannst du, wie oben beschrieben, auch einfach die Beine an einer Wand ablegen.

2 Als Alternative kannst du die Beine außerdem auch zur Grätsche öffnen oder die Fußsohlen wie ein Frosch zusammenbringen. Halte die Position für ein paar Atemzüge und löse sie dann auf.

Diamantsitz

(vajrasana)

SO WIRKT ER

**auf Rücken, Beine, Knie,
Geist und Verdauung**:
dehnend, kräftigend, stabilisierend,
erdend, aufrichtend,
und harmonisierend

Diese Position ist eine Asana, in der es sich gut meditieren lässt und nicht zuletzt eine Geisteshaltung, die dir in vielen Situationen im Leben helfen kann. Als *vajrasana* werden mehrere Positionen bezeichnet. Nicht zu verwechseln ist diese hier zum Beispiel mit *supta vajrasana,* einer fortgeschrittenen Rückbeuge. Der Diamantsitz ist eine einfache Asana, die du als Alternative zum Lotossitz einnehmen kannst, wenn dir beim Sitzen mit gekreuzten Beinen die Knie im Weg sind oder zu Beginn sehr oft Beine und Füße einschlafen. Das erlebe ich häufig gerade bei Schülern, die noch nicht lange sitzend praktizieren.

Regelmäßiges aufrechtes Sitzen stabilisiert automatisch den Rumpf beziehungsweise zeigt dir, welchen Teil deines Oberkörpers du noch kräftigen kannst – was dann wiederum mit anderen Asanas geht. In der aufrechten Haltung kannst du auch viele Atemübungen gut ausführen. Interessant finde ich vor allem auch die Interpretation, dass der Geist durch regelmäßiges Üben in *vajrasana* hart wie ein Diamant wird. Damit ist nicht gemeint, dass man innerlich verhärtet. Natürlich wollen wir unseren Geist weich und flexibel machen. Dennoch erfordern manche Situationen diejenige Kraft und Beständigkeit, wie sie ein solcher Edelstein mitbringt.

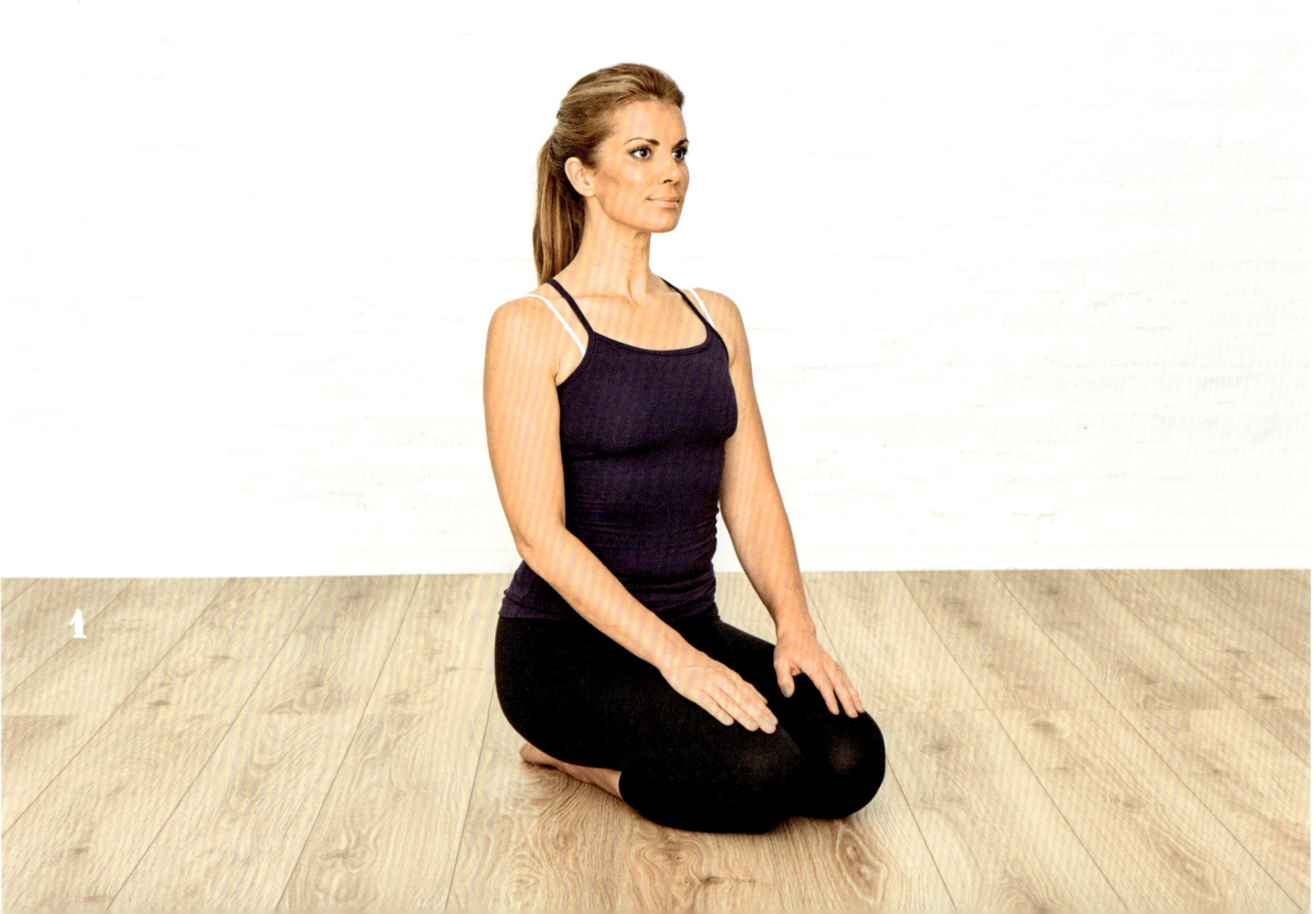

1

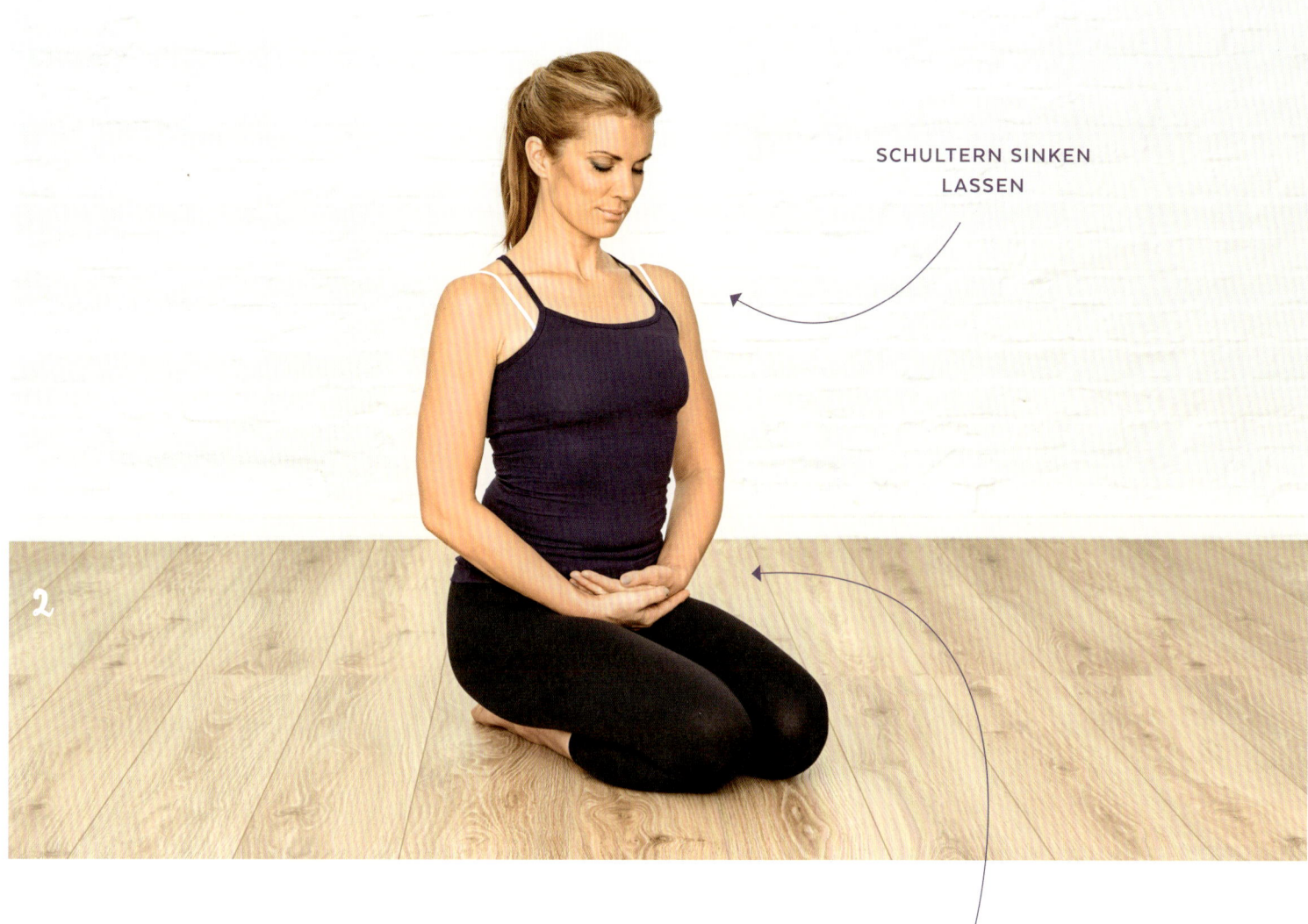

SCHULTERN SINKEN LASSEN

HÄNDE LOCKER AUFEIN-
ANDER LEGEN

1 Sitze mit aufrechtem Körper und dem Gesäß auf den Fersen, die Fußrücken liegen am Boden auf. Der Rücken ist gerade, deinen Blick richtest du gerade nach vorn. Die Hände liegen locker auf den Oberschenkeln.

2 Lege die Hände aufeinander in den Schoß. Lasse die Schultern von den Ohren absinken, ziehe das Kinn leicht zur Brust heran, sodass der Nacken aufrecht und frei ist. Wenn du möchtest, kannst du die Augen schließen. Ziehe den Bauchnabel leicht ein und achte darauf, dass sich dein unterer Rücken nicht rundet. Bleibe in dieser Position für einige ruhige Atemzüge.

Die Pose eignet sich gut als Sitzposition für „Den Weg ins Nichts" (siehe Seite 058).

Übungstipp

Die Pose ist ideal für lange Meditationen. Zu Beginn kann man es schwierig finden, die Position aufgrund der intensiven Dehnung in Beinen und Oberschenkeln zu halten. Das bessert sich aber durch regelmäßige Ausführung. Außerdem hilft dieser Sitz, direkt nach einer Mahlzeit, die Verdauung zu harmonisieren. Die japanische Teezeremonie wird auch im Diamantsitz abgehalten.

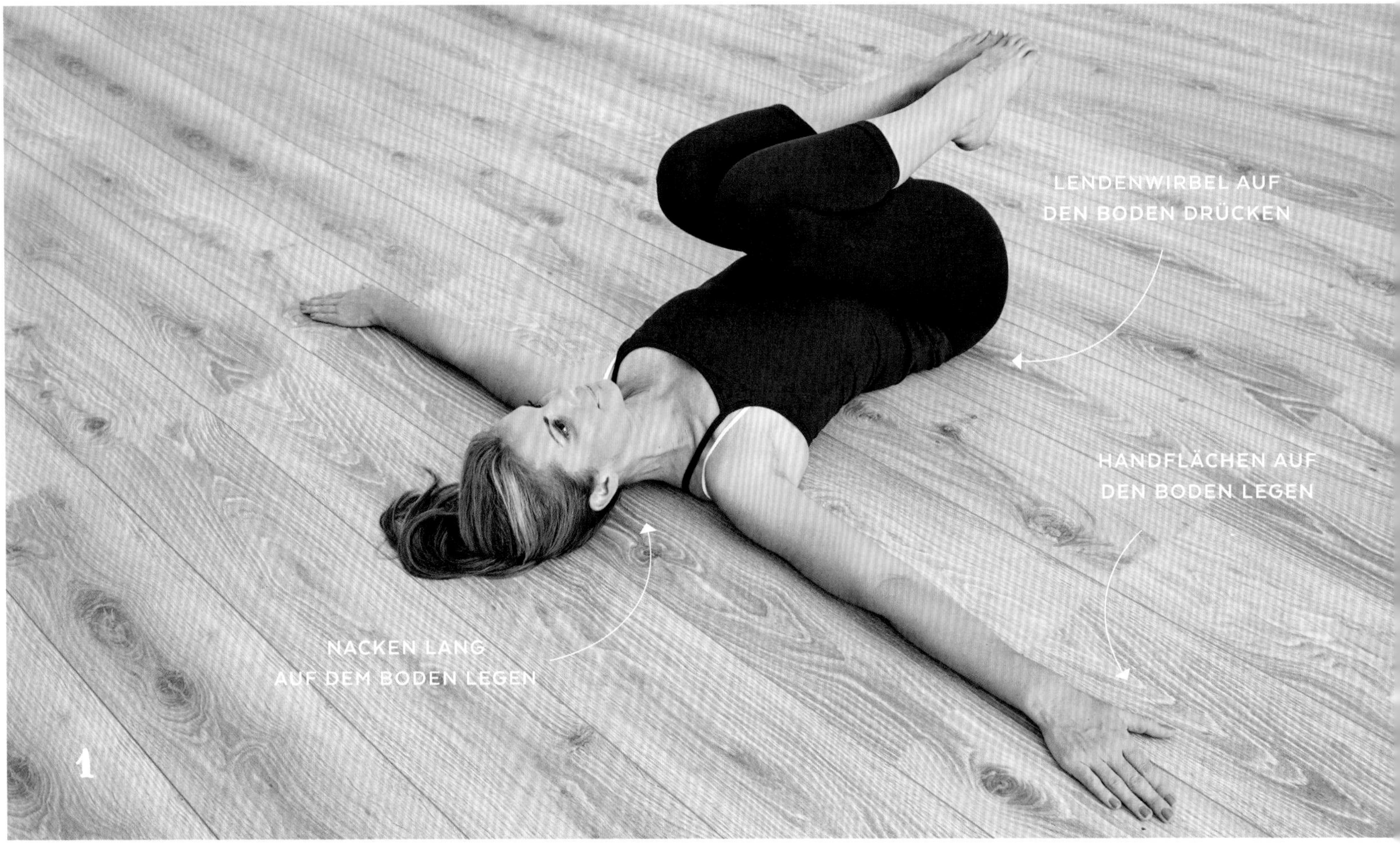

LENDENWIRBEL AUF
DEN BODEN DRÜCKEN

HANDFLÄCHEN AUF
DEN BODEN LEGEN

NACKEN LANG
AUF DEM BODEN LEGEN

1

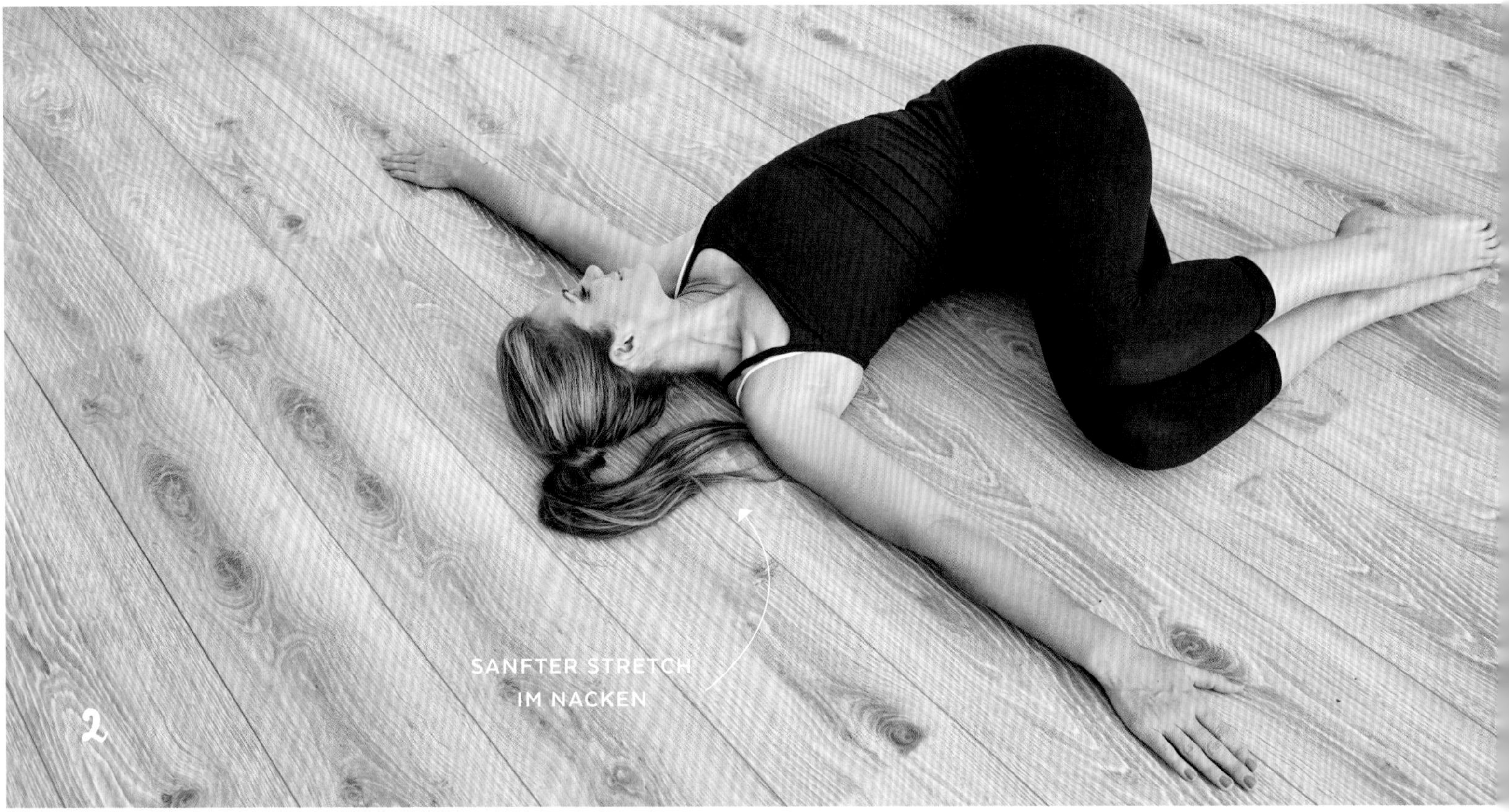

SANFTER STRETCH
IM NACKEN

2

Liegender Bauchtwist

(jathara parivartanasana)

auf Wirbelsäule, Schultern und Nervensystem:
lockernd, entstressend,
harmonisierend, zentrierend, erfrischend

Der Bauchtwist ist eine meiner Lieblingsübungen gleich nach dem Aufwachen – und zwar noch im Bett liegend! Diese Position kannst du wirklich bereits auf der Matratze üben. Durch die Rotation im Rücken wird die Wirbelsäule getwistet. Es passiert mit deinem Rücken etwas Ähnliches wie beim Auswringen eines nassen Handtuchs, aus dem Wasser tropft. Das um die Wirbelsäule herum gebündelte Nervensystem sendet Energie in Form von elektrischen Impulsen aus, die dann gleich in die Peripherie schießt – vereinfacht gesagt: Du bekommst gleich einen Energie-, oder wie ein Yogi sagen würde, Prana-Frischekick!

Das Schöne hierbei: Du brauchst keinerlei Kraft aufzuwenden und lockerst gleichzeitig den Rücken, der beim Liegen in der Nacht etwas leidet. Für eine gestresste Lendenwirbelgegend (zum Beispiel nach einem langen Tag am Schreibtisch) ist *jathara parivartasana* auch eine Wohltat!

1 Lege dich flach auf den Rücken und ziehe die gebeugten Beine in Richtung Brust. Breite die Arme aus wie ein T, die Handflächen zeigen dabei zum Boden (oder liegen auf der Matratze).

2 Lasse nun die Beine nach rechts absinken und richte den Blick nach links über deine linke Schulter. Beide Schultern sollten auf dem Boden (oder der Matratze) bleiben. Lasse nun mit jeder Ausatmung die Beine tiefer sinken. Wenn sie den Boden berühren, kannst du den Twist intensivieren, indem du sie weiter hoch in Richtung Kopf bringst. Halte die Position für ein paar Atemzüge und wechsle dann die Seite.

Übungstipp

Du hast die Wahl: Übst du mit angewinkelten Beinen, bist du im völligen Energiesparmodus. Wenn du deinen Bauchmuskeln etwas Gutes tun möchtest, kannst du die Beine einfach seitlich ausstrecken und somit zusätzlich deinen Rumpf kräftigen! Achte dann beim Absinken der Beine unbedingt darauf, den Bauchnabel fest einzuziehen, um die Lendenwirbel zu schützen. Diese Variante solltest du jedoch nur auf einem festen Untergrund üben, also nicht auf einer weichen Matratze!

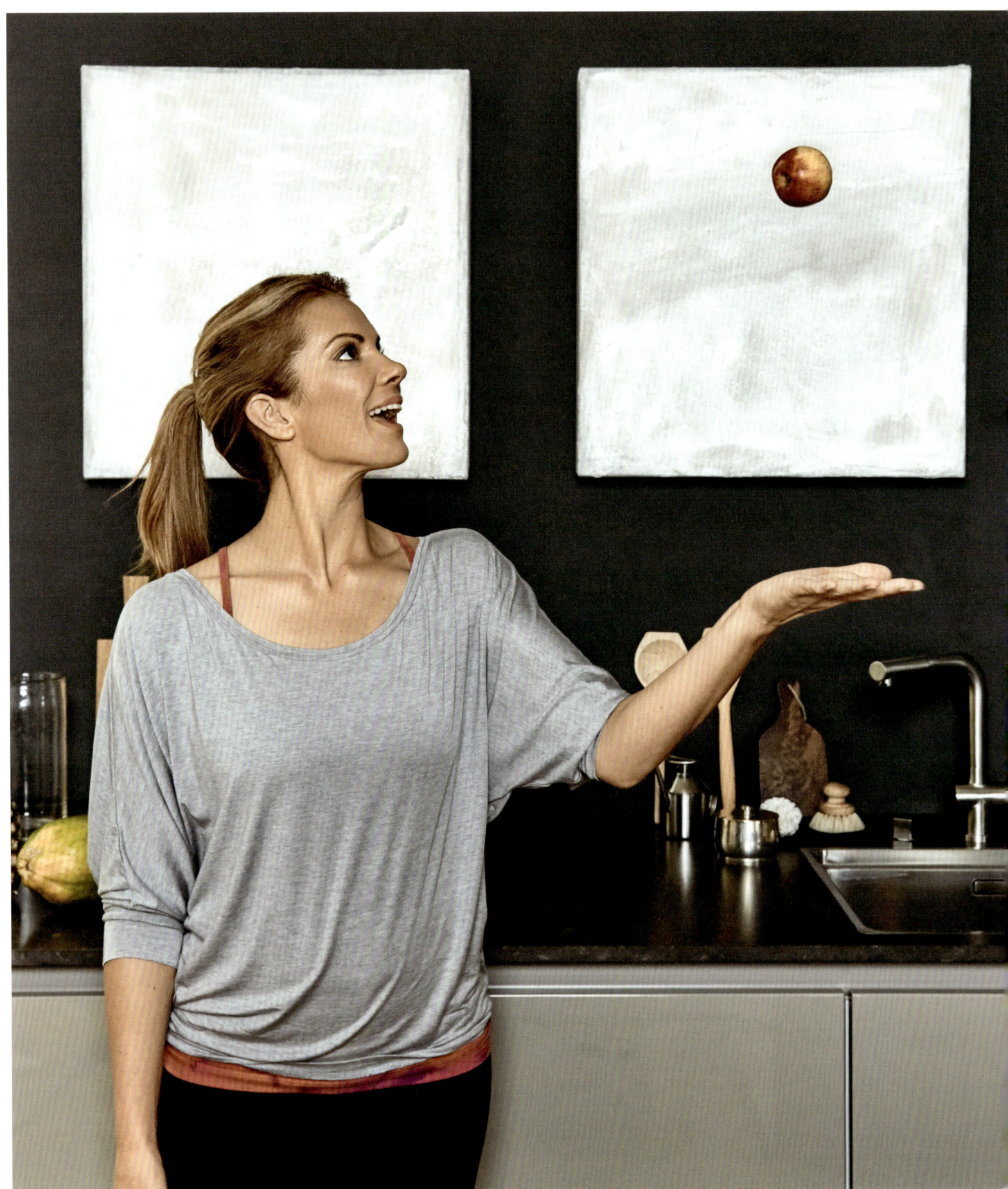

Energie & Power – be strong

Das Schöne am Yoga ist, dass es für jeden – wirklich absolut JEDEN – Anlass die richtigen Übungen bereithält! Durch die Vielfalt an Techniken und Wirkungen können wir genau das bekommen, was wir gerade brauchen. Im letzten Kapitel habe ich dir Werkzeuge an die Hand gegeben, mit denen du Beschwerden lindern und vorbeugen kannst und solche, mit deren Hilfe du entspannen kannst, wenn du gestresst bist. Hier möchte ich dir zeigen, wie du wieder zu Kräften kommst, wenn du erschöpft bist oder dich wieder aufrichten kannst, wenn dich etwas down gebracht hat. Die hier folgenden Asanas besitzen schon jede für sich eine energetisierende Wirkung. Wenn du sie aber noch mit bestimmten Atemübungen (siehe Seite 048) und Techniken wie den Bandhas (siehe Seite 021) kombinierst, dann kannst du wahre Wunder an Power und Kraft erfahren!

Fit und kraftvoll

Durch die regelmäßige Praxis der Übungskombination auf den folgenden Seiten steigerst du dauerhaft dein Energielevel und deine Leistungsfähigkeit. Du wirst sehen, dass du in weniger Zeit mehr erledigen kannst, was dir wiederum mehr Zeit für die schönen Dinge des Lebens und deine Liebsten schenkt. Du wirst auch an anstrengenden Tagen nicht so schnell müde und kannst so den Moment noch mehr genießen. Dein ganzes System wird angekurbelt – so bist du in der Lage, Anstrengungen und Aufgaben nicht nur körperlich, sondern auch geistig und emotional schneller zu verarbeiten.

> »Sobald durch die regelmäßige Übungspraxis alte Wehwehchen nicht mehr stören, wirst du gestärkt durchs Leben gehen, und deine Welt wird reicher.«

Kurz gesagt: Du wirst fitter, denkst schneller und bist weniger anfällig für Beschwerden. Bitte verstehe mich nicht falsch: Es geht hier auf gar keinen Fall darum, dich mit bestimmten Übungen zwanghaft selbst zu optimieren und zu einem emotionslosen Roboter zu mutieren! Yoga ist ein machtvolles Instrument, das viele positive Auswirkungen auf uns hat.

Yoga als Powerquelle

Worin aber liegt genau das Geheimnis von Yoga für mehr Energie und Power? Nun, so rätselhaft ist der Zusammenhang nicht. Auch dieses „Geheimnis" lässt sich ganz logisch erklären. Ein paar Beispiele gefällig? Im Kapitel zu den Atemübungen erkläre ich dir, wie durch Pranayama mehr Sauerstoff in deine Lungen gepumpt wird. Je mehr davon durch dein System fließt, desto besser funktioniert dein Zell- und damit dein Energiestoffwechsel – das betrifft die Zellen in deinen Muskeln, in deinem Verdauungssystem und deinem Gehirn – also einfach ALLE Zellen! Sprich: Du bist insgesamt um einiges gesünder und dynamischer.

Tief Atem holen, mehr Kraft haben

Die Vorstufe zu den Atemübungen, die all diesen Sauerstoff in deine Adern pumpen, bilden Asanas, die dafür sorgen, dass deine Lungen auch mehr davon aufnehmen können. So kannst du aus diversen Richtungen beim Üben eine tiefe, kräftige und gleichzeitig kontrollierte Atmung unterstützen. Durch Streckung und Rotation deines Oberkörpers dehnst du zum Beispiel unter anderem die Muskeln zwischen den Rippen. Das schafft im wahrsten Sinne des Wortes mehr Platz für die Lunge, die sich dadurch weiten kann und durch eine tiefere Einatmung mehr Luft aufnimmt. Übungen, die den Schultergürtel dehnen oder stärken, sorgen dafür, dass dein Brustkorb nicht zusammenfällt und du aufgerichtet tief und vollständig ein- und ausatmen kannst. Das Dehnen des Brustkorbs kombiniert diese beiden Wirkungen. Es gibt sogar Übungen, mit denen du lernst, dein Zwerchfell – ein Muskel, der den Atemvorgang normalerweise unwillkürlich steuert – bewusst einzusetzen und den Atem damit viel tiefer werden zu lassen als bei unbewusster Atmung. Du siehst: In Sachen Sauerstoff-Power bist du mit Yoga ganz weit vorn. Mehr dazu erfährst du ab Seite 046.

Energiepunkte anregen

In diesem Kapitel gebe ich dir aber noch ein paar andere wahre Kraftwerke an die Hand. Genauer gesagt, auch an den Fuß ... Mit Balanceübungen wie dem **Baum** (siehe Seite 150) betreibst du eine sogenannte Auto-Akupressur. Vielleicht hast du schon mal von Akupunktur gehört oder sie sogar bei einem TCM-Therapeuten, also einem Arzt, der auf Traditionelle Chinesische Medizin spezialisiert ist, selbst ausprobiert? Dabei stimuliert man mit feinen Nadeln, die an bestimmten Punkten im Körper gesetzt werden, festgelegte Energiepunkte. Diese haben eine direkte Wirkung auf verschiedene Organe im Körper, da diese über Nerven-, Blut-, Lymph- und Energiebahnen (den sogenannten Meridianen) mit ihnen verbunden sind. Es gibt auch die sanftere Methode ohne Nadeln, eben die Akupressur. Hier wird ein ähnlicher Effekt durch Druck auf diese Punkte erreicht. Das geschieht meist mit den Fingern. Wenn du dein gesamtes Körpergewicht auf einem Fuß halten musst, dann hat deine Fußsohle sehr zu arbeiten. Das bemerkt man an den ständigen Gewichtsverlagerungen und minimalem Wackeln. Dieser Druck auf wechselnde Punkte der Fußsohle, der dabei zustande kommt, hat eine ähnliche Wirkung wie eine gezielte Akupressurbehandlung. So „schießt" bei der Ausübung einer solchen „Wackelpose" jede Menge Energie durch die angesprochenen Organe.

Diese und andere „Tricks" machen sich die hier folgenden Übungen zunutze, um deinem Körper mehr Energie zu schenken. Das Tolle daran: Die durch das stetige Üben zunehmende Muskelkraft wird dazu führen, dass du ein immer besseres Körpergefühl bekommst. Das hat wiederum einen anderen schönen Effekt, nämlich mehr Selbstvertrauen. Gleichzeitig arbeitet dein Geist klarer und schneller – was wieder die gleiche Wirkung nach sich zieht. Du siehst schon, worauf ich hinauswill, oder? Die Power, von der ich in diesem Kapitel spreche, geht weit über den körperlichen Aspekt hinaus ...

Mit den neun Übungen in diesem Kapitel kannst du dich auf die Suche nach dieser Kraft begeben. In meinem Extra „Zeit für Power" habe ich noch ein paar Tipps für dich zusammengestellt, die zusätzlich zu Yoga für einen kleinen Energiekick sorgen können.

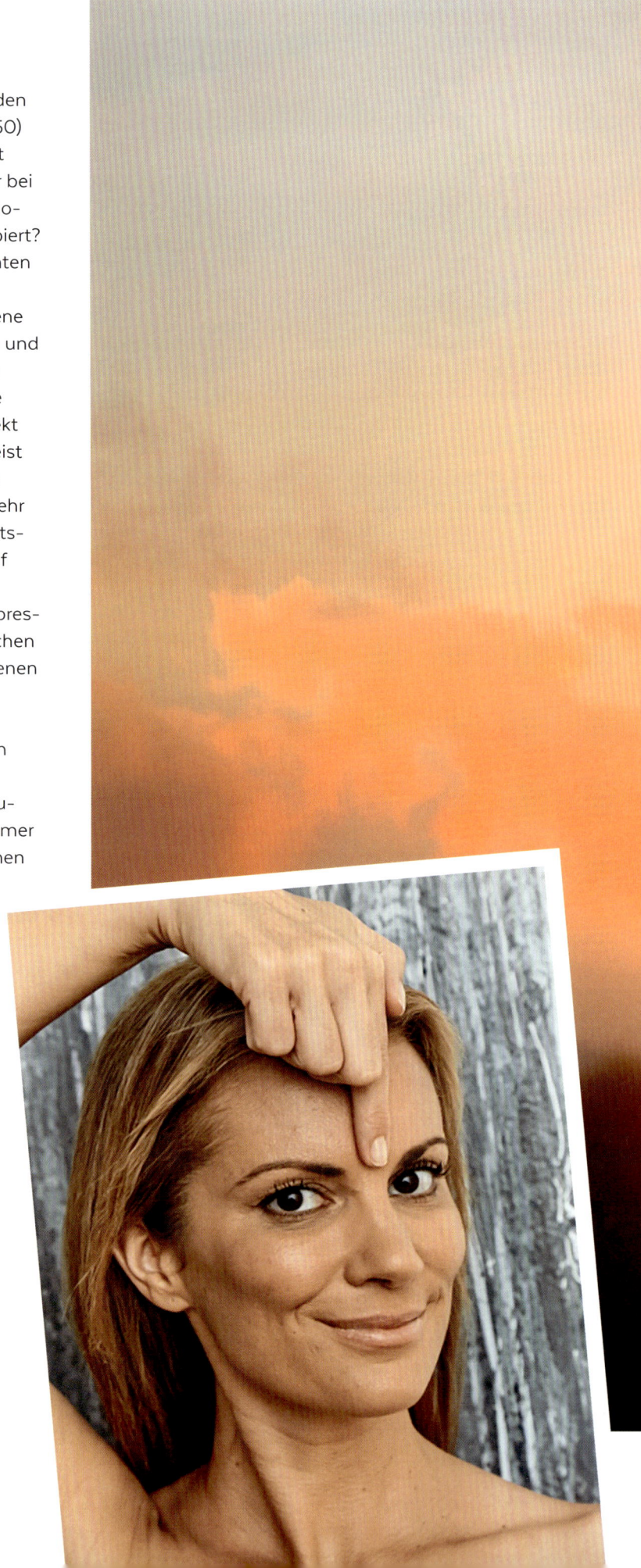

»Nicht das Beginnen wird belohnt,
sondern einzig und allein das Durchhalten.«

(Siddhartha Gautama Buddha)

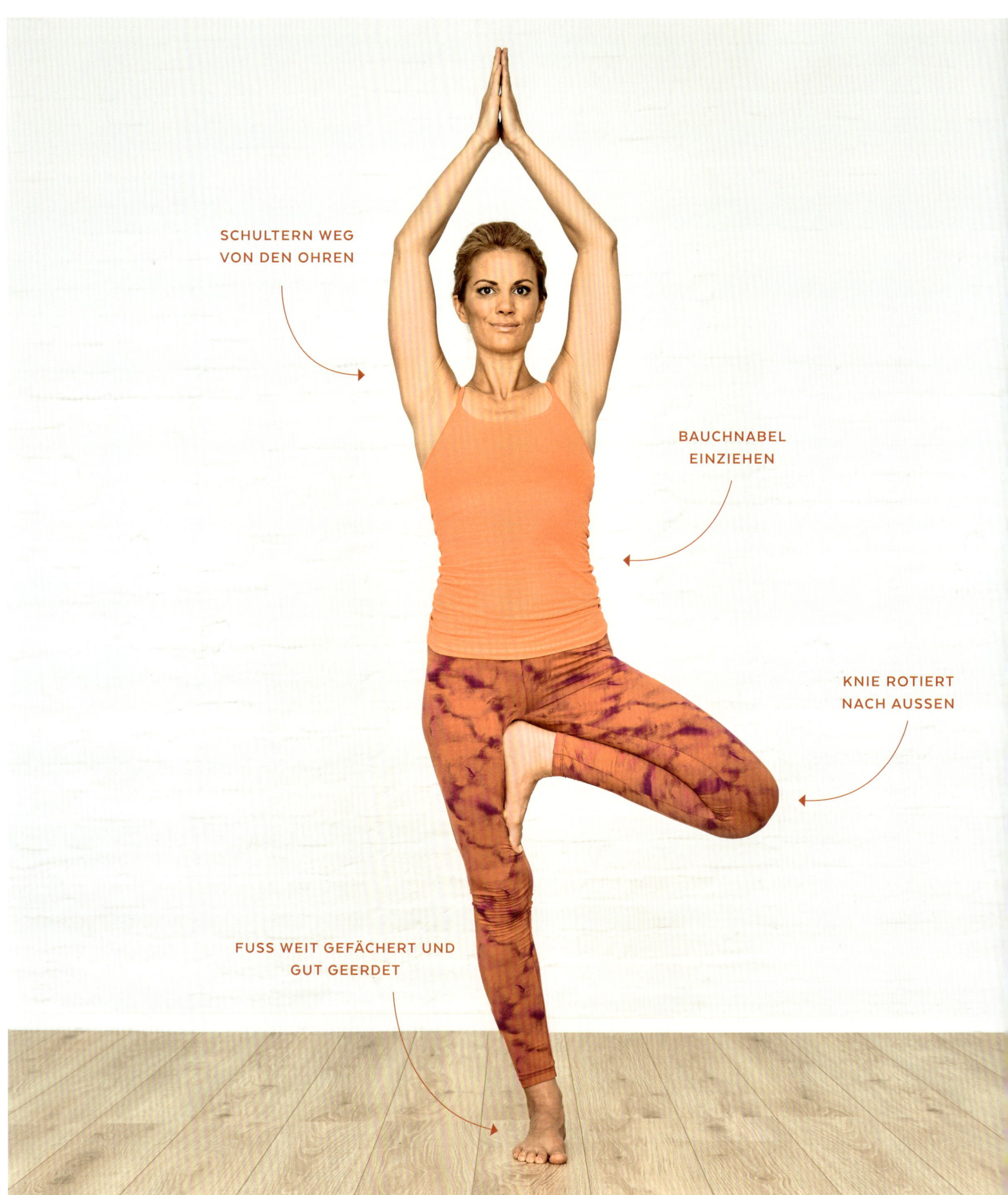

SCHULTERN WEG
VON DEN OHREN

BAUCHNABEL
EINZIEHEN

KNIE ROTIERT
NACH AUSSEN

FUSS WEIT GEFÄCHERT UND
GUT GEERDET

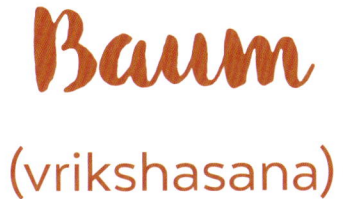

Baum

(vrikshasana)

auf Oberkörper, Gesäß, Beine und Balance:
fokussierend, harmonisierend, erdend
und energetisierend

Hier lernst du eine der beliebtesten Asanas kennen, die trotz ihrer Einfachheit oft eine Herausforderung darstellt. Ich bin oft erstaunt, wie viele Schüler bei dieser einfachen Pose wacklig dastehen – am meisten hat es mich jedoch verblüfft, dass ich selbst an manchen Tagen fest wie eine alte Eiche auf dem Boden stand und mich an anderen Tagen wirklich konzentrieren musste.

Irgendwann verstand ich, dass der Baum ein hervorragender Spiegel unseres Geistes ist. Wenn wir den Kopf tierisch voll haben und es schwerfällt, sich nur auf die Atmung zu konzentrieren, ist unsere Basis im wahrsten Sinne des Wortes wacklig – was sich in unserem Körper zeigt. Sind wir jedoch fokussiert und ganz bei der Sache, kann uns nichts umwerfen. Daher wirken Balancen in beide Richtungen: Nur mit einem klaren Geist können wir wirklich konzentriert und stark verwurzelt stehen. Im Umkehrschluss sorgt das Üben von Gleichgewichtsübungen dafür, dass wir den Geist leeren, bündeln und uns mit voller Kraft erden. Dann stehen wir wahrlich mit beiden Beinen fest auf der Erde und haben mit gut verwurzelten Füßen die richtige Basis für alles, was vor uns liegt. Ich liebe es, mich mit dem Baum immer wieder selbst zu überprüfen und daran zu erinnern!

1 Verlagere das Gewicht des Körpers auf das rechte Bein, stütze dich zunächst noch mit den linken Zehenspitzen ab. Baue dein Fundament gut auf: Aktiviere von unten nach oben Fußknöchel, Knie, Oberschenkel, Hüften … Setze dann die Sohle des linken Fußes auf die Innenseite des rechten Oberschenkels. Wenn du noch nicht so weit hochkommst, gib den Fuß auf die Wade – spare auf jeden Fall aber das Kniegelenk aus! Falte die Hände vor dem Herzen, lasse deine Augen auf einem sich nicht bewegenden Punkt ruhen.

2 Wenn du möchtest, führe die gestreckten Arme hoch und falte die Hände sanft. Halte die Pose für ein paar Atemzüge und wechsle dann die Seite.

Übungstipp

Wenn du möchtest, kannst du deine Augen schließen. Das macht das Gleichgewichthalten wesentlich schwieriger, und du kannst dich damit herausfordern, wenn du dich sehr ausgeglichen fühlst. Wenn es dir an einem anderen Tag jedoch schwerfällt, die Balance zu halten, kannst du von deiner Matte heruntertreten und es auf hartem Boden etwas leichter haben. Sei nicht verwundert – es ist völlig normal, dass es sich an verschiedenen Tagen auch sehr unterschiedlich anfühlt. Stütze dich aber auf keinen Fall an einer Wand ab – das ist für Balanceübungen kontraproduktiv, da dies dem Gehirn, in dem sich dein Gleichgewichtsorgan befindet, falsche Signale sendet!

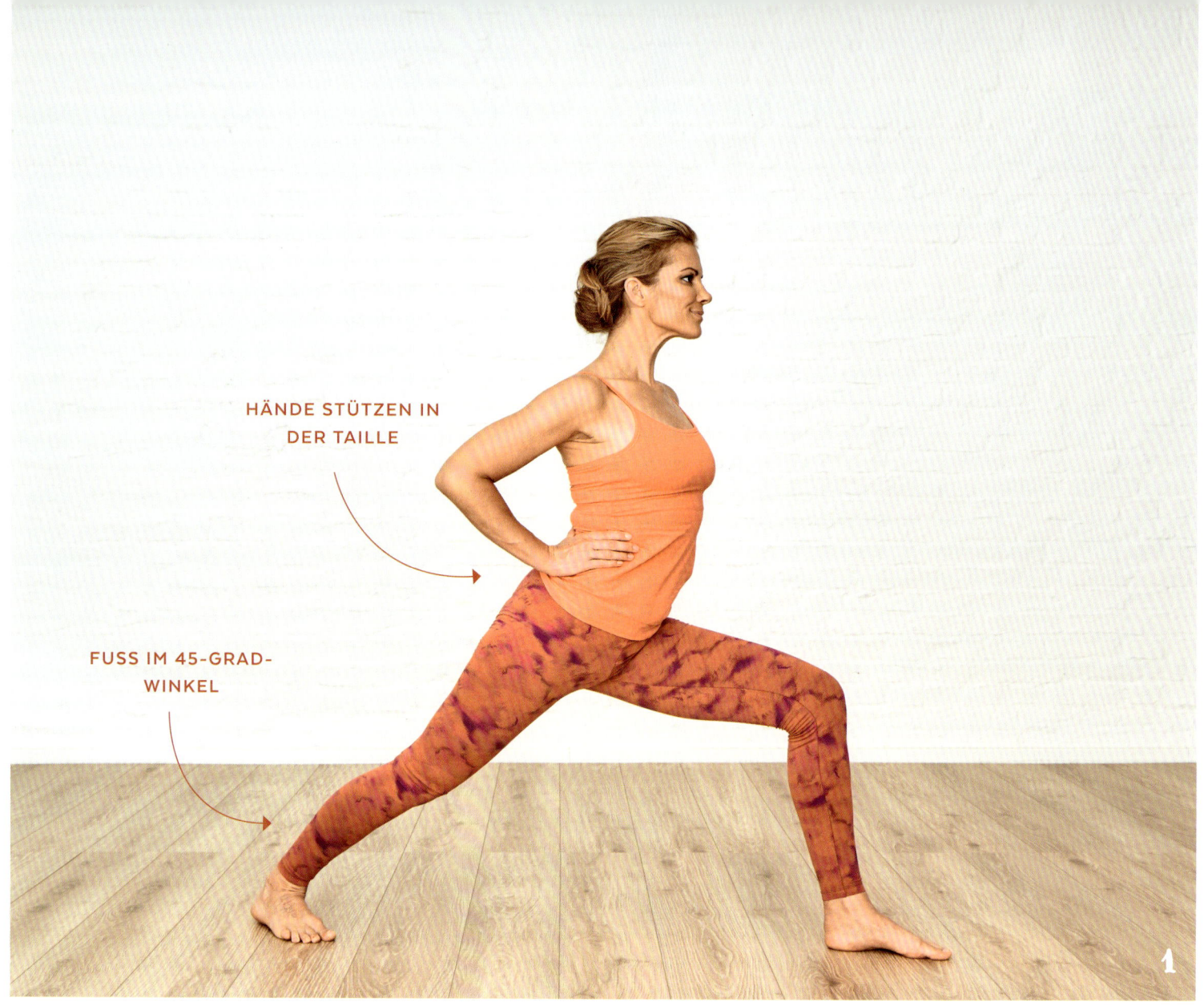

HÄNDE STÜTZEN IN DER TAILLE

FUSS IM 45-GRAD-WINKEL

Krieger 1
(virabhadrasana 1)

auf Schultern, Rumpf, Gesäß und Beine: kräftigend, fokussierend, erdend und energetisierend

Der Krieger ist für mich die Power-Pose schlechthin. Da manchmal beim ersten Hören des Namens Verwirrung entsteht – „Warum hat denn eine Yogapose einen kriegerischen Namen?" –, sei eines gleich vorweggesagt: Hier geht es nicht darum, im Krieg mit irgendjemandem zu sein oder sich aggressiv zu verhalten. Vielmehr dreht es sich bei dieser Asana darum, zum einen so heldenhaft (manchmal wird *virabhadrasana* auch mit „Held" übersetzt) wie ein Krieger zu sein und sich ohne Angst den Dingen zu stellen.

Zum anderen hilft uns die Pose neben ihren körperlichen Wirkungen auch dabei, einen wichtigen inneren „Kampf" zu führen – nämlich den gegen den allseits bekannten inneren Schweinehund. Das ist eine wunderbare Sache, wenn uns mal die Kraft fehlt, unsere Aufgaben zu verfolgen – egal, ob groß oder klein. Angefangen bei der Überwindung der Anstrengung, die diese Pose mit sich bringen kann, wenn man noch

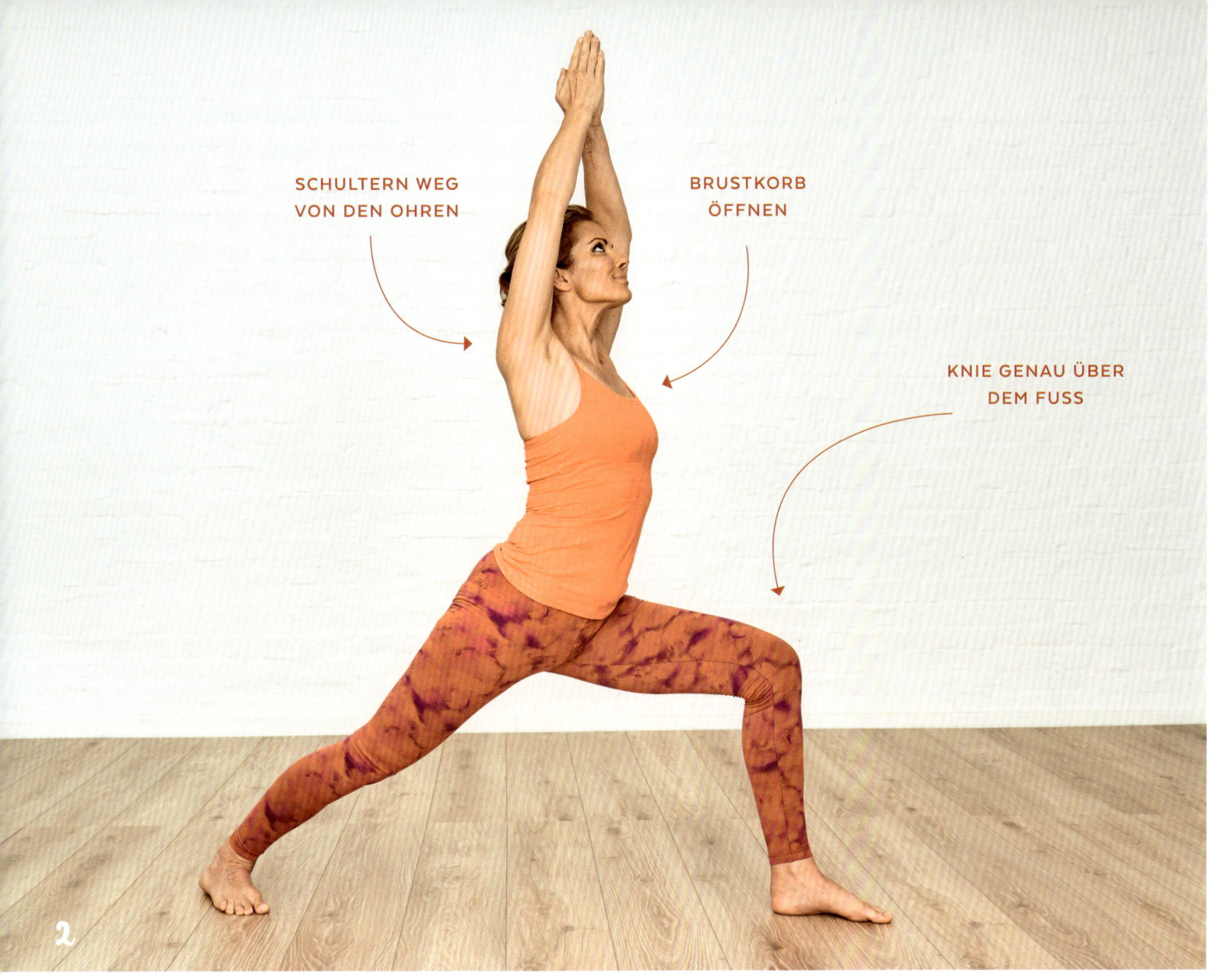

SCHULTERN WEG
VON DEN OHREN

BRUSTKORB
ÖFFNEN

KNIE GENAU ÜBER
DEM FUSS

2

etwas tiefer gehen und sie noch etwas länger halten will. Sogar bis hin zum Erreichen großer Ziele wird die Energie des Kriegers dir dabei helfen!

Ich empfehle meinen Schülern als Begleitlektüre zu dieser Pose gern das Buch „Handbuch des Kriegers des Lichts" von Paolo Coelho (siehe Buchtipps Seite 214). Das sollte jeder gelesen haben! Ein Lifestyle-Magazin betitelte mal ein Interview von mir mit „Die Lichtkriegerin". Das hat mich sehr gefreut – hat mich doch diese Energie durch etliche Abenteuer getragen ...

1 Mache einen großen Ausfallschritt: Setze den rechten Fuß im 45-Grad-Winkel nach hinten, der linke Fuß zeigt gerade nach vorn. Beuge dein vorderes Bein um 90 Grad. Achte darauf, das Knie nicht über den Fuß fallen zu lassen.

2 Falte die Hände deiner ausgestreckten Arme über dem Kopf und blicke zwischen die gefalteten Hände. Lasse die Schultern von den Ohren weg sinken, die Hüften sind tendenziell gerade und nach vorn gerichtet. Halte die Pose für ein paar entspannte Atemzüge und wechsle dann die Seite.

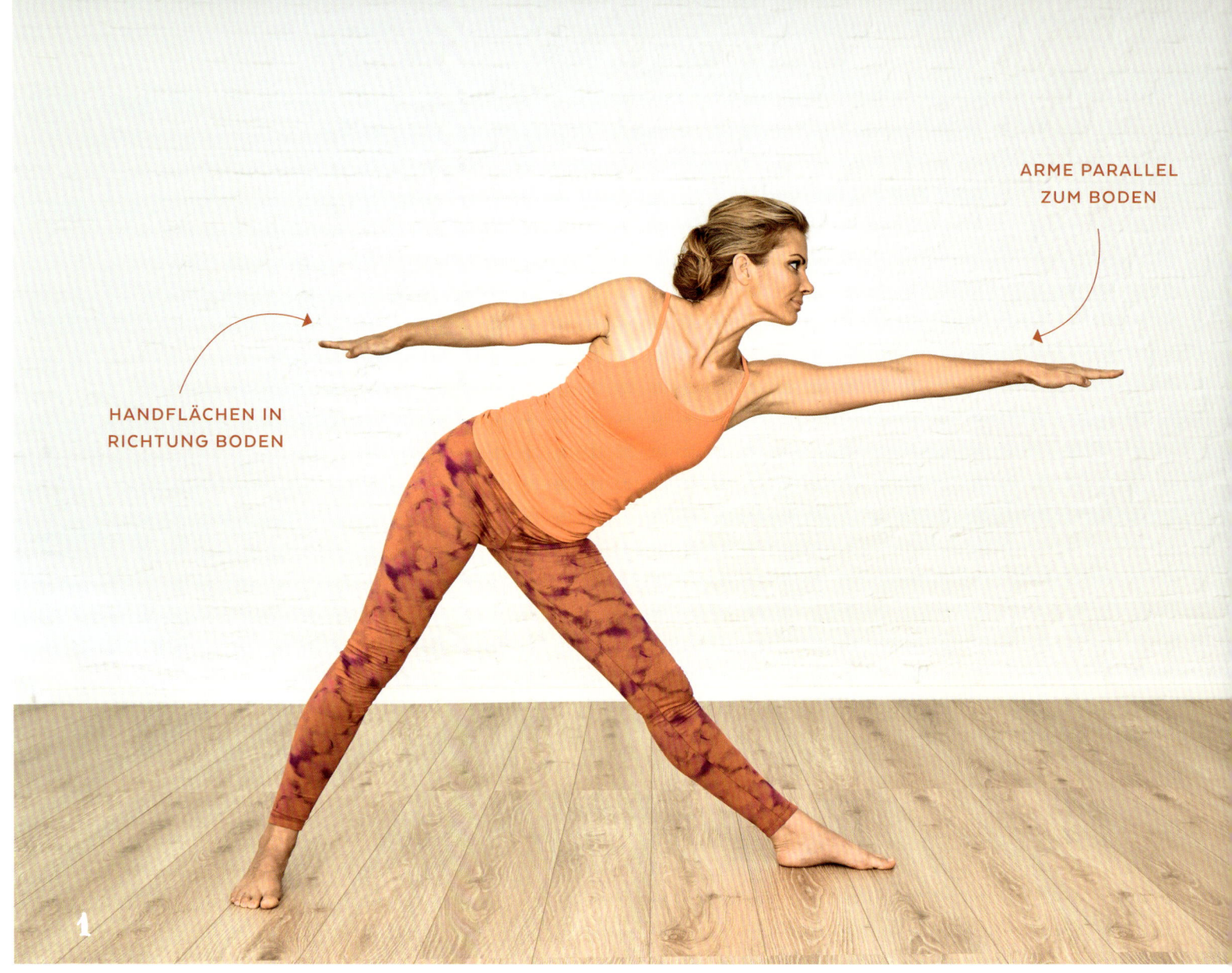

ARME PARALLEL
ZUM BODEN

HANDFLÄCHEN IN
RICHTUNG BODEN

Dreieck

(trikonasana)

**auf Oberkörper, Rumpf, Rücken,
Schultern, Beine und Hüften**:
dehnend, erdend,
energetisierend, kräftigend,
öffnend und belebend

Das Dreieck war für mich anfangs eine Herausforderung in Sachen Geduld und Disziplin. Hatte ich doch zuvor immer dynamische, kraftvolle Posen bevorzugt, und nun drehte sich alles auf einmal um genaue Ausrichtung und Millimeterarbeit. Zudem ging oft mein Temperament mit mir durch, und ich legte den Fokus beim Üben eher darauf, möglichst schnell möglichst weit zu kommen, anstatt auf die kleinen Bewegungen in mir zu achten. Wie bezeichnend und erfreulich, als sich das änderte ...

Trikonasana ist ein wunderbares Beispiel dafür, auf wie vielen Ebenen Yogaasanas wirken können – wenn sie richtig geübt werden. Die Vorteile für die tiefe Atmung, von denen ich bereits sprach, errreiche ich nur, wenn ich bei dieser Übung den richtigen Fokus setze. Wichtig ist zum Beispiel, dass du dich NICHT mit der Hand am Boden oder auf dem unteren Bein abstützt – der Stretch der Beine, wenn dein Oberkörper weit

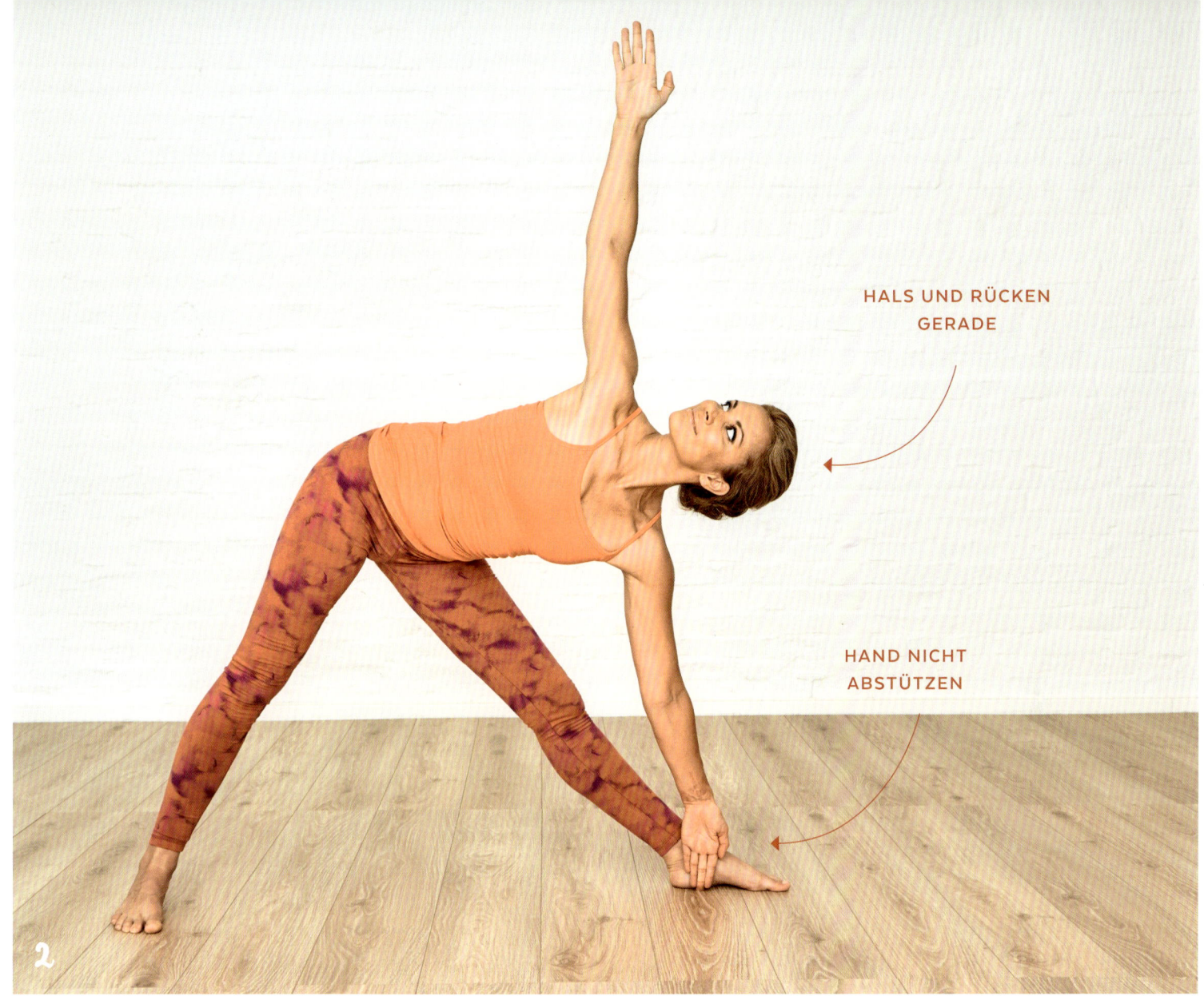

HALS UND RÜCKEN
GERADE

HAND NICHT
ABSTÜTZEN

absinkt, ist zwar offensichtlicher. Vornehmlich geht es hier jedoch darum, den Rumpf aufzurichten, an den dazugehörigen Muskeln zu arbeiten und in die geöffnete Flanke zu atmen. Das alles sind winzige Bewegungen, die von außen kaum bis gar nicht sichtbar sind.

Ein guter, erfahrener Lehrer wird es erkennen und dich gegebenenfalls korrigieren. Vor allem aber kannst du hier lernen, ehrlich zu dir selbst zu sein und so zu arbeiten, dass du langfristig echten Nutzen aus deiner Praxis ziehst – Kraft aus der Ruhe sozusagen! Mit einem durch das Dreieck aufgerichteten Oberkörper wirst du dann aufrecht wie ein **Krieger** (siehe Seite 152) durchs Leben gehen – daher eignen sich diese Posen sehr gut als Kombination!

1 Stelle deine Füße etwa eine Beinlänge weit auseinander, der linke Fuß zeigt gerade nach vorn, der hintere rechte Fuß ist leicht eingedreht. Richte beide Arme parallel zum Boden aus, die Handflächen zeigen zum Boden. Ziehe dich so weit über die linke Schulter nach vorn, bis es nicht weiter geht.

2 Erst dann senke die linke Hand des gestreckten Armes ab, gib sie auf die Innenseite des linken vorderen Fußes (oder die Wade, wenn du noch nicht so weit kommst). Bringe den rechten Arm gerade nach oben und schaue in die Innenfläche der rechten oberen Hand. Konzentriere dich auf die Rotation des geraden Oberkörpers, öffne die oberen Rippen in Richtung Decke und atme hier hinein.

Halte die Pose für ein paar Atemzüge und wechsle dann die Seite. Beim Herauskommen achte darauf, mit Kontrolle und geradem Oberkörper aus der Position zu kommen.

stuhl twisted

(utkatasana/ parivritta utkatasana)

SO WIRKT ER

auf Arme, Oberkörper, Herz, Rumpf, Gesäß und Beine: energetisierend, kräftigend, stabilisierend und belebend

Die guten alten Kniebeugen lassen grüßen! Der Stuhl ist eine Position, die nicht nur deine Bein- und Armmuskeln trainiert, sondern auch Herz und Zwerchfell stimuliert.

In dieser Position werden wir intensiv an unsere Verbindung mit der Erde erinnert, und du kannst mit dieser Asana auch wunderbar deine Willenskraft stärken: Nimm dir vor dem Üben zum Beispiel vor, wie viele Atemzüge lang du in der Pose bleiben möchtest (das macht natürlich erst richtig Sinn, wenn du die Asana zuvor schon mal geübt hast!), und halte das dann durch. Yoga kann uns bei all seiner Sanftheit nämlich auch das Durchhalten beibringen. *Utkatasana* gibt dir definitiv die nötige Kraft dafür, physisch und psychisch!

In der gedrehten Variante hast du zusätzlich noch einen schönen Twist der Wirbelsäule, der viel Energie in Form von Prana freisetzt, das aus deinem Nervensystem in den Körper geleitet wird.

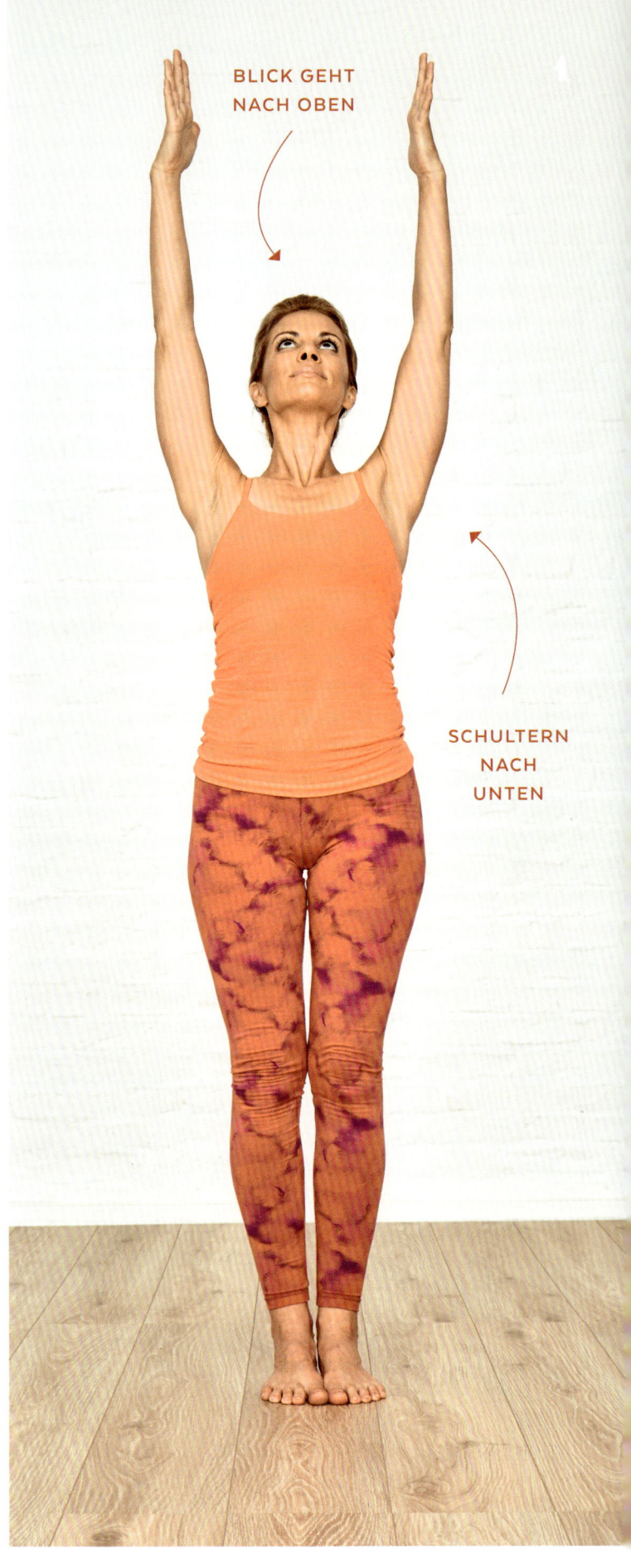

BLICK GEHT NACH OBEN

SCHULTERN NACH UNTEN

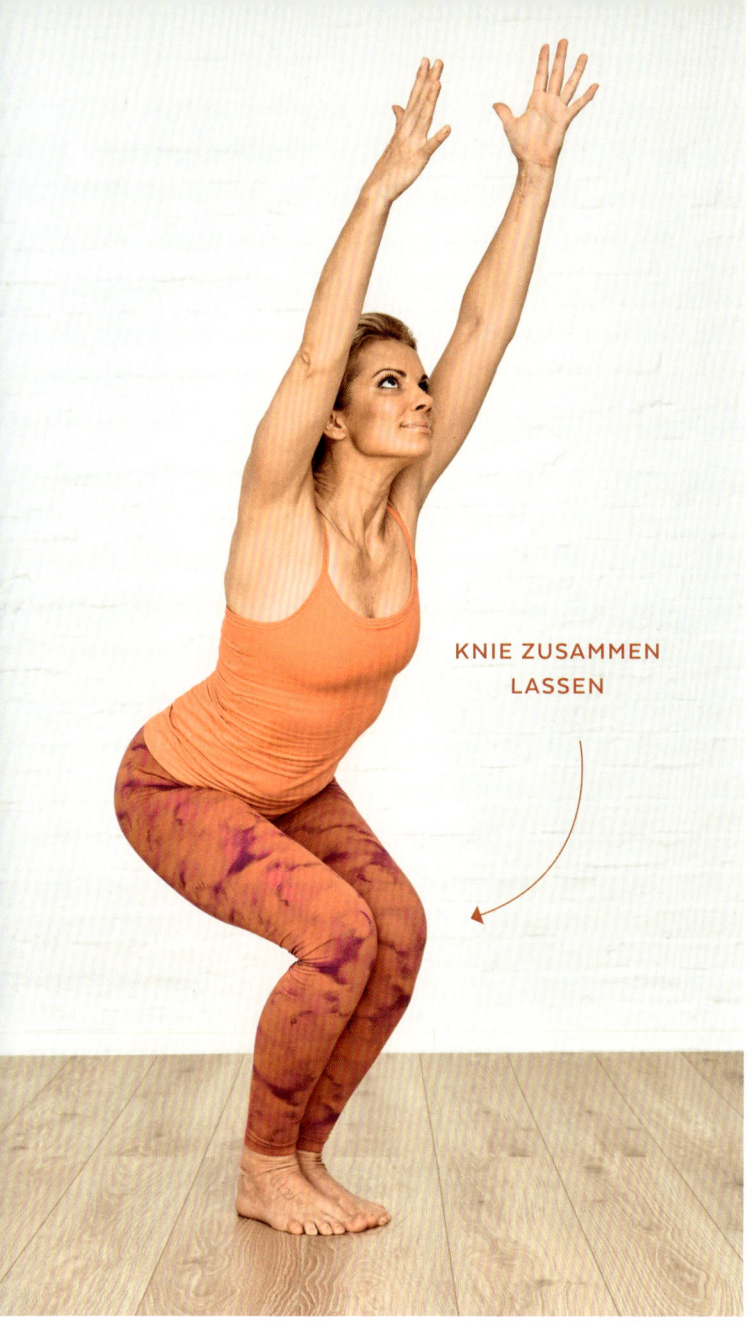

KNIE ZUSAMMEN
LASSEN

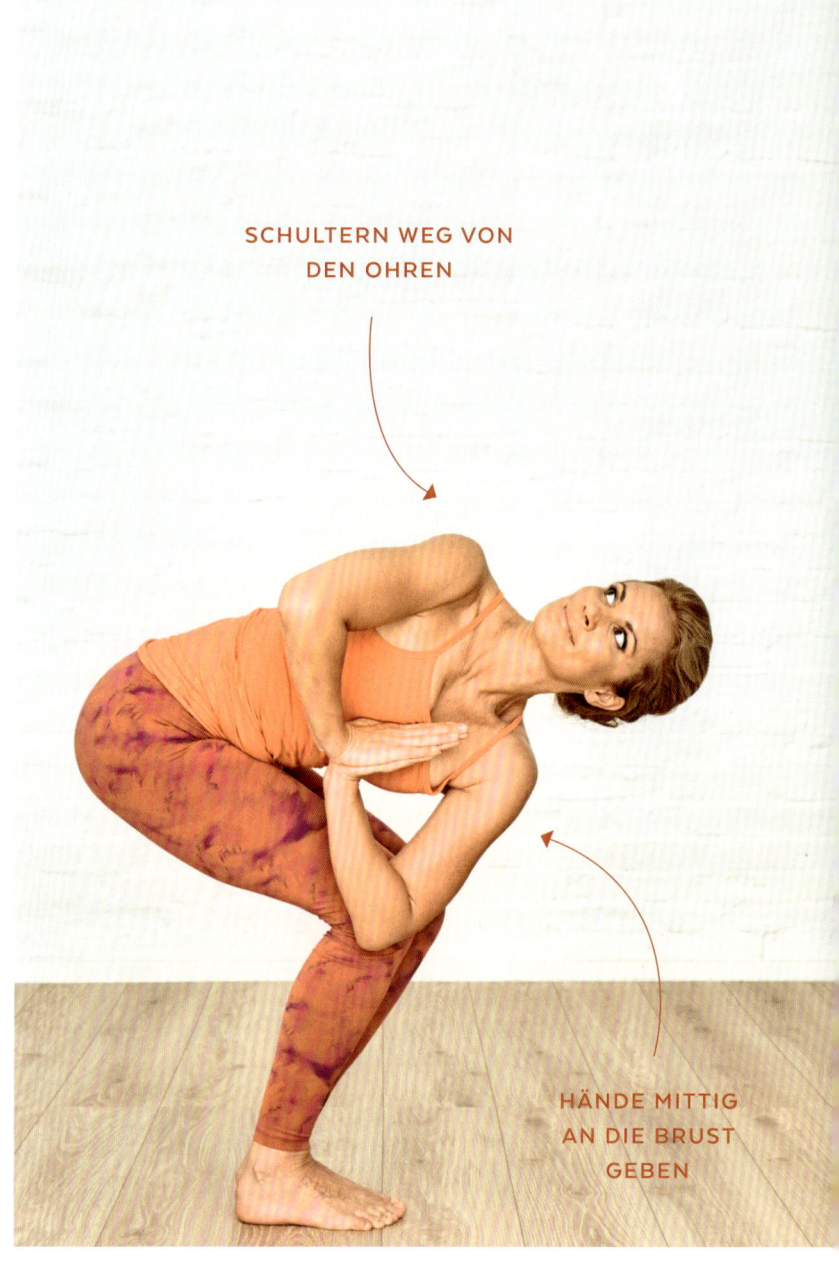

SCHULTERN WEG VON
DEN OHREN

HÄNDE MITTIG
AN DIE BRUST
GEBEN

1 Stehe aufrecht mit geradem Rücken und nach oben ausgestreckten Armen. Dein Blick geht nach oben.

2 Beuge die Knie so, als würdest du dich auf einen Stuhl hinter dich setzen. Halte dabei die Knie fest zusammen. Blicke zwischen die gerade gestreckten Arme nach oben, lasse aber die Schultern von den Ohren weg sinken. Ziehe den Bauchnabel ein und schiebe das Becken vor, sodass sich die Lendenwirbel auseinanderziehen. Halte für einige Atemzüge.

3 Übe die Variante, wenn du möchtest: Falte die Hände vor dem Herzen. Drehe dich nach rechts, gib den linken Ellenbogen von außen auf dein rechtes Knie. Blicke über deine rechte Schulter nach oben. Halte das für ein paar Atemzüge und wechsle über die Mitte die Seite.

Übungstipp

Sei hier vorsichtig mit deinen Lendenwirbeln: Achte auf jeden Fall darauf, nicht in ein Hohlkreuz zu fallen! Die Position verleitet zum „Entenpo", der deinem unteren Rücken schaden könnte. Wenn du die Hinweise bei Schritt 2 beachtest, besteht jedoch keine Gefahr. Taste dich langsam an die Sequenz mit der gedrehten Variante heran. Dann kannst du mutiger werden.

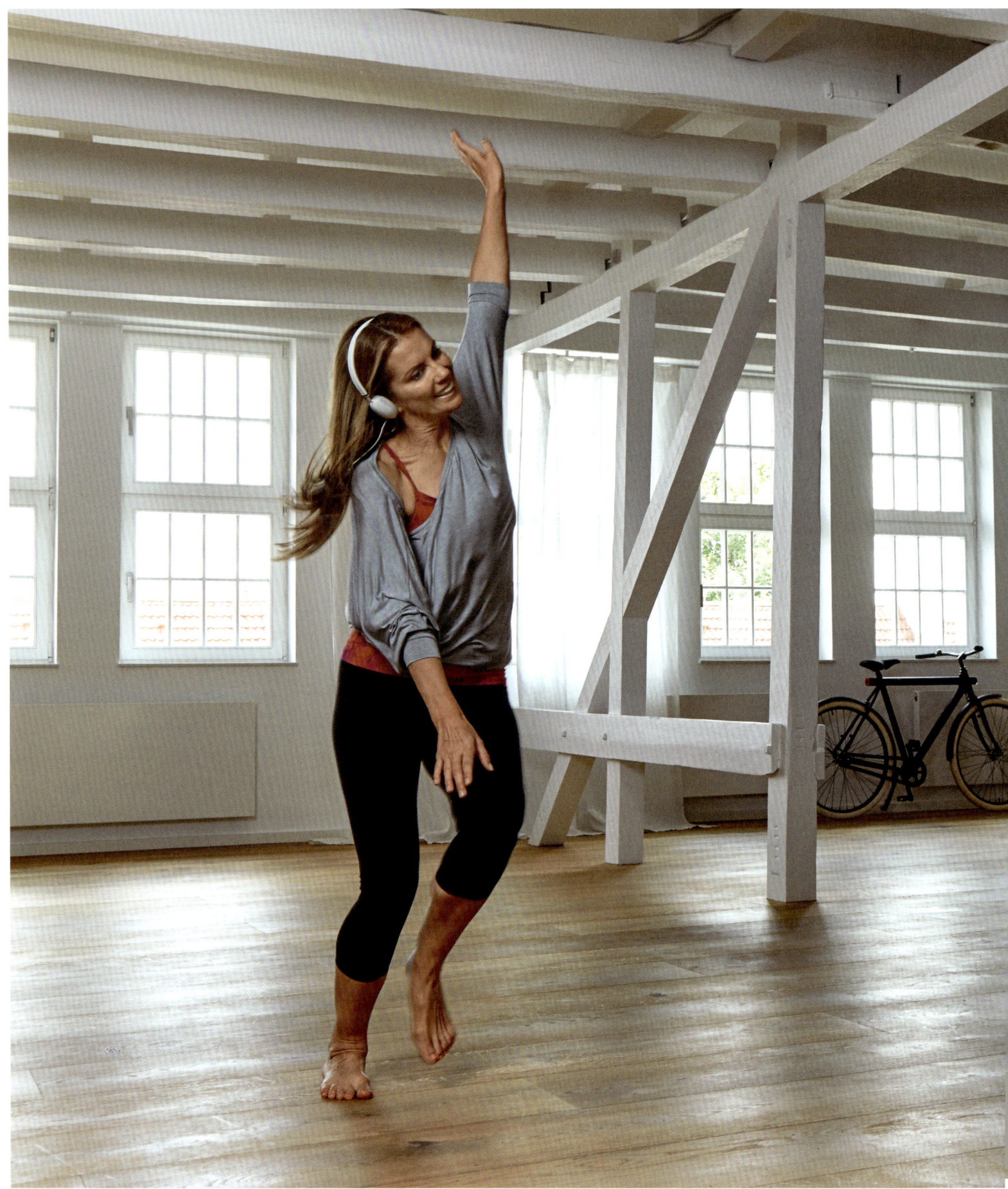

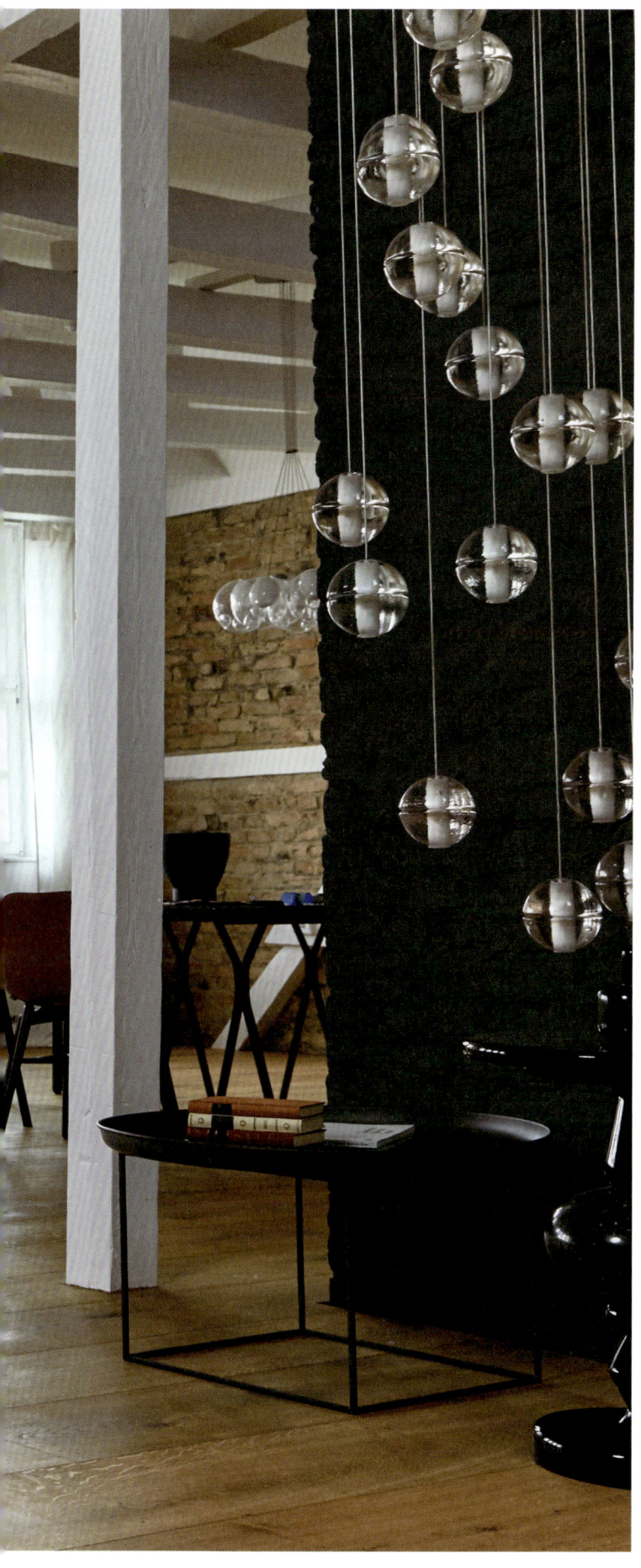

Zeit für Power

Hier bekommst du ein paar Tipps von mir für weniger energievolle Zeiten. Denn jeder kennt das: Manchmal wird einfach alles zu viel, der letzte Urlaub ist schon viel zu lange her oder man hatte zu wenig Schlaf.

Kapalabathi: Diese einfache Atemübung (siehe Seite 049) kannst du immer und überall machen. Am besten natürlich in ein paar ruhigen Minuten im Sitzen vor dem geöffneten Fenster. Dieser Energietrick funktioniert ganz schnell. Wenn trotzdem die Zeit fehlt oder du zu einem Termin eilen musst, geht er zur Not auch unterwegs.

Bewegung: Nur fünf bis zehn Minuten reichen oft aus, um einen schlappen Kreislauf wieder auf Trab zu bringen. Innerhalb dieser Zeit schaffst du zum Beispiel drei Runden Sonnengruß (siehe ab Seite 065) und zwei bis drei Asanas.

Musik: Ein weiterer Powerkick, den ich mir gern gebe, ist Musik. Die darf schnell oder langsam, laut oder leise, klassisch oder poppig sein. Das hängt ganz von der Situation ab. Ich liebe meine Playlisten und besitze weit über 30! Es gibt solche für schnelle oder ruhige Yogasequenzen, zum Autofahren oder zum Schreiben. Musik macht mich wach und konzentriert – damit bin ich nicht allein. Forscher haben die positive Wirkung von Musik auf unser Gehirn belegt, da sie für Endorphinausschüttung sorgt.

Liebe: Wohl der schönste Energiekick von allen! Oft lade ich meine Batterien kurz auf, indem ich eine kleine Pause mache, wenn ich zu Hause arbeite und kurz mit meiner kleinen Maus knuddle. Das geht natürlich nicht immer. Dann muss ein Anruf bei meinem Schatz her oder das Durchscrollen von Fotos mit meinen Liebsten.

Schlaf: So paradox es klingt: Aber wenn du so erschöpft bist, dass keiner der obigen Tricks mehr hilft, kann ein kurzer Powernap helfen. Schon ein zehn bis 15 Minuten langes Nickerchen macht dich konzentrierter, wacher und fitter.

Aber auch regelmäßiges Yoga, gute Ernährung und genug Ruhe sorgen dafür, dass es nicht zu oft zu „Lows" kommt.

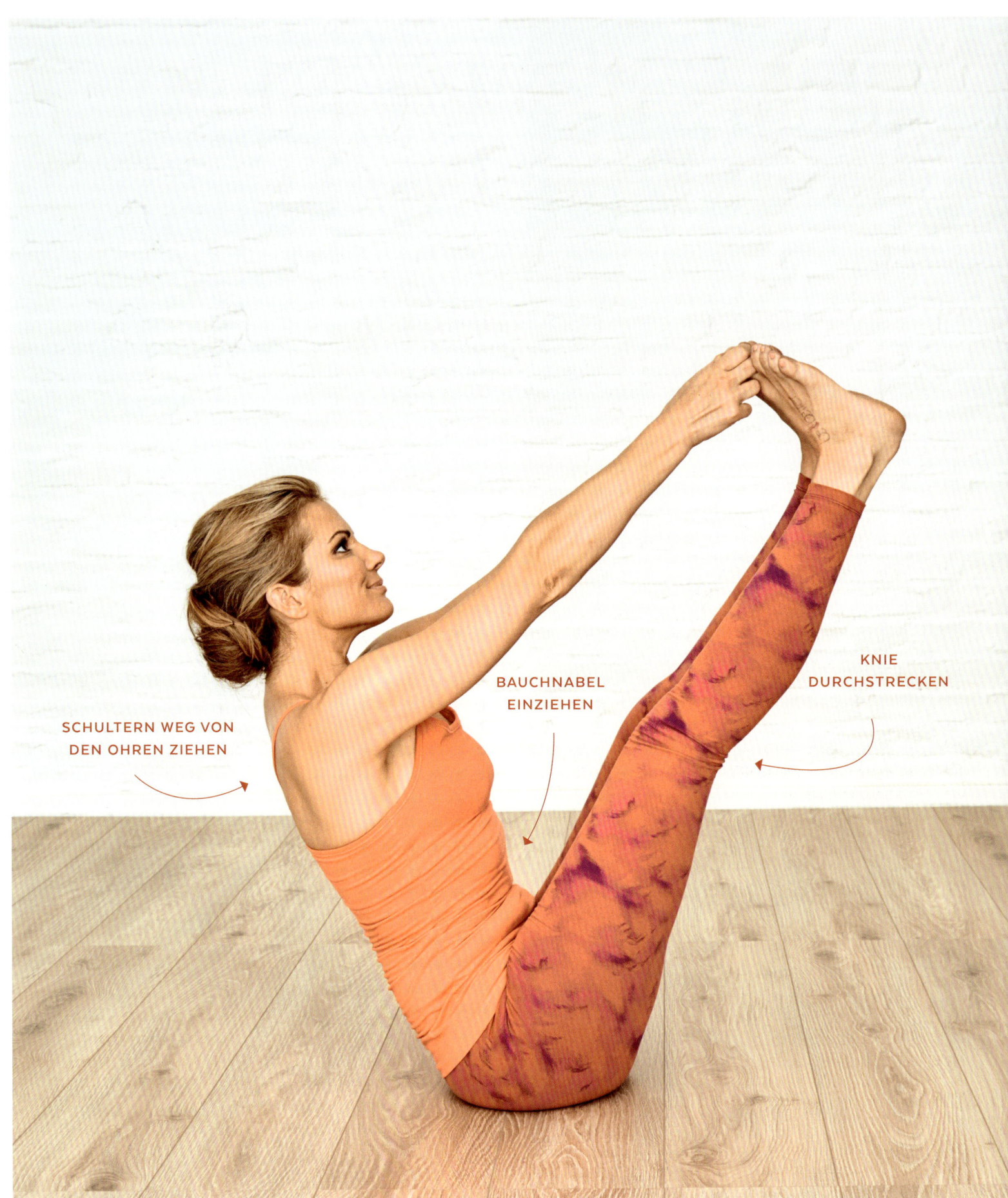

SCHULTERN WEG VON
DEN OHREN ZIEHEN

BAUCHNABEL
EINZIEHEN

KNIE
DURCHSTRECKEN

Doppelter Zehengriff

(ubhaya padangusthasana)

**auf Nacken, Arme,
Oberkörper und Beine**:
kräftigend, stabilisierend,
fokussierend und belebend

Der Name ist schon fast amüsant – doch beim Üben des doppelten Zehengriffs sind meine Schüler meist weniger erfreut. Diese Position ist nämlich recht anstrengend, auch wenn sie einfach aussieht. Die Wirkungen ähneln denen der **Sitzenden Vorbeuge** (siehe Seite 098), nur dass wir hier viel mehr Kraft und zusätzlich Balance brauchen. Genau das ist es auch, was uns *ubhaya padangusthasana* geben kann: Gleichgewicht, gepaart mit Power – eine tolle Kombi!

Du streckst die Beine, die durch die umgekehrte Pose entstaut werden. Die Schulter- und Nackengegend wird gleichzeitig gedehnt und gekräftigt. Ein eingefallener Rücken wird bei richtigem Üben wieder schön lang gezogen … Alles in allem ist der doppelte Zehengriff also eine hervorragende Pose, um müde Schreibtischkrieger wieder fit zu machen!

Ich übe diese Pose gern im Flieger, vor allem bei Langstreckenflügen. Auch wenn ich oft staunende Blicke meiner Sitznachbarn ernte, genieße ich den Stretch und Energieschub. Mit der Geschmeidigkeit, die wir durch längere Praxis bekommen, reicht tatsächlich auch der beengte Platz im Flugzeug aus, um sich zwischendurch mal so richtig schön zu dehnen. Und peinlich ist einem irgendwann sowieso nichts mehr – im Gegenteil: Es ergeben sich oft sehr schöne Gespräche über Yoga bei diesen In-Flight-Übungen!

1 Sitze aufrecht, beuge die Knie und greife von außen beide großen Zehen mit Zeigefinger, Daumen und Mittelfinger. Ziehe den Bauchnabel fest ein, Rücken und Nacken sind gerade.

2 Lehne dich leicht nach hinten und strecke deine Beine. Der Blick geht diagonal nach oben, sodass der Nacken in Verlängerung der Wirbelsäule bleibt. Halte die Pose für ein paar Atemzüge und löse kontrolliert und langsam auf.

Übungstipp

Wenn es mit gestreckten Beinen anfangs noch nicht klappt – kein Problem! Versuch's erst mit gebeugten Knien und arbeite dich langsam an die Dehnung heran. Und wenn du nach hinten kullerst, zeigt das nur, dass du es wirklich versuchst.

Vier-Punkte-Brett

(chaturanga dandasana)

**auf Arme, Rücken, Schultern,
Bauch, Beine und Po:**
festigend, kräftigend und energetisierend

Als Jugendliche habe ich im Schulsport Liegestütze immer gehasst. Heute liebe ich *chaturanga dandasana*! Sie ist nicht zu verwechseln mit dem normalen Liegestütz *kumbakhasana*. Bei *chaturanga* sind hier die Arme eng an den Oberkörper gebeugt, was die Position etwas herausfordernder macht und gleichzeitig noch andere Teile des Körpers mit einbezieht. Auf körperlicher Ebene kräftigen wir Schultern, Rücken und Beine, formen Arme und Po und trainieren die Bauchmuskeln.

Auf mentaler Ebene stärkt *chaturanga* die Persönlichkeit und das Durchhaltevermögen. Die aufrechte Haltung, die diese Übung bei regelmäßiger Praxis mit sich bringt, überträgt sich quasi vom Körper auf den Geist. Wenn du *chaturanga dandasana* gemeistert hast, wirst du dich in keiner Situation mehr „durchhängen" lassen! Wichtig ist aber eine korrekte Ausführung. Du kannst *chaturanga* auch als fortgeschrittenere Alternative zum Hinabkommen im **Sonnengruß** (siehe Seite 066) praktizieren.

1 Beginne mit dem Herabschauenden Hund. Dein Körper befindet sich in V-Form: Die Arme und Beine sind gestreckt. Die Hände drücken in den Boden, die Finger sind gespreizt. Die Schultern ziehen weg von den Ohren, der Po zieht nach oben. Lasse den Kopf in Verlängerung zum Rücken hängen.

2 Komme von hier aus erst in den Liegestütz. Der Po schiebt sich weder nach oben, noch hängt er durch. Deine Hände stehen genau mittig unter dem Oberkörper, und die Finger sind leicht gespreizt. Die Füße sind gerade.

3 Beuge nun deine Arme und halte die Ellbogen fest an die seitlichen Rippen gedrückt. Ziehe den Bauch fest nach innen, spanne das Gesäß an und achte darauf, dass der Körper eine gerade Linie bildet. Ist dir die Position mit gestreckten Beinen noch zu schwierig, dann kannst du zunächst die Knie am Boden lassen, bis die Kraft ausreicht. Halte das für ein paar Atemzüge und löse dann die Position auf.

Übungstipp

Ich habe einen einfachen Trick für anstrengende Übungen. Wenn mein Geist mir weismachen will, dass ich nicht mehr kann, dann gehe ich vor meinem inneren Auge alle Details der Asana durch: „Wie ist meine Handposition?" „Wie fühlen sich meine Beine an?" „Ist mein Bauch fest?" „Welche Organe werden hier angesprochen?" Zum einen kann eine Position ihre Wirkung besser entfalten, je klarer ich mir über ihre Vorteile bin. Zum anderen bin ich am Ende meiner inneren Checkliste schon so lange in der Pose, dass ich danach beruhigt herauskommen kann oder meine Grenzen sogar noch weiter ausdehne.

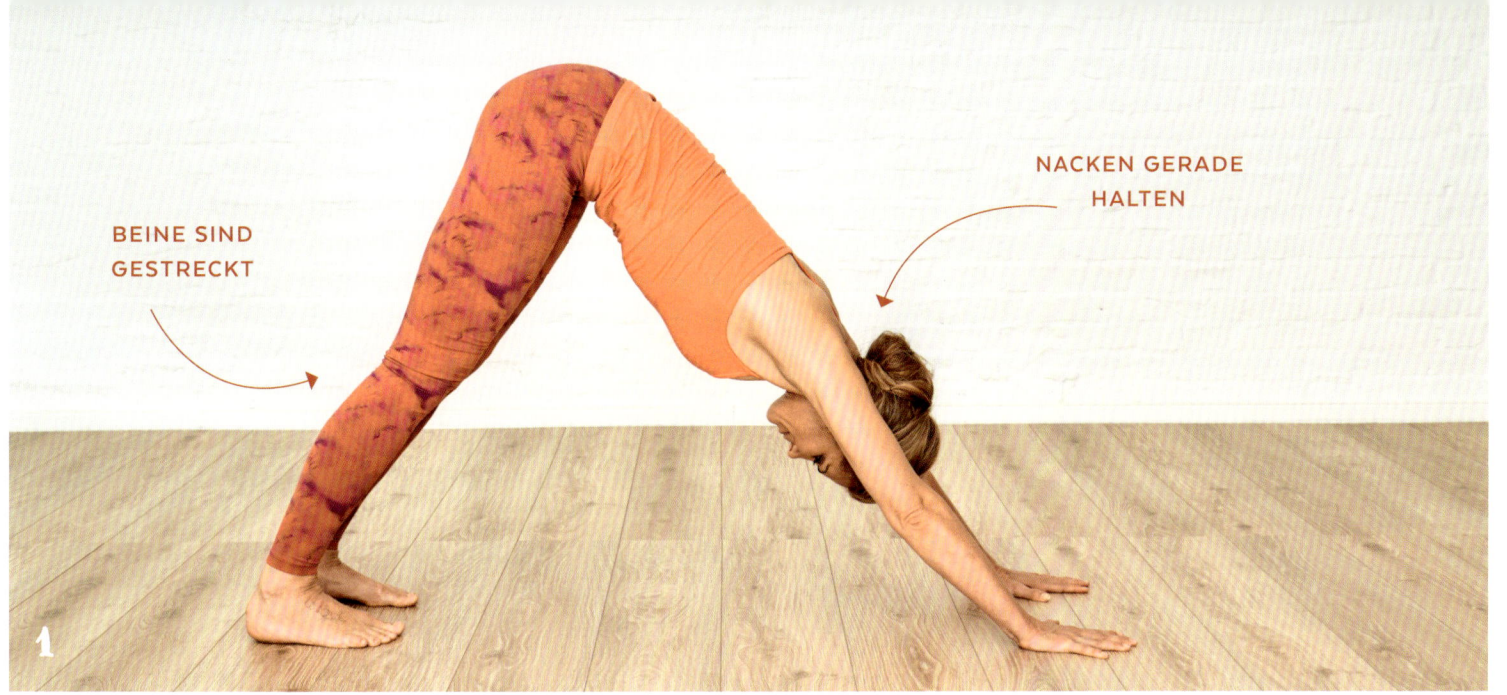

BEINE SIND
GESTRECKT

NACKEN GERADE
HALTEN

1

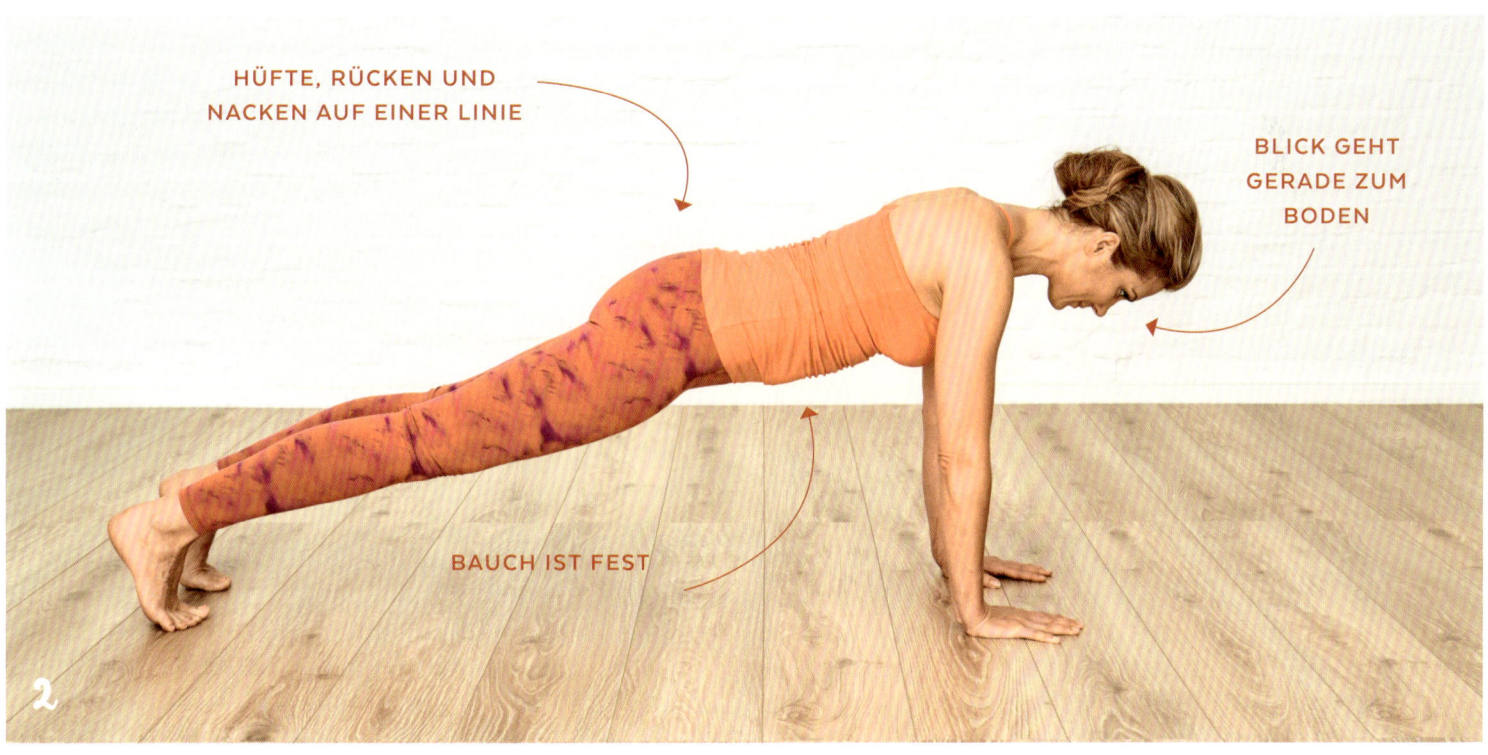

HÜFTE, RÜCKEN UND
NACKEN AUF EINER LINIE

BLICK GEHT
GERADE ZUM
BODEN

BAUCH IST FEST

2

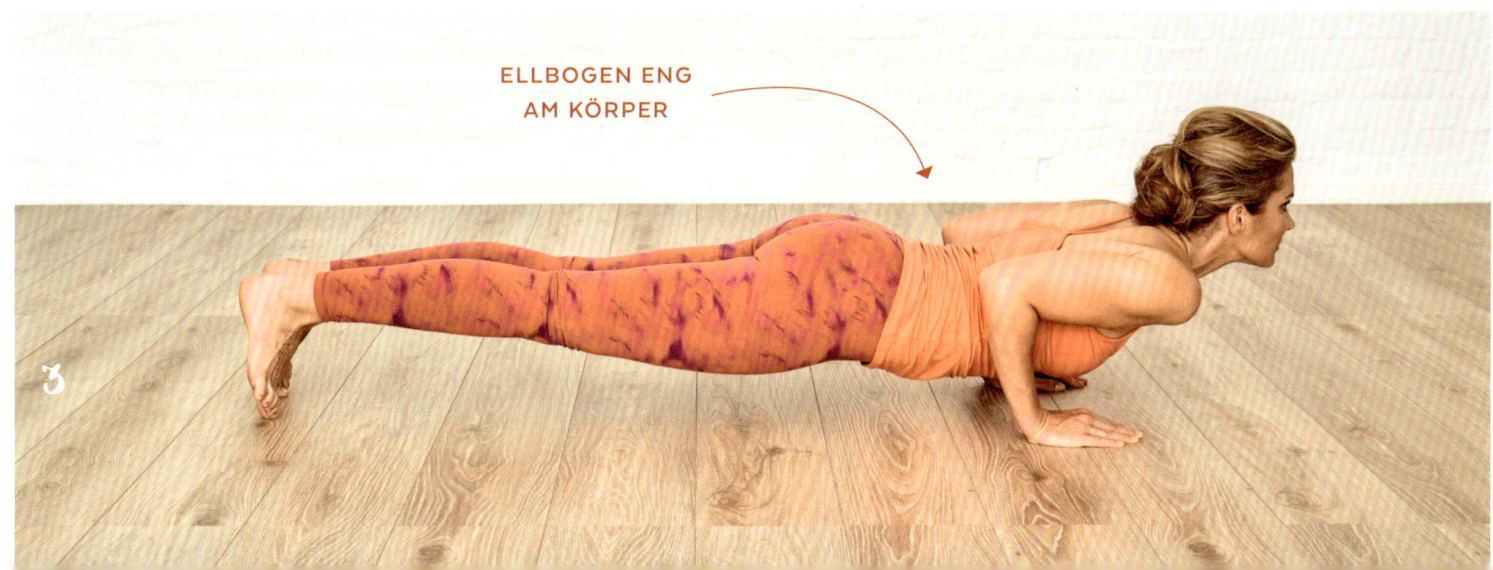

ELLBOGEN ENG
AM KÖRPER

3

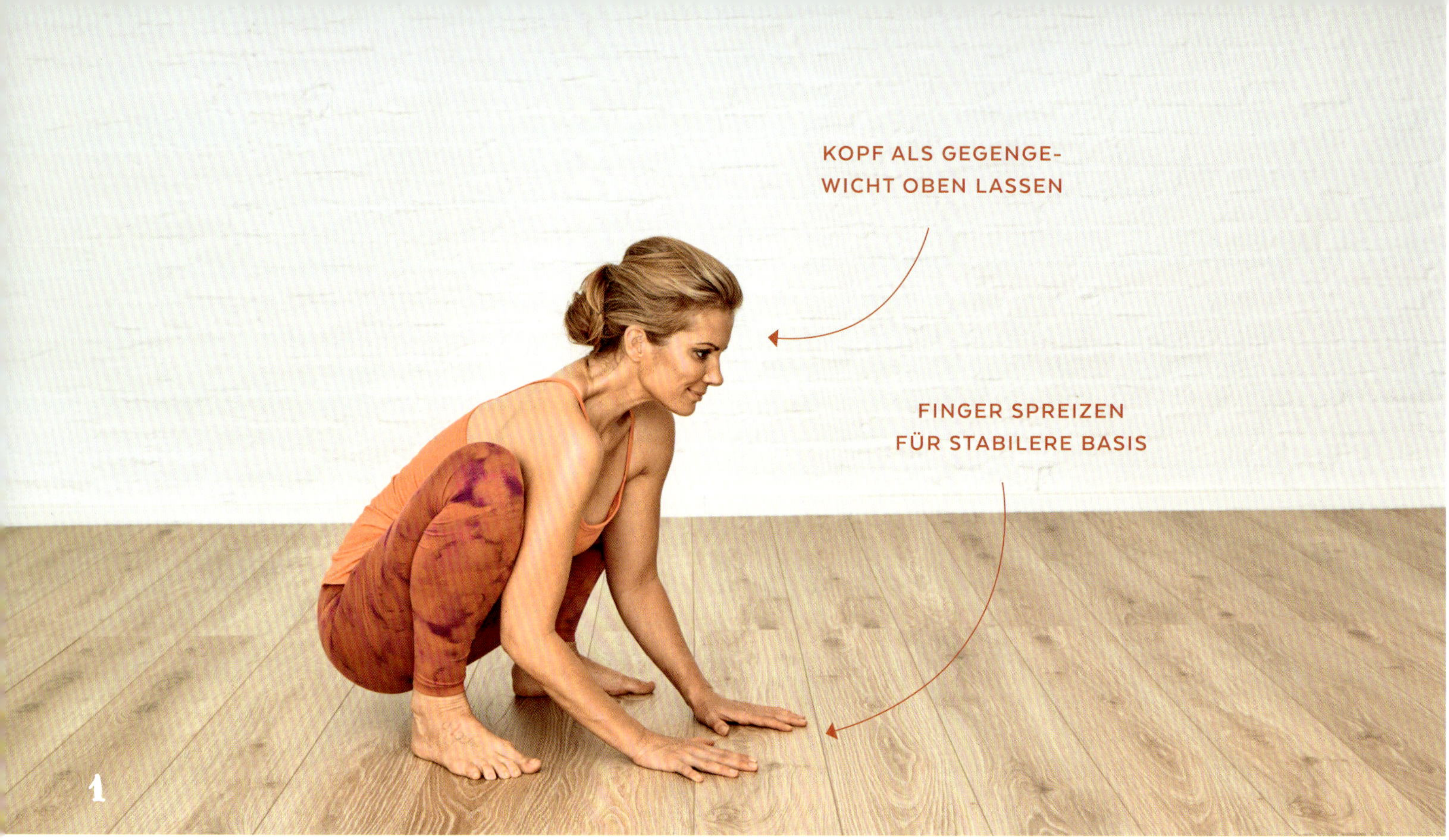

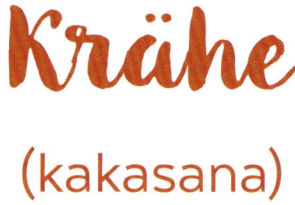

KOPF ALS GEGENGE-
WICHT OBEN LASSEN

FINGER SPREIZEN
FÜR STABILERE BASIS

1

Krähe

(kakasana)

SO WIRKT SIE

**auf Arme, Hände, Schultern,
Bauch und Geist:**
kräftigend, energetisierend,
stärkend und ermutigend

Ich liebe es, die Krähe zu unterrichten! Vor wenigen Positionen haben meine Schüler so viel Respekt wie vor dieser. Gleichzeitig möchte jeder sie irgendwann mal schaffen. Und wenn es dann klappt, wächst das Selbstvertrauen enorm. So viel zum Thema „Die eigenen Grenzen erweitern". Auch in Hinblick auf „Den eigenen Körper kennenlernen" lehrt uns die Krähe viel. Denn es geht bei dieser Pose weniger um Kraft als um Technik. Wenn sie gut und richtig angeleitet ist, kommt fast jeder nach wenigen Versuchen in die Position.

Ganz wichtig ist die Lektion der Krähe in Sachen „Ego". Sowohl das Gefühl des Großmutes wie auch der Demut können hier berührt werden. Allzu oft sehe ich eine vor Stolz geschwellte Brust, wenn die Asana gelungen ist. Und auf der anderen Seite ein geknicktes Selbstbewusstsein, wenn es nicht klappt. Du kannst es ahnen: Beides ist nicht gesund und nicht yogisch. Klar, kann man sich freuen über einen Erfolg. Und klar, ist es schade, wenn man als Einziger in einer Gruppe keinen Erfolg hat. Aber hey: Wir reden von einer Yogaasana! Und wie bei allem im Leben soll es uns anspornen, weiter an uns zu arbeiten, wenn etwas nicht klappt, und anstatt zu zeigen, wie toll man ist, könnte man den anderen helfen. Die kleine Krähe ist also viel mehr als nur eine Lektion auf der Matte – wie eigentlich fast alle Asanas.

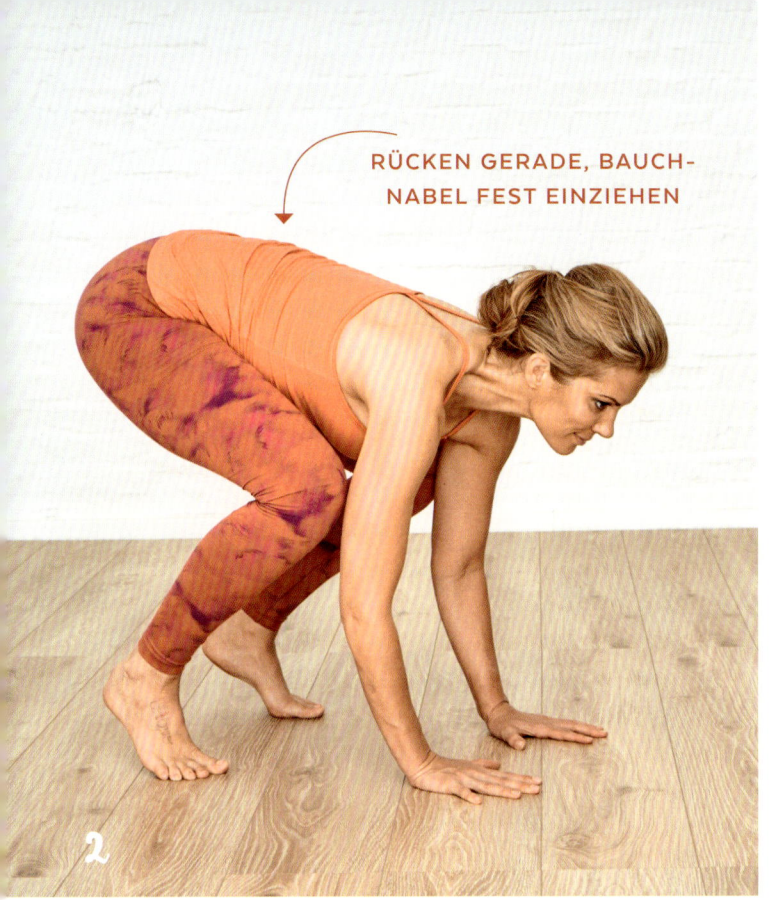

RÜCKEN GERADE, BAUCH-
NABEL FEST EINZIEHEN

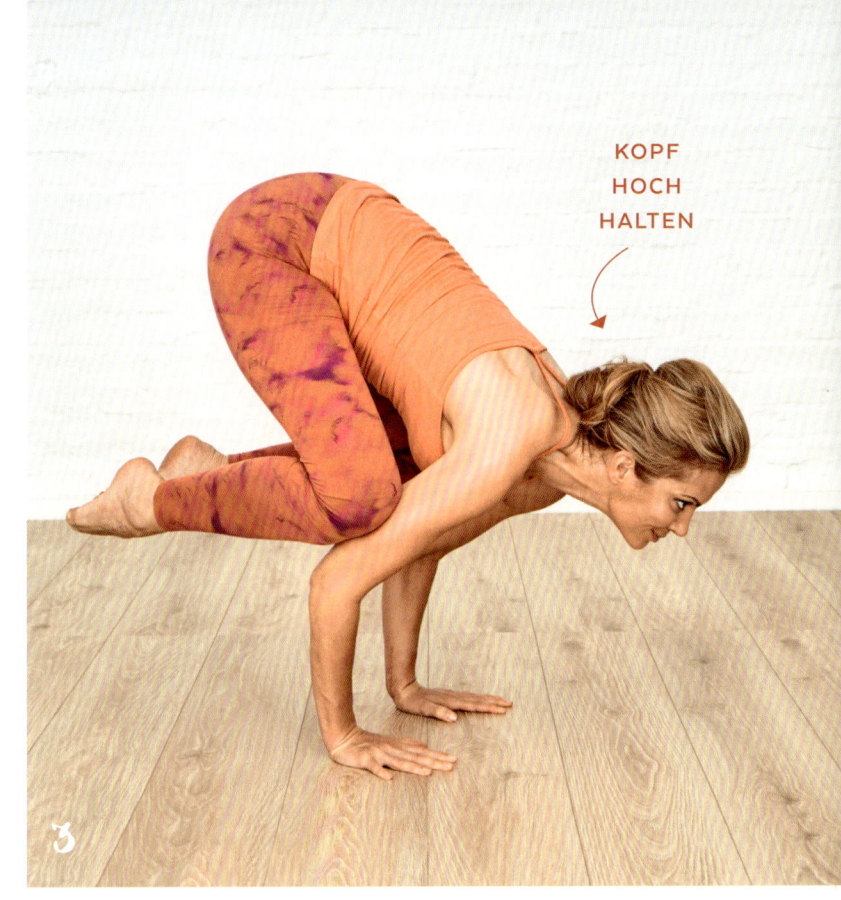

KOPF
HOCH
HALTEN

1 Gehe in die Hocke, die Füße stehen etwas weiter als hüftbreit auseinander. Gib die Hände etwa eine Unterarmlänge
vor dir auf den Boden, die gespreizten Finger zeigen leicht
zueinander.

2 Beuge die Ellenbogen auseinander, stütze dann deine
Knie von hinten auf die Oberarme. Hebe das Gesäß an und
komme auf die Zehenspitzen.

3 Hebe den Kopf weit hoch, löse dann langsam erst einen
und dann den anderen Fuß vom Boden und finde die Balance. Der Kopf unterstützt dich beim Ausbalancieren, indem du
ihn oben hältst. Halte die Pose nur kurz, komme dann heraus
und dehne deine Handgelenke, indem du die Handrücken in
den Boden drückst.

Übungstipp

Ganz wichtig bei der Krähe: Geduld!!!
Versuche nicht, in die Position zu
hüpfen, dann kippst du vornüber. Wenn
deine Armposition keine sichere Balance
erlaubt, komme wieder aus der Pose
heraus und platziere deine Knie und
Arme neu. Gehe lieber öfter hinein und
hinaus, als sie zu lange zu halten. Vor
allem zu Beginn ist die Übung intensiv
für die Handgelenke. Wichtig ist, dass
du immer den Kopf oben hältst, denn er
bildet ein schweres Gegengewicht, das
dich hinunterziehen kann, wenn du ihn
hängen lässt.

Seitstütz / Varianten

(vasisthasana)

SO WIRKT ER

auf Nacken, Schultern, Brustkorb, Arme,
Taille und Bauchorgane:
kräftigend, formend,
energetisierend,
stärkend und öffnend

Vasistha bedeutet so viel wie „exzellent, bester, reich". Der Seitstütz ist eine tolle Übung, um uns viel Kraft und Power zu schenken! Unsere Mitte, aus der wir so viel Energie ziehen können, wird hier gekräftigt: Bauch, Oberschenkel und Po werden gestärkt, die Taille geformt und der Brustkorb geöffnet. Letzteres führt dazu, dass wir mehr Sauerstoff aufnehmen können. Doch nicht nur die Lunge bekommt hier mehr Platz, auch der Herzraum wird geöffnet, was wiederum zur Folge hat, dass wir mit mehr Freude an die Dinge herangehen, die wir zu erledigen haben.

1 Komme in den Liegestütz (siehe Seite 162, Schritt 2).

2 Gib die linke Hand in die Mitte unter dein Herz und rolle auf die Außenkante deines linken Fußes. Lege das rechte Bein über dem linken ab, hebe den rechten Arm gerade in Richtung Decke und ziehe den Bauch nach innen. Lasse dich dein Gesäß von unten schieben und die Hüfte von oben ziehen. Der Körper bildet eine gerade Linie, dein Blick geht zur Hand.

3 Alternative: Wenn dir die Position so zu schwierig ist, kannst du das untere Knie auf den Boden geben und dich abstützen.

4 Wenn du intensiver üben möchtest, kannst du dein oberes Bein gestreckt Richtung Decke heben. Halte für ein paar Atemzüge und wechsle über den Liegestütz die Seite.

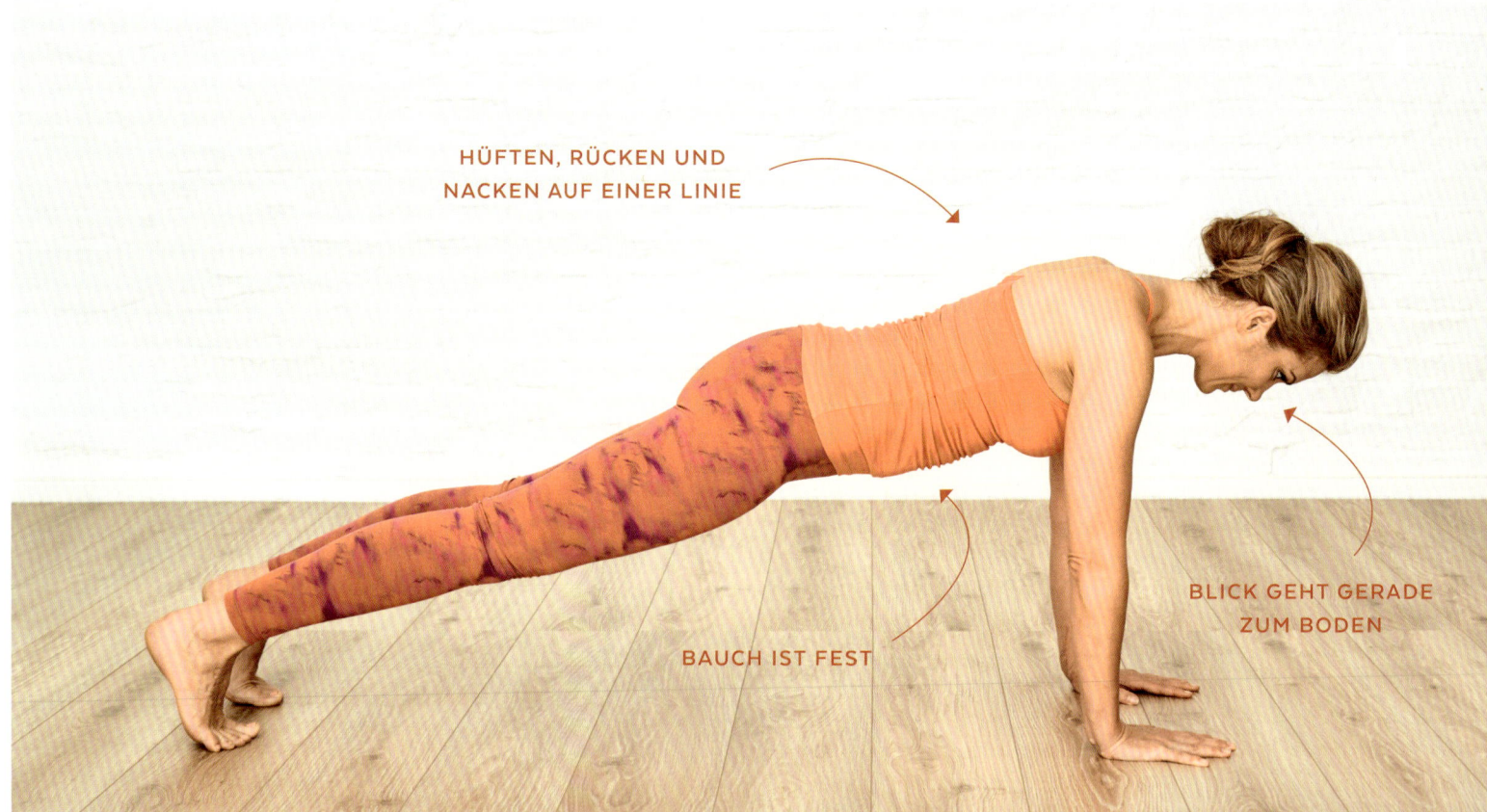

HÜFTEN, RÜCKEN UND
NACKEN AUF EINER LINIE

BLICK GEHT GERADE
ZUM BODEN

BAUCH IST FEST

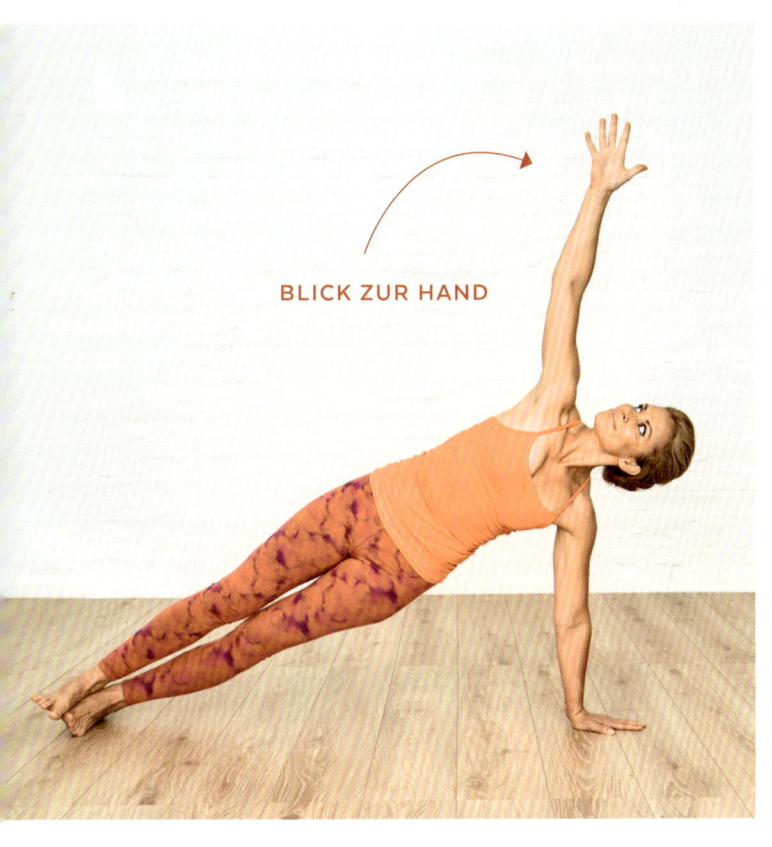

BLICK ZUR HAND

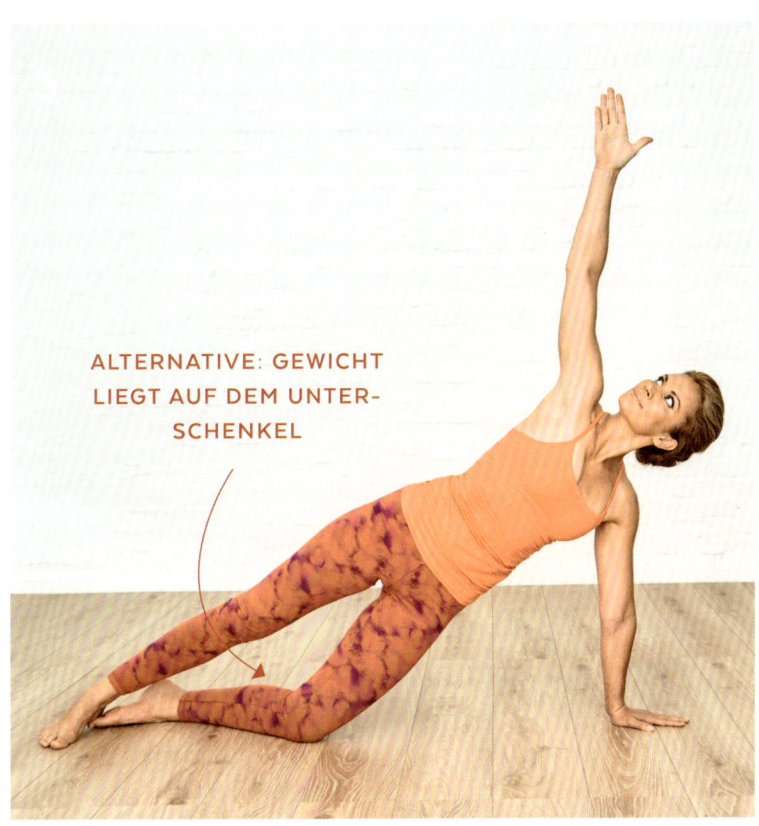

ALTERNATIVE: GEWICHT
LIEGT AUF DEM UNTER-
SCHENKEL

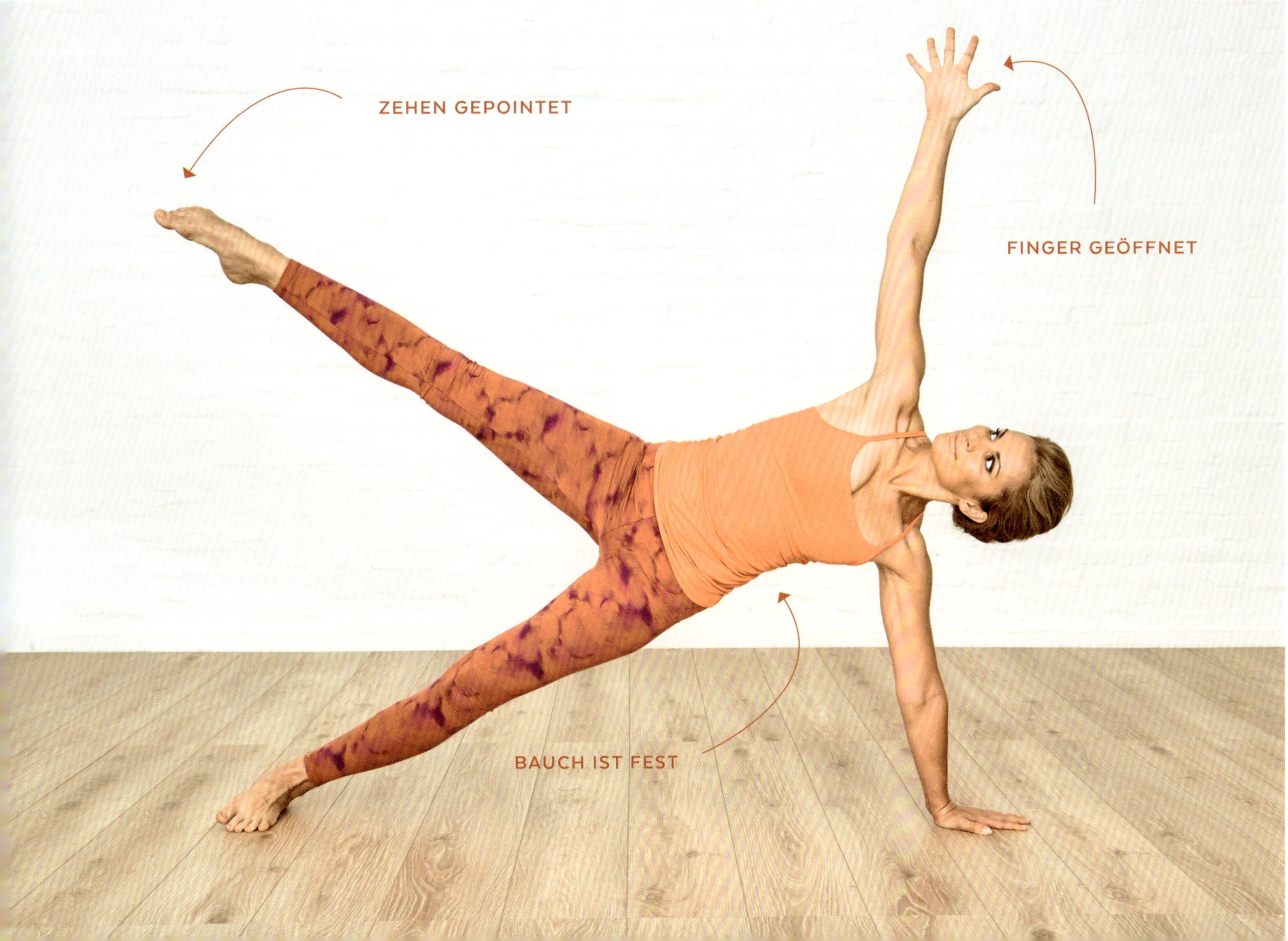

ZEHEN GEPOINTET

FINGER GEÖFFNET

BAUCH IST FEST

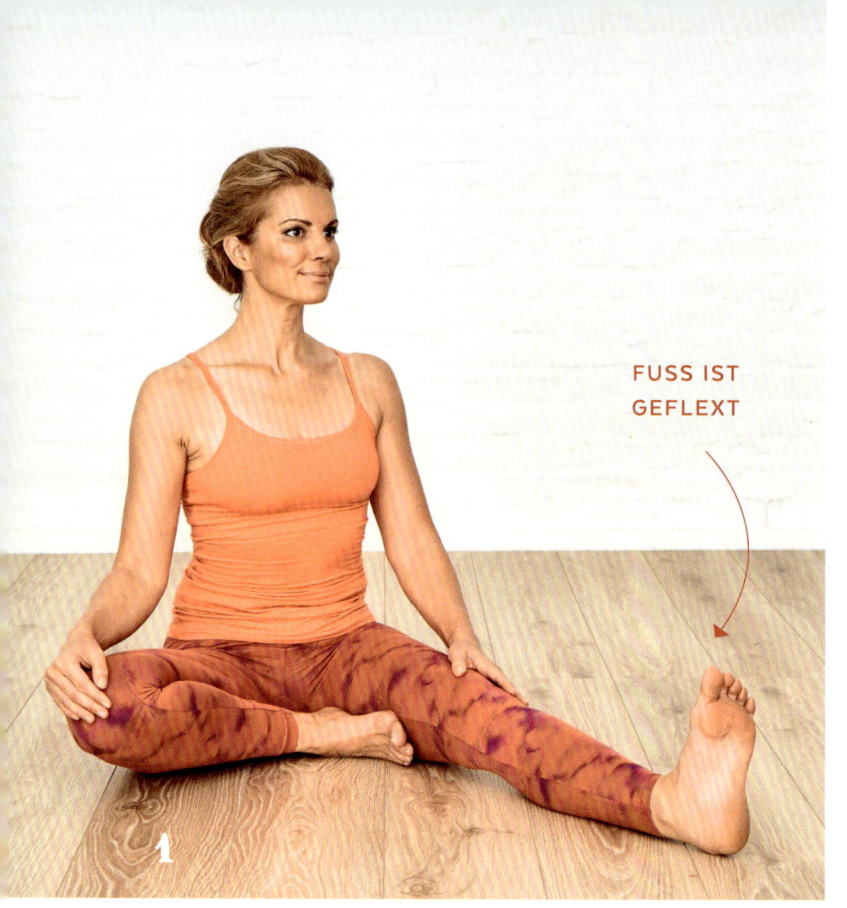

FUSS IST
GEFLEXT

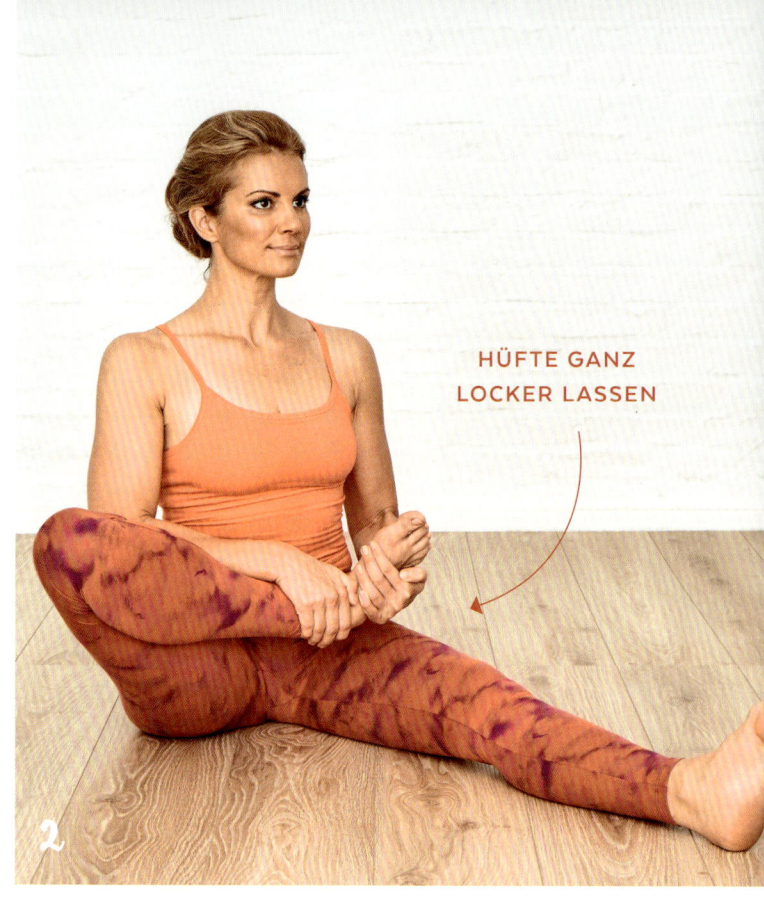

HÜFTE GANZ
LOCKER LASSEN

Eine-Hand-über-Arm-Balance

(eka hasta bhujasana)

SO WIRKT SIE

**auf Arme, Schultern,
Bauchmuskeln und Oberschenkel**:
stärkend, kräftigend, formend,
energetisierend und balancierend

Bitte nicht durch das Bild der finalen Pose abschrecken lassen! Du kannst zum einen schon auf dem Weg dorthin viel Nutzen daraus ziehen, und zum anderen ist auch diese Pose mit der richtigen Technik und Vorarbeit gar nicht so schwer, wie sie aussieht! Für die Mühen wirst du in *eka hasta bhujasana* außerdem mit einem ganz besonderen Gefühl belohnt. Du erlebst Schwerkraft und Schwerelosigkeit zugleich.

Das Abstützen des Körpergewichts auf den Händen erfordert viel Kraft in Armen und Schultern. **Wichtig**: Wenn du akute Probleme in diesen Körperregionen hast (wie zum Beispiel Arthritis oder Sehnenscheidenentzündung), solltest du diese Asana nicht üben.

Die Stützposition gibt dir ein deutliches Gefühl deiner Kraft. Gleichzeitig lässt du dein Bein in der Luft schweben. Wenn du sicher in der Position bist, kannst du sogar zu schaukeln beginnen und fühlst damit eine spielerische Leichtigkeit. Du siehst: Schon wieder schenkt dir Yoga eine schöne Metapher für das Leben. Auch die herausforderndsten Dinge können wir mit der richtigen Einstellung leicht und mit spielerischer Freude tun!

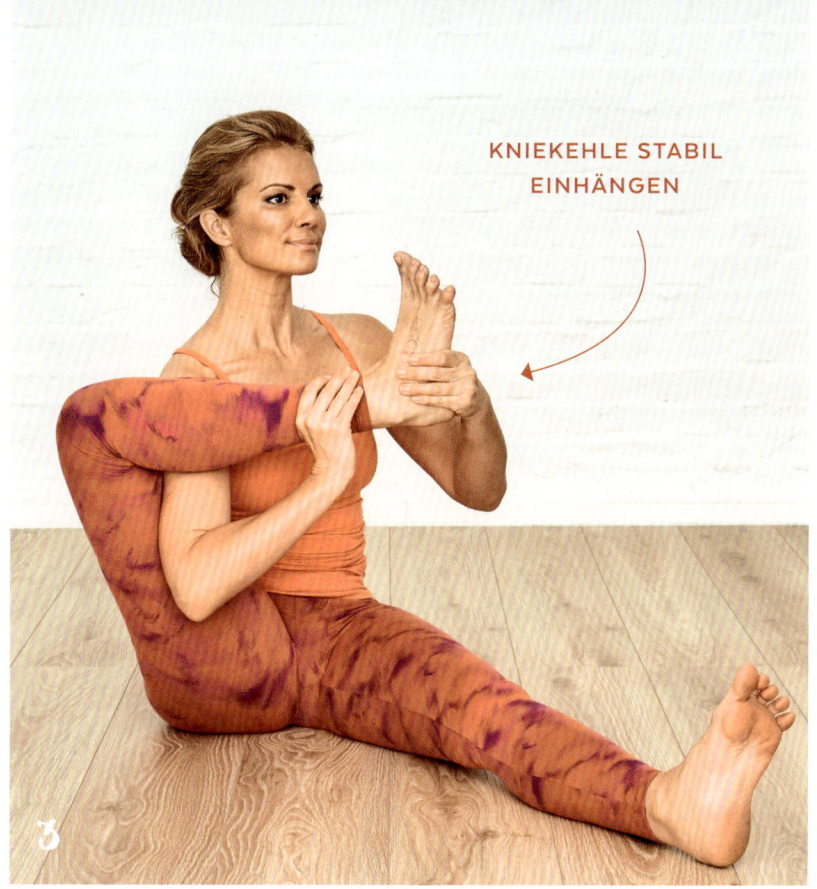

KNIEKEHLE STABIL
EINHÄNGEN

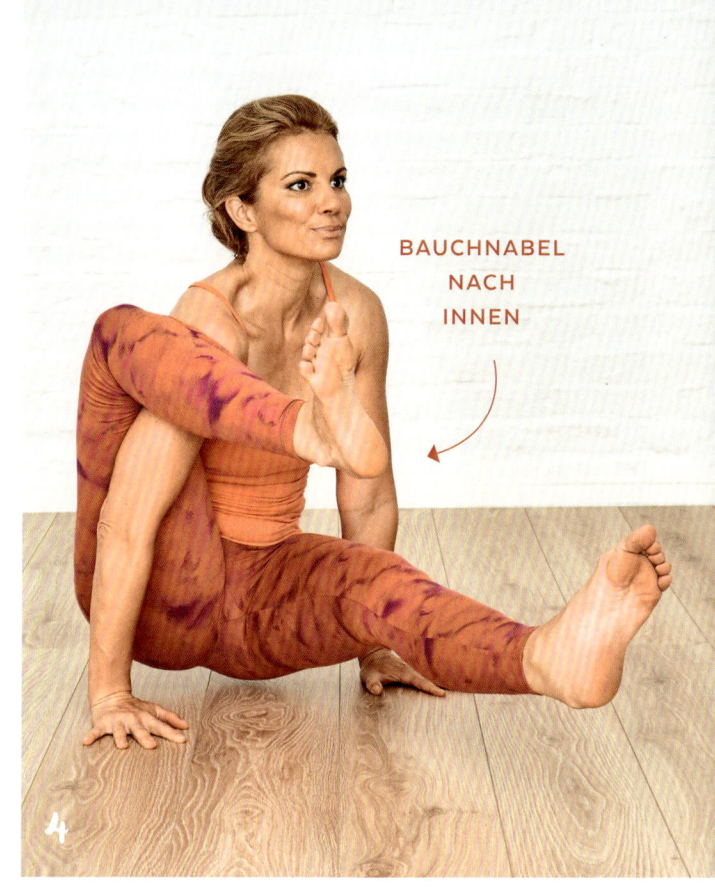

BAUCHNABEL
NACH
INNEN

1 Sitze aufrecht mit geradem Rücken und ausgestreckten Beinen. Winkle das rechte Knie an und ziehe den Fuß in Richtung Schritt. Der linke Fuß ist geflext.

2 Greife mit den Händen von unten um dein rechtes Fußgelenk und öffne deine Hüfte durch leichtes Schaukeln.

3 Bringe jetzt deine rechte Wade auf Höhe der Schulter und schaukle sie hier wie ein Baby in deinem Arm. Vielleicht reicht dir heute dieses Level. Vielleicht merkst du an dieser Stelle, dass deine Hüfte noch nicht offen genug ist. Arbeite dann daran, sie mehr zu öffnen. Wenn du weitergehen möchtest, komme so in die volle Position: Hake deine Kniekehle über deiner Schulter so ein, dass sie nicht verrutscht. Halte beide Füße geflext.

4 Gib beide Hände auf den Boden und strecke deine Arme gerade durch, sodass sich dein Gesäß vom Boden hebt. Lasse das gestreckte linke Bein in der Luft, ziehe den Bauch fest nach innen. Halte die Position für ein paar Atemzüge und wechsle die Seite.

Übungstipp

Körperspannung ist hier das A und O! Gehe in deiner inneren Checkliste folgende Punkte durch:

· Beide Füße müssen geflext sein. Wenn die Füße baumeln, tut es der übrige Körper auch.

· Dein Bauch ist fest angespannt. Mit lockeren Bauchmuskeln wirst du dein Bein nicht in die Luft bekommen.

· Atme! Diese Asana verführt zum Luftanhalten, weil sie so spannend ist. Ohne Sauerstoff wirst du aber nicht genug Kraft für sie haben.

· Schiebe die Schultern hinunter. Wenn du in den Schultern kollabierst, wirst du dich nicht einhaken können.

· Beteilige ALLE Körperteile. Mit dieser Spannung wirst du die nötige Power für *eka hasta bhujasana* haben!

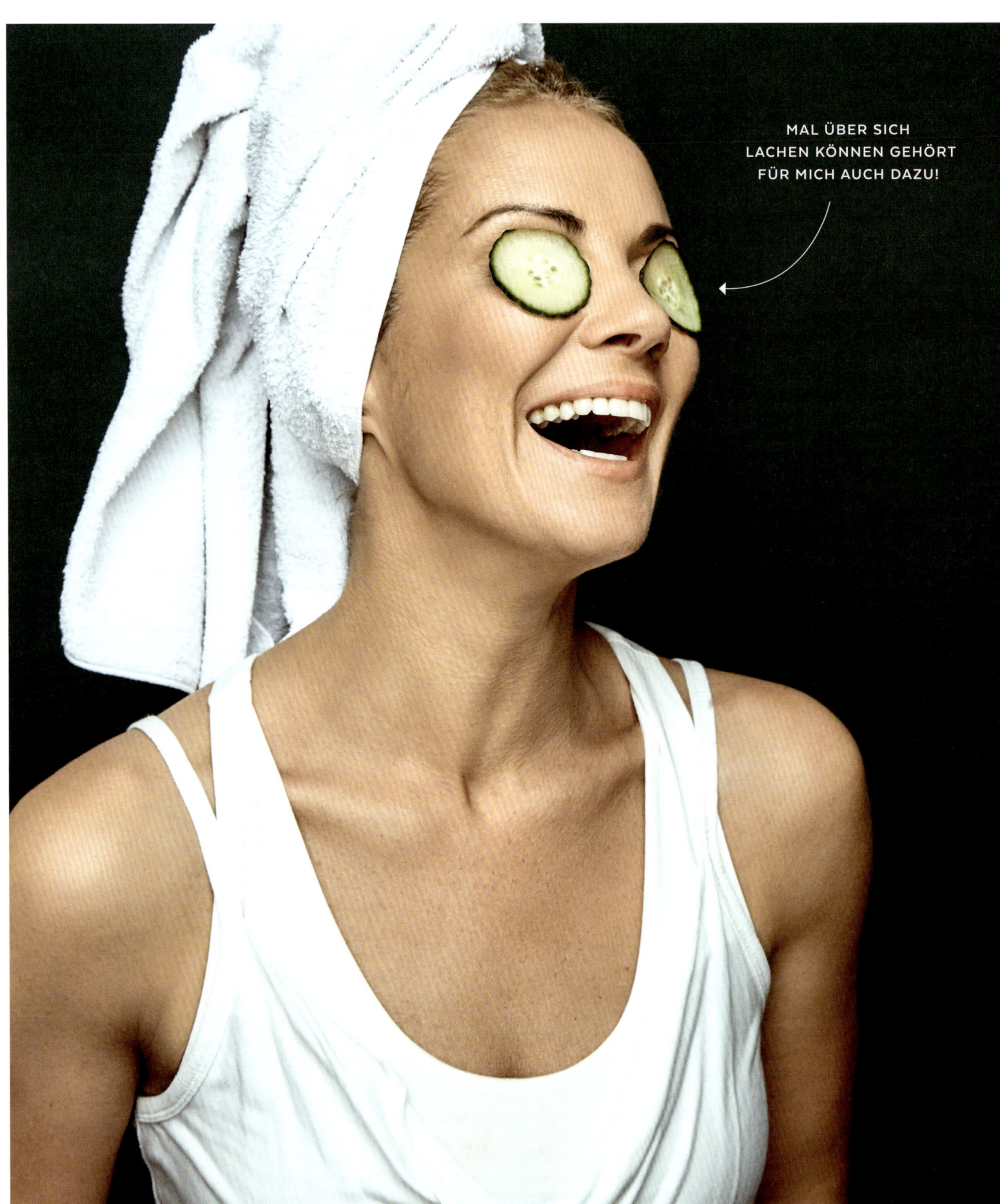

MAL ÜBER SICH
LACHEN KÖNNEN GEHÖRT
FÜR MICH AUCH DAZU!

Schönheit – be beautiful

Ja – Yoga macht schön!!! Auch wenn die inneren Werte viel wichtiger sind. Und es viel wichtiger ist, wie unsere Seele „aussieht". Doch unser Äußeres ist nun mal das Erste, das jeder von uns zu sehen bekommt. Mit dieser Hülle bewegen wir uns durchs Leben. Dementsprechend groß ist der Kult, der um die äußere Schönheit betrieben wird – schaut man sich die Millionenumsätze von Kosmetikunternehmen an oder die Massen an Frauenmagazinen, in denen Beauty-Themen inhaltlich die Hauptrolle spielen. Auch wenn ich selbst am meisten das Lebensgefühl genieße, völlig ungeschminkt am Strand zu sein, verstehe ich natürlich, warum vor allem Frauen schon seit jeher so sehr auf ihr Äußeres achten – und das der anderen!

Selbst vor Yoginis macht es keinen Halt: Als ich beschlossen hatte, heute mit dem Kapitel „Schönheit" für dieses Buch zu beginnen, ging ich in meine morgendliche Yogaklasse in einem bekannten Berliner Studio und hörte zu meinem Amüsement eine der Ladys einer anderen zuflöten: „Coole Nagellackfarbe!"

Außen wie innen, innen wie außen

Eigentlich wollte ich mich ausschließlich der inneren Schönheit widmen – aber let's face it: Es gibt wohl kaum jemand, der kein Interesse an seinem Äußeren hat. Heute ist die Idee sogar bei (Hetero-)Männern angekommen. Die Zeiten der zotteligen Herren ist vorbei: Moderne Hipster-Bärte werden mit Öl gepflegt, und in „seinem" Badezimmerschrank steht inzwischen ebenfalls eine ganze Batterie an Beauty-Produkten. Tatsächlich kenne ich sogar einen Yoga-Guru in Indien, der seit einigen Jahren seinen ergrauten Bart wieder schwarz färben lässt!

Der Wunsch nach Schönheit befeuert eine Industrie, und es geht um Oberfläche. Doch es steckt natürlich mehr dahinter. Ein „schöner" Mensch strahlt Gesundheit, Glück und Ausgeglichenheit aus ... Wie sehr strahlen Frischverliebte! Wie toll sehen wir direkt nach einem Erholungsurlaub aus! Diesen „Look" wünscht sich insgeheim jeder und jederzeit, ist er doch magnetisch und färbt so positiv ab. Das Außen spiegelt ein intaktes und positives Innenleben wider. Am liebsten

wollen wir aber auch dann gut aussehen, wenn es uns nicht gut geht, um uns wieder aufzurichten. Auch hier zeigt die Natur in beide Richtungen: Geht es mir rundum gut, sieht man mir das an. Umgekehrt kann ich aber dafür sorgen, dass es meinem Inneren besser geht, wenn ich mich um mein Äußeres kümmere und mich nicht gehen lasse. Du kennst sicher auch den Trick, mit einer neuen Frisur über Liebeskummer hinwegzukommen. Eine Massage kann bei niedergeschlagener Stimmung Wunder wirken. Selbst der Duft einer neuen Körpercreme mit ätherischen Ölen kann uns ein Wohlfühlgefühl schenken.

> **»Wie attraktiv wirken doch Menschen, die mit sich im Reinen sind!«**

Die gute Nachricht lautet: Du musst dir keine Strähnchen machen lassen, um gut drauf zu sein und dich schön zu fühlen – das geht zum Glück auch mit ein paar einfachen Yogaübungen! Und Schönheit von außen und die von innen schließen sich nicht aus. Beide können sich sogar wunderbar ergänzen. Solange das Kümmern um das Äußere nicht zur Obsession ausufert, sich zu einem regelrechten Beauty-Wahn entwickelt und seltsame Blüten treibt, die einen komplett von der eigenen Mitte wegziehen. In einem gesunden Rahmen ist es völlig okay, mit Äußerlichkeiten Spaß zu haben und das eigene Wohlbefinden zu unterstützen. Schenke deiner inneren Schönheit dabei aber immer noch eine Portion mehr Aufmerksamkeit. Diese bekommst du auch viel günstiger als jede Creme (nämlich absolut kostenlos) und sie hält viel länger vor als jedes Beauty-Treatment – nämlich solange du praktizierst!

Asanas für dein Strahlen

Es gibt Übungen, die entschlacken und deine Haut regelrecht erstrahlen lassen. Solche, durch die du jünger aussehen kannst, weil sie eine gute Durchblutung gewährleisten, und solche, die überflüssige Kilos purzeln lassen und für eine schöne, straffe Silhouette sorgen. Und natürlich viele, die dich von innen leuchten lassen und dir den Yogi-Glow schenken ...

Älterwerden ist toll!

Ich mag den Begriff Anti-Aging nicht, denn in Würde, Gesundheit, Glück und Schönheit Altern ist etwas Gutes. Daher rede ich bei Übungen, die diesen Prozess fördern, lieber von „Verjüngung". Immer wieder werde ich darauf angesprochen, worin mein „Schönheitsgeheimnis" besteht – und zwar nicht nur von Reportern bei Interviews für Lifestyle-Magazinen, sondern vor allem von Schülerinnen. Komischerweise in letzter Zeit immer öfter. Das könnte damit zu tun haben, dass ich stramm auf die 40 zugehe (Moment! Wenn dieses Buch erscheint, BIN ich wahrscheinlich schon 40!) und trotzdem regelmäßig bis zu zehn Jahre jünger geschätzt werde. Na ja, ich gebe zu: Ich muss mich neben so manch jüngerer Frau nicht verstecken und fühle mich auch nach der Geburt meiner Tochter sehr wohl in meiner Haut. Das schreibe ich ganz klar auch dem Yoga zu! Deswegen beuge ich mich nun dem allgemeinen Wunsch meiner Redakteurinnen und verrate ein paar meiner Geheimnisse. Und wie so oft wirst du sehen – es ist alles kein Hexenwerk und eigentlich alles ganz logisch!

Fakt ist: Eine ganzheitliche, regelmäßige Yogapraxis kann den Wechsel vom sogenannten anabolischen Prozess (das ist die Zeit, in der mehr neue Zellen gebildet werden als absterben, normalerweise im Alter bis zu rund 25 Jahren) zum katabolischen (das ist die Zeit, in der mehr Zellen vergehen als neue entstehen – normalerweise nach dem „neutralen Plateau" im Alter ab ca. 35) verschieben und teils sogar umkehren!

Was du dafür brauchst, bekommst du mit den zehn Übungen meines Yoga-Schönheitsprogramms. Auf Seite 180 bekommst du im Extra „Zeit für Beauty" noch ein paar zusätzliche Tipps für einen tollen Glow abseits der Matte von mir.

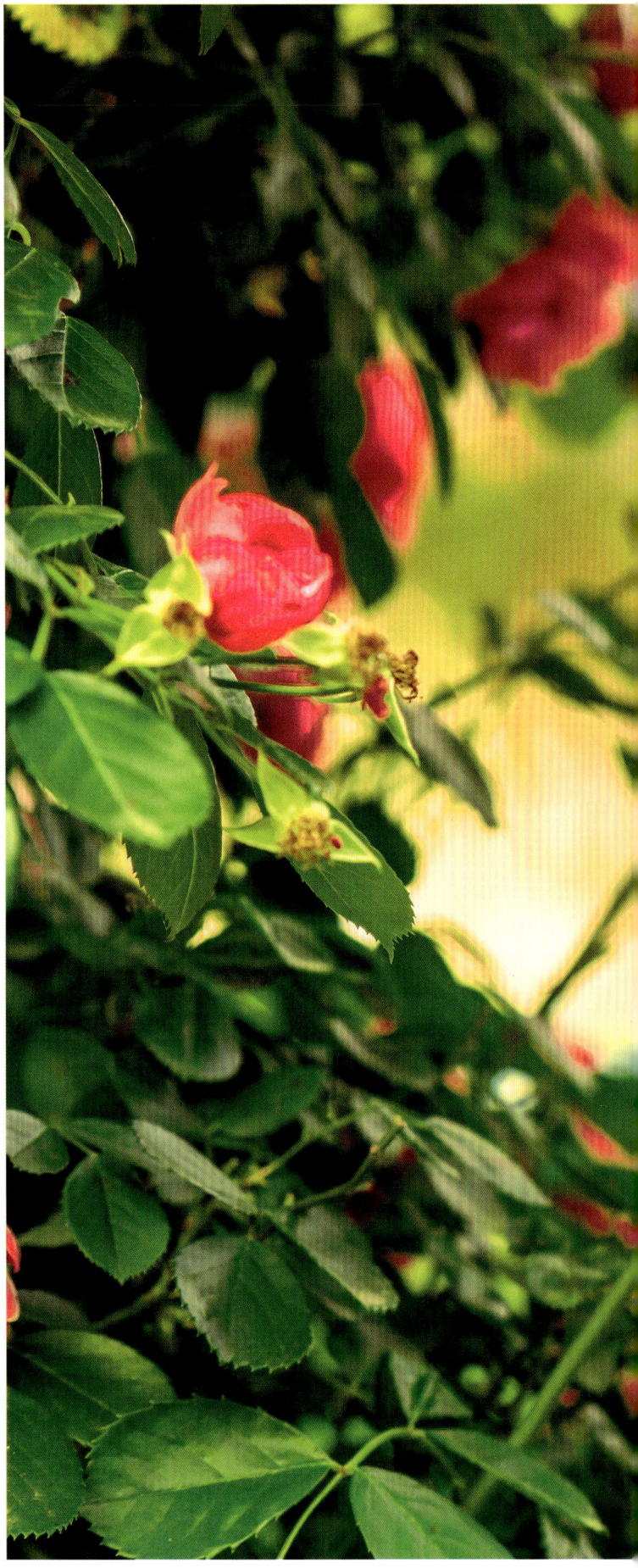

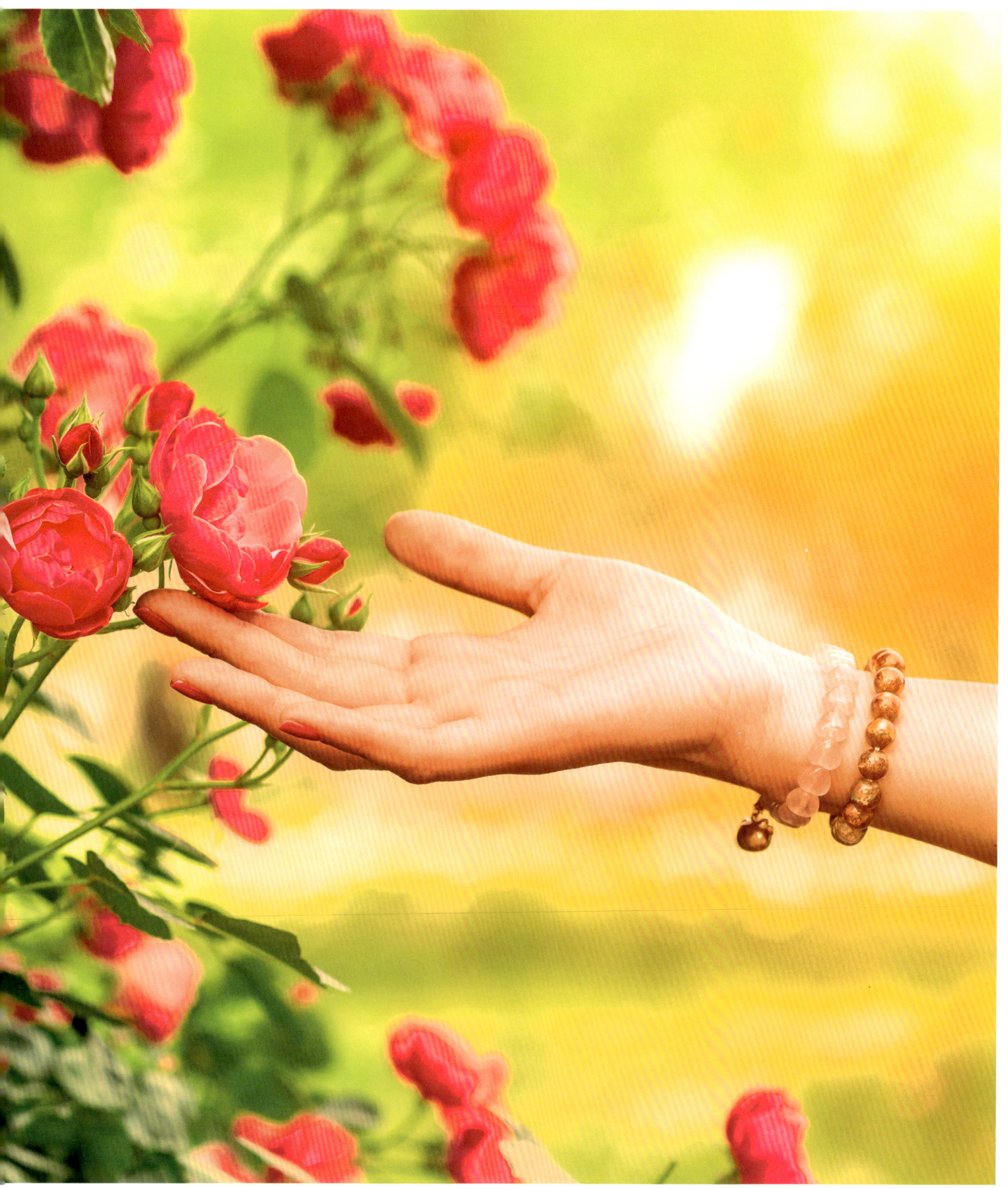

Stehender Seitstretch

(parsvakonasana)

SO WIRKT ER

auf Schultern, Brustkorb, Taille, Gesäß und Beine: formend, festigend, erdend, öffnend und energetisierend

Diese Übung hat eine sehr anmutige Form. Man sieht ihr kaum an, wie sehr sie es in sich hat. Richtig ausgeführt, hat sie gleich mehrere Effekte. Die Beine und der Po werden schön gekräftigt und geformt, Taille und Schultern ebenso.

Neben den offensichtlichen körperlichen Auswirkungen gibt es noch einen weiteren Beauty-Booster. Durch das Öffnen des Brustkorbs und das tiefe Atmen in die obere Flanke bekommt das ganze System einen schönen Sauerstoff-Kick, der Energie bringt, den Zellstoffwechsel ankurbelt und eine verjüngende Wirkung hat. Daher achte beim Üben darauf, stets in einer tiefen, ausgedehnten Atmung zu bleiben.

1 Mache einen großen Ausfallschritt mit dem rechten Fuß zurück. Drehe den rechten Fuß in einen 45-Grad-Winkel und stelle den linken Fuß gerade nach vorn. Die Hüften sind tendenziell nach vorn gedreht, Beine und Gesäß fest angespannt. Beuge das vordere Knie um 90 Grad.

2 Lege deine rechte Hand auf deine rechte Hüfte. Die linke Hand stützt sich an der Innenkante deines linken Fußes ab.

3 Ziehe den rechten oberen Arm ausgestreckt und diagonal über dein rechtes Ohr. Richte deinen Blick auf den Arm. Öffne die rechte Flanke nach oben und atme ein paar Mal tief zwischen die Rippen. Wechsle dann die Seite.

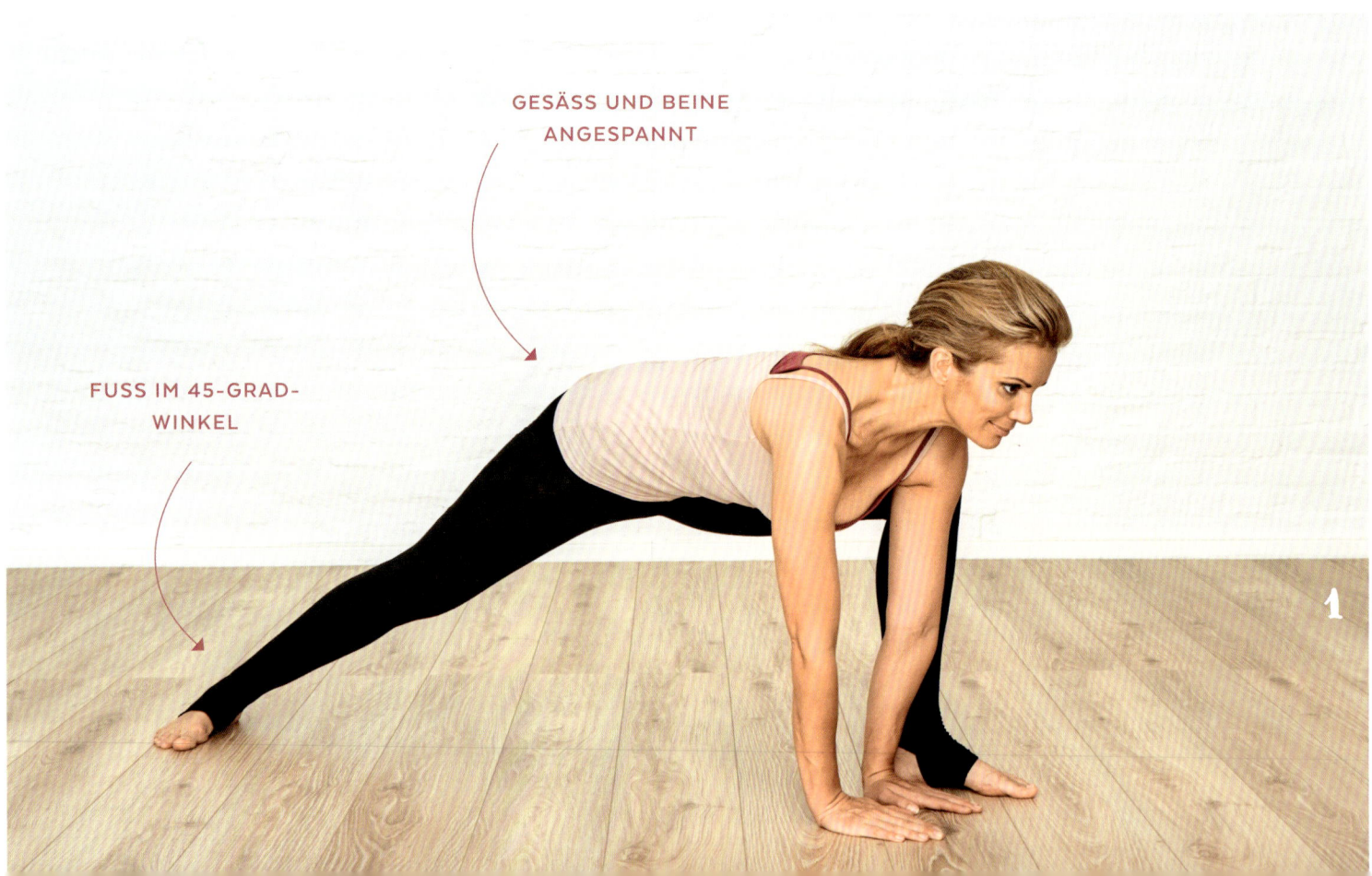

GESÄSS UND BEINE ANGESPANNT

FUSS IM 45-GRAD-WINKEL

1

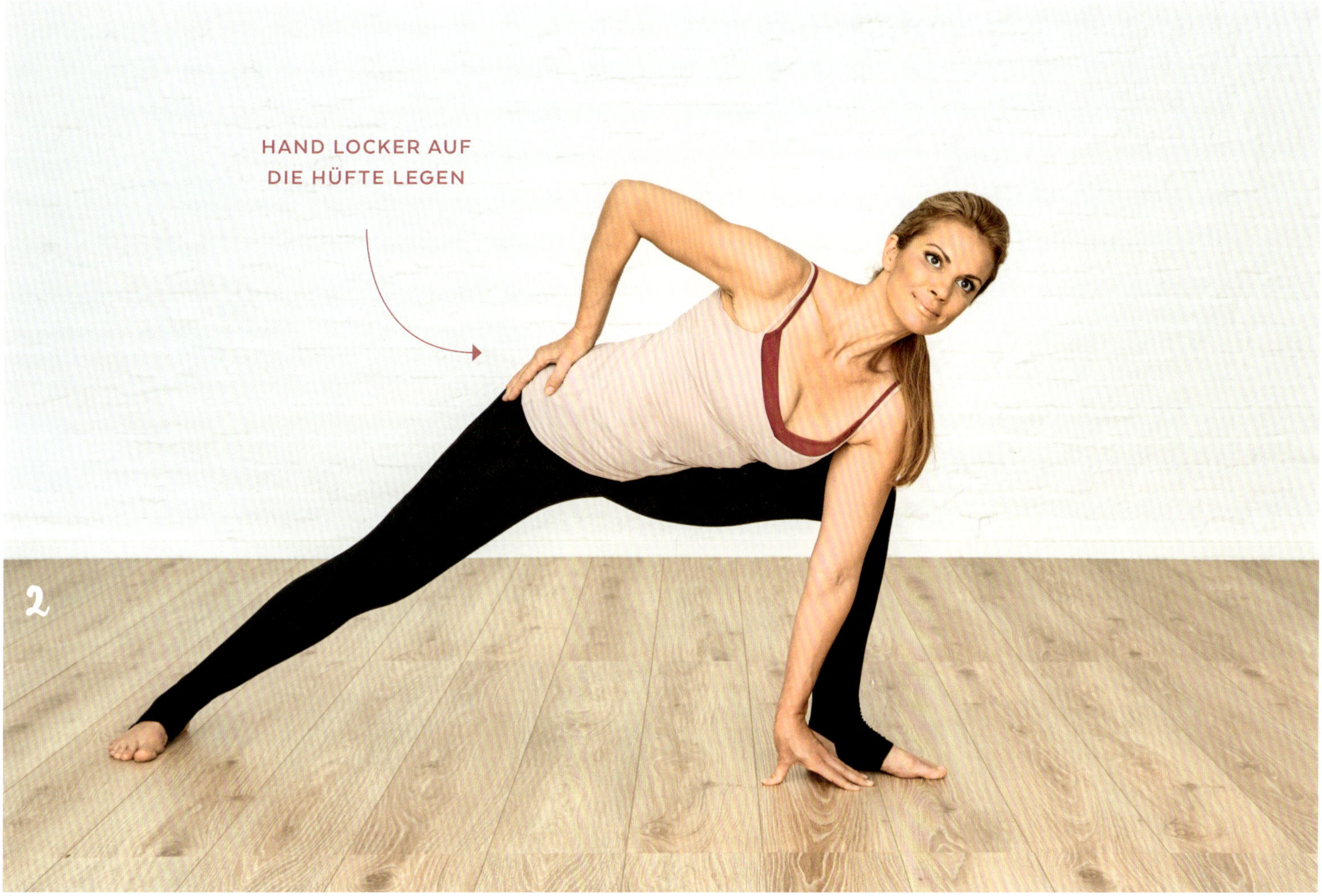

HAND LOCKER AUF
DIE HÜFTE LEGEN

2

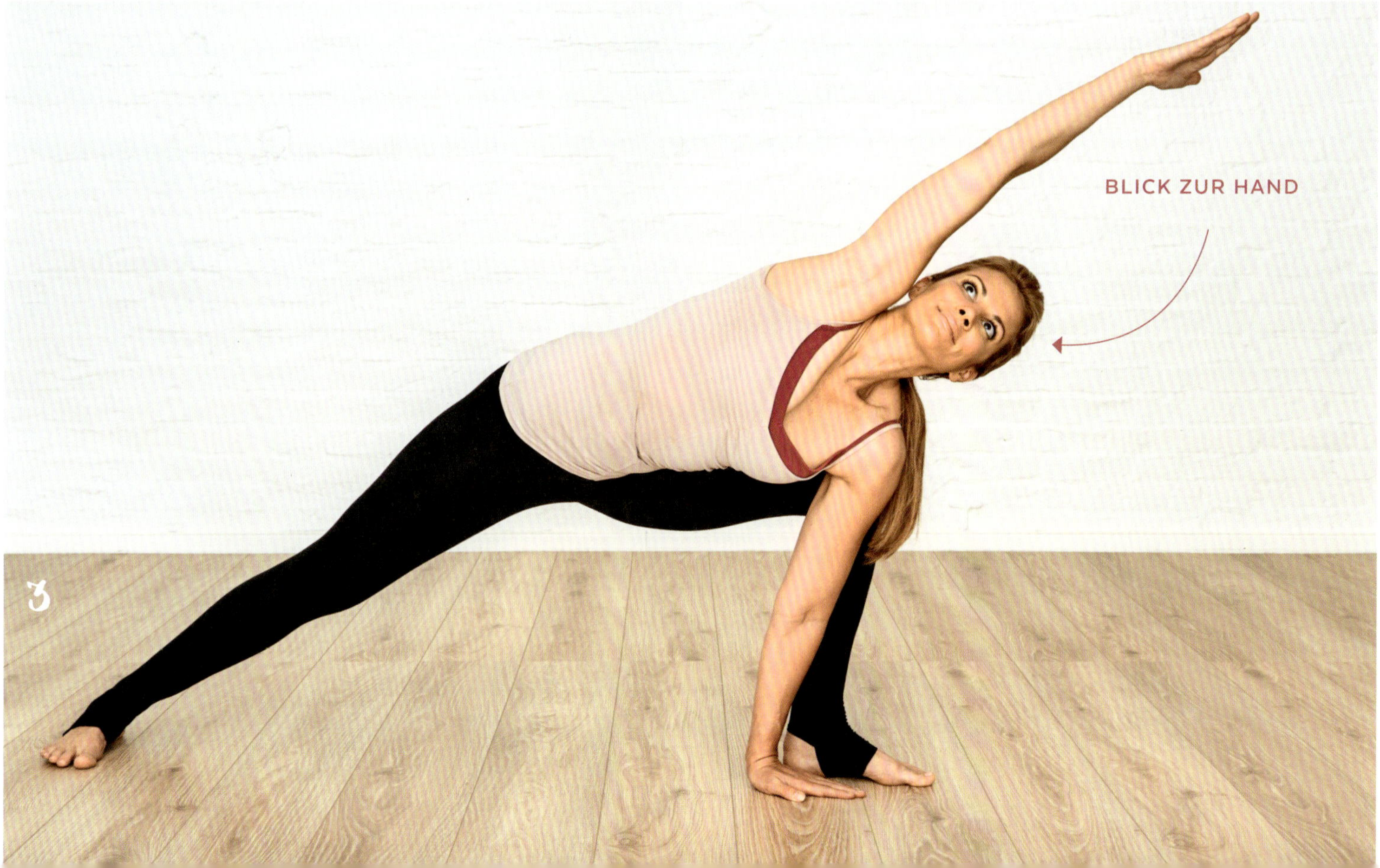

BLICK ZUR HAND

3

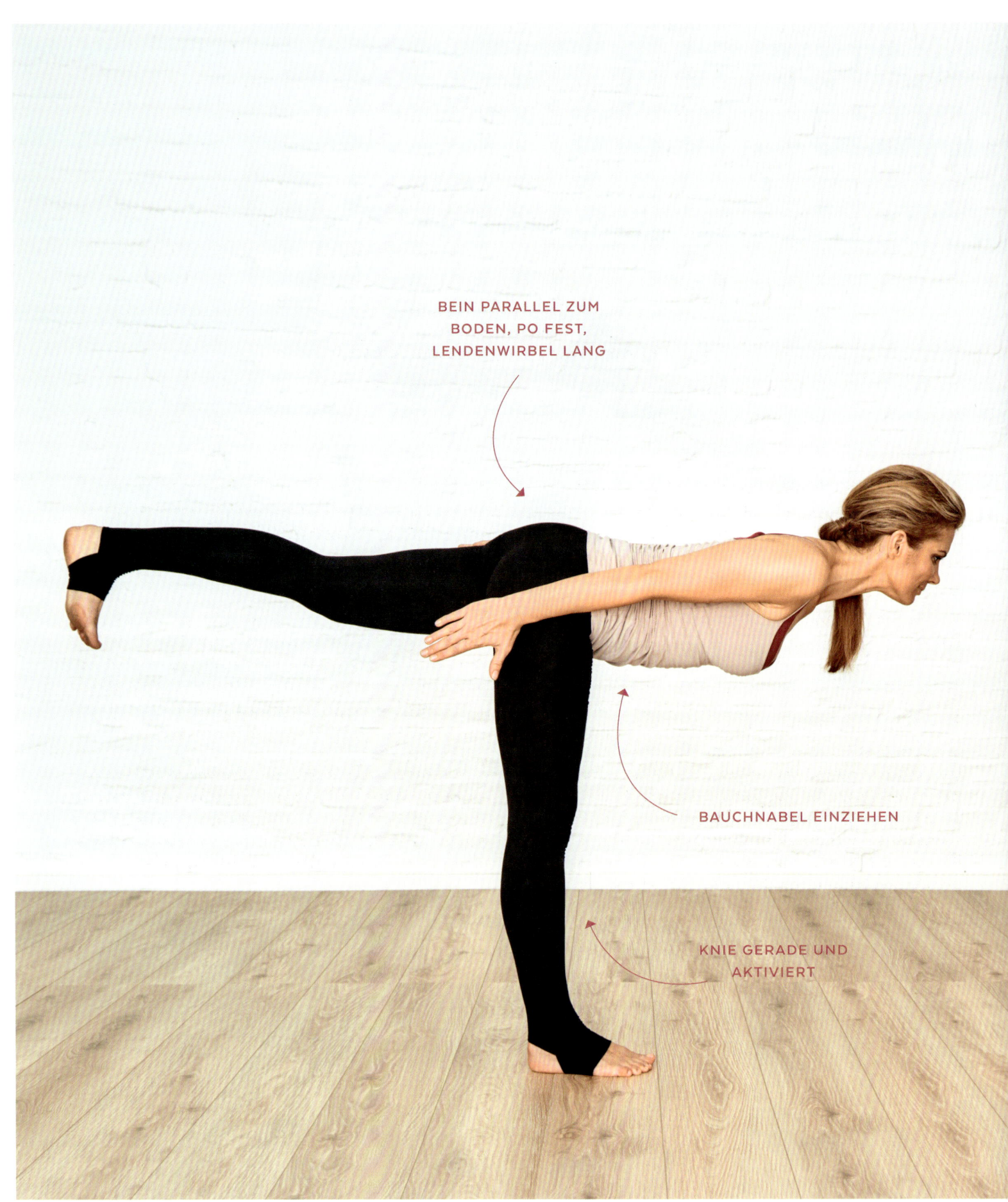

BEIN PARALLEL ZUM
BODEN, PO FEST,
LENDENWIRBEL LANG

BAUCHNABEL EINZIEHEN

KNIE GERADE UND
AKTIVIERT

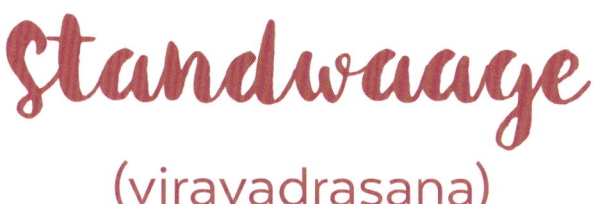

Standwaage

(viravadrasana)

**auf Arme, Rücken,
Gesäß und Beine**:
formend, erdend und ausbalancierend

Wie der Name schon sagt, ist *viravadrasana* eine Übung, die uns ins Gleichgewicht bringt, wie eine gut ausgependelte Waage. Wie bei den meisten Balance-Übungen ist es hier kaum möglich, stabil zu stehen, wenn der Geist rastlos ist. Und da ein gestresster Kopf meist auch so ausschaut, führt das Harmonisieren der Standwaage im Umkehrschluss dazu, dass du entspannter und somit attraktiver aussiehst. Wichtiger ist aber, dass du dich vor allem so FÜHLEN wirst.

Dass *viravadrasana* nebenher noch für eine straffe und toll geformte Silhouette sorgt, ist natürlich ein schöner Nebeneffekt. Die Beinrückseite wird gedehnt und somit elegant „lang gezogen", während zugleich die Oberschenkel mit dem Balancieren so beschäftigt sind, dass sie hübsch getunt werden. Der Po wird auf der Standseite gestrecht und auf der gehobenen Seite angespannt. Somit trainierst du in der statischen Variante dieselben Körperpartien wie in einem Bauch-Beine-Po-Kurs, nur hier wesentlich schonender für Gelenke und Rücken. Dein Rücken kann durch das statische

Halten auf ganzer Linie trainiert werden, was dir eine schöne aufrechte Haltung verleiht. Du kannst die Standwaage wunderbar in Kombination mit dem **Stehenden Spagat** (siehe Seite 178) üben, den ich dir als Nächstes vorstelle.

1 Stehe aufrecht. Hebe beide gestreckten Arme neben den Körper, die Handflächen zeigen zueinander. Spanne den Bauch an, mache dich in der Mitte fest und bewege mit der Ausatmung den Oberkörper nach vorn, während du das linke gerade Bein nach hinten hebst, bis du parallel zum Boden ausgerichtet bist. Dein hinterer Fuß ist geflext.

2 Während du regelmäßig atmest, kontrolliere deinen Körper. Ist das hintere Bein gerade und parallel zum Boden? Der Oberkörper auch? Zeigen die Handflächen der geraden Arme parallel zueinander? Halte die Pose für ein paar Atemzüge, löse dann mit Kontrolle auf und wechsle die Seite.

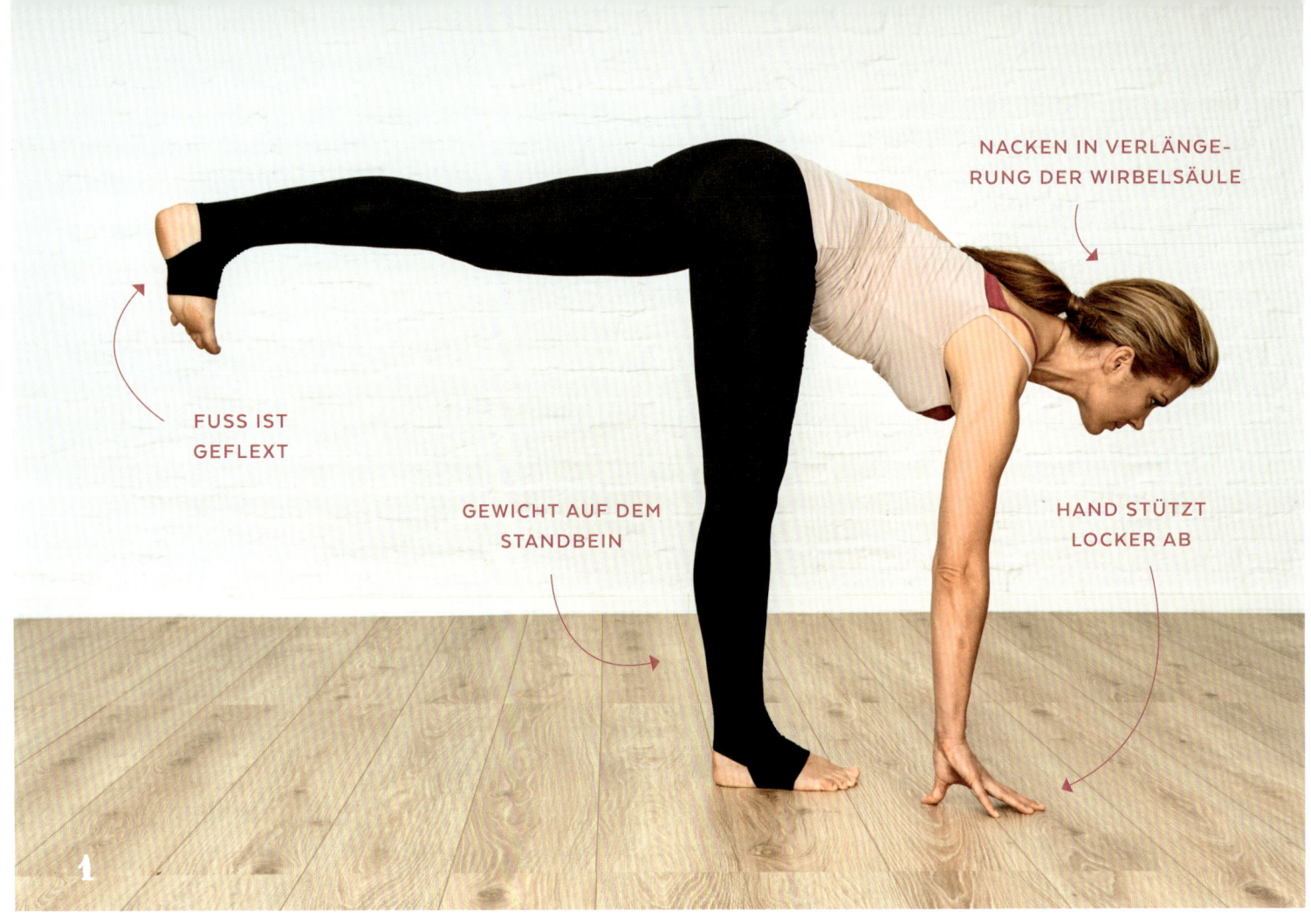

NACKEN IN VERLÄNGE-
RUNG DER WIRBELSÄULE

FUSS IST
GEFLEXT

GEWICHT AUF DEM
STANDBEIN

HAND STÜTZT
LOCKER AB

stehender Spagat
(urdhva prasarita eka padasana)

SO WIRKT ER

**auf Gesicht, Bauchorgane, Gesäß,
Beine, Waden und Balance:**
straffend, anregend,
durchblutungsfördernd und zentrierend

Ich weiß nicht, warum so viele geradezu Angst vor dem Spagat haben. Klar, er ist anstrengend. Es ist mühsam, eine solche Pose einzunehmen. Es ist fordernd, „den Spagat" zu schaffen zwischen Job und Familie, zwischen Spiritualität und Karriere und zwischen vielen anderen Bereichen. Ich höre so oft, dass ich ein Leben führe im Spagat zwischen meinen zwei Welten – der Medienwelt und der des Yoga. Mag sein.

Aber soll ich dir was sagen? Ich liebe es! Ich liebe es, mit beiden Füßen fest verankert zu sein, und zwar mit einem im Boden und mit einem im Himmel! So wird der Elefantengott Ganesha aus der indischen Mythologie dargestellt – na ja, er steht nicht wirklich im Spagat, sondern sitzt mit einem Bein nach oben und einem nach unten ... Aber du weißt wahrscheinlich, was ich meine. Es ist gut und okay, in verschiedenen Welten zu leben. Du musst dich nicht für eine entscheiden. Auch das habe ich durchs Yoga gelernt: Es muss nicht „entweder oder" heißen. Für mich heißt es „sowohl als auch"! Der Spagat spiegelt das auf wunderbare Weise wider.

Ganz nebenbei streckt er noch deine Beinrückseiten (ein toller Gegenstretch, wenn die Sehnen hier vom häufigen Tragen von High Heels verkürzt sind) und strafft den Po.

1 Stehe aufrecht. Verlagere dein Gewicht auf das rechte Bein. Hebe das linke gestreckte Bein nach hinten hoch und senke den Oberkörper in Richtung Boden. Der Nacken bleibt dabei in Verlängerung zur Wirbelsäule, der Blick geht nach schräg unten. Mit den Fingern der rechten Hand kannst du dich am Boden abstützen.

2 Stütze deine linke Hand am Boden ab und umfasse mit der rechten Hand die rechte Wade von hinten. Hebe das linke Bein noch höher und ziehe dich mit der rechten Hand weiter Richtung Schienbein, bis deine Nase dieses irgendwann berührt. Mit der Ausatmung ziehe den Bauch leicht ein und lasse dich weiter hineinsinken. Wenn du hier sicher stehst, kannst du mit beiden Händen die Wade greifen, ansonsten lasse die linke Hand zum Stützen am Boden. Halte die Pose für ein paar Atemzüge. Löse sie dann mit Kontrolle auf und wechsle die Seite.

FUSS IST GEPOINTET

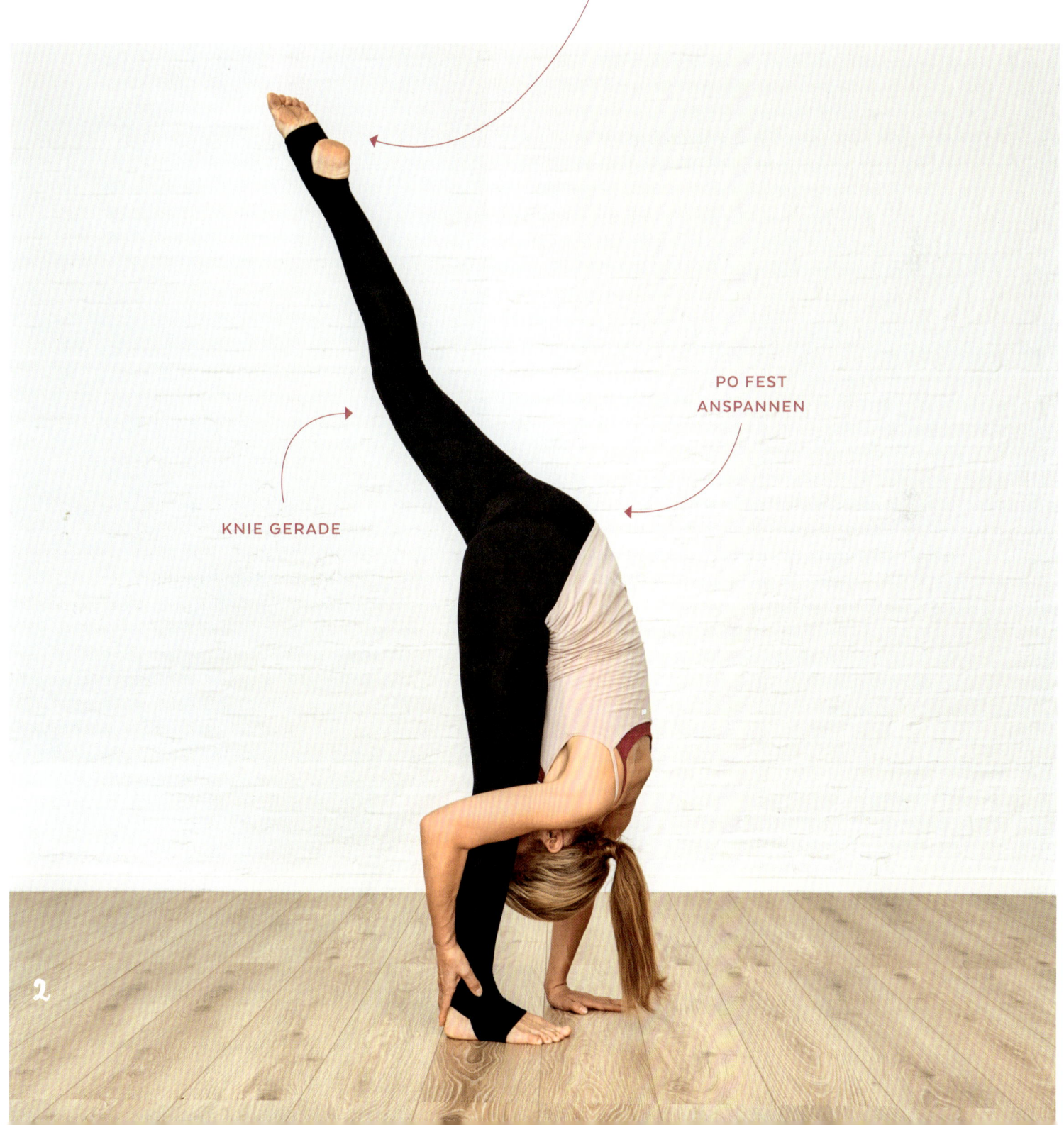

PO FEST ANSPANNEN

KNIE GERADE

2

Zeit für Beauty

Natürlich kommt wahre Schönheit von innen, und ein solches Strahlen kann man mit keiner Creme auftragen. Man kann dem Glow aber von außen ein wenig auf die Sprünge helfen ... Darüber hinaus tut es einfach gut, wenn frau sich ab und an ein wenig selbst verwöhnt! Meine liebsten Schönheitsrituale haben beide mit dem Meer zu tun. Das erste ist für mich echter Luxus und ganz einfach erklärt: Ich fühle mich nämlich immer dann am allerschönsten, wenn ich (egal, ob für ein paar Tage oder Wochen, und egal, ob privat oder beruflich) am und im Meer gewesen bin. Vorzugsweise in Kombination mit Strand und Sonnenschein. Das Salzwasser, Floaten in den Fluten und Faulenzen oder Schreiben mit Blick auf den Ozean tun meiner Seele so gut, dass ich mich einfach nur wohl in meiner Haut fühle! Natürlich sind das die „Bonbons", und ich habe großes Glück, meine Retreats und Trainings oft an traumhaften Orten mit meinen Schülern zu teilen. Wenn das nicht der Fall ist, hole ich mir das Meer und gutes Feeling nach Hause.

Etwa einmal pro Woche (im Winter öfter, im Sommer seltener) tauche ich dann ab: in der Wanne – mit einem guten Buch, entspannender Musik, Duftkerzen ringsum, einem Kilo Salz aus dem Toten Meer im Wasser oder einer Sprudeltablette, schönen Pflegeprodukten für Körper und Haar (zum Beispiel mit herrlichem Lavendelöl!) und einer guten Gesichtsmaske. Letztere stimme ich auf die Bedürfnisse meiner Haut ab: Ist sie trocken, gestresst, müde ...? Dafür habe ich immer eine bunte Auswahl Einmalportionen im Bad. Wenn dann das Blubbern der sich auflösenden Sprudeltablette an meinem Rücken entlang nach oben kribbelt, ist jede Hektik des Tages vorbei. Ich liebe dieses Ritual, um einen langen Tag zu beenden, und diese Zeit gehört ganz allein mir. Durch die Wärme wird mein Körper dann ganz weich, und ich gebe den Pflegeprodukten richtig viel Zeit zu wirken. Mit diesen kleinen Kurzurlauben habe ich regelmäßig das Gefühl, mir etwas Gutes zu tun, und das sieht man mir im Anschluss natürlich auch an!

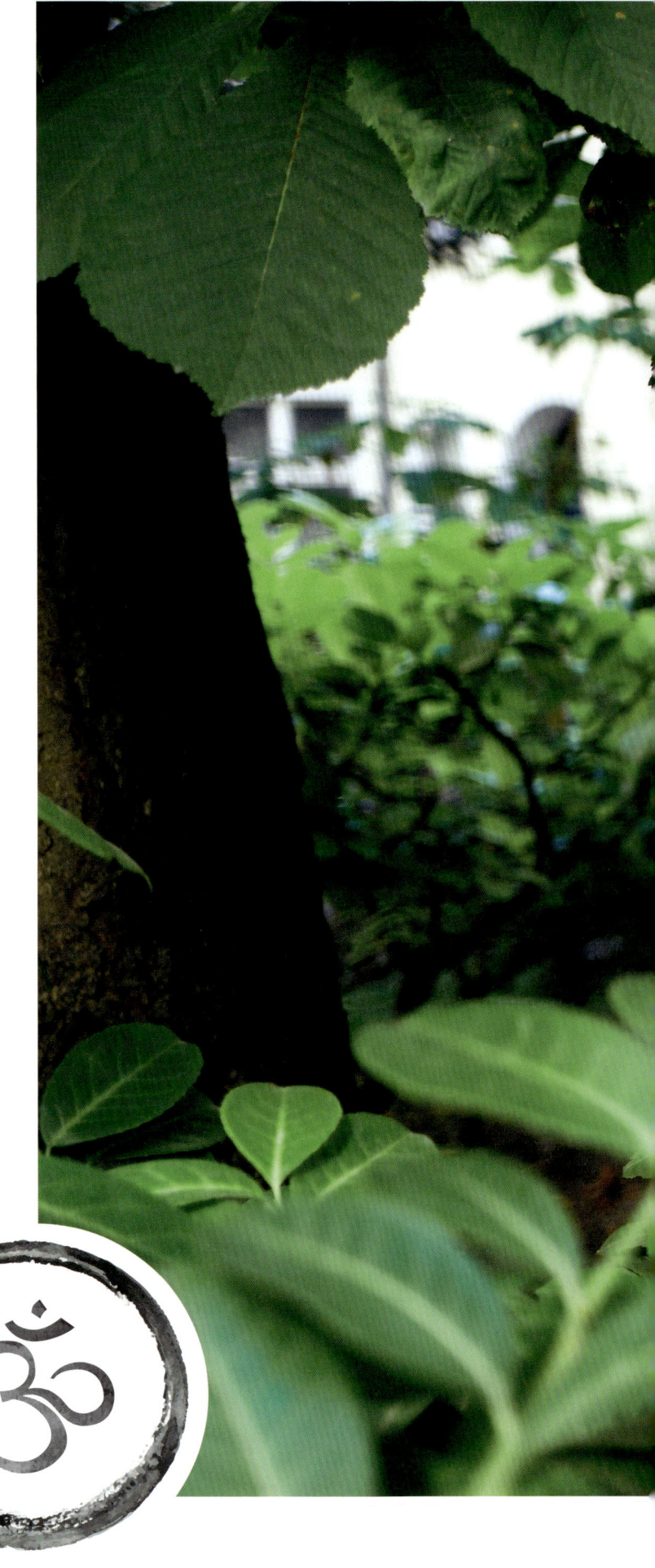

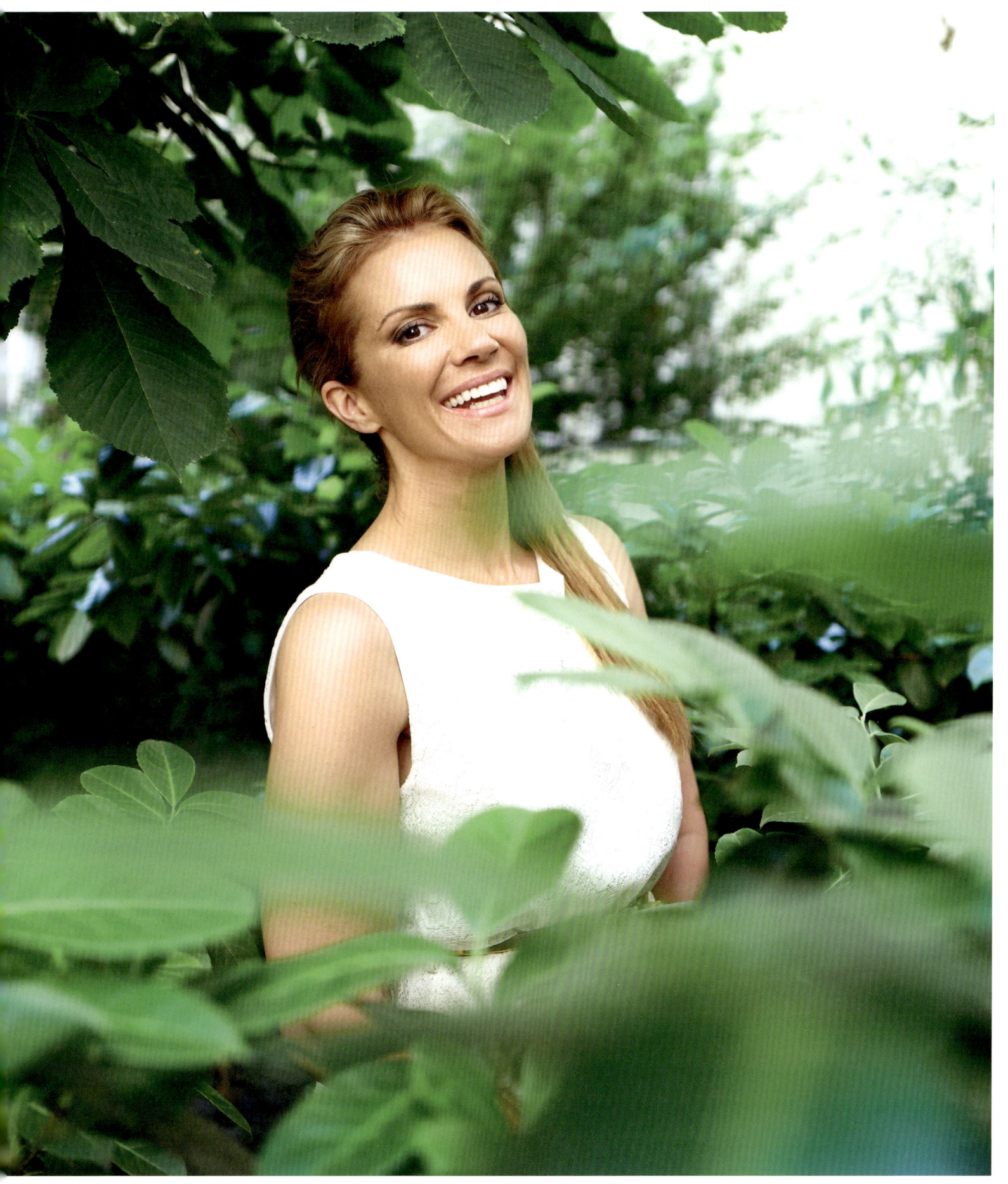

Adler

(garudasana)

SO WIRKT ER

auf Schultern, Arme, Bauch, Gesäß, Beine und Geist:
straffend, festigend, dehnend und fokussierend

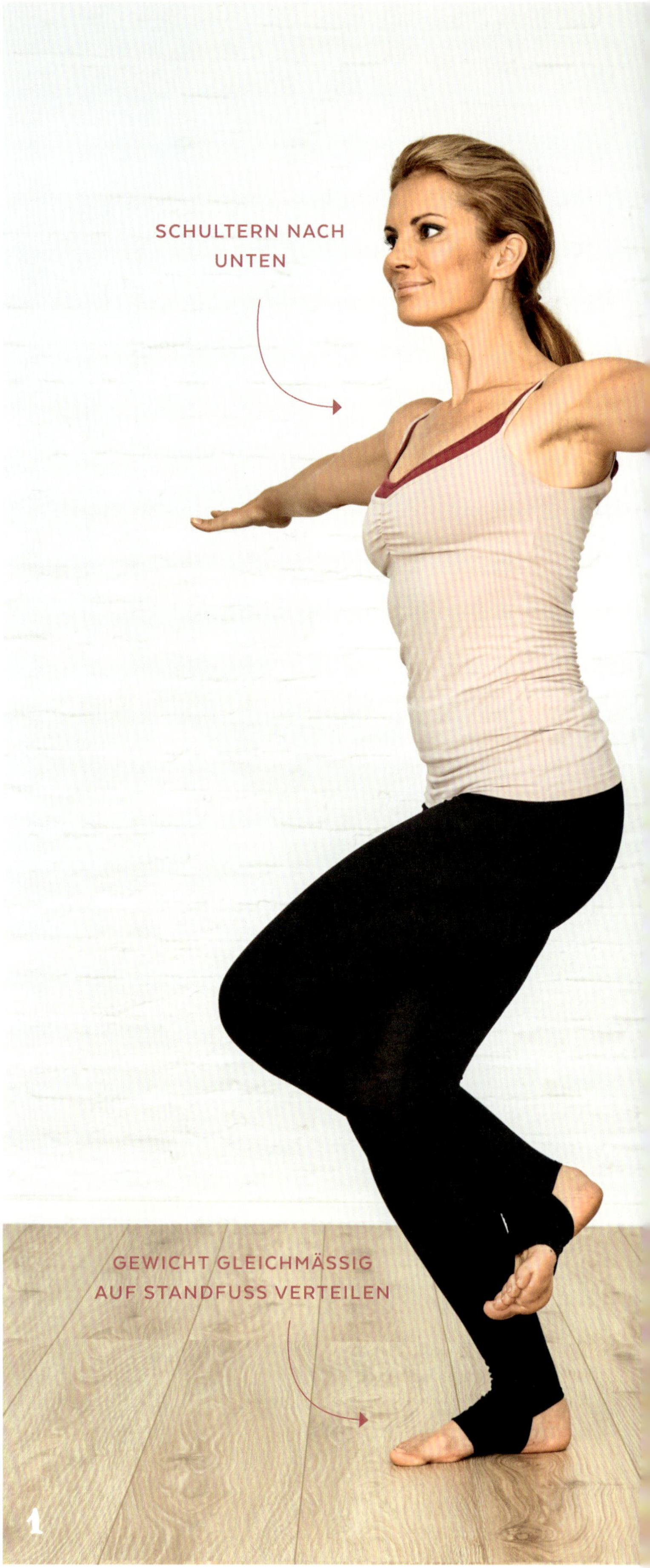

So wie der Adler bekannt ist für sein messerscharfes Sehen, hilft dir diese Übung dabei, einen messerscharfen Geist zu entwickeln. Wenn du abgelenkt bist, wirst du nicht in dieser Balance stehen bleiben können. Das Gleichgewicht und die sichere Haltung, die du hiermit erreichst, entstehen innerlich wie äußerlich und werden dir auch anzusehen sein. Und seien wir mal ehrlich: Ein ausgeglichener Mensch wirkt doch wesentlich attraktiver als jemand, der total gestresst ist, oder?

Auf körperlicher Ebene schaffst du mit *garudasana* noch viel mehr: Durch die Haltung der Beine findet eine Art Lymphdrainage statt. Du „wringst" die Oberschenkel quasi aus, das entschlackt und kann gegen Cellulite helfen. Gleichzeitig muss deine Bein- und Gesäßmuskulatur ganz schön arbeiten, um dich in dieser getwisteten Hocke zu halten – das gibt obendrein noch einen Knackpo. Welche Übung passt also besser zum Thema Schönheit als diese?

1 Stehe aufrecht und mit parallel zum Boden ausgerichteten Armen. Verlagere das Gewicht auf dein rechtes Bein. Wickle mit Schwung deinen linken Fuß so um deine rechte Wade, dass die Zehen im Idealfall von vorn zu sehen sind. Auch wenn du hier noch nicht ganz hinkommst, sollte dein linker Fuß fest ans rechte Bein drücken.

2 Wickle dann den rechten Arm über den linken und falte die Hände vorm Gesicht. Schiebe deine Ellbogen hoch, um den Stretch in den Schultern zu intensivieren. Wenn du sicher stehst, gehe noch weiter in die Hocke. Halte die Pose für ein paar Atemzüge. Löse mit Kontrolle auf und wechsle die Seite.

SCHULTERN NACH UNTEN

GEWICHT GLEICHMÄSSIG AUF STANDFUSS VERTEILEN

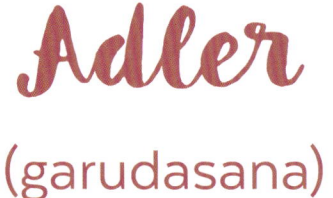

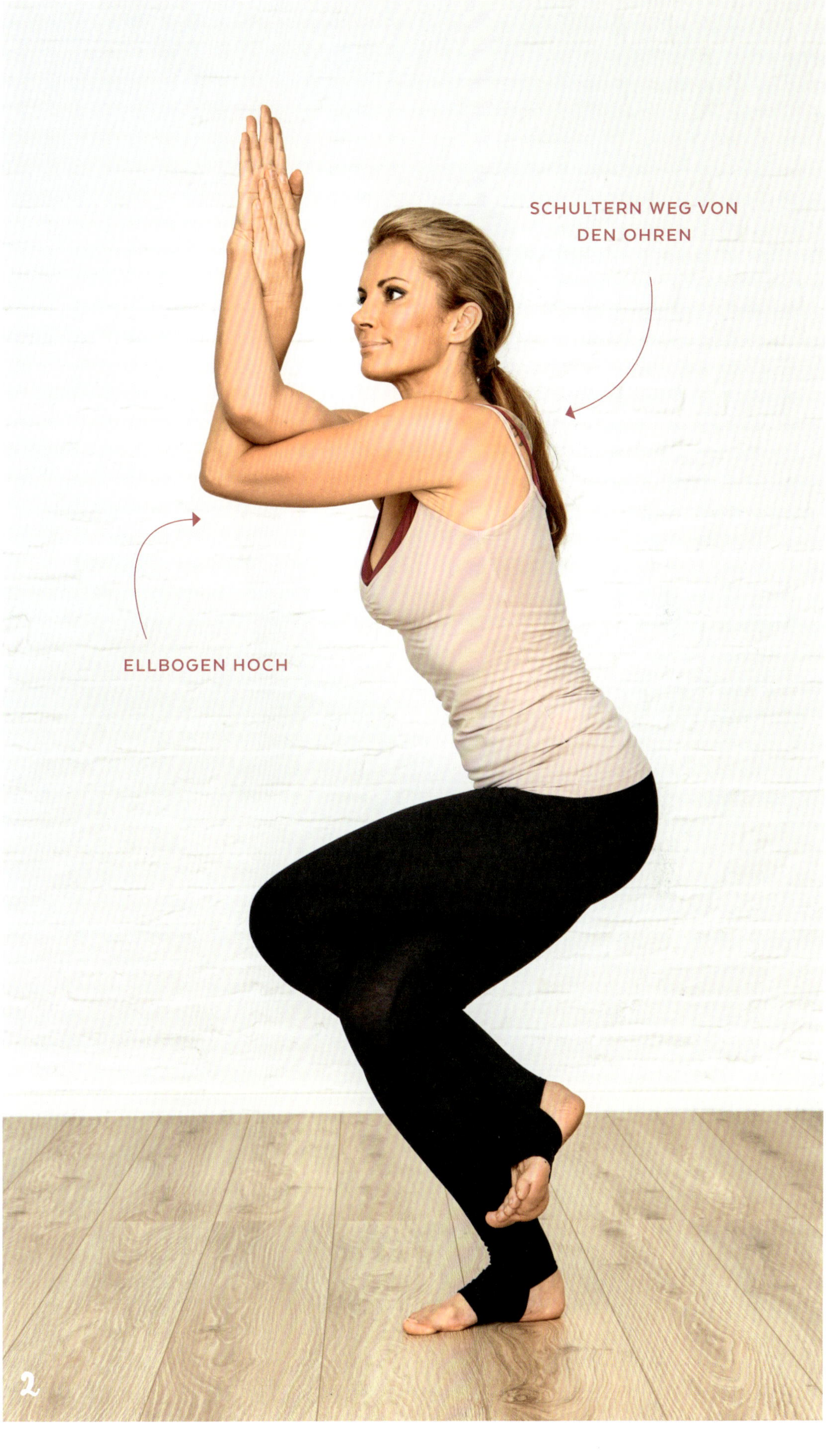

SCHULTERN WEG VON
DEN OHREN

ELLBOGEN HOCH

2

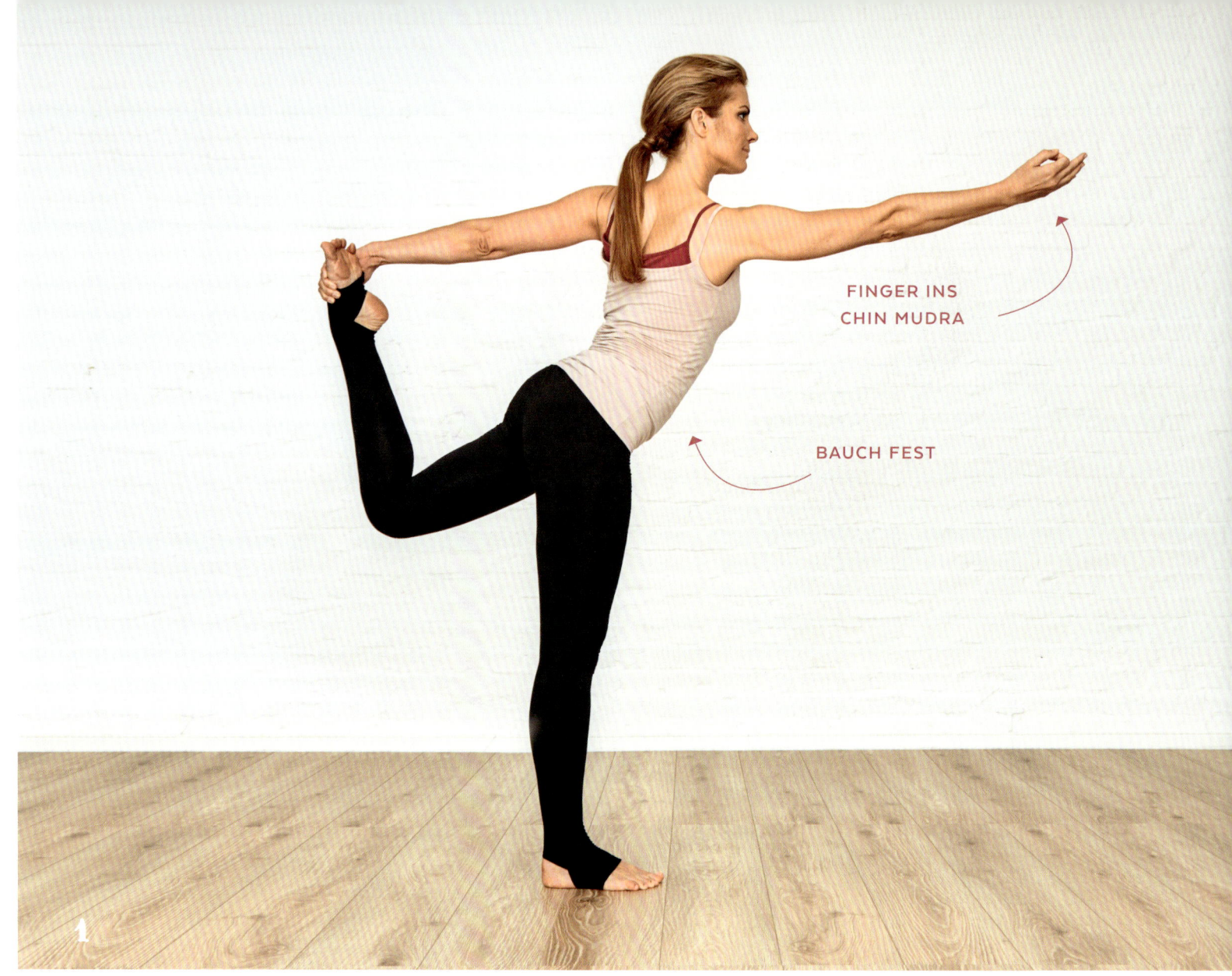

FINGER INS
CHIN MUDRA

BAUCH FEST

Tänzer

(natarajasana)

SO WIRKT ER

**auf Oberkörper, Rücken, Gesäß, Beine,
und Balance**:
kräftigend, formend, dehnend
und erdend

Der Tänzer ist eine richtig fotogene Pose! Wir haben bei meinen Retreats schon etliche Male sehr viel Spaß bei gemeinsamen Fotosessions mit ihm gehabt ... Aber *natarajasana* sieht nicht nur toll aus, sondern kommt auch mit einer Menge an positiven Wirkungen daher: Der Rücken wird gestretcht und die Schultern geöffnet. Hängende oder verspannte Schultern, zum Beispiel von zu viel Arbeit am Computer, gehören damit der Vergangenheit an. Ohnehin wird deine gesamte Haltung durch regelmäßiges Üben aufgerichtet.

Tatsächlich werde ich oft darauf angesprochen, ob ich Tänzerin sei, da ich so einen aufrechten Gang habe. Nun, das liegt am Yoga und auch an Posen wie dem Tänzer. Ich mag die Herausforderung, die er uns zum Anfang des Übens gibt, und die deutlichen Erfolgserlebnisse, die er uns später schenkt: Wird sich dein Oberkörper vielleicht zunächst nur wenig nach vorn neigen und dein hinteres Bein noch nicht wirklich hoch

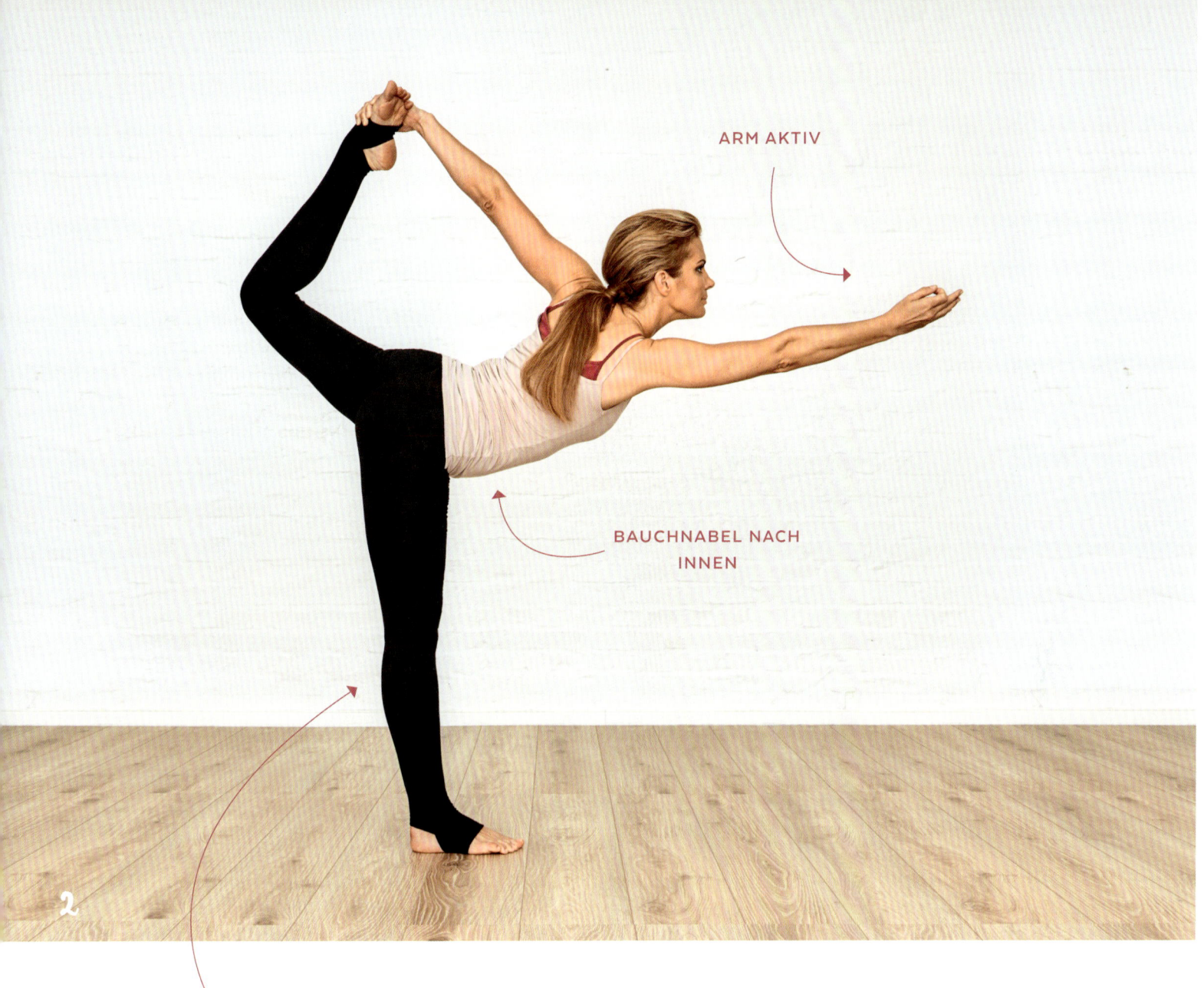

ARM AKTIV

BAUCHNABEL NACH INNEN

KNIE GERADE UND AKTIV

2

reichen, so wirst du mit jedem Mal Üben merken, wie es ein Schrittchen weitergeht. Irgendwann stehst du dann in der vollständigen Pose, und auch das Balancieren auf einem Bein wird spielerisch klappen. Dein Gesicht wird strahlen, zum einen wegen dieses tollen Gefühls und zum anderen, weil es durch die Vorbeuge und die tiefe Atmung gut durchblutet wird. Und wie gesagt: Du wirst in dieser Pose tolle Bilder von dir machen lassen können, denn der Tänzer sieht einfach wirklich anmutig aus!

1 Stehe aufrecht, verlagere das Gewicht des Körpers auf das rechte Bein. Winkle das linke Bein nach hinten an. Umfasse mit der linken Hand den linken Fuß von außen. Kicke den linken Fuß so in die Hand, dass sich das linke Bein nach hinten oben hebt. Strecke den rechten Arm gerade nach vorn, die Finger sind im Chin Mudra (siehe Seite 204). Der Blick ist entspannt nach vorn gerichtet. Ziehe den Bauchnabel nach innen für Stabilität aus der Mitte.

2 Kippe mit dem Oberkörper langsam nach vorn. Beuge mit jeder Atmung den Rücken etwas mehr und ziehe das linke Bein etwas mehr hoch. Der Oberkörper sollte irgendwann parallel zum Boden ausgerichtet sein. Halte die Pose für einige Atemzüge. Löse sie dann kontrolliert auf und wechsle die Seite.

Sitzender Seitöffner

(parsva upavita konasana)

**auf Schultern, Oberkörper,
Rücken und Bauchorgane**:
stretchend, lockernd, anregend

Ich liebe Übungen, die wahnsinnig effektiv sind, ohne Kraft zu beanspruchen. Der Sitzende Seitöffner ist so eine ... Er dehnt die Hüften und wirkt auf Organe, die entgiften und Stress reduzieren helfen. Zudem öffnet er unsere Flanken und sorgt damit für eine maximale Belüftung der Lungen, was eine wahre Sauerstoffflut mit sich bringt und uns strahlen lässt.

Je nachdem, wie gedehnt dein Rücken und deine Hüften sind und wie weit dein Oberkörper dementsprechend auf deinen Oberschenkel absinkt, massierst du mehr oder weniger stark deine Bauchorgane und regst den Stoffwechsel an. Diese Übung kann dir also helfen, wenn du ein paar Pfunde loswerden möchtest, vor allem am Bauch. Ich habe *parsva upavita konasana* sehr gern nach meiner Schwangerschaft geübt. Es durfte schön ruhig zugehen, und dennoch habe ich daran gearbeitet, meine Taille zurückzubekommen. Wichtig bei der Ausführung ist, dass du mehr darauf achtest, wie sich dein Rücken anfühlt, als darauf, wie weit dein Kopf absinkt.

1 Sitze mit aufrechtem Rücken und öffne die Beine so weit wie möglich. Halte beide Füße geflext. Lege deine Hände locker auf den Beinen ab.

2 Bringe einatmend beide Arme gerade hoch. Greife mit deiner rechten Hand den rechten Fuß und strecke die linke Hand diagonal nach oben. Drehe den Oberkörper auf, sodass die oberen linken Rippen in Richtung Decke zeigen. Richte deinen Blick in die linke Hand. Atme tief zwischen die Rippen und dehne auf diese Weise hier die Muskeln. Halte das einige Atemzüge oder gehe noch einen Schritt weiter.

3 Wenn dein Oberkörper ganz bis zum Bein absinkt, kannst du deine Nase auf dem Schienbein ablegen und die Arme links und rechts neben dem rechten Bein ruhen lassen. Halte die Position für ein paar Atemzüge. Löse sie dann auf und wechsle die Seite.

Übungstipp

Bei Übungen, zu denen es mehrere Stufen gibt, ist immer deine gesunde Einschätzung gefragt. Es wird dir mehr bringen, wenn du erst eine Stufe sicher und entspannt beherrschst, bevor du einen Schritt weitergehst. Es wird dir nicht viel bringen, wenn du zu schnell voranschreitest. Im Gegenteil: Du wirst dich nicht tief in eine Dehnung hinein atmen können und läufst damit Gefahr, dich eventuell zu verletzen. Wirf also unnötigen Ehrgeiz über Bord und höre immer ganz ehrlich in dich hinein. Es kann sogar vorkommen, dass du an einem Tag die volle, fortgeschrittene Position einnimmst und am nächsten „nur" bis zur ersten Stufe kommst. Und rate mal: Das ist völlig okay so!

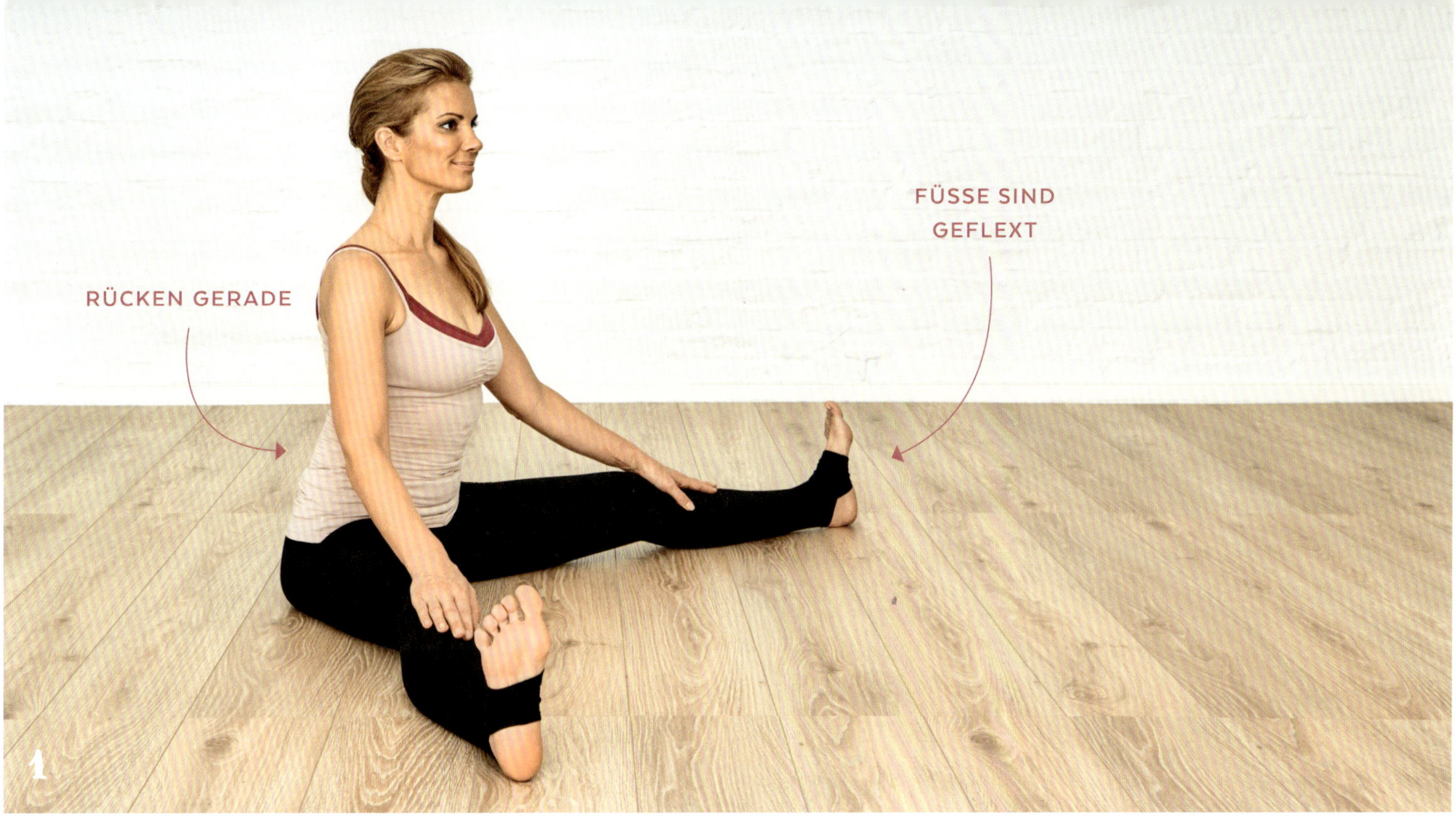

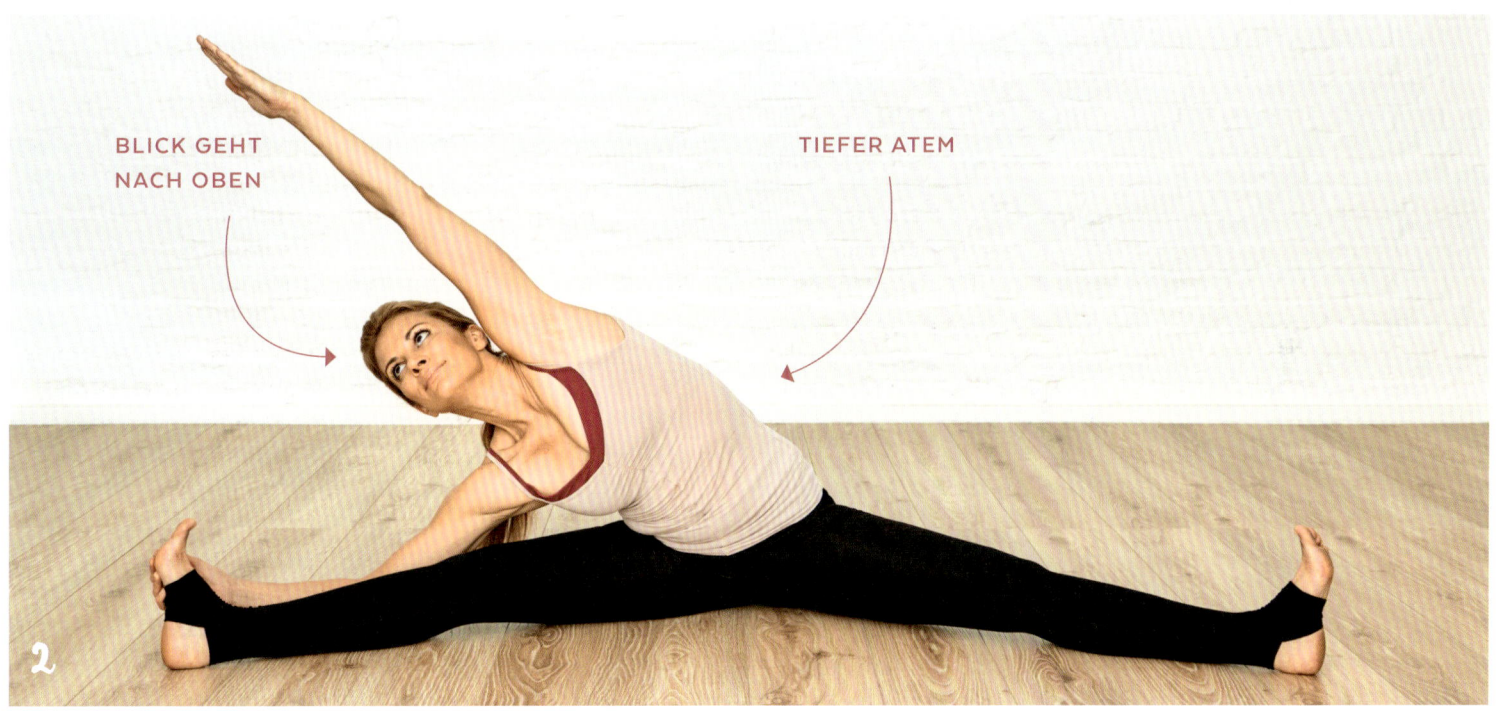

RÜCKEN GERADE

FÜSSE SIND GEFLEXT

1

BLICK GEHT NACH OBEN

TIEFER ATEM

2

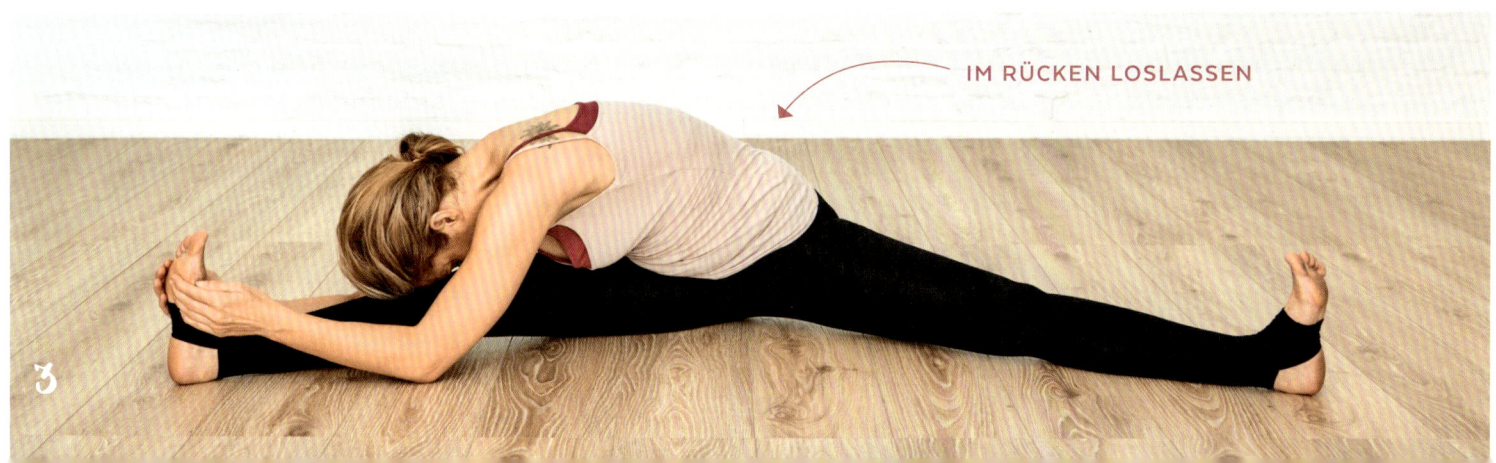

IM RÜCKEN LOSLASSEN

3

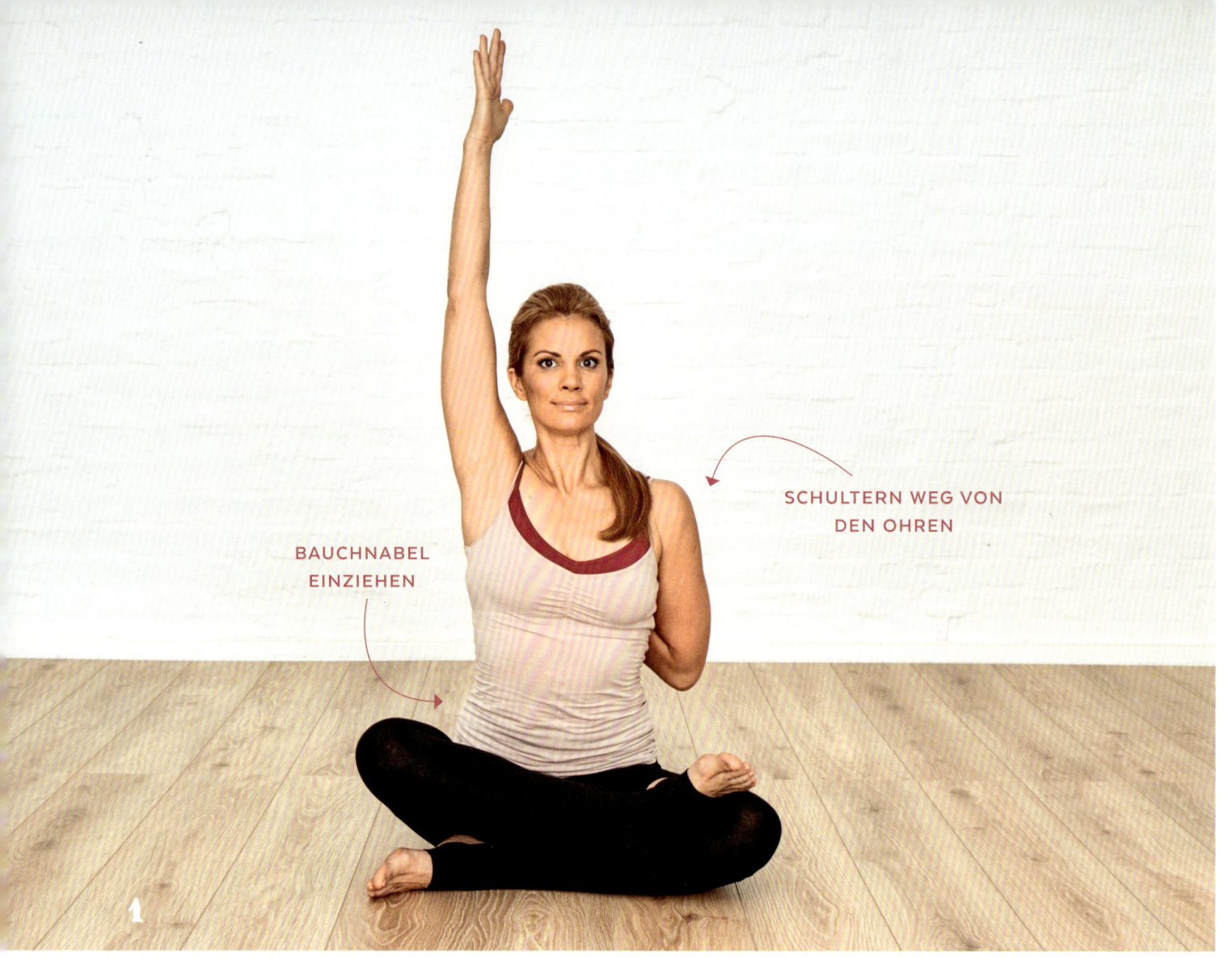

SCHULTERN WEG VON
DEN OHREN

BAUCHNABEL
EINZIEHEN

1

Kuhkopf
(gomukasana)

SO WIRKT SIE

**auf Schultern, Brust, Oberkörper,
Hüften und Gesäß:**
tunend, lockernd, straffend
und formend

Bitte mache dich darauf gefasst, dass du hier die Dehnung deutlich spüren wirst. Niemand hat gesagt, es wird leicht oder Yoga ist ein Spaziergang … Nein, keine Sorge, es ist alles auszuhalten! Der Kuhkopf ist eine tolle Gegenbewegung für alle Positionen, die die Beine und das Gesäß kräftigen (wie der **Krieger 1** auf Seite 152), da er genau dort intensiv dehnt. Gleiches gilt für die Posen, die unsere Arme und Schultern kräftigen (wie alle gestützten Armbalancen), da er diese Partien schön langzieht.

Das ist das Tolle am Yoga: Du erhältst mindestens genau so viel Kraft wie bei anderen intensiven Sportarten, aber einen übertrieben muskulösen Körper musst du nicht befürchten. Für die Herren der Schöpfung gilt: Zusätzlich zu austrainierten Muskeln kommt im Yoga eine Stützkraft, die vielen „Bodybuildern" fehlt. Wir formen die Muskeln durch intensive Dehnungen wie diese so geschmeidig und lang, dass sie wirklich „schön" aussehen!

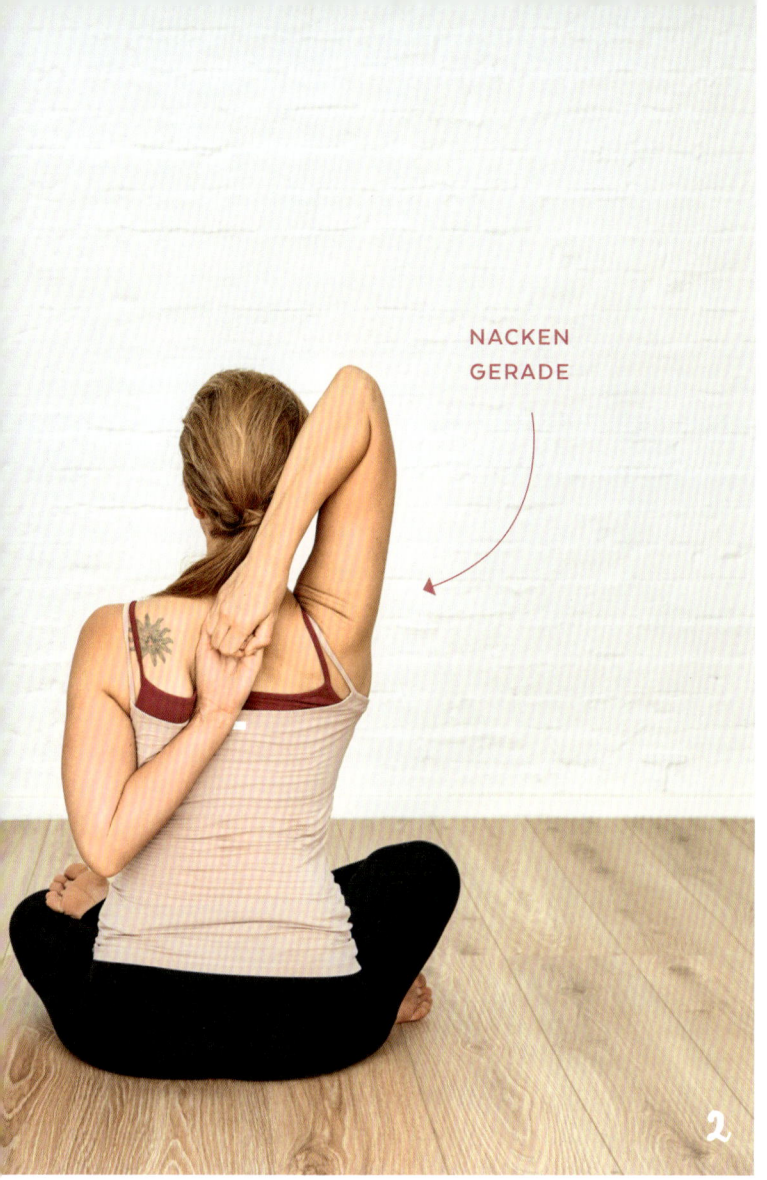

NACKEN GERADE

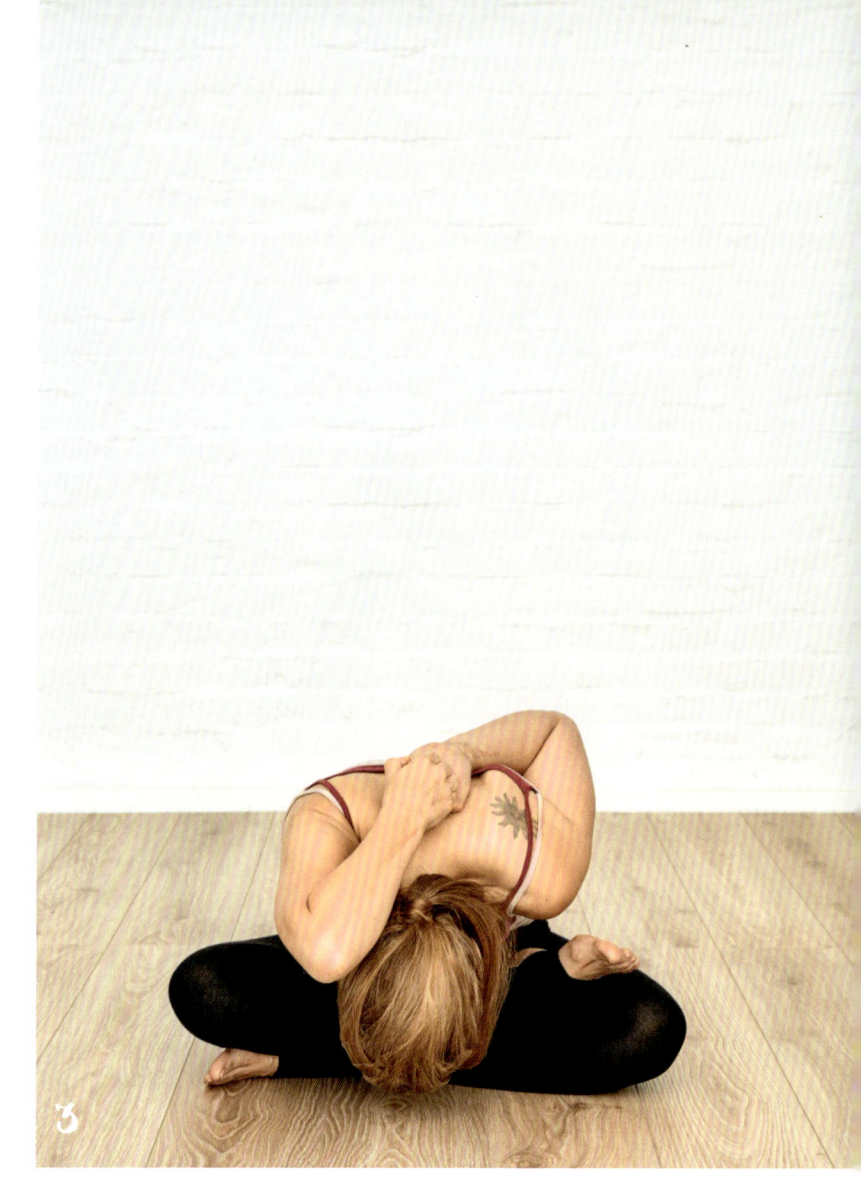

1 Finde irgendeinen bequemen Sitz mit gekreuzten Beinen. Richte den Oberkörper gerade auf. Hebe den rechten Arm in Richtung Decke und greife mit der linken Hand von unten zwischen die Schulterblätter.

2 Versuche jetzt, mit der rechten Hand von oben die linke Hand hinter dem Rücken zu greifen. Wenn du dort nicht hinkommst, nimm gern einen Gürtel als Hilfe und ziehe dich daran entlang, bis die Hände sich greifen. Alternativ kannst du auch dein T-Shirt greifen.

3 Atme ein, öffne die Brust nach oben. Ausatmend lasse den Oberkörper jetzt so weit es geht nach vorn sinken. Halte das für ein paar Atemzüge, schmelze mit jeder Ausatmung weiter in die Dehnung. Löse dann auf und schüttle kurz die Arme und Schultern aus. Wechsle die Seite.

Übungstipp

Vielleicht schaffst du es, den Kuhkopfsitz einzunehmen. Ziehe dafür den linken Fuß an die rechte Gesäßhälfte, sodass das Knie gerade nach vorn ausgerichtet ist. Lege das andere Beine so darauf, dass rechte Knie genau auf dem linken Knie liegt. Der rechte Fuß liegt dabei genau an der Außenseite des linken Oberschenkels. Der Sitz ist zu Anfang etwas ungewohnt.

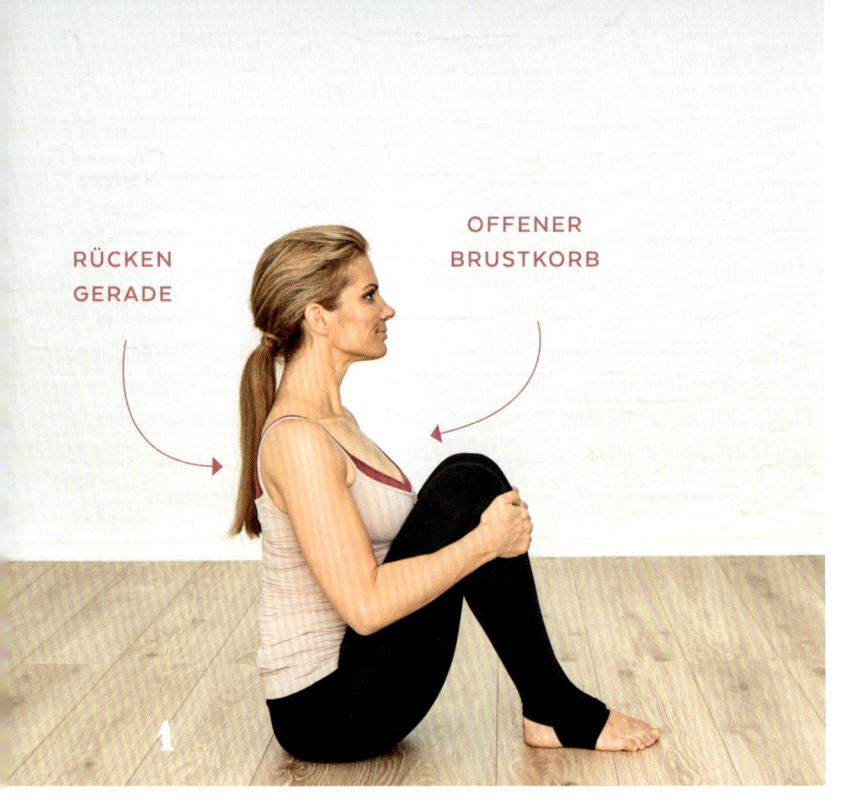

RÜCKEN
GERADE

OFFENER
BRUSTKORB

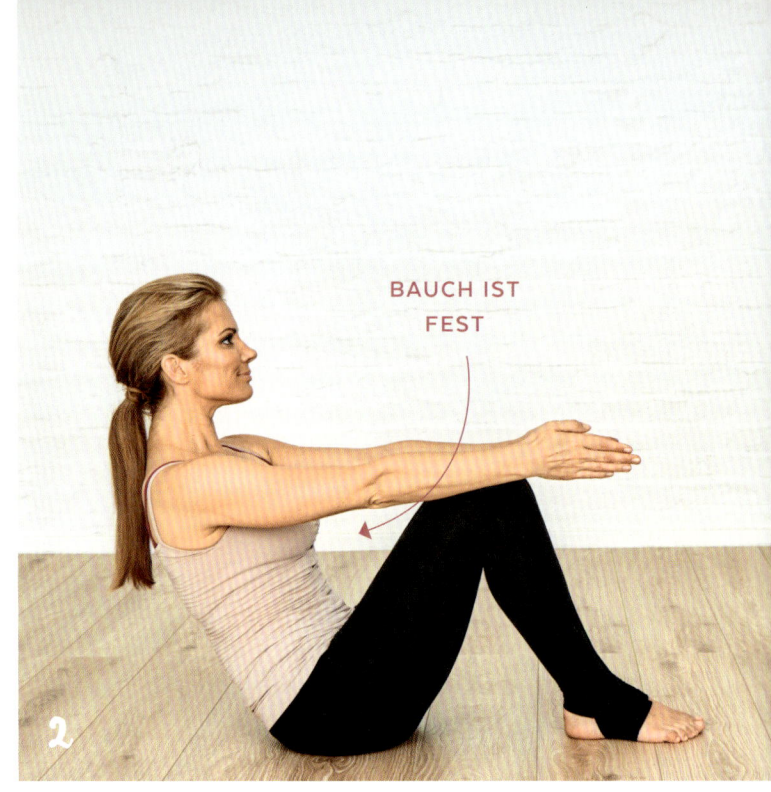

BAUCH IST
FEST

Boot

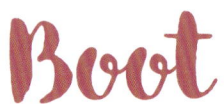

(navasana)

SO WIRKT ES

**auf Schultern, Bauch, Rücken,
Beine und Balance:**
festigend, formend, aufrichtend
und stabilisierend

Viele meiner Schüler haben bereits mit mir gelacht, wenn ich während dieser Übung sage: „Okay, ihr dürft mich jetzt für einen Moment hassen. Damit kann ich leben, das nehme ich an dieser Stelle gern kurz auf mich!" Natürlich hasst mich niemand wirklich (hoffe ich doch), aber es ist immer dann ein guter „Erinnerer", wenn ich in allzu angestrengte oder gar verbissene Gesichter schaue. Dass einem das Gesicht etwas entgleist, kann hier schon mal vorkommen. Wenn du intensiv übst, geht das Boot nämlich ganz tief rein in die Bauchmuskeln, bis sie zu zittern beginnen.

Wie bei fast allen Yogaübungen ist das Schöne hier: Du kannst auch ganz soft üben. Das regulierst du, indem du deine Beine höher oder niedriger bringst und den Winkel zwischen Bauch und Beinen größer oder kleiner werden lässt. Du kannst deine Beine im 90-Grad-Winkel lassen oder sie ganz ausstrecken. Es hängt ganz davon ab, ob du ein Bikini-Pack haben oder „nur" etwas deine Mitte stärken möchtest.

In jedem Fall achte darauf, dass deine Mundwinkel oben bleiben, auch wenn es anstrengend wird: Ein lächelndes Gesicht ist immer schöner als ein verbissenes.

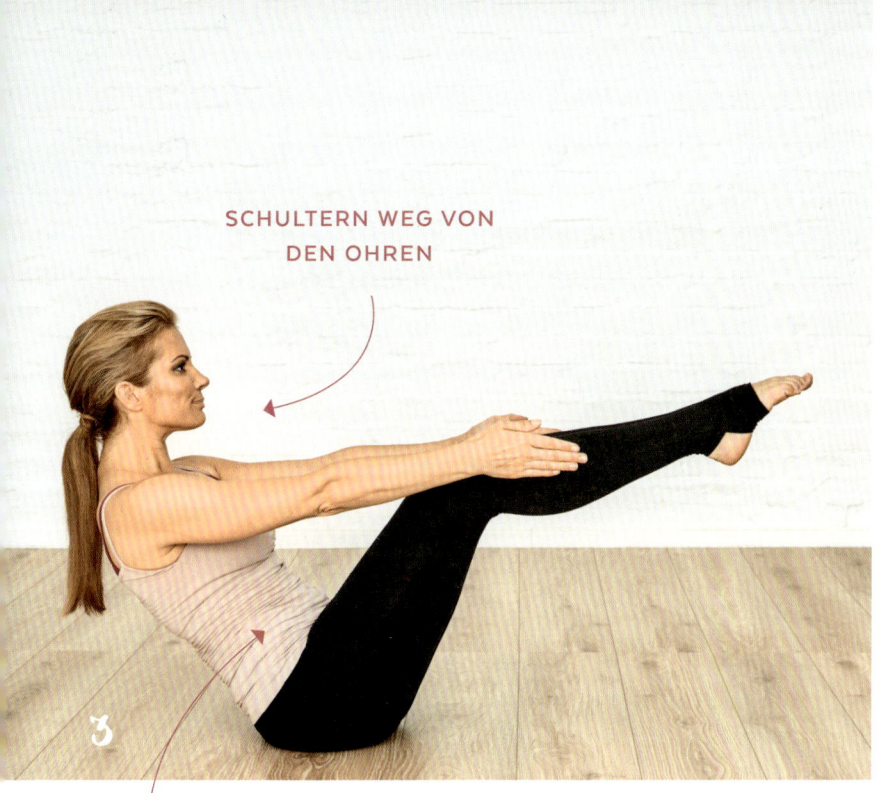

SCHULTERN WEG VON
DEN OHREN

BAUCHNABEL
EINZIEHEN

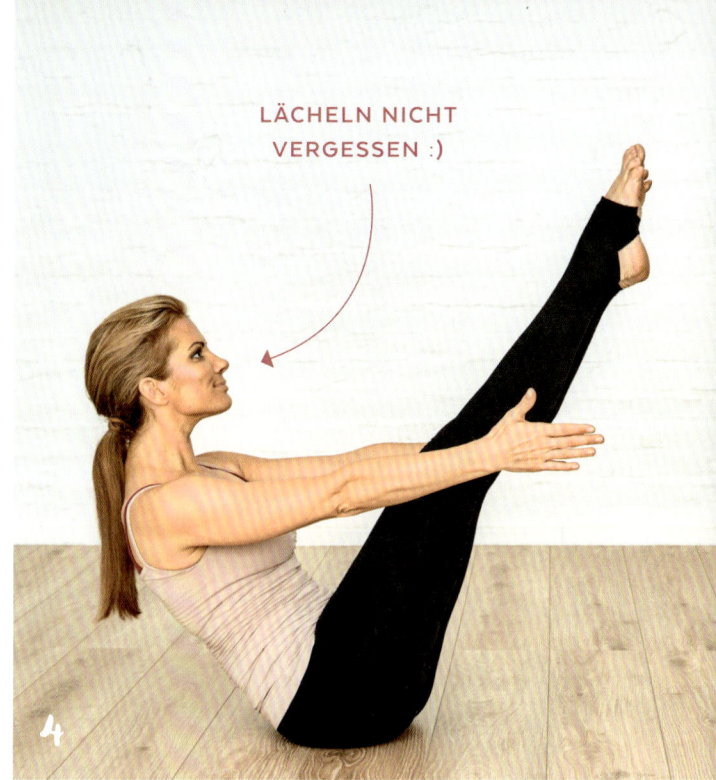

LÄCHELN NICHT
VERGESSEN :)

1 Sitze aufrecht mit angezogenen Knien. Dein Blick geht nach vorn. Umfasse die Knie mit deinen Händen und hänge das Gewicht des Oberkörpers schwer nach hinten.

2 Ziehe jetzt den Bauchnabel fest ein, löse die Hände von den Knien und lehne dich nach hinten. Je weiter du dich zurücklehnst, desto schwieriger wird die Übung.

3 Löse jetzt die Füße vom Boden, strecke die Zehenspitzen und bringe die Beine entweder in den 90-Grad-Winkel oder strecke sie ganz aus. Je höher die Beine gehen, desto mehr muss der Bauch arbeiten.

4 Strecke jetzt die Arme gerade aus und halte die Pose für ein paar Atemzüge. Löse die Position auf, atme mit angezogenen Knien kurz durch und wiederhole die Asana dreimal.

Übungstipp

Du kannst bei jeder Wiederholung den Schwierigkeits- (und Spaß-)Faktor erhöhen, indem du immer „flüssiger" in die Pose kommst. Beim dritten Mal atmest du mit angewinkelten Knien ein und bringst mit Schwung und der Ausatmung die Beine sofort ganz nach oben. Das fügt hier noch das Element des Balancierens hinzu. Es mag sein, dass du dabei nach hinten kullerst, aber das macht nichts – außer, dass es viel Spaß bringt!

Kamel

(ustrasana)

**auf Schultern, Brust, Rücken,
Gesäß und Leistengegend**:
öffnend, formend, lockernd, straffend
und anreichernd

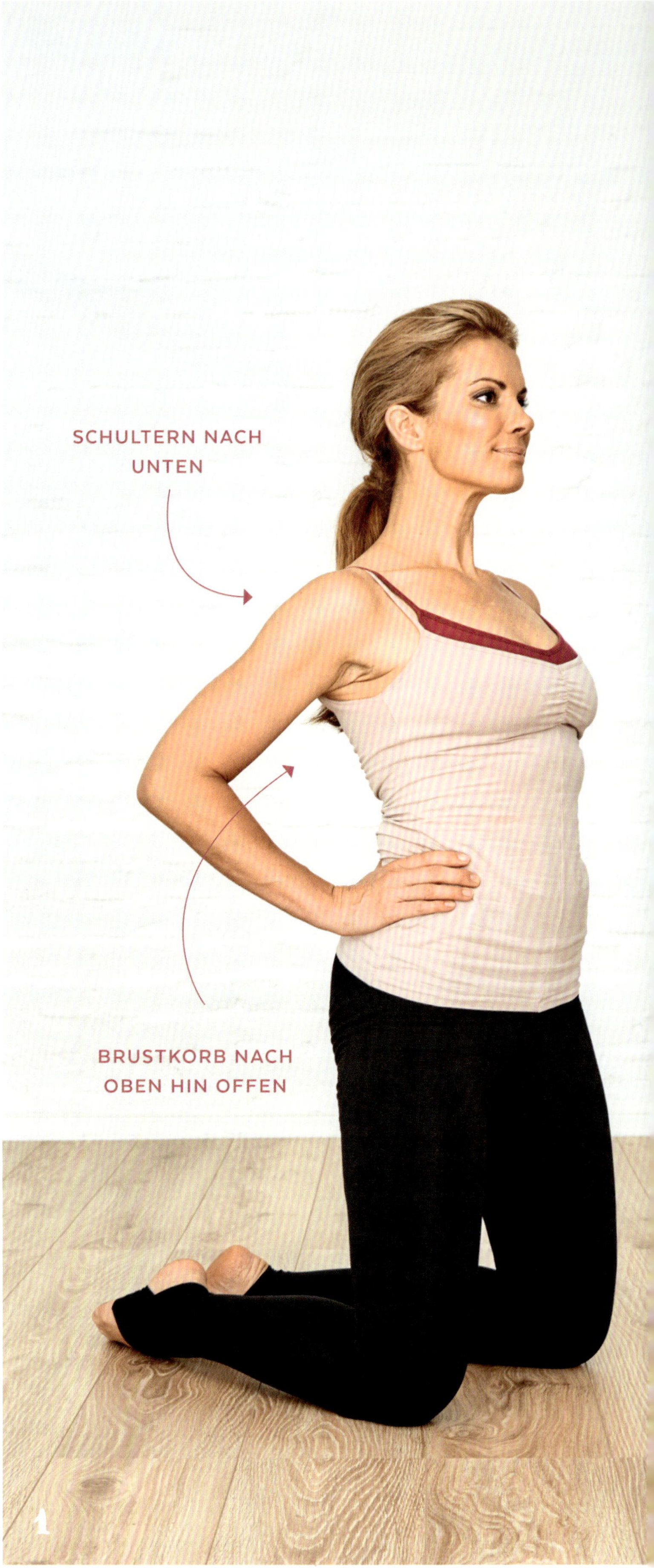

Das Kamel ist ein Geheimtipp, wenn es darum geht, überflüssige Pfunde loszuwerden. In Kombination mit einer Vorbeuge wird hier der Verdauungstrakt erst massiert und dann
im Kamel langgezogen. Das regt die Verdauung wunderbar
an! Die Rückbeuge sorgt auch im Brustraum für eine Öffnung
der Lungen sowie zusätzlichen Sauerstoff und im Rücken für
eine Aufrichtung, die uns vor einer gebeugten Ganghaltung
bewahrt. So können wir durch Übungen wie diese bis ins reife
Alter schön aufrecht bleiben.

1 Komme in den Kniestand, die Knie hüftbreit auseinander,
die Zehenspitzen berühren sich. Stütze die Hände von hinten
an die Nieren, öffne den Brustkorb nach oben, ziehe die
Schultern von den Ohren weg.

2 Schiebe erst deine Hüften vor, lasse dann den Kopf sanft
nach hinten sinken. Mache Bauch und Gesäß fest, um aus
der Mitte stabil zu bleiben. Du kannst außerdem die Zehen aufstellen, sodass deine Fersen weiter oben und somit
leichter zu greifen sind. Lasse die Hände an den Nieren und
beuge dich mit dem gestützten Rücken soweit zurück wie es
sich gut anfühlt. Wenn dir das als Dehnung im Rücken reicht,
halte hier. Wenn du möchtest, gehe noch einen Schritt weiter.

Löse die Hände vom Rücken und finde die Fersen, um dich
hier abzustützen. Halte das für ein paar Atemzüge, unterstütze dann den unteren Rücken wieder mit den Händen und
löse die Übung auf.

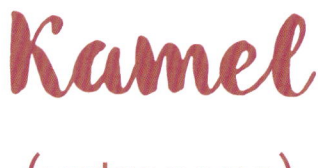

SCHULTERN NACH
UNTEN

BRUSTKORB NACH
OBEN HIN OFFEN

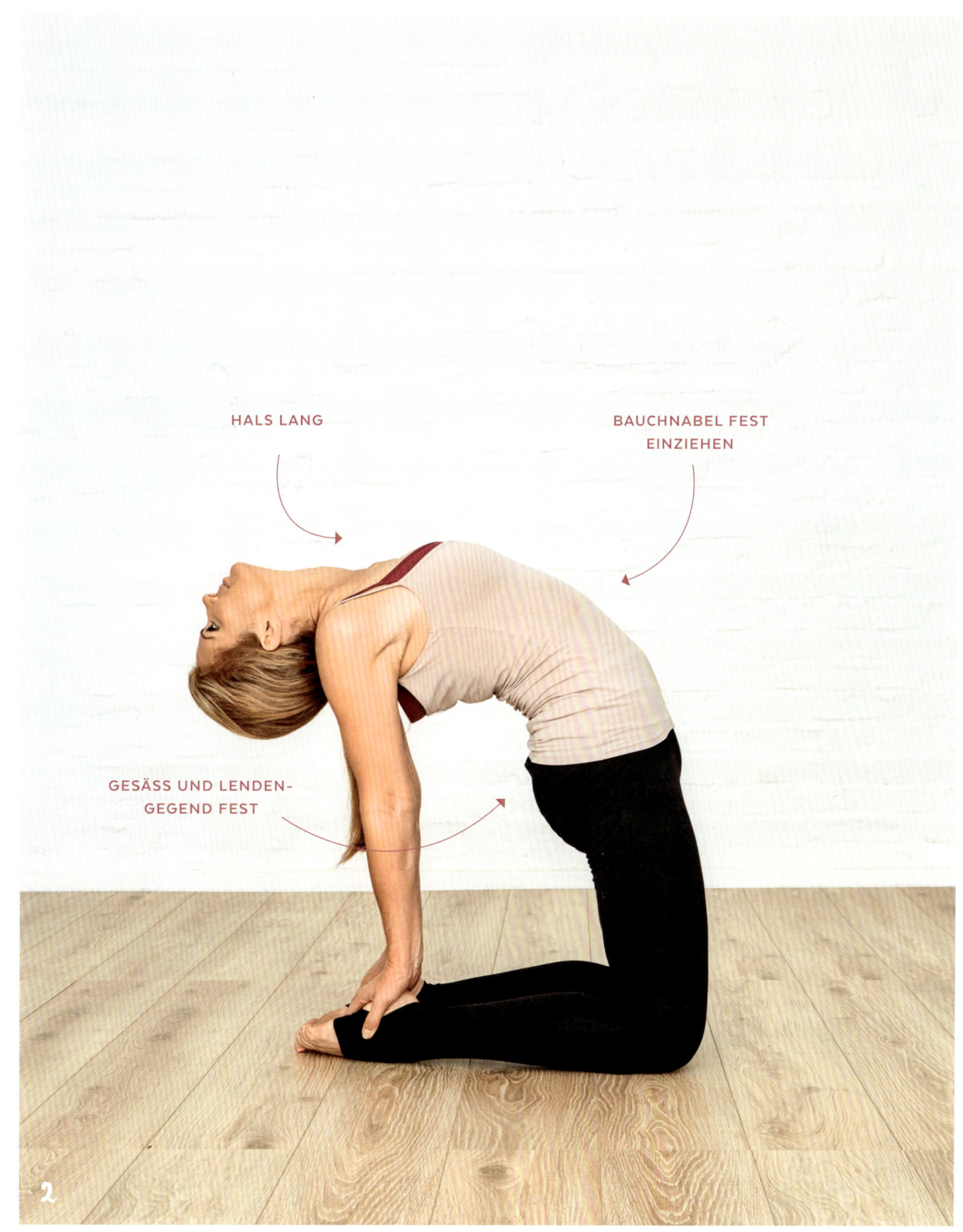

HALS LANG

BAUCHNABEL FEST
EINZIEHEN

GESÄSS UND LENDEN-
GEGEND FEST

2

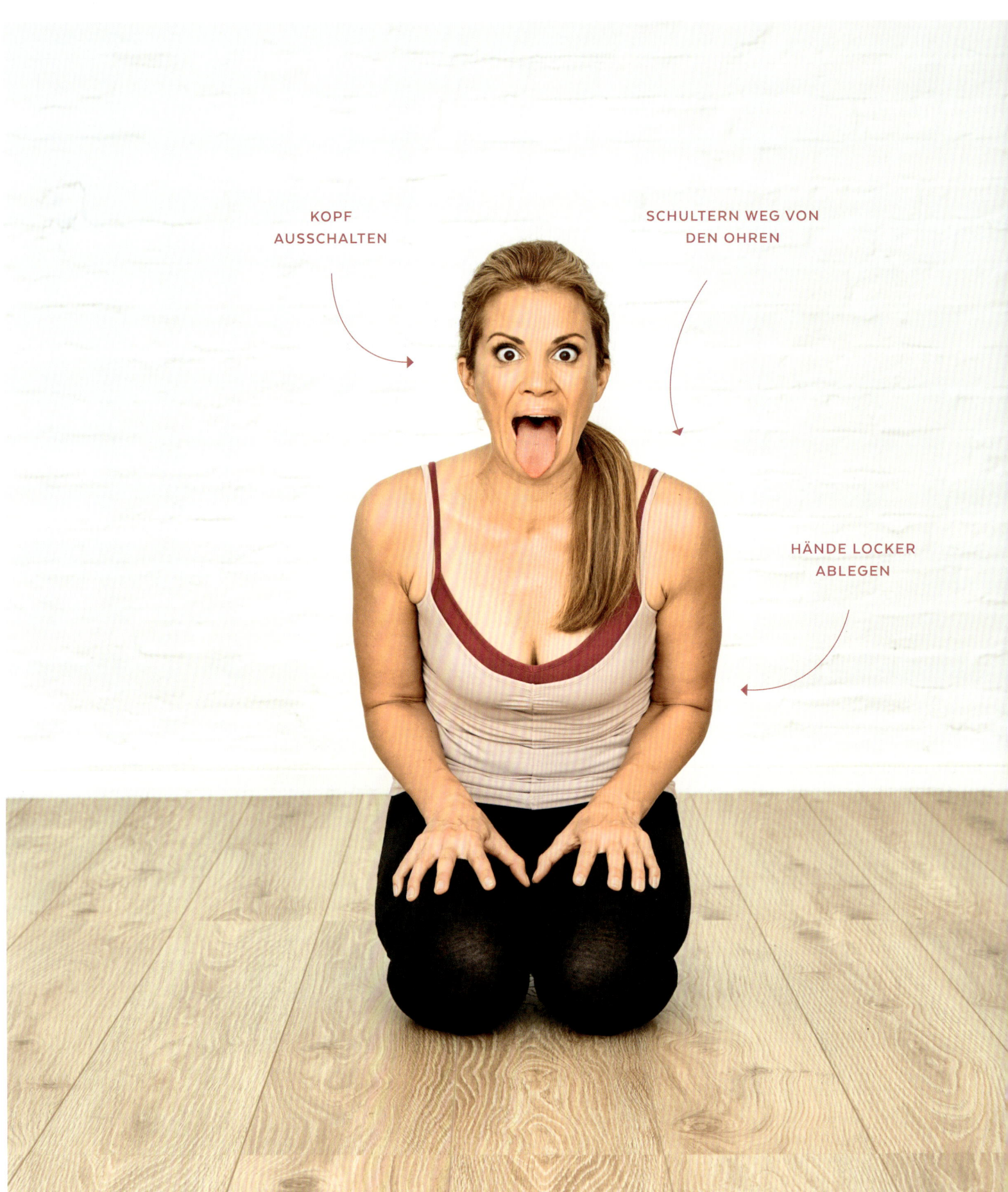

KOPF
AUSSCHALTEN

SCHULTERN WEG VON
DEN OHREN

HÄNDE LOCKER
ABLEGEN

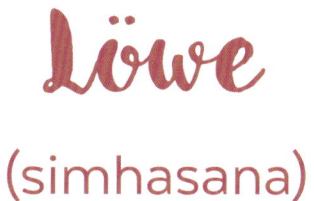

Löwe

(simhasana)

auf Gesicht, Nacken, Geist und Ausstrahlung:
durchblutungsfördernd,
energetisierend, weckend und erhellend

Der Löwe ist eine der Posen, die ich am liebsten unterrichte. Sorgt er doch zum Ende jeder Klasse immer für eine aufgeräumte, heitere Stimmung, egal, wie anstrengend die Asanas zuvor waren. Das ist auch eines der Schönheitsgeheimnisse des Löwen: Er zeigt uns, dass wir nicht alles so ernst nehmen müssen - vor allem nicht uns selbst!

Ich unterrichte ihn gern mit dem Verweis darauf, alle Gedanken daran, wie man selbst gerade aussieht oder wie albern man sich vorkommt, über Bord zu werfen. Denn wie attraktiv wirkt jemand, der mit sich im Reinen ist und sich dementsprechend wenig darum kümmert, was andere von ihnen denken?! Ironischerweise sind doch wirklich jene Menschen am schönsten, die am wenigsten verkrampft erscheinen. Wer zugespachtelt mit Make-up selbst beim Spaziergang im Grünen auf hohen Hacken unterwegs ist, wird wahrscheinlich wohl kaum dieselbe Ausstrahlung haben wie jemand, der das nicht braucht. Vielleicht, weil er (oder sie) zum Beispiel den Löwen übt. Denn der schenkt uns mental die Kraft und das Leuchten eines Löwen und ermutigt uns, die starke Seite in

uns zu spüren und sie rauszulassen. Körperlich sorgt er für ein strahlendes, straffes Gesicht. Denn zum einen trainierst du hier die kleinen Muskeln, die für deine Gesichtskontur zuständig sind, und zum anderen wird dein Gesicht wunderbar durchblutet. Und je lauter dein Löwe brüllt, desto mehr!

1 Sitze bequem auf den Fersen. Du kannst die Füße entweder nebeneinanderlegen oder den rechten über den linken Knöchel kreuzen. Lege deine Hände auf die Oberschenkel.

2 Mit der Einatmung spreize die Finger fest auf die Knie, richte den Rücken gerade auf und schließe fest die Augen. Mit der Ausatmung strecke die Zunge heraus, als würdest du das Kinn berühren wollen, öffne die Augen weit, „schiele" in Richtung Stirn und brülle laut wie ein Löwe. Halte die Position kurz, atme durch den offenen Mund und spüre die Durchblutung des Gesichts. Löse dann die Position und wiederhole die Asana mit umgekehrter Fußstellung.

Übungstipp

Der Löwe ist ein schönes Beispiel dafür, dass fast alle Asanas nicht nur auf der körperlichen, sondern auch auf der geistigen und emotionalen Ebene wirken. So wie der Löwe dafür sorgt, dass du dein Schamgefühl überwindest, verborgene oder vergessene Kräfte in dir weckst, dein inneres Strahlen anknipst und Trübsal ausschaltest, gibt es für so ziemlich jeden Bereich eine passende Übung. Es gibt solche, die dich mutiger machen, zielstrebiger oder eben innerlich schöner. Wichtig ist dafür die richtige innere Haltung beim Üben.

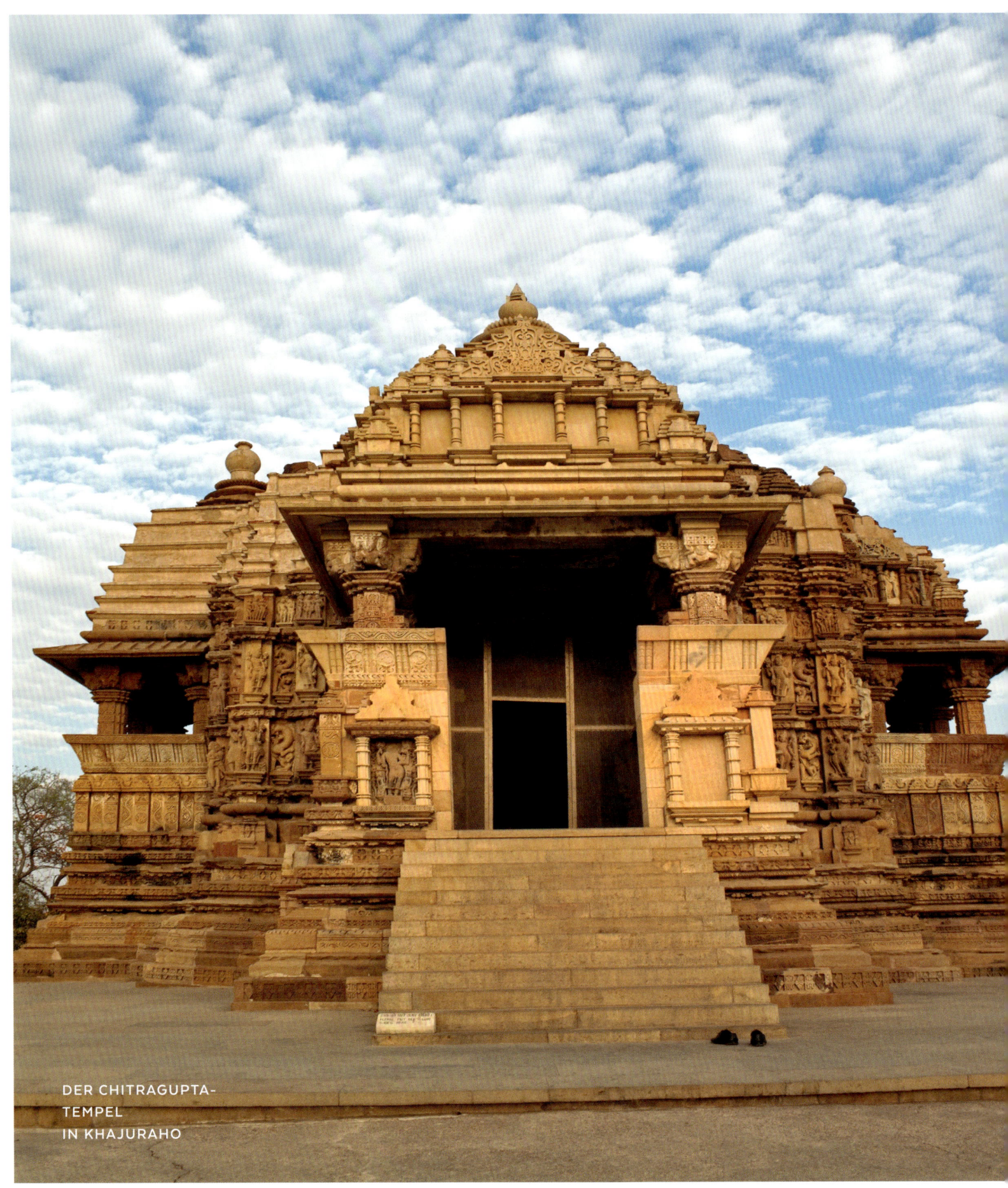

DER CHITRAGUPTA-
TEMPEL
IN KHAJURAHO

Spirit & Soul – be better

Für mich gab es auf meinen unzähligen Reisen viele Situationen, in denen ich dieses besondere Gefühl des Nachhausekommens erfahren habe – an Orten, an denen ich vorher noch nie gewesen bin. Besonders während meiner Pilgerreisen in Indien durfte ich außergewöhnliche Plätze und Momente erfahren. Einer davon wird mir für immer unvergessen bleiben und hat direkt damit zu tun, dass ich heute Mutter einer wundervollen kleinen Tochter bin ...

Die umarmende Mutter

Nachdem ich viel von ihr gehört und gelesen hatte und sogar einmal das Glück hatte, bei einem ihrer internationalen Auftritte bei einem sogenannten Darshan von ihr umarmt zu werden, wollte ich die Hugging Mother **Mata Amritanandamayi**, kurz **Amma** (aus dem Tamil: Mutter), unbedingt auch einmal in ihrem Heimat-Ashram in Indien treffen. Bei einem Darshan versammeln sich Menschen, um eine Segnung zu erhalten. Bei Amma stehen sie dazu oft tagelang Schlange. Ihre Darshans, bei denen sie oft tausende Menschen umarmt, können sich ohne Unterbrechung bis zu 20 und mehr Stunden hinziehen. Mich faszinierte die Ausstrahlung dieser hochspirituellen Frau, die in ihrem Leben schon viele Millionen Menschen umarmt hat und sich ganz dem Verbreiten positiver Energie widmet. Sie wird als Heilige betrachtet – hat sie doch mit ihrer Einrichtung, dem „Mata Amritanandamayi Math", Tausenden Menschen Schulbildung, ein neues Zuhause oder schlicht Liebe und Hoffnung gegeben – und das nicht nur in Indien.

Auf dem Weg zur Heiligen Mutter

Ich machte mich also bei meiner Reise durch Kerala, dem wunderschönen sattgrünen Tropenstaat in Süden Indiens, per Boot auf den Weg zu dem Ashram, der sich um ihren Geburtsort gebildet hat. Man kann dort sogar noch ihr Geburtshaus sehen und den Stall, in dem sie schon als Kind Menschen um sich versammelte, die ihrer Weisheit lauschten und von wo aus sie Nachbarn mit Nahrungsmitteln aushalf, das sie den Eltern gemopst hatte. Fraglos eine außergewöhnliche Inkarnation! Solche Menschen haben mich schon immer magisch angezogen ...

Als ich nach der Fahrt durch die surreal schönen Backwaters schließlich am Steg des Ashrams anlegte, war es, als würde ich vom Ufer wie ein Magnet angezogen. Diese starke Energie war auf dem gesamten Gelände zu spüren. Der Tsunami hatte hier vor einigen Jahren gewütet, und Amma hat allen Anwohnern neue Häuser gebaut. Ich bemerkte sofort, dass es hier nur glückliche Menschen zu geben schien, und lernte später, dass dank Amma hier jedes Kind zur Schule geht und alle Anwohner medizinisch versorgt werden, in Indien eine unfassbare Ausnahme!

Beim Check-in im Ashram dann die herbe Enttäuschung: Amma war nicht da und sollte erst in vier Wochen von ihrer Reise zurückkehren! Ich war nur kurz traurig, freute ich mich doch zu sehr darüber, endlich hier zu sein und noch ein Zimmer bekommen zu haben (was nicht geklappt hätte, wenn die Heilige persönlich anwesend gewesen wäre). So etwas passiert, wenn man sich spontan und ohne Plan durch ein riesiges Land wie Indien treiben lässt ...

Ich nahm es positiv: kein „Terminstress" wegen einer Audienz und kein Schlangestehen für die kurze Umarmung der Mutter. Die mütterliche Energie Ammas sollte ich dennoch in einer Stärke abbekommen, dass sie mein ganzes restliches Leben durchdringen sollte! Ich richtete mich in dem spartanischen Zimmer ein, das mir aus dem achten Stock des Ashram-Hochhauses einen spektakulären Blick über die von Palmen und weißen Stränden gesäumte Küste bot. Außerdem konnte ich gut erkennen, wie sich das Areal, das inzwischen Schulen, Ayurveda-Kliniken und vieles mehr umfasst, vom Geburtshaus Ammas aus vergrößert hatte.

Ich studierte schnell das Veranstaltungsangebot, weil ich es kaum abwarten konnte, mich ins Geschehen zu stürzen. An diesem Abend fand ein Satsang in der Haupthalle statt: „Ladies only" hieß es da. Männer und Frauen wurden nämlich

Darshan

Ein Darshan (sanskr.: Betrachtung, Zusammentreffen, Weltsicht) ist die kontemplative Versenkung in die Betrachtung eines Götterbildes. Der Begriff steht aber auch, wie in Ammas Fall, für den Besuch eines Schülers bei seinem Guru. Natürlich für jeden, dem sich diese Möglichkeit bietet, ein riesengroßes Glück!

bei vielen Aktivitäten im Ashram getrennt. Ich sah auf die Uhr und stellte fest, dass ich es noch pünktlich zum Essen und dann zum Satsang schaffen würde. Meine einfache Mahlzeit, ein Dal mit Reis (das populärste einfache indische Linsengericht), erhielt ich in der offenen Essenshalle zusammen mit den anderen Gästen. In einer Ecke saßen die Teilnehmer eines *Panchakarma* (eine ayurvedische Reinigungskur) und aßen schweigend ihr Kichery mit Ghee. Das ist eine Art Schonkost bei solchen Kuren, sie besteht aus Linsen und geklärter Butter.

Dann versank ich in die Beobachtung zweier besonderer „Besucher": Zwei riesige tropische Ameisen schleppten ein zerschnittenes Palmenblatt mitten über den Tisch. Ich verfolgte bewundernd diesen Kraftakt und entdeckte, dass sie dieses Blatt als Baumaterial zu ihrem „Haus" brachten: einem weiteren großen Palmenblatt, das das Ameisenvolk kunstvoll ans Geländer des Restaurants „geklebt" hatte. Das aufgerollte Blatt sah aus wie eine futuristische Chillout-Lounge. Ich empfand amüsierte Dankbarkeit darüber, dass solch ein Wunder der Natur direkt neben einem Restaurant wohl nur in einem friedlichen und spirituellen Ort wie einem Ashram entstehen und auch überleben würde.

Als zum Satsang geläutet wurde, stellte ich fest, dass ich eine der wenigen Ausländerinnen war. Um mich herum befanden sich fast nur Inder. Die Abwesenheit der Heiligen Mutter hatte wohl zur Folge, dass hauptsächlich Pilger hier waren, denen es um die Praxis und weniger um ein Shakehands mit Amma ging. Im Gegensatz zu den Hundertschaften spiritueller Touristen, die sich hier einfanden, wenn sie persönlich vor Ort war und ist.

Ich folgte einfach dem Strom der rund 300 Menschen, der sich vor der großen Haupthalle teilte: Die Männer liefen weiter zum kleinen Tempel, und die Frauen strömten in die große Meditationshalle. Ich suchte mir einen Platz weiter hinten, da ich noch nicht wusste, wie sich der Ablauf des Satsang gestalten würde und was mich genau erwartete. Nach einer kurzen Begrüßung auf Englisch wurden Gesangshefte herumgereicht und innerhalb kürzester Zeit kam die ganze Menge zur Ruhe für eine kurze Meditation. Ich nahm die rund 200 Frauen um mich herum wahr: Inderinnen in bunten Saris oder weißen Gewändern, alle tief in sich gekehrt.

Dann fiel ihr Blick auf mich: Die kolossal große Statue der Göttin Kali „blickte" vom Schrein an der Vorderseite der Halle auf mich. So furchterregend die Darstellung von Kali auch ist, so sehr mochte ich schon immer ihre Bedeutung: Die strenge Mutter, die mit liebevoller Energie dafür sorgt, dass Altes weicht, damit Neues, Besseres kommen kann. Ich begann, auf sie zu meditieren. Wieder spürte ich diese magnetische

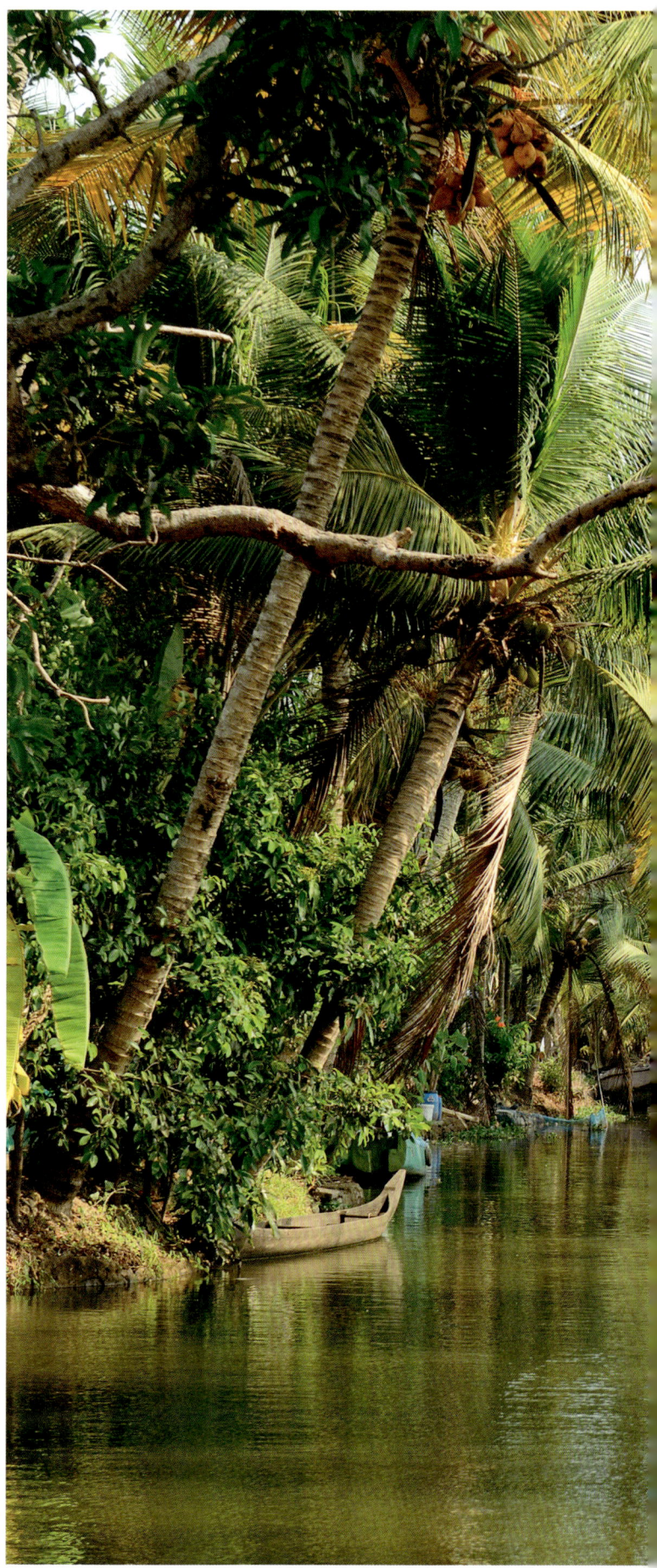

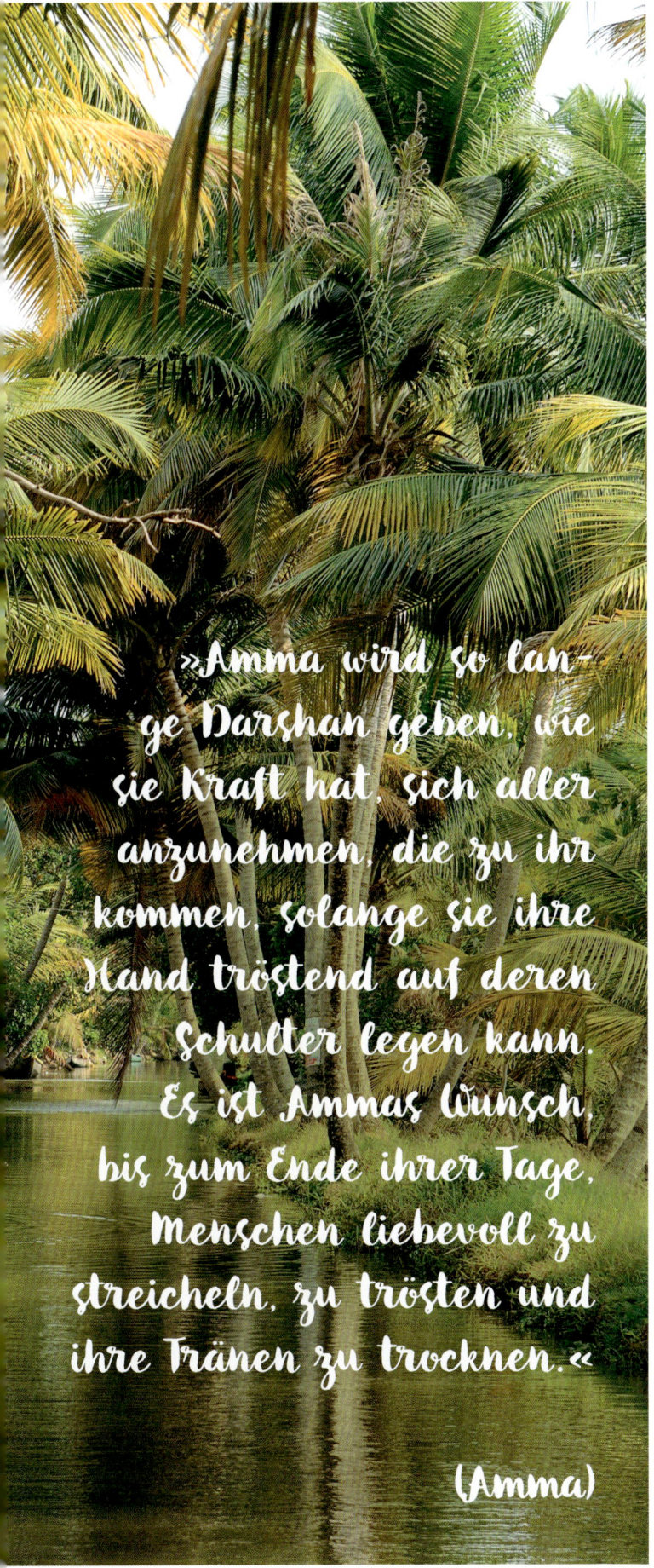

>>Amma wird so lange Darshan geben, wie sie Kraft hat, sich aller anzunehmen, die zu ihr kommen, solange sie ihre Hand tröstend auf deren Schulter legen kann. Es ist Ammas Wunsch, bis zum Ende ihrer Tage, Menschen liebevoll zu streicheln, zu trösten und ihre Tränen zu trocknen.<<

(Amma)

Energie. Es kam mir vor, als müsste ich gleich aufstehen und zu ihr laufen.

Ich verschmolz mehr und mehr mit dem Abbild Kalis, bis ich nicht mehr wahrnahm, ob meine Augen offen oder geschlossen waren. Auch den Gesang der Frauen um mich herum nahm ich nur unterbewusst wahr. Der laute, starke und zugleich lieblich weibliche Gesang der Mantras drang so tief in mich ein, dass etwas in mir passierte. Ich kann es bis heute nicht genau erklären, doch habe ich später mit verschiedenen Lehrern darüber gesprochen und gelernt, dass die Kraft einer Gottheit bei solch intensiven Meditationerlebnissen in einen Menschen eindringen kann. Ich war völlig weggetreten und hellwach zugleich. Worte können diesen Zustand und das, was geschah, nicht beschreiben. Doch werde ich mich für den Rest meines Lebens an das Gefühl erinnern können: Mir war schwindelig, es war, als würde ich gleich vom Boden abheben und auf der Melodie der Mantras reiten wie auf einem fliegenden Teppich, der eigentlich die schützende Hand Kalis war! Als ich wieder zu mir kam, flossen mir Tränen über die Wangen. Es war, als seien mit einem Mal alle Schmerzen von mir gefallen, die mit dem Thema „Mutter" zu tun haben und an denen ich jahrelang gearbeitet hatte. Vor allem aber hatte sich in diesem einen Moment, in dieser einen Stunde, das Trauma von zwei Jahrzehnten aufgelöst, und ich konnte es nicht fassen: Ich wollte Mutter werden!

Als ich mich umblickte und all diese liebevollen Frauen sah und hörte, die mit weit geöffneten Herzen um mich herum sangen, wusste ich, als ich in ihren Gesang einstimmte, dass ich eines Tages selbst eine Tochter haben und ihr vorsingen würde. Dass es ein Jahrzehnt später genau so gekommen ist und was in der Zwischenzeit alles passierte, macht mich bis heute immer noch manchmal fassungslos.

Wenn ich dann meinen kleinen Engel anschaue, dieses gütige, liebe Mädchen mit dem reinsten Herzen und umwerfendsten Lachen, das man sich vorstellen kann, zapfe ich, mal bewusst und mal unbewusst, die Quelle dieses Erlebnisses an und überschütte mein Kind mit meiner ganzen Liebe und mütterlichen Energie. Da mir so ziemlich jeder, der meine kleine Prinzessin kennenlernt, bestätigt, dass sie wohl das entspannteste und glücklichste Kind ist, das sie kennen, und man ihr anmerkt, dass sie sich tief geliebt und sicher fühlt, glaube ich, dass sich unter anderem Ammas Energie in ihr wiederfindet. Ich bin dann der dankbarste Mensch der Welt: Ohne Yoga wäre ich sicherlich nie an diesen Orten gelandet und ohne solche Erlebnisse und meine Praxis hätte ich nie meine alte Überzeugung überwunden, in diesem Leben keine Mutter zu werden! Dank dieser Dinge darf ich bis heute immer wieder nach Hause kommen und dieses Gefühl nun sogar weitergeben.

Off the mat – was Yoga noch kann

Es gibt im Yoga etliche Übungen, die sich mit dem Beruhigen des Geistes, dem Reinigen des Körpers oder dem Harmonisieren der Seele befassen. Letztlich haben sie alle ein „Ziel": das Nach-Hause-Kommen. Zu sich selbst. Zur Quelle unserer Kraft und Freude, die wir dann immer wieder anzapfen können. Es ist wundervoll, mit dieser Quelle verbunden zu sein, gibt sie uns nicht nur Energie und Entspannung, sondern auch eine unerschütterliche Sicherheit.

Wie alle Praktiken kann uns natürlich auch Yoga nur dann helfen, wenn wir es regelmäßig praktizieren. Wie ein Muskel nämlich erschlafft, wenn wir ihn zu lange nicht trainieren, so wird auch unser Geist wieder unruhig und anfällig für Stress, wenn wir uns nicht um ihn kümmern. Wir laufen Gefahr, uns von unserer Mitte, also dieser Quelle, zu entfernen.

Daher ist es wundervoll, dass es auch für solche Situationen Übungen gibt, in denen wir zum Beispiel krank sind und daher keine körperliche Praxis verfolgen können, oder unser Kalender zu voll ist für ausgedehnte Sessions auf der Matte. Ich habe dir ja an früherer Stelle die verschiedenen Pfade des Yoga vorgestellt. Viele der nicht physischen Praktiken zählen dementsprechend zu anderen Yogapfaden als dem Hatha-Yoga (siehe hierzu auch Seite 016).

Ich möchte dir hier eine kleine Auswahl an Übungen vorstellen: Das ist die Schweigepraxis *Mouna* (siehe rechts), aber auch die *Kriyas*, die eine Reinigungswirkung auf wichtige Organe haben (siehe Seite 202). Dann die heilsamen Gesten, *Mudras* genannt (siehe Seite 204). Auch das Fasten (siehe Seite 208) möchte ich dir ans Herz legen. All diese Praktiken können dir auf anderer Ebene guttun und derer du dich jederzeit bedienen kannst. Natürlich sind sie auch eine herrliche Ergänzung zu deiner Asana-Praxis.

Last, but not least – das Lachen! Eine hoffentlich inspirierende Geschichte darüber habe ich auf Seite 206 im Extra „Zeit für Freude" für dich. Das Gute daran: Alle vorgestellten Praktiken kosten nicht viel Zeit, daher kannst du sie sehr gut in deinen Alltag einbauen – einige davon können sogar zur täglichen Routine werden!

Mouna
So wirkt es: klärend, befreiend

„Reden ist Silber, Schweigen ist Gold" – dieses Sprichwort trifft auf viele Situationen zu und beschreibt die Praxis von Mouna schon ganz gut. Um diese Übung zu praktizieren, nimmst du dir eine bestimmte Zeit vor, in der du nicht sprichst. Am besten sollte das regelmäßig geschehen, und gern darf Mouna auch eine kleine Herausforderung sein. Denn natürlich ist es recht einfach, morgens unter der Dusche eine Viertelstunde nichts zu sagen. Das würde allerdings Zweck und Nutzen der Übung verfehlen.

Es geht beim Schweigen darum, zum einen die Sprache und den Sprechimpuls zu kontrollieren, was sich positiv auf die Kontrolle aller anderen Impulse auswirkt. Außerdem führt eine regelmäßige Schweigepraxis dazu, dass man sich des gesprochenen Wortes bewusster wird und genauer auswählt, was man von sich gibt. Zu guter Letzt spart Mouna uns sehr viel Energie, denn allzu oft verschwenden wir diese mit unnützem Geplapper oder Smalltalk, den wir vielleicht gar nicht wollen, oder Gesprächen, bei denen wir nur aus Höflichkeit unsere Kommentare beisteuern. Mouna hilft bei all dem.

In vielen Ashrams wird zum Beispiel bei Mahlzeiten nicht gesprochen: eine Herausforderung und ein Segen zugleich. Natürlich ist es verlockend, mit dem Tischnachbarn einen Schwatz beim Essen zu führen. Doch wenn man das nicht tut, zieht man die Sinne viel mehr zum Essen hin, der Geschmack der Speisen wird intensiver, die Nahrung wird besser vom Körper aufgenommen, und man kann den Akt des Essens so richtig genießen. Du wirst lernen zu spüren, wann du satt bist, und deshalb nicht unaufmerksam einfach weiteressen. Daher hilft Mouna bei Mahlzeiten auch beim Abnehmen. Auch die nonverbale Kommunikation wird geschult, denn schnell wirst du Möglichkeiten lernen, auch ohne Worte zu „sprechen". Das zahlt sich wiederum in anderen Situationen aus, wenn dich zum Beispiel dein Chef zum wiederholten Mal bittet, Überstunden zu machen. Ja, richtig gehört – durch Gestik, Mimik und Körperhaltung kannst du dich besser abgrenzen, und das wiederum übst du „ohne Worte".

Auch ein Retreat eignet sich hervorragend für die Praxis von Mouna, da du dir hier ganz offen die Zeit dafür nehmen kannst. Ich arbeite auch regelmäßig mit Mouna – die Teilnehmer meiner Retreats wissen das sehr zu schätzen und nehmen sich am Ende sogar mehr „Ruhezeiten", als ich anbiete.

Versuche, deine Schweigepraxis langsam anzugehen. Fange mit kurzen Zeiten an, vielleicht ein paar Stunden an einem Sonntag, an dem du spazieren gehst. Schaue, ob du es dann auch auf Zeiten ausdehnen kannst, in denen du mit Menschen zu tun hast. Im Idealfall praktizierst du Mouna über einen Zeitraum von einem Jahr regelmäßig einmal pro Woche und immer dann, wenn es passt. Wer einmal eine intensive Erfahrung machen möchte, kann sich an einem Schweige-Retreat versuchen. Bei der sogenannten *Vipassana*-Meditation, die zum Beispiel in bestimmten Klöstern angeboten wird, schweigt man sieben Tage oder länger vollständig. Das hat eine sehr tiefe Wirkung und zielt darauf ab, die Dinge so zu sehen, wie sie wirklich sind (sanskr.: vipassana = Einsicht).

Wer weiß – vielleicht kommst du ja durch anfänglich kleinere Portionen des Schweigens auf den Geschmack ... In jedem Fall ist es herrlich erfrischend und entspannend, einfach mal nichts zu sagen!

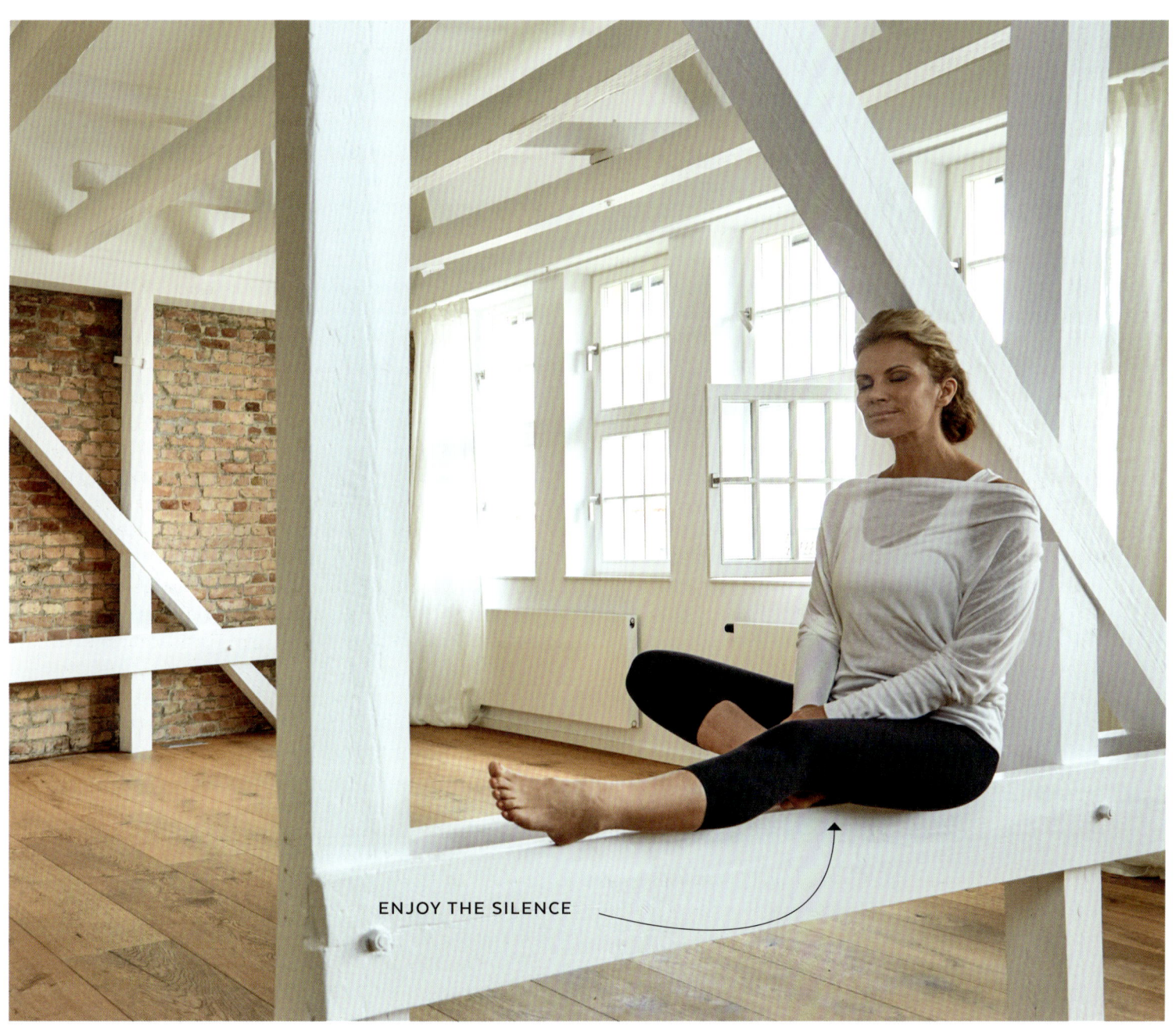

ENJOY THE SILENCE

Kriyas — Reinigungsrituale

Im klassischen Hatha-Yoga wird die Gesundheit durch viele verschiedene Praktiken gestärkt und gefördert. Eine Reihe von Techniken nennt sich *Kriyas*. Diese sind hauptsächlich dazu gedacht, den Körper innerlich zu reinigen. Eine der wichtigsten Schriften des Yoga, die „Hatha-Yoga Pradipika" (siehe Buchtipps Seite 214), beschreibt sechs *Kriyas*, die eine intensive Reinigung wichtiger Organe bewirken und somit helfen, den Körper von Giftstoffen zu befreien und ihn wieder zu regenerieren. Ich möchte dir hier drei davon zeigen. (Auch die Atemübung *Kapalabathi* zählt zu den *Kriyas*. Auf Seite 049 bekommst du eine Übungsbeschreibung sowie mit *Ujjayi* eine weitere Atemtechnik an die Hand.)

1 Neti

So wirkt sie: reinigend

In der „Hatha-Yoga Pradibika" wird das klassische Neti mit einem Mullfaden beschrieben, der durch die Nase eingeführt und über den Mund wieder herausgezogen wird. Da dies nicht nur sehr unbequem ist, sondern bei uns im Westen eher als eklig betrachtet wird, gibt es die Variante mit Salzwasser. Die Nasenspülung ist zunächst einmal gewöhnungsbedürftig, aber nach einer Zeit sogar wirklich angenehm. Ich habe damit unter anderem meinen Heuschnupfen vollständig geheilt! Als ich jünger war, litt ich unter Allergien gegen Pollen, Gräser und alle möglichen Früh- und Spätblüher. Im Grunde waren meine Augen ab April bis in den Sommer hinein gerötet, und ich habe päckchenweise Taschentücher verbraucht. Sogar Cortison wurde mir verabreicht – nichts

half ... Bis ich Yoga entdeckte und Neti: Schon nach der ersten Anwendung spürte ich eine Verbesserung. Nach kurzer regelmäßiger Nasenspülung verschwanden meine Beschwerden schon nach wenigen Wochen. Anstelle des klassischen Neti-Pots (ein kleiner Topf aus Ton, ähnlich einer Gießkanne, mit dem man das Salzwasser in die Nase gießt) gibt es in der Apotheke oder im Drogeriemarkt eine Nasendusche, die die Anwendung noch komfortabler macht.

So geht's:

1. Fülle das Gefäß mit lauwarmem Wasser und wenig Salz (siehe Kasten unten). Stelle sicher, dass das Salz vollständig aufgelöst ist, bevor du mit der Spülung beginnst. Wenn du einen Neti-Pot verwendest, halte den Kopf schräg und verschließe mit dem Ausguss ein Nasenloch. Lasse dann das Wasser in eine Seite der Nase laufen, bis sich die Nebenhöhlen füllen und das Wasser auf der anderen Seite wieder herausfließt. Bei einer Nasendusche kannst du den Kopf gerade halten und musst nur den Finger vom Verschlussloch an der oberen Seite lösen, damit das Wasser fließt. Beuge dich bei beiden Varianten über das Waschbecken und atme ruhig durch den offenen Mund. Es ist nur bei den ersten Malen seltsam, du wirst dich schnell daran gewöhnen!

2. Wenn du die Nase in eine Richtung gespült hast, fülle dein Gefäß wieder und spüle von der anderen Seite. Es ist wichtig, dass du nach jedem Spülen deine Nase gründlich putzt und trocknest, damit auch wirklich alles herauskommt, das dir nicht nützt.

Tipps für Neti

Salz für die Nasendusche gibt es in extra dafür abgepackten Päckchen. Damit stellst du auch sicher, dass du die richtige Menge Salz verwendest, sodass der osmotische Druck im Wasser derselbe ist wie im Körper. Wenn du mit der Portionierung vertraut bist, kannst du auch eine große Packung nutzen. Wichtig ist, dass du naturbelassenes und kein industriell verarbeitetes Salz verwendest. Zu viel oder zu wenig Salz kann sehr unangenehm sein und zu Nasenbluten oder Tränen führen. Damit die Nasendusche angenehm ist, sollte das Wasser sollte etwa Körpertemperatur haben.

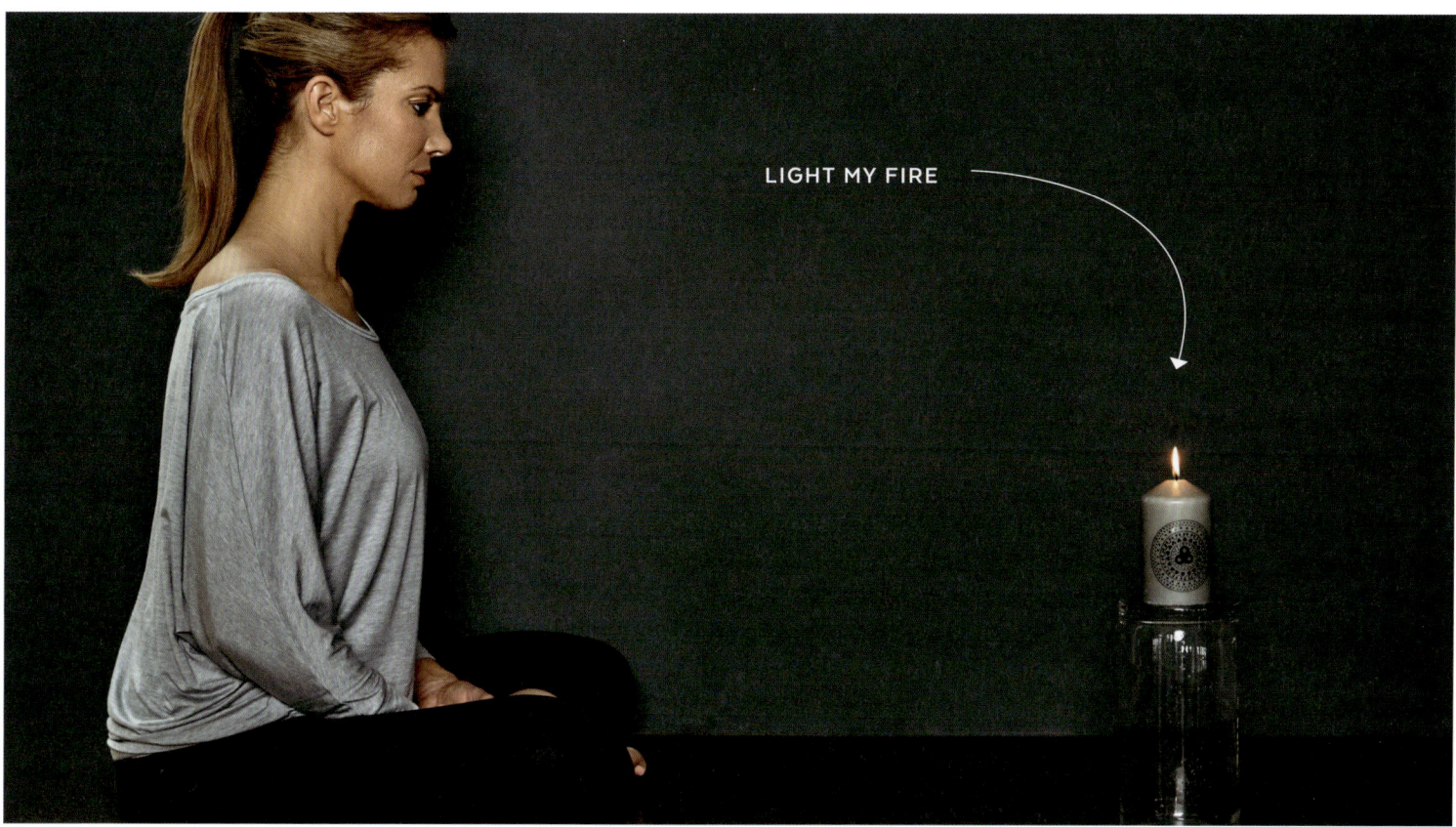

LIGHT MY FIRE

2 Tratak

So wirkt es: konzentrationsfördernd, zentrierend

Das Starren auf eine Kerze mag sich zu Beginn etwas seltsam anfühlen, ist aber eine einfache und effektive Methode, die auf körperlicher und geistiger Ebene wirkt. Zum einen werden die Augenmuskeln durch das konzentrierte Starren und Nichtzwinkern trainiert. Zum anderen werden die Augen durch den darauffolgenden Tränenfluss gereinigt. Sehschwächen und auch Allergien können sich mit dieser Methode mit der Zeit bessern.

Tratak hat aber noch einen weiteren Benefit: Die Konzentration auf die Flamme und anschließend auf das Abbild der Flamme vor dem inneren Auge ist eine meditative Übung und hilft wunderbar beim Entspannen und Sammeln des Geistes. Das Fixieren eines Punktes, in diesem Fall einer Kerzenflamme, hilft bei der Konzentration und wird bei regelmäßiger Praxis den Geist schärfen. Wenn es dir also manchmal schwerfällt, mit der Konzentration bei einer Sache zu bleiben, oder dein Kopf so voll ist, dass er schwirrt, kann Tratak hilfreich sein.

So geht's:

1. Stelle eine brennende Kerze ungefähr einen Meter von dir entfernt etwa in Augenhöhe auf.
2. Starre dann auf sie, ohne zu blinzeln. Sei dabei konzentriert und blicke nicht einfach mit leerem Blick darauf. Betrachte die Flamme und ihre Details.
3. Nach etwa einer Minute schließe die Augen und beobachte das Bild der Kerze, das in deinem Inneren gespiegelt wird.
4. Sobald das innere Bild verschwindet, öffne die Augen und wiederhole das Ganze.
5. Wenn deine Augen tränen, ist das okay und gehört zum Reinigungsprozess dazu. Du kannst sie dann wieder schließen und wieder mit offenen Augen üben, sobald das innere Bild verschwindet. Mit der Zeit kannst du die Dauer des Starrens verlängern.

Achtung

Wundere dich nicht über ein leichtes Tränen der Augen. Das ist völlig normal und ein gewollter Effekt. Nur wenn deine Augen sehr stark brennen oder schmerzen, solltest du sie natürlich schließen.

Mudras – heilsame Gesten

Mudras sind Handhaltungen, mit denen du ganz subtile Energien lenken kannst. *Mudra* bedeutet im Sanskrit soviel wie „Siegel" oder „Zeichen", aber auch „Freude geben" (sanskr.: mud = Freude, ra = geben). Ein *Mudra* ist also eine Handhaltung, die Freude gibt. Die Wirkungen diese Haltungen sind so vielzählig wie die Anzahl der *Mudras* selbst. Ganze Bücher wurden damit gefüllt. Dabei kostet die Praxis der *Mudras* weder Zeit noch Geld. Sie lässt sich als Ergänzung sowohl zu deiner Asana- als auch Meditationspraxis hinzufügen und ganz leicht in den Alltag einbauen. Allen *Mudras* ist gemeinsam, dass sie bei regelmäßiger Praxis wie eine Art Signal für dein System werden, in einen bestimmten Zustand überzugehen. Ich stelle dir hier ein paar einfache *Mudras* vor, die zu vielen der Übungen in diesem Buch passen.

1 Namaskar Mudra – Anjali Mudra
So wirkt es: konzentrierend, ausgleichend, stressreduzierend

Dieses Mudra begegnet dir in Indien den ganzen Tag über. Es wird dort nämlich als Begrüßung, zur Verabschiedung, zum Dank oder als gebende Geste verwendet. Mit dem Ausdruck *Namasté* ist bei all diesen Handlungen gemeint: „Das Höchste in mir grüßt das Höchste in dir." Auch zu Beginn einer Yogaklasse wird es oft verwendet. Für dieses einfache Mudra faltest du die Hände vor dem Herzen, die Daumen berühren leicht den Brustkorb, und die Unterarme befinden sich nahezu parallel zum Boden. Dieses Mudra lenkt die Aufmerksamkeit nach innen und wirkt ausgleichend und stressreduzierend. In einer Variante können die Hände auch vor dem Gesicht gefaltet werden, und der Kopf wird dabei leicht gesenkt. Das ist dann eine Steigerung, die besonders großen Respekt ausdrückt und in Indien immer dann zum Einsatz kommt, wenn zum Beispiel ein Meister oder Heiliger einen Raum betritt. Im Tempel verneigt man sich vor den Gottheiten, indem die Hände über dem Scheitel gefaltet werden.

2 Chin Mudra – Jnana Mudra
So wirkt es: zentrierend, energetisierend, konzentrierend

Dieses Mudra verwende ich selbst beim Unterrichten oft. Meine Schüler kennen es zum Beispiel aus der Pranayama-Praxis. Chin Mudra wird als das Mudra des reinen Bewusstseins bezeichnet. Du übst es, indem du Daumen und Zeigefinger zusammenführst und den Rest der Hand offen lässt. Es gibt zwei Varianten: Legst du, zum Beispiel bei

Atemübungen, die Hände mit den Handflächen nach oben auf deine Knie, so symbolisiert diese Haltung den empfangenden Modus – du machst dich ganz auf für die Energie, die du mit deiner Pranayama-Praxis aufnimmst.

Hältst du die Handflächen nach unten, wird der gebende Modus symbolisiert, der sich etwa gut zum Unterrichten eignet – hier nennt es sich dann Jnana Mudra. Mudras mit den Handflächen nach unten wirken zudem erdend. Wenn du dieses Mudra für die Meditation verwendest, kannst du auch subtil steuern, ob du dich eher für Inspiration nach oben öffnen oder für die Erdung nach unten verbinden möchtest.

3 Shanmukti Mudra – Yoni Mudra 2
So wirkt es: zentrierend, beruhigend, entstressend

Dieses Mudra ist eine tolle Vorbereitung auf die Meditation oder kann dir helfen, wenn dir alles zu viel wird. Es zieht alle Sinne nach innen und löst dich wörtlich kurz von der Außenwelt ab. Es erfordert allerdings Ruhe (bloß nicht beim Autofahren üben) und zu Beginn auch etwas Koordinationsgeschick. Der Effekt ist jedoch immens und sehr wohltuend! Beachte, dass du die Finger nicht quetscht, sondern nur sanft alle „Eingänge" für deine Sinne verschließt:
· Deine Daumen schließen die Ohren,
· Deine Zeige- und Mittelfinger schließen die Augen,
· Deine Ring- und kleinen Finger schließen die Lippen, indem sie sie leicht aufeinanderdrücken.

Halte dieses Mudra so lange, wie es angenehm für dich ist und bis du spürst, wie du immer ruhiger wirst.

4 Dhyana Mudra
So wirkt es: zentrierend, versenkend

Dhyana bezeichnet den vorletzten der acht Schritte auf dem Weg zu Samadhi (siehe Seite 054), dem tiefen Frieden, die Patañjali in seinen berühmten Yoga-Sutras beschrieben hat. Dieses Mudra siehst du oft in den Darstellungen tief Meditierender oder Erleuchteter. Es kann dir in der Meditationspraxis helfen, deine Konzentration vollständig zu bündeln. Lege dafür die Hände in den Schoß, die linke Hand liegt unter der rechten. Deine Daumen berühren sich und die Handflächen zeigen nach oben. Dieses Mudra hilft dir, deine Mitte (wieder) zu finden und dein Potenzial sowie deine Stärke zu erkennen.

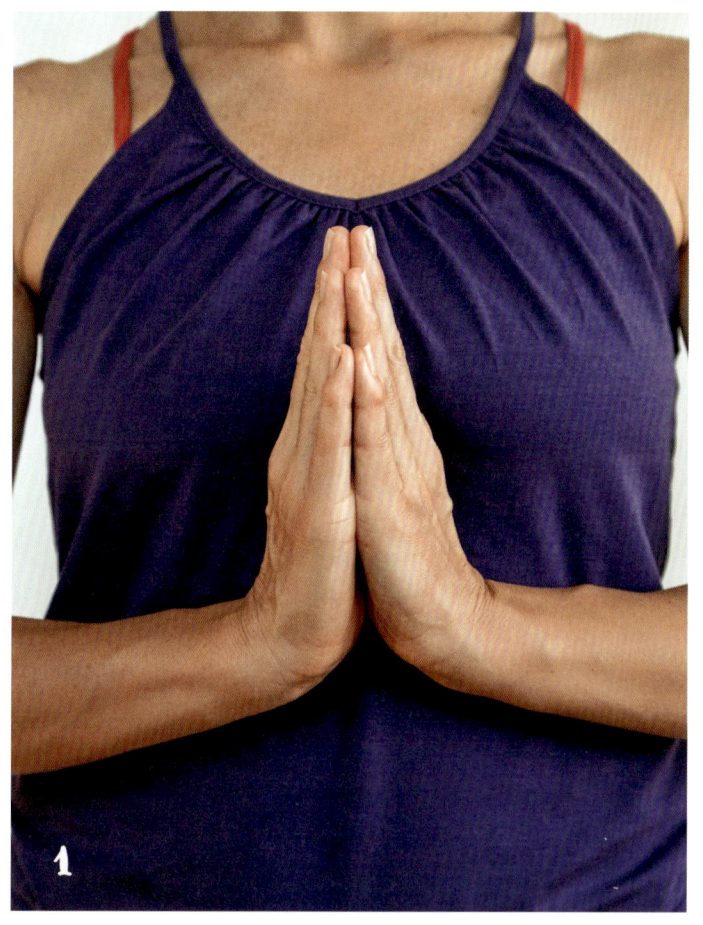

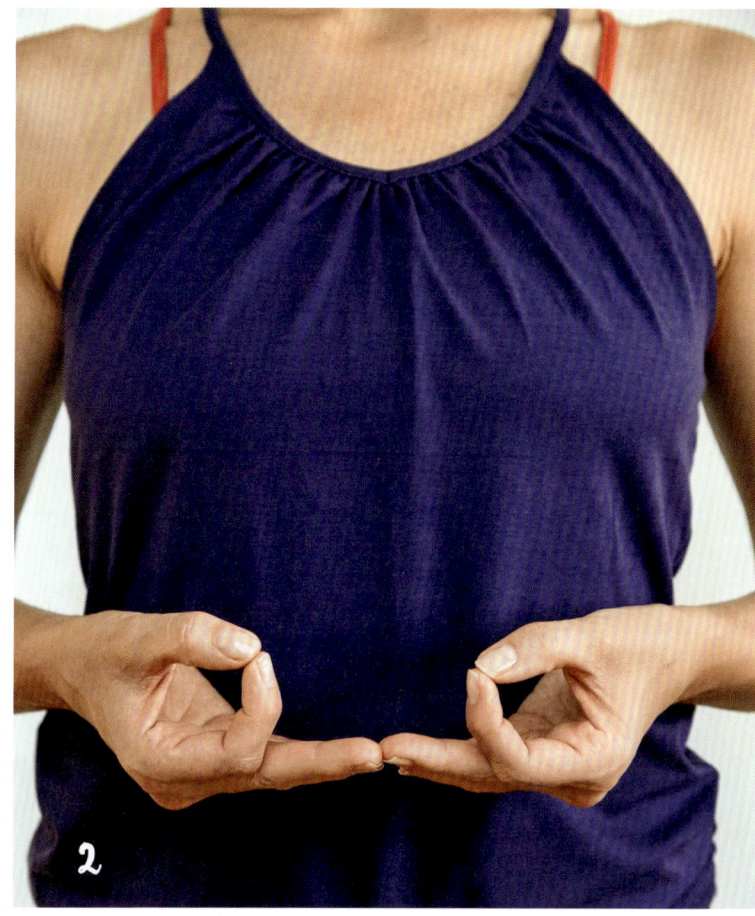

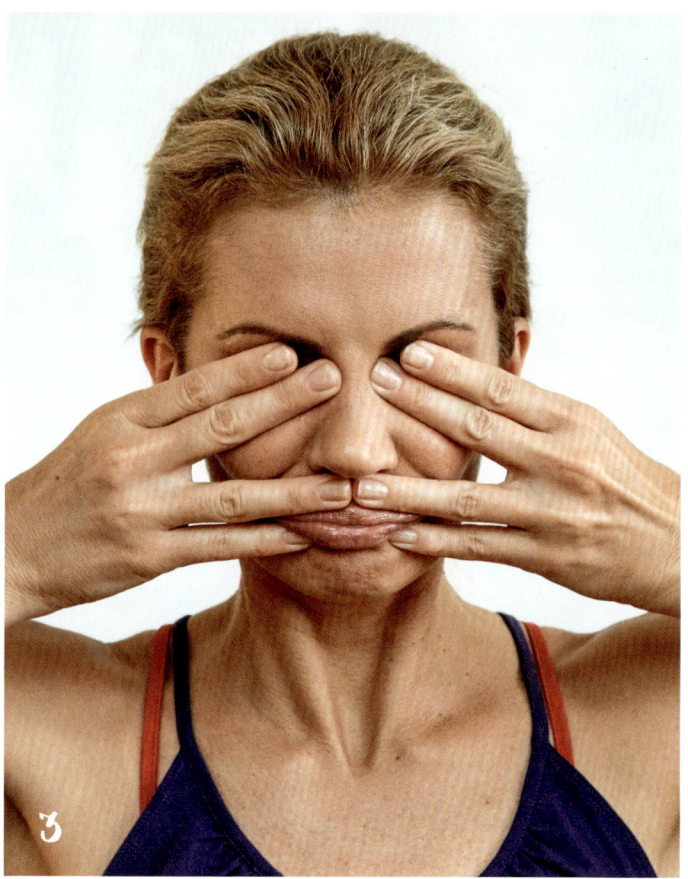

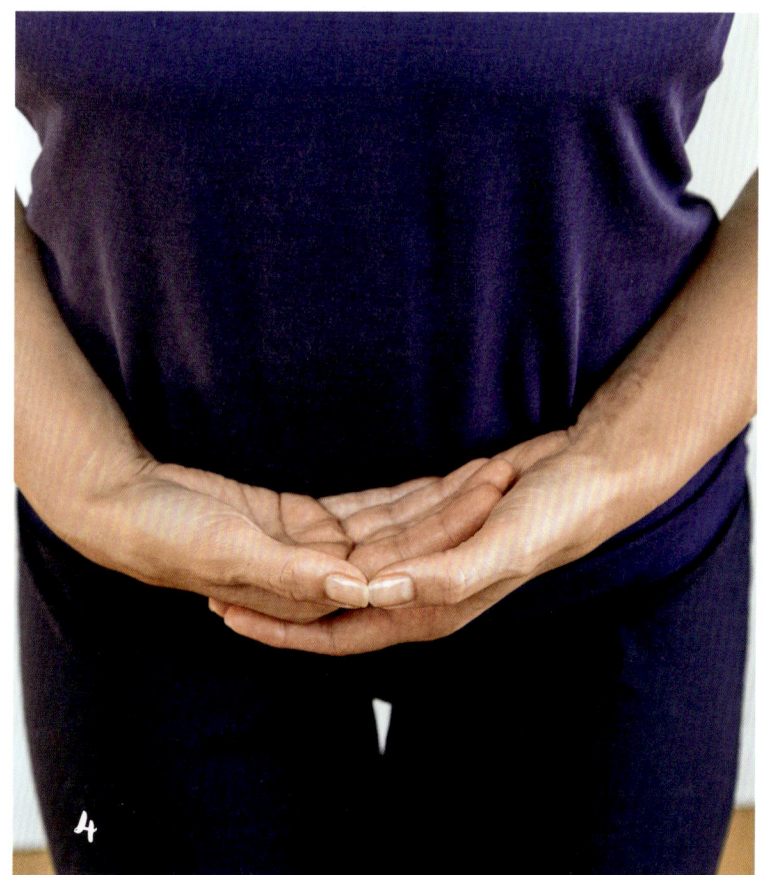

Zeit für Freude

Eine Form des Yoga, von der du vielleicht schon mal gehört hast, ist mir auf eine sehr lustige Art begegnet. Eine liebe Freundin hatte vor ihrer Hochzeit uns Mädels zum Junggesellinnenabschied eingeladen. Ich hatte mich wie angekündigt auf die klassische Sause mit viel Lachen, Party und Sekt eingestellt (die dann später auch stattfand). Als wir uns am späten Nachmittag bei ihr zuhause einfanden, überraschte sie uns jedoch mit einer Einstimmung der besonderen Art. Anstatt schon bei Tageslicht mit Blubberwasser „in Stimmung zu kommen", hatte sie sich für eine Variante entschieden, die ich nicht nur viel mehr begrüßte, sondern extrem originell fand: Sie hatte eine Lachyoga-Lehrerin für eine Privatsession engagiert.

Im Vergleich zu meinen Mitjunggesellinnen hatte ich neben der Braut von der ersten Sekunde an keine Berührungsängste. Und so fand ich mich um 18:00 Uhr mitten in Berlin in einer Runde gackernder Hühner wieder, die zuerst mal nur künstlich produzierte „Hahaha-" und „Hohoho-"Laute von sich gaben. Irgendwann wurde aus dem Stakkato-Kunstlachen aber ein echtes – wahrscheinlich aufgrund der skurrilen Situation und dann, weil wir WIRKLICH lachen mussten. Zum Schluss kugelte ein Haufen kichernder und laut lachender Frauen über den Boden. Es war köstlich!

Später erklärte uns die Lehrerin die Vorzüge des Lachyoga: Nicht nur die Stimmung wird verbessert, sondern die gesamte Verfassung eines Menschen. Das Glückshormon Serotonin wird ausgeschüttet, der Körper mit Sauerstoff geflutet, die Muskeln entspannen sich, und das Herz-Kreislauf-System wird angeregt. Bei regelmäßiger Praxis entwickeln sich zunehmend Lebensfreude und Humor, Stress wird reduziert und Krankheiten vorgebeugt. Bei Erkrankungen kann regelmäßige Lachyoga-Praxis sogar die Heilung fördern. Außerdem kann Lachyoga in schwierigen Zeiten eine positive Einstellung zurückbringen. Gott sei Dank befanden sich sowohl die Braut als auch wir in guten Lebensphasen, aber dennoch haben wir alle es immens genossen und ich kann ein solches Erlebnis (nicht nur) jedem Freundinnenkreis einmal empfehlen! (Info zum Lachyoga siehe Adressen auf Seite 214)

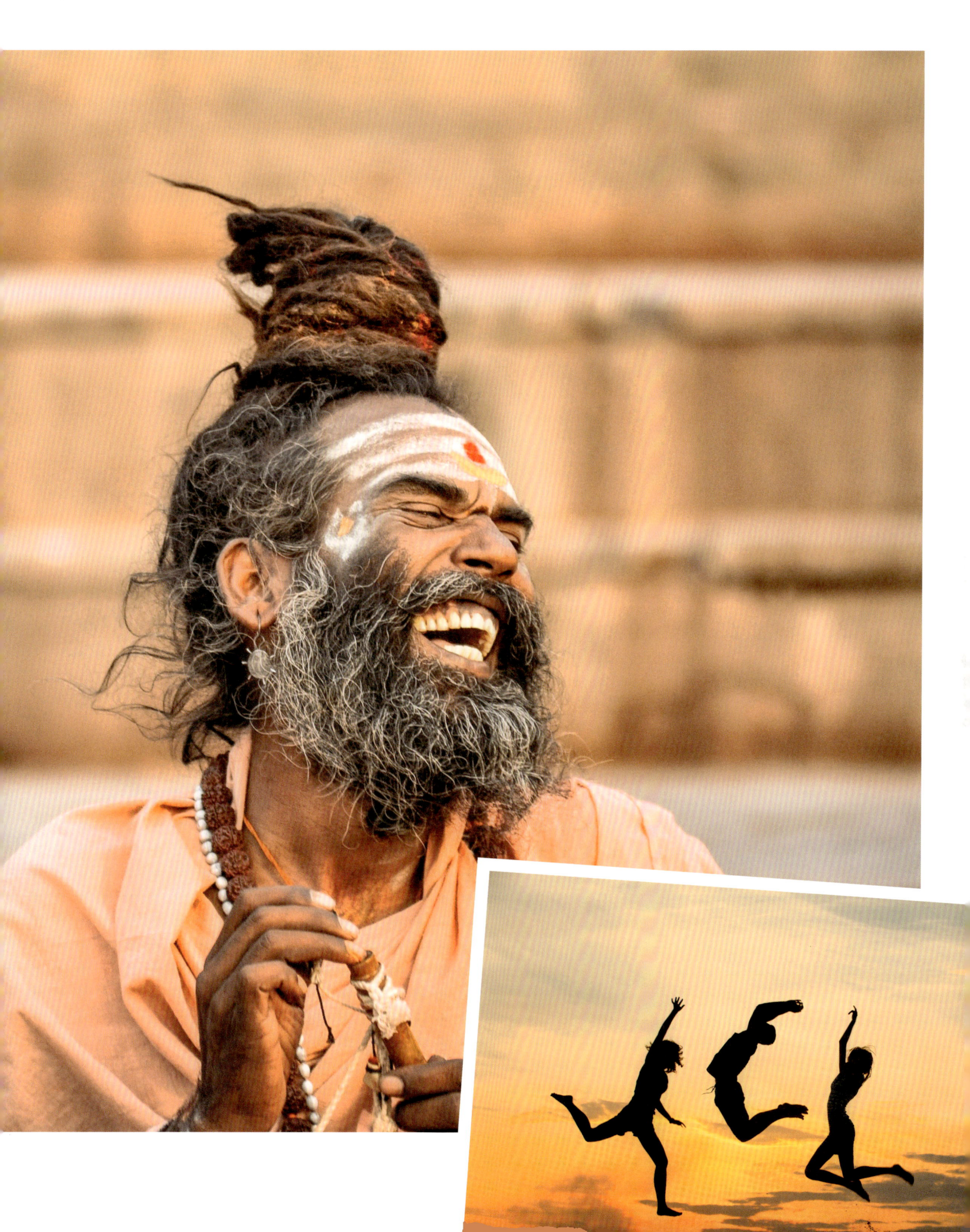

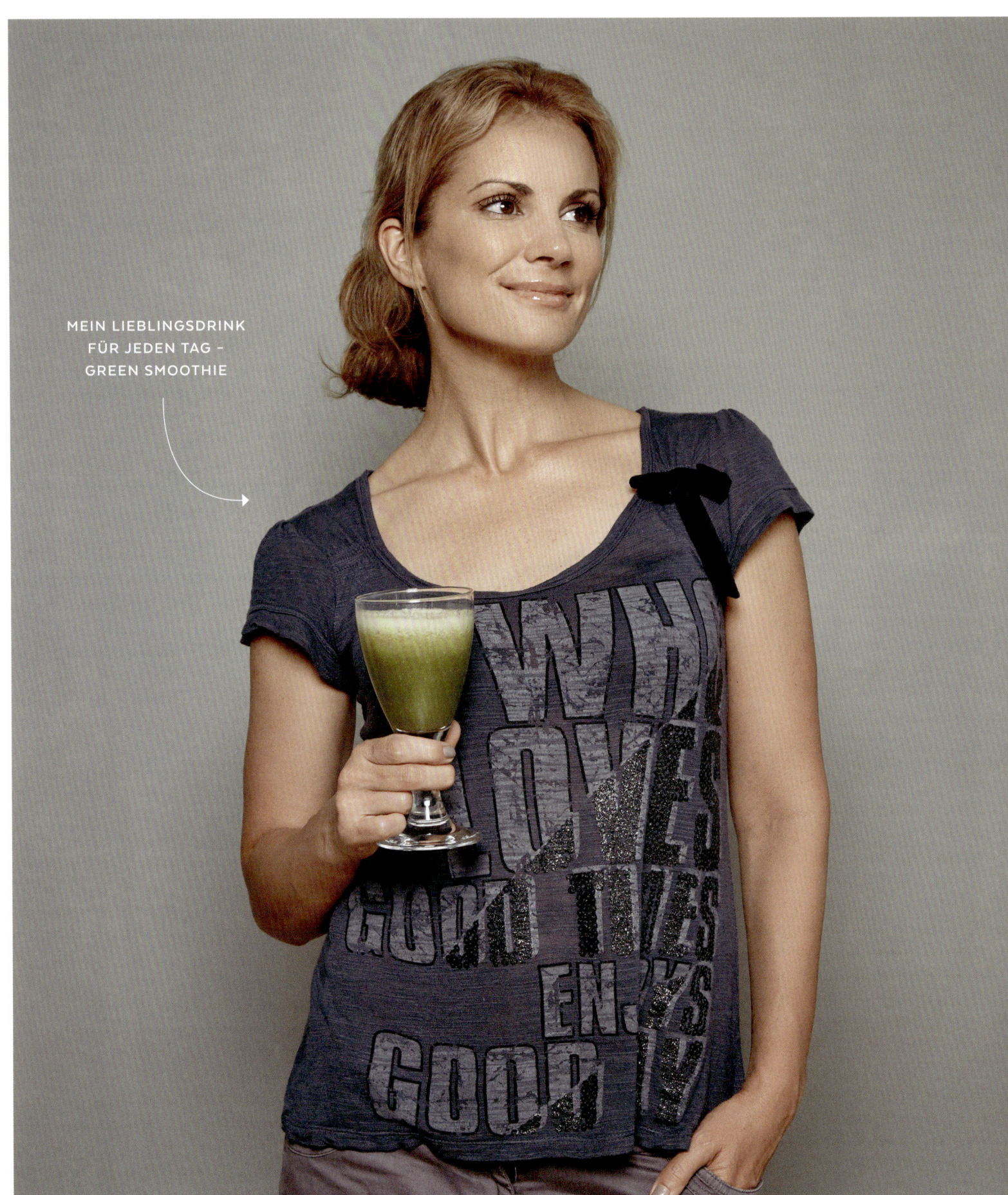

MEIN LIEBLINGSDRINK
FÜR JEDEN TAG –
GREEN SMOOTHIE

Fasten – weniger ist mehr

Als letzten wichtigen Aspekt möchte ich dir noch das Fasten ans Herz legen. Das Thema passt perfekt in dieses Kapitel, da Fasten neben der augenscheinlichen körperlichen Reinigung auch eine spirituelle Komponente hat. Es entlastet auf allen Ebenen. Vielen Menschen, die auf das Fasten schwören, ist die Auswirkung auf den Geist bekannt – auch im Kopf fühlt man sich freier und leichter. Denn wie unser Bewusstsein ständig mit neuen Informationen und Reizen überlastet wird, muten wir auch unserem Körper immer mehr zu. Wir essen in unserer „modernen" Welt zu viel, zu oft und leider auch häufig zu ungesund. Unser Verdauungssystem ist ständig in Aktion und hat damit zu tun, nicht nur gute Nährstoffe zu verarbeiten, sondern auch lästige Konservierungsstoffe, Zucker oder anderen Ballast zu verwerten. Daher ist es für den Körper, aber auch für Geist und Seele extrem hilfreich, regelmäßig Fastentage einzulegen.

»Durch weniger Essen bekommst du mehr Energie.«

Die positiven Auswirkungen des Fastens

Vielleicht hast du schon einmal eine Fastenkur gemacht und kennst das Hochgefühl, das sich meistens um den dritten Tag des Fastens herum einstellt. Je nachdem, wie deine Ernährung vor dem Essensverzicht ausgesehen hat, wird es dir leichter oder schwerer fallen, nichts oder anders zu essen. Je weniger vorteilhaft deine Ernährungsweise war, desto mehr muss dein Körper natürlich „ackern", um Giftstoffe loszuwerden und sich auf die reduzierte Zufuhr von Kalorien, Fetten etc. einzustellen. Das kann Symptome wie zum Beispiel Kopfschmerzen, Hautprobleme und Ähnliches mit sich bringen. Wenn du also weißt, dass es mit deiner Ernährung bislang nicht so toll aussah, solltest du eine Fastenkur beim ersten Mal am besten unter Aufsicht eines guten Heilpraktikers oder einer Fastengruppe machen. Je häufiger du deinem System diesen „Reboot" gönnst, desto weniger drastisch wird sich der Unterschied anfühlen. Irgendwann ist das Fasten tatsächlich nur eine Erleichterung, also eine Art Atempause für dein Verdauungssystem, und liefert dir eine Extraportion Energie. Du hast richtig gehört: Durch weniger Essen bekommst du mehr Energie.

Das kommt daher, dass normalerweise für den Transport, den Umbau und die Speicherung der Nährstoffe mindestens zehn Prozent der Energie verbraucht werden, die dem Körper zur Verfügung stehen. Das heißt: Der Körper muss arbeiten, um aus der Nahrung Energie zu gewinnen, und das kostet ihn Kraft. Werden ihm keine Kalorien zugeführt, entfällt dieser Aufwand logischerweise und er kann seine Energie für andere Vorgänge nutzen. Im System sind jedoch meist genug Nährstoffe gespeichert, sodass du auch keine Sorgen haben musst, etwa zu verhungern, wenn du diese kurzen Fastenpausen einlegst.

So funktioniert Fasten

Es empfiehlt sich, jeden Monat einmal zu pausieren. Du kannst zum Beispiel einen bis drei Tage nur kalorienarme Flüssigkeiten zu dir nehmen. Ob du dich dabei wirklich nur auf Wasser und ungesüßte Kräutertees reduzierst oder auch leichte Suppen oder grüne Smoothies zu dir nimmst, ist dir überlassen. Es gibt auch Fastenkuren, bei denen du Reis oder Kartoffeln essen darfst. Dazu findest du eine Menge Informationen im Internet. Wichtig dabei ist aber vor allem, komplett auf feste Nahrung und zuckerhaltige Getränke zu verzichten. Das reicht schon, um dein Verdauungssystem zu unterstützen.

Bei längeren Kuren musst du natürlich darauf achten, dass dein Nährstoffhaushalt ausgeglichen bleibt. Auch solche Fastenwochen kannst du zum Beispiel einmal im Jahr machen – lasse dich aber hier wie gesagt begleiten. Die positiven Auswirkungen wirst du so oder so bald bemerken!

Tipps für die Kur

Versuche gerade zu Beginn Fastenzeiten eher in den Urlaub oder entspannte Zeiten zu legen, als in stressige Phasen deines Lebens. Auch ein Ort, an dem du dich wohl fühlst, wird den Prozess unterstützen.

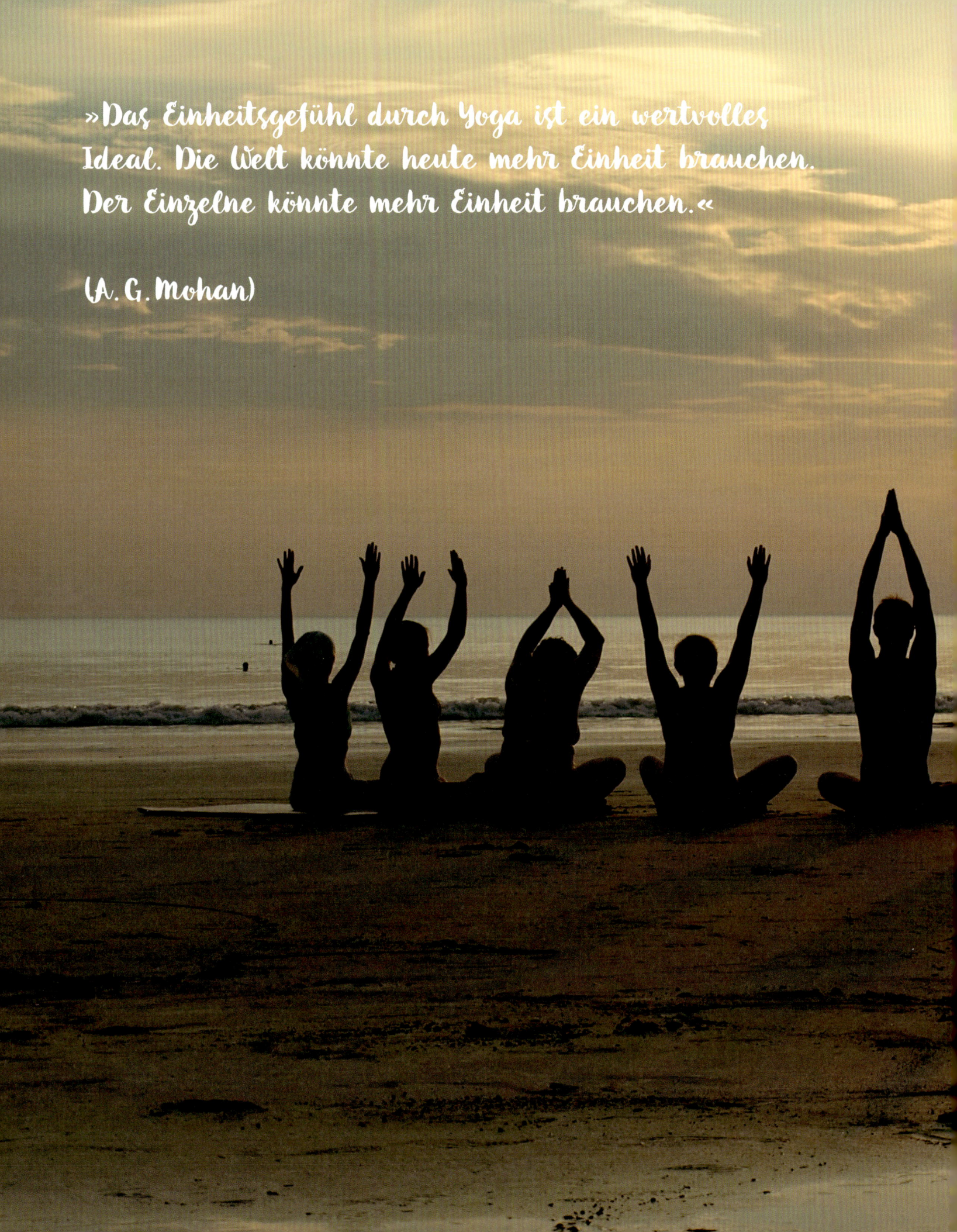

»Das Einheitsgefühl durch Yoga ist ein wertvolles
Ideal. Die Welt könnte heute mehr Einheit brauchen.
Der Einzelne könnte mehr Einheit brauchen.«

(A. G. Mohan)

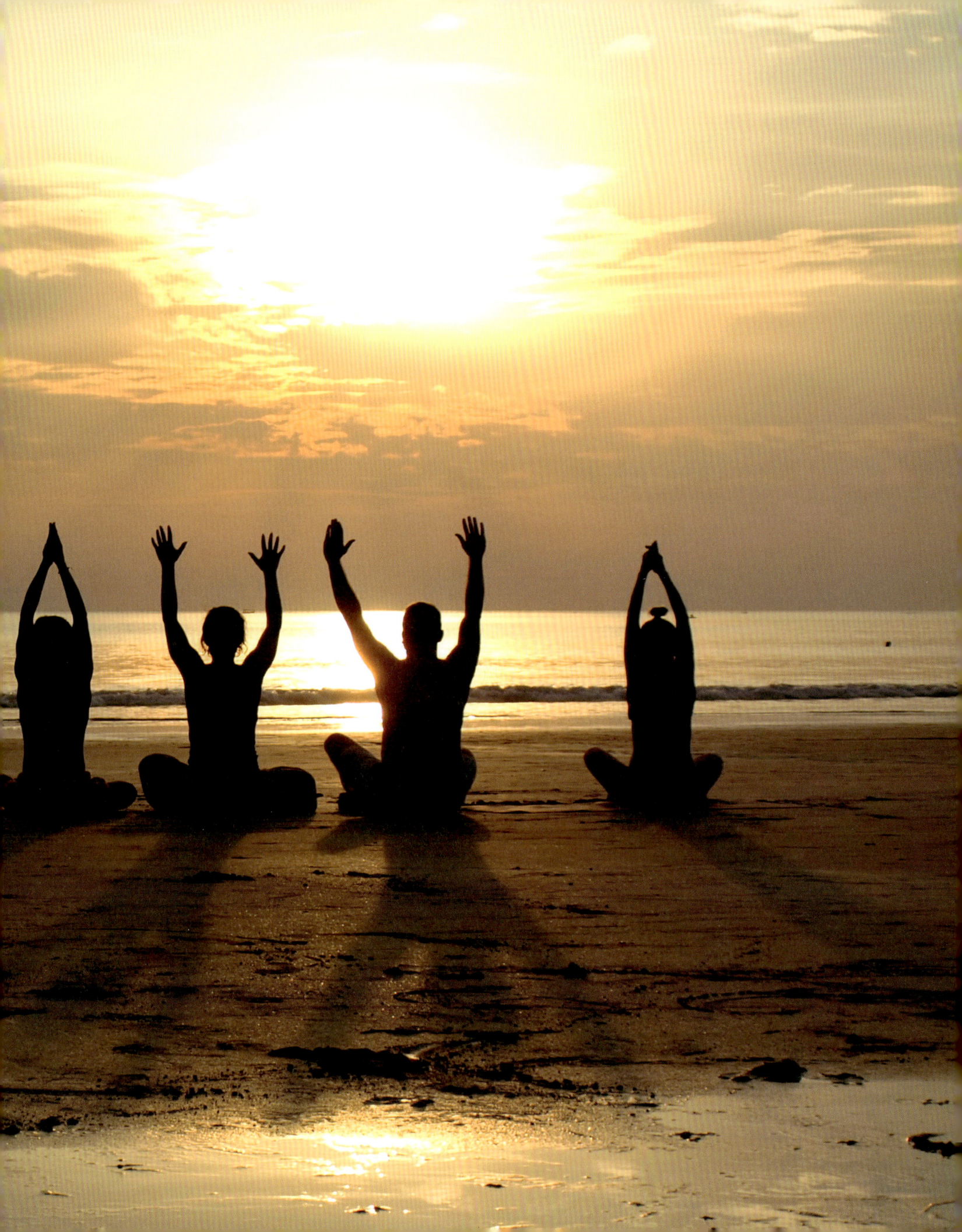

Übungs- und Sachregister

Bildnachweis

Jens Book: S. 4 m.; 5 o., m; 8; 10; 14; 30; 33; 44–49; 53; 57; 63–65; 68–73; 77–79; 82–84; 86; 88–120; 122; 124–132; 134–146; 148 u.; 150–170; 172 u.; 174–194; 201–203; 206–209; 215–216; Kerstin Linnartz privat: S. 16 li.; 18 li.; 32; 34–39; 40 u.; 41–43; Shutterstock: S. 1; 2; 4 o. (Chase Clausen), u.; 5 u. (Chris Singshinsuk); 6 (Hung Chung Chih); 11; 12 (Chase Clausen); 15; 16 r. (padmak); 17; 18 m., o. (A. Einsiedler); 20; 23; 24 (Alexander Mazurkevich); 26 (OPIS Zagreb); 29 (saiko3p); 40 o. (Hung Chung Chih), m. (R.M. Nunes); 50 (AJP); 55; 58–59; 60 (CRSHELARE); 67; 74 (danm12); 80; 86 o.; 122 o.; 133 u.; 149; 173; 196; 198; 204 (Chris Singshinsuk); 205; 210, Vor- und Nachsatz; SivandanaEurope: S. 21; 22

Buchtipps

Lee Carroll, Jan Tober: Die Indigo Kinder, Koha Verlag
Paulo Coelho: Handbuch des Kriegers des Lichts, Diogenes Verlag
Khalil Gibran: Der Prophet, Walter Verlag
Hermann Hesse: Siddharta, Suhrkamp Verlag
B. K. S. Iyengar: Light on Pranayama, div. Verlage
B. K. S. Iyengar: Light on Yoga, div. Verlage
André van Lysbeth: Yoga für den Menschen von heute, Goldmann Verlag
Swami Vishnudevananda: Meditation und Mantras, Motilal Banarsidass Publishing

Über Kerstin Linnartz

Sie lächelt einfach hinreißend. Sie ist schön wie ein Laufsteg-Model. Sie ist Moderratorin, Bestseller-Autorin, erfolgreiche Unternehmerin, Yoga-Expertin, Mutter. Das Geheimnis des Multitalents: Sie lebt und liebt ihren Beruf, erledigt alles hochprofessionell und immer strahlend. Mit Yoga seit über 20 Jahren. Ihre Lehren bezog aus Ashrams und Zentren in Indien, in den USA und in Europa. Sie studierte Yoga-Anatomie, Ayurveda, Meditationstechniken, Sanskrit. Und bietet mit ihrer Firma „be better" weltweite Yogareisen, Yogalehrerausbildungen und Business-Seminare an. Mehr Informationen erhältst du unter: www.be-better.eu.

Weitere Veröffentlichungen der Autorin

Kerstin Linnartz: All about Yoga, Gräfe und Unzer Verlag
Kerstin Linnartz: Business Yoga, Becker Joest Volk Verlag
Kerstin Linnartz: Chakra Yoga (DVD), edel motion Verlag

Empfehlungen

Kerstin Linnartz Yoga Chakra Tees: erhältlich online zum Beispiel bei amazon oder direkt über: www.kerstin-linnartz.de
Ashrams in Deutschland: www.yoga-vidya.de
Ashrams weltweit: www.sivananda.org
Europäischer Verband für Lachyoga und Humortraining e.V.: www.hoho-haha.de

Dank

Ich danke allen Lehrern, die mich persönlich oder indirekt gelehrt haben und dies noch tun.
Ganz besonderer Dank gilt meiner kleinen Tochter Valerie Sophie Jyoti: Du bist nicht nur das schönste Geschenk, das Gott mir in diesem Leben gemacht hat, sondern auch die größte Lehrerin. Du machst mich jeden Tag zu einem besseren Menschen und lehrst mich Geduld, Sanftmut und Ruhe – auch dann, wenn du um 6 Uhr morgens auf mir herumspringst und dann keine Chance zum Meditieren bleibt. Ich liebe dich.
Mein Liebster. Mr Marzi. Mein Seelenpartner, bester Freund, Berater, tollster Daddy und Gefährte - was konnte mir Besseres passieren? 17400 Jahre und glücklich wie am ersten Tag! Ich danke dir von Herzen für deine immerwährende Geduld, dein interessiertes Verständnis, deine ehrliche Aufrichtigkeit und unser Lachen! Ich liebe dich.
Meinen Engeln: Ich danke euch fürs Immer-da-Sein und eure Vergebung, dass ich in der Endphase meiner Bücher immer von der Erdoberfläche, aus den Telefonleitungen und von unseren Kuchentischen verschwinde. Ich bin glücklich und dankbar, dass ihr nach so vielen Jahren noch da seid und ich solch eine starke Mädelsgang habe. Ich freue mich darauf, eines Tages mit euch Seniorenyoga zu machen!
Meiner Lektorin Anna: danke für die erneut tolle Zusammenarbeit und das An-mich-Denken!
Dem ZS Verlag: Jürgen Brandt, Kathrin Ullerich und Christine Kluge für euer Vertrauen (und die Blumen!) und insbesondere Eva Dotterweich für die herrlich unkomplizierte und kreative Zusammenarbeit an diesem schönen Buch!
Jens Book für die wundervollen Fotos für dieses Buch und das coole Shooting.
Tom Strohmetz fürs Hübschmachen, dabei lachen und Deine Yogi-Energie. Inez fürs erste Shooting.
Frank, unserem Set-Sadhu, für den Spaß und die tollen Making-of-Pics.
All meinen be-better-Yogaschülern, die ich in den letzten Jahren unterrichten und ausbilden durfte. Dank Hunderten wundervoller Seelen darf ich unendlich wachsen. Mit jedem Körper, den ich anfasse, jedem Geist, der mit begegnet, und jeder Seele, in die ich hineinschauen darf, lerne ich mehr. Ich freue mich demütig auf jeden von euch, der noch kommt! Ihr seid mein gutes Karma!
Zu guter Letzt möchte ich mich wie immer auch bei denen bedanken, die gegangen sind und genommen haben, gekommen sind und verletzt haben oder ein Stück von mir gestohlen haben. Dank euch habe ich loslassen, heilen und vergeben gelernt.
Ich bin ein reicher Mensch. Danke.

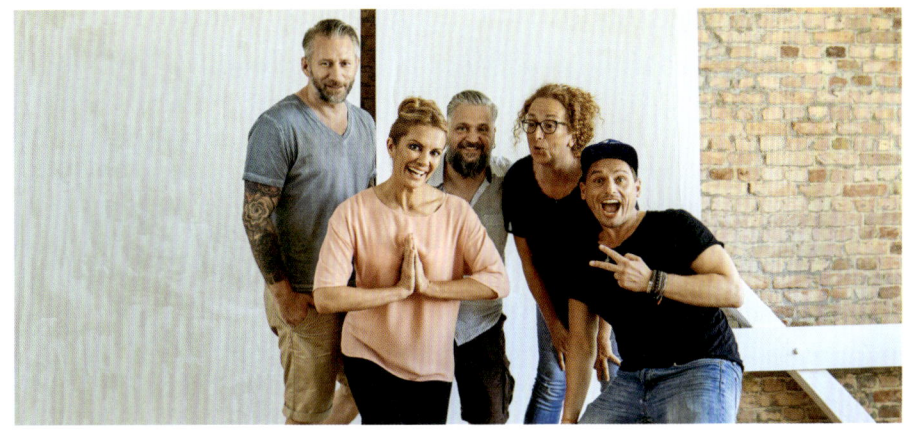
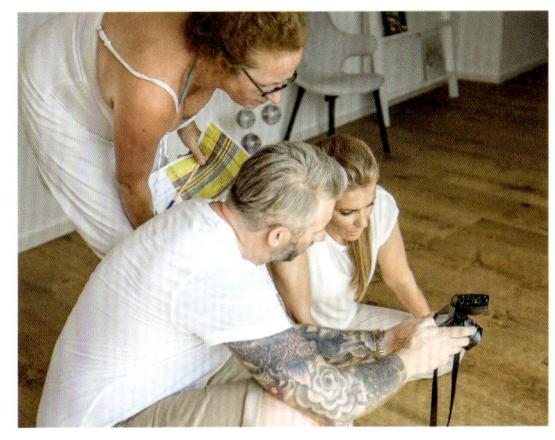
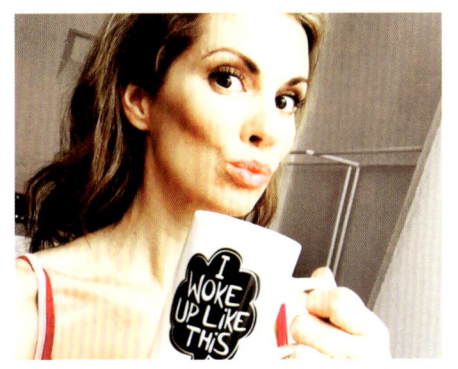
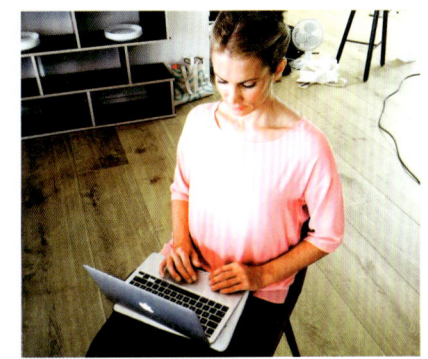
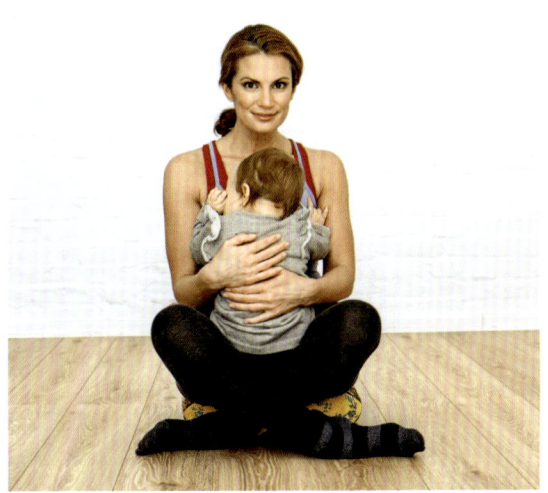
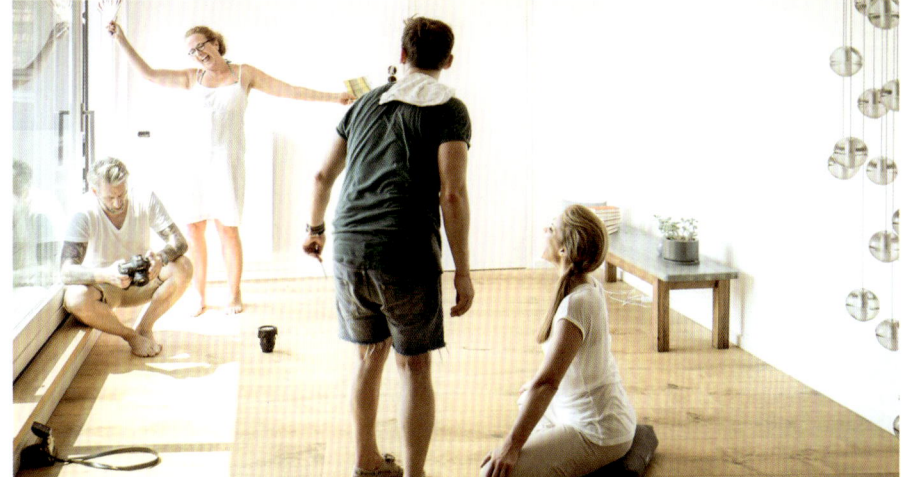
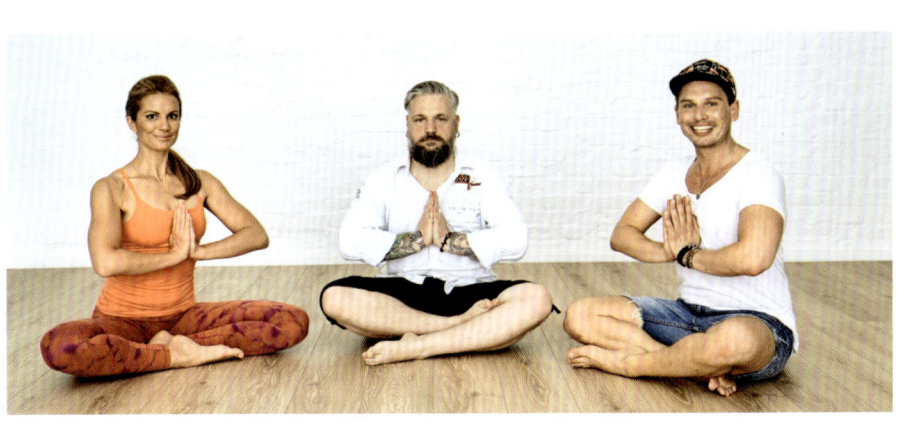
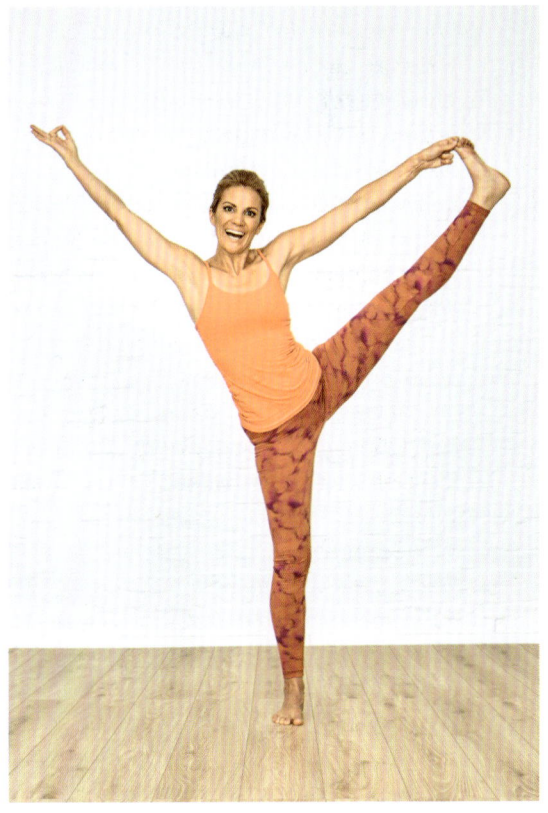

© 2016 ZS Verlag GmbH
Kaiserstraße 14 b
D-80801 München

ISBN 978-3-89883-601-2
1. Auflage 2016

Projektleitung: Eva Dotterweich
Texte: Kerstin Linnartz
Lektorat: Anna Cavelius
Grafische Gestaltung: Julia Marquardt, Julia Arzberger
Fotografie (Cover & Innenteil): Jens Book, weitere Abbildungen:
siehe Bildnachweis Seite 214
Herstellung: Frank Jansen
Producing: Jan Russok
Druck & Bindung: optimal media GmbH, Röbel

Die ZS Verlag GmbH ist ein Unternehmen der Edel AG, Hamburg.
www.zsverlag.de | www.facebook.com/zsverlag

Wir bedanken uns herzlich bei der Firma Wellicious (www.wellicious.com) für die großzügige Unterstützung der Fotoproduktion
mit Yogaoutfits. Ein großer Dank geht auch an Isabella Trimmel (www.isabella-trimmel.de), deren Bilder auf Seite 30, 49, 71, 146,
215 und auf der Umschlagrückseite im Hintergrund zu sehen sind.

Wichtiger Hinweis: Die Gedanken, Methoden und Anleitungen in diesem Buch stellen die Meinung bzw. Erfahrungen der Autorin
dar. Sie wurden nach bestem Wissen erstellt und mit größtmöglicher Sorgfalt geprüft. Jede Leserin und jeder Leser ist jedoch für
das eigene Tun selbst verantwortlich. Weder die Autorin noch der Verlag können für eventuelle Schäden, die aus den im Buch
gegebenen praktischen Anleitungen und Tipps resultieren, eine Haftung übernehmen.

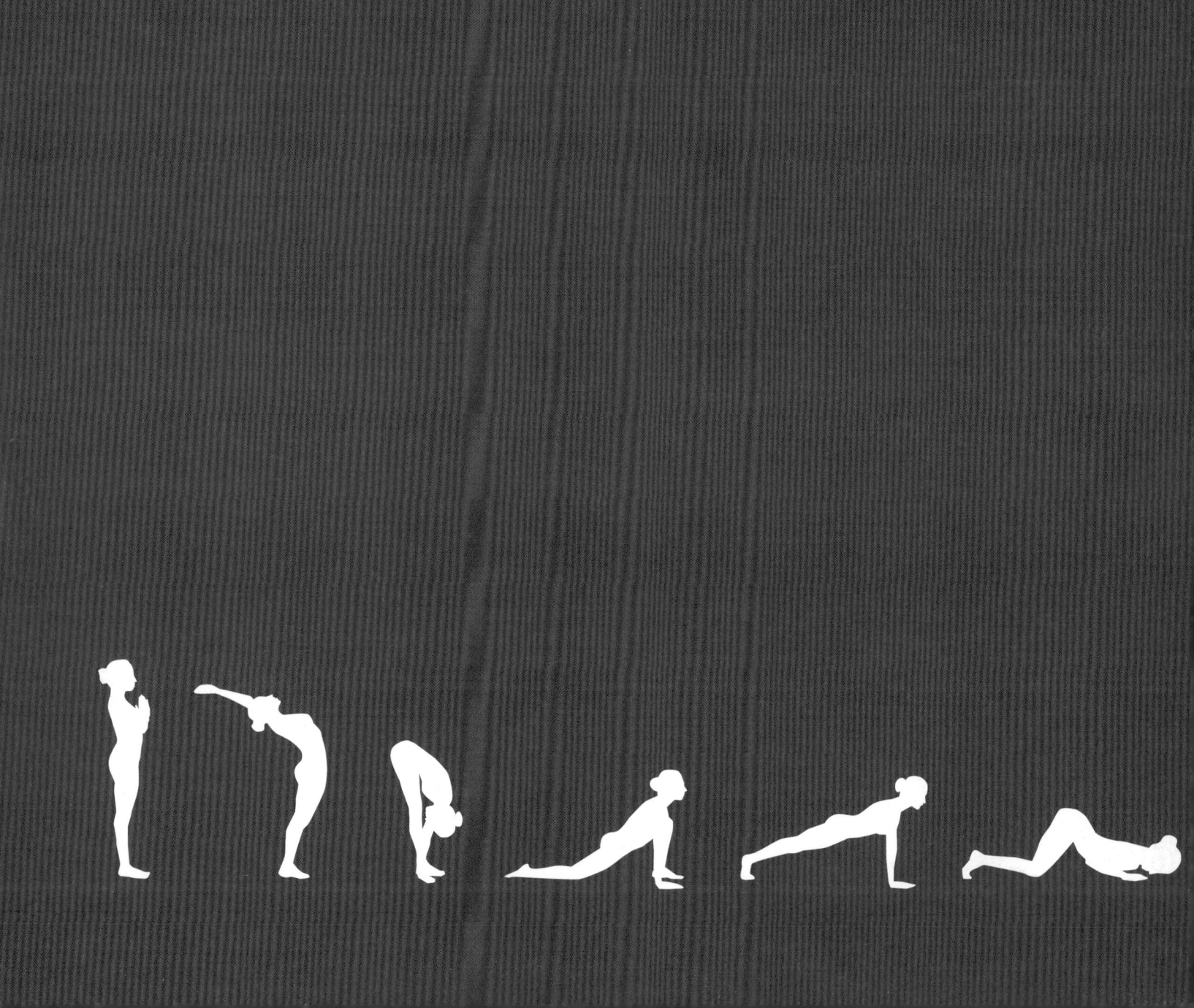